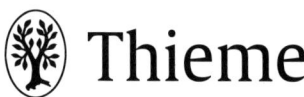

# Interdisziplinäre Notaufnahme

Ein Ratgeber für Aufnahme
und Bereitschaftsdienst

Albrecht Francke
Christoph Josten
Andreas Thie

33 Abbildungen
37 Tabellen

Georg Thieme Verlag
Stuttgart · New York

*Bibliografische Information der Deutschen Nationalbibliothek*

Die Deutsche Nationalbibliothek verzeichnet diese Publikation in der Deutschen Nationalbibliografie; detaillierte bibliografische Daten sind im Internet über http://dnb.d-nb.de abrufbar.

**Wichtiger Hinweis:** Wie jede Wissenschaft ist die Medizin ständigen Entwicklungen unterworfen. Forschung und klinische Erfahrung erweitern unsere Erkenntnisse, insbesondere was Behandlung und medikamentöse Therapie anbelangt. Soweit in diesem Werk eine Dosierung oder eine Applikation erwähnt wird, darf der Leser zwar darauf vertrauen, dass Autoren, Herausgeber und Verlag große Sorgfalt darauf verwandt haben, dass diese Angabe **dem Wissensstand bei Fertigstellung des Werkes** entspricht.
Für Angaben über Dosierungsanweisungen und Applikationsformen kann vom Verlag jedoch keine Gewähr übernommen werden. **Jeder Benutzer ist angehalten,** durch sorgfältige Prüfung der Beipackzettel der verwendeten Präparate und gegebenenfalls nach Konsultation eines Spezialisten festzustellen, ob die dort gegebene Empfehlung für Dosierungen oder die Beachtung von Kontraindikationen gegenüber der Angabe in diesem Buch abweicht. Eine solche Prüfung ist besonders wichtig bei selten verwendeten Präparaten oder solchen, die neu auf den Markt gebracht worden sind. **Jede Dosierung oder Applikation erfolgt auf eigene Gefahr des Benutzers.** Autoren und Verlag appellieren an jeden Benutzer, ihm etwa auffallende Ungenauigkeiten dem Verlag mitzuteilen.

© 2010 Georg Thieme Verlag KG
Rüdigerstraße 14
70469 Stuttgart
Deutschland
Telefon: +49/(0)711/8931-0
Unsere Homepage: www.thieme.de

Printed in Germany

Zeichnungen: Karin Baum, Paphos (Zypern)
Umschlaggestaltung: Thieme Verlagsgruppe
Umschlagfoto: picture-alliance/dpa
Comic auf Umschlagrückseite:
www.rippenspreizer.de
Satz: stm media + druckhaus köthen, Köthen
gesetzt aus: Abortext Advanced Print Publisher
Druck: Offizin Andersen Nexö Leipzig GmbH, Zwenkau

ISBN 978-3-13-148971-5      1 2 3 4 5 6

Geschützte Warennamen (Warenzeichen) werden **nicht** besonders kenntlich gemacht. Aus dem Fehlen eines solchen Hinweises kann also nicht geschlossen werden, dass es sich um einen freien Warennamen handelt.
Das Werk, einschließlich aller seiner Teile, ist urheberrechtlich geschützt. Jede Verwertung außerhalb der engen Grenzen des Urheberrechtsgesetzes ist ohne Zustimmung des Verlages unzulässig und strafbar. Das gilt insbesondere für Vervielfältigungen, Übersetzungen, Mikroverfilmungen und die Einspeicherung und Verarbeitung in elektronischen Systemen.

# Vorwort

Nach den ersten Gründungen in den 90er Jahren gibt es an bundesdeutschen Akutkrankenhäusern inzwischen mehr als 50 Zentrale Notaufnahmen (ZNA). Eine neue Fachgesellschaft wurde gegründet und es finden regelmäßige Symposien statt. Dabei sind Ärzte und Pflegende gleichermaßen kreativ. Niemand hat die Absicht, die Notfallmedizin neu zu erfinden. Es geht vielmehr darum, alle Ressourcen so zu bündeln, dass die Versorgung der Patienten beschleunigt, verbessert und wirtschaftlicher wird. Die Organisationsform ist das Neue, nicht die Notfallmedizin. Die ZNA ist mehr als die Summe ihrer Fächer. Das beruht auf der zeitgerechten interdisziplinären Zusammenarbeit von erfahrenen Fachärzten aller relevanten Kliniken unter einer gemeinsamen organisatorischen Leitung. Wie man das auf der Basis von Standards aller beteiligten Fachdisziplinen unter Einbeziehung organisatorischer, technischer, sozialer, psychologischer, rechtlicher und nicht zuletzt ökonomischer Gesichtspunkte anpacken kann, ist Gegenstand dieses Buchs. Dabei haben wir uns bemüht, die Dinge auch für medizinische Laien aus Verwaltung, Wirtschaft und Politik verständlich darzustellen.

Vornehmlich denken wir aber an Sie, junge ärztliche Kolleginnen und Kollegen! Eine ZNA mit nur Fachärzten käme ihrer enorm wichtigen Aufgabe als Ausbildungsstätte nicht nach. Die Notfallmedizin bietet unvergleichliche Möglichkeiten, um bereichernde medizinische und zwischenmenschliche Erfahrungen zu sammeln. Dieses Buch möchte Ihnen zu beiden Aspekten Orientierungshilfen während der ersten Dienste auf der Notaufnahme geben. Es ist weder ein Nachschlagwerk noch ein Lehrbuch. Vielmehr soll es Ihnen im Umgang mit den oft noch unklaren Beschwerden eines Patienten Strategien an die Hand geben, die auch einem Neuling zielbewusstes und zeitgerechtes Vorgehen ermöglichen. Deshalb ist es symptomorientiert und geht auf klare Krankheitsbilder nur bezüglich der Notfallversorgung ein. Geburtshilfliche, gynäkologische und pädiatrische Notfälle kommen nur vereinzelt differenzialdiagnostisch zur Sprache, denn sie werden in den meisten deutschen Notfallkrankenhäusern gesondert versorgt.

Wir haben langjährige Erfahrung mit dem Betrieb und der Organisation einer ZNA und vertreten die drei am häufigsten dort geforderten Fachgebiete. Im Zeitalter sich entwickelnder klinischer Behandlungspfade haben wir uns bemüht, immer Ihren Patienten und Sie in den Mittelpunkt zu stellen.

Hamburg, Leipzig, Itzehoe/Heide,
im September 2009

*Albrecht Francke*
*Christoph Josten*
*Andreas Thie*

# Wir möchten uns bedanken

- bei Frau Dr. Andrea Amling, Chefärztin der Zentralen Notaufnahme am Hanse-Klinikum Wismar, für die kritische Durchsicht aller Beiträge, besonders der internistischen
- bei Herrn Dr. Karsten Krohn und Dipl. Med. Raik Schäfer vom Universitäts-Klinikum Jena für die Unterstützung beim Erstellen eines Plans für den Massenanfall von Verletzten oder Erkrankten anlässlich des G8-Gipfels in Heiligendamm
- bei Herrn Dr. Martin von Ekesparre, Ltd. Oberarzt der Neurologischen Kliniken in Itzehoe und Heide, für die kritische Durchsicht der neurologischen Texte
- bei Herrn Walter Neumann, Radiologische Praxen am Klinikum Itzehoe, für die Überlassung der CT- und MRT-Abbildungen in den Kapiteln 10, 11 und 12
- beim Hanse-Klinikum Wismar und dem Asklepios-Klinikum Hamburg-Altona für die Überlassung weiterer Bilder
- und bei unseren Kolleginnen und Kollegen aus Pflege, Rettungsdienst, Labor, Röntgen, Verwaltung, Katastrophenschutz, Feuerwehr, Rechtsprechung und Polizei für ihre konstruktiven Ideen.

# Anschriften

**Dr. med. Albrecht Francke**
Hoepen 71
22415 Hamburg

*Seit September 2008 im Ruhestand, zuvor:*
Hanse-Klinikum Wismar GmbH
Zentrale Notaufnahme
Störtebekerstraße 6
23966 Wismar

**Prof. Dr. med. Christoph Josten**
Universitätsklinikum Leipzig AöR
Klinik für Unfall-, Wiederherstellungs- und Plastische Chirurgie
Liebigstraße 20
04103 Leipzig

**Prof. Dr. med. Andreas Thie**
Klinikum Itzehoe
Klinik für Neurologie
Robert-Koch-Straße 2
25524 Itzehoe

und

Westküstenklinikum Heide
Klinik für Neurologie
Esmarchstraße 50
25746 Heide

*Co-Autorinnen in Kapitel 4 und 5:*

**Oksana Kasch**
Universitätsklinikum Leipzig AöR
Operatives Zentrum –
Zentrale Notaufnahme
Liebigstraße 20
04103 Leipzig

**Stephanie Schibur**
Universitätsklinikum Leipzig AöR
Klinik für Unfall-, Wiederherstellungs- und Plastische Chirurgie
Chirurgische Klinik und Poliklinik I
Liebigstr. 20
04103 Leipzig

# Inhalt

## 1 Elemente, Funktionsweise und Organisation einer Notaufnahme ... 1
*Albrecht Francke*
- 1.1 Das Phänomen Notaufnahme ... 1
- 1.2 Wer macht was? ... 4
- 1.3 Wer kommt wann? ... 5
- 1.4 Organisation ist alles! ... 8
- 1.5 Ökonomische Gesichtspunkte ... 18
- 1.6 Logistische Gesichtspunkte ... 19
- 1.7 Bauliche Gesichtspunkte ... 20
- 1.8 Risikomanagement ... 21
- 1.9 Leitbild ... 24

## 2 Über den Umgang mit der Angst ... 26
*Albrecht Francke*
- 2.1 Der Umgang mit der unbekannten Gefahr ... 26
- 2.2 Mitarbeiter ... 27
- 2.3 Sicherheit durch Routine? ... 29
- 2.4 Der Umgang mit der Angst des Patienten ... 31
- 2.5 Reanimation als vertrauensbildende Maßnahme ... 36

## 3 Strategien bei der Reanimation ... 38
*Albrecht Francke*
- 3.1 Organisatorische Vorüberlegungen ... 38
- 3.2 Internationale Richtlinien für die kardiopulmonale Reanimation ... 39
- 3.3 Was ist eine kausale Therapie unter Reanimationsbedingungen? ... 42
- 3.4 Was man bei einer Reanimation nicht machen sollte ... 43

## 4 Kleine Unfallchirurgie für Aufnahmeärzte ... 46
*Christoph Josten und Stephanie Schibur*
- 4.1 Der verunfallte Patient – Besonderheiten der Unfallchirurgie ... 46
- 4.2 Bemerkungen zum Schädel-Hirn-Trauma in der ZNA ... 47
- 4.3 Obere Extremität ... 48
- 4.4 Untere Extremität ... 68

## 5 GAU: Der polytraumatisierte Patient ... 90
*Christoph Josten und Oksana Kasch*
- 5.1 Vorbemerkungen ... 90
- 5.2 Definition und Scoring ... 90
- 5.3 Strukturelle Voraussetzungen ... 91
- 5.4 Diagnostik ... 94
- 5.5 Therapie ... 96
- 5.6 Zweiteinschätzung (Secondary Survey) ... 100

## 6 Strategien bei Patienten mit thorakalen Schmerzen und Atemnot ... 102
*Albrecht Francke*
- 6.1 Ersteinschätzung ... 102
- 6.2 Die koronare Herzkrankheit ... 107
- 6.3 Linksherzinsuffizienz und Lungenödem ... 113
- 6.4 Rechtsherzinsuffizienz und Pleuraergüsse ... 115
- 6.5 Perikarditis ... 115
- 6.6 Lungenembolie ... 117
- 6.7 COPD und Asthma bronchiale ... 120
- 6.8 Spontan-Pneumothorax ... 122
- 6.9 Aortendissektion ... 123
- 6.10 Hypertonus und Herzklappen als Schmerzursache ... 125
- 6.11 Pulmonale Hypertonie als Ursache der Luftnot ... 126
- 6.12 Schmerzen im Bewegungsapparat ... 126
- 6.13 Stumpfes Thoraxtrauma, Stromunfall und Blitzschlag ... 126
- 6.14 Psychosomatische Aspekte ... 129
- 6.15 Fälle und Fallstricke ... 132

## 7 Kleine Rhythmologie für Aufnahmeärzte ... 135
*Albrecht Francke*
- 7.1 Die Symptomatik und ihre Bedeutung für Patienten und Arzt ... 135
- 7.2 Vorhofflimmern ... 139
- 7.3 Vorhofflattern ... 142
- 7.4 Paroxysmale supraventrikuläre Tachykardien ... 144
- 7.5 Ventrikuläre Rhythmusstörungen ... 145
- 7.6 Blöcke und Bradykardien – Schrittmacherindikationen ... 145
- 7.7 Schrittmacherkomplikationen ... 147

## 8 Strategien bei Patienten mit abdominellen Beschwerden ... 149
*Albrecht Francke*
- 8.1 Ersteinschätzung ... 149
- 8.2 Peritonitis ... 154
- 8.3 Ileus, Verwachsungsbauch, Obstipation und Pseudoobstruktion ... 155
- 8.4 Gastrointestinale Blutung ... 158
- 8.5 Gastroenteritis und Enterokolitis ... 161
- 8.6 Oberbauchschmerzen ... 162
- 8.7 Unterbauchschmerzen ... 165
- 8.8 Bauchaortenaneurysma ... 169

- 8.9 Mesenterialinfarkt ... *171*
- 8.10 Ureterkolik ... *171*
- 8.11 Stumpfes Bauchtrauma ... *172*
- 8.12 Psychosomatische Aspekte ... *173*
- 8.13 Fälle und Fallstricke ... *175*

## 9 Strategien bei Patienten mit geschwollenen, überwärmten und kalten Extremitäten ... *178*
*Albrecht Francke*
- 9.1 Ersteinschätzung ... *178*
- 9.2 Tiefe Venenthrombose ... *178*
- 9.3 Akute arterielle Ischämien ... *182*
- 9.4 Ödeme ... *184*
- 9.5 Fälle und Fallstricke ... *185*

## 10 Strategien bei Patienten mit Kopfschmerzen und Schwindel ... *187*
*Andreas Thie*
- 10.1 Ersteinschätzung bei akuten Kopfschmerzen ... *187*
- 10.2 Sekundäre Kopfschmerzen ... *189*
- 10.3 Primäre Kopfschmerzen ... *195*
- 10.4 Akut exazerbierte chronische Kopfschmerzen ... *196*
- 10.5 Ersteinschätzung bei Schwindel – oder: Was beschreibt eigentlich der Patient? ... *197*
- 10.6 Schwindelformen und -ursachen ... *199*
- 10.7 Häufige Schwindelformen und ihre Behandlung ... *201*
- 10.8 Fälle und Fallstricke ... *206*

## 11 Strategien bei Patienten mit Schlaganfall ... *209*
*Andreas Thie*
- 11.1 Ersteinschätzung ... *209*
- 11.2 Hirninfarkt ... *212*
- 11.3 Hirnblutung ... *225*
- 11.4 Fälle und Fallstricke ... *227*

## 12 Strategien bei Patienten mit Rückenschmerzen ... *230*
*Andreas Thie und Albrecht Francke*
- 12.1 Ersteinschätzung ... *230*
- 12.2 Muskelverspannungen ... *233*
- 12.3 Wurzelreizsyndrome und Diskusprolaps ... *234*
- 12.4 Spinalstenose ... *237*
- 12.5 Spinale Meningitis, Spondylodiszitis und andere Infektionen ... *237*
- 12.6 Ossäre Prozesse ... *239*
- 12.7 Morbus Bechterew und andere Arthritiden ... *239*
- 12.8 Akute Querschnittsyndrome ... *240*
- 12.9 Psychosomatische Aspekte ... *240*
- 12.10 Fälle und Fallstricke ... *242*

## 13 Das Phänomen der Synkope ... 245
*Albrecht Francke und Andreas Thie*
- 13.1 Ersteinschätzung ... 245
- 13.2 Neurologisch bedingte „Synkopen" ... 249
- 13.3 Kardiovaskuläre Synkopen ... 254
- 13.4 Psychogene Synkopen ... 256
- 13.5 Fälle und Fallstricke ... 256

## 14 Der somnolente Patient ... 259
*Andreas Thie und Albrecht Francke*
- 14.1 Vorbemerkungen ... 259
- 14.2 Klinisches Einmaleins: Was ist zu klären? ... 260
- 14.3 Klinische Ersteinschätzung ... 261
- 14.4 Neurologische Ursachen ... 268
- 14.5 Strategien bei Patienten mit spezifischen Intoxikationen ... 270
- 14.6 Endokrinologische Ursachen ... 273
- 14.7 Metabolische und respiratorische Ursachen ... 276
- 14.8 Iatrogene Ursachen ... 278
- 14.9 Psychogenes Koma ... 279
- 14.10 Fälle und Fallstricke ... 280

## 15 Alkohol und Drogen ... 282
*Albrecht Francke*
- 15.1 Alkohol ... 282
- 15.2 Drogen ... 287

## 16 Kleine Psychiatrie für Aufnahmeärzte ... 292
*Albrecht Francke*
- 16.1 Über die Zusammenarbeit von ZNA und Psychiatrie ... 292
- 16.2 Ersteinschätzung ... 294
- 16.3 Die Zwangseinweisung ... 301
- 16.4 Fälle und Fallstricke ... 302

## 17 Über den Umgang mit sozialmedizinischen Problemen ... 304
*Albrecht Francke*
- 17.1 Die ZNA, ein Spiegel der Gesellschaft? ... 304
- 17.2 Versorgungsprobleme ... 304
- 17.3 Obdachlose ... 305
- 17.4 Aggressivität ... 307
- 17.5 Kriminalität und Zusammenarbeit mit der Polizei ... 308
- 17.6 Migranten, Asylanten, Illegale und Touristen ... 311
- 17.7 Pflegeheime ... 312
- 17.8 Fälle und Fallstricke ... 313

## 18 Medizin und Ökonomie: der rationelle Umgang mit Ressourcen ... 314
*Albrecht Francke*
- 18.1 Über den Umgang mit der Ressource Patient ... 314
- 18.2 Über den Umgang mit der Ressource Mitarbeiter ... 315
- 18.3 Über den Umgang mit der Ressource Bett ... 316
- 18.4 Über den Umgang mit der Ressource Labor ... 317
- 18.5 Über den Umgang mit Röntgenstrahlen ... 318
- 18.6 Über den Umgang mit Medikamenten ... 319

## 19 Super-GAU – der Massenanfall von Verletzten oder Erkrankten (MANV) ... 320
*Albrecht Francke*

## 20 Kollegiales und Unkollegiales ... 326
*Albrecht Francke*

## 21 Bemerkungen über den Tod ... 337
*Albrecht Francke*
- 21.1 Normalisieren Sie Ihre Beziehungen zum Tod! ... 337
- 21.2 Gesprächsführung mit Sterbenden und ihren Angehörigen ... 339
- 21.3 Obduktion und Organtransplantation ... 341
- 21.4 Der Totenschein ... 343

**Register** ... 351

# 1 Elemente, Funktionsweise und Organisation einer Notaufnahme

*Albrecht Francke*

> ▶ **Das Phänomen Notaufnahme:** Fachspezifisch oder interdisziplinär? – Jedenfalls maßgeschneidert – **Triage:** Mit System, aber vernünftig – ambulant oder stationär? ▶ **Diagnostik:** Rationell und schnell – Vorfahrt in den Funktionsabteilungen ▶ **Notfallbehandlung** ▶ **Wer macht was?** Traditionelle Aufgabenverteilung überdenken! ▶ **Wer kommt wann?** Das Märchen vom Sommerloch ▶ **Organisation ist alles!** ZNA als Visitenkarte – Wartezeiten – Dokumentation – EDV – Abteilungsübergreifendes Bettenmanagement – Interdisziplinäre Leitungsstruktur – Partner Rettungsdienst – Bewährungsprobe Schockraummanagement ▶ **Ökonomische Gesichtspunkte** ▶ **Logistische Gesichtspunkte** ▶ **Bauliche Gesichtspunkte** ▶ **Risikomanagement** ▶ **Leitbild**

## 1.1 Das Phänomen Notaufnahme

Jedes Krankenhaus verfügt über Räume, in denen Notfallpatienten untersucht und behandelt werden können, die selbständig in die Klinik gekommen sind, oder der Rettungsdienst seine Patienten umlagern und übergeben kann. Da elektive Patienten in der Regel direkt auf die Fachstationen gelangen, haben diese Räume eine Vorhaltefunktion für alle Eventualitäten der Notfallmedizin und sind speziell für nicht elektive Patienten gedacht. Sie heißen meistens „Notaufnahme". In kleinen Kliniken genügt oft ein einziges Zimmer. Größere Krankenhäuser haben in den letzten Jahren zunehmend ihre fachspezifischen Notaufnahmen in einer zentralen interdisziplinären Abteilung zusammengefasst, für die sich die Bezeichnung „Zentrale Notaufnahme" (ZNA) durchgesetzt hat. Ihre Organisationsform ermöglicht es, personelle und technische Ressourcen so optimal zu bündeln, dass sich die medizinischen, ökonomischen und personellen Arbeitsbedingungen im Notaufnahmebereich gegenüber früheren Strukturen erheblich verbessert haben (Klapper 2003). Zentrale Notaufnahmen gibt es mit und ohne Bettenführung, mit angegliederter Aufnahme- und/oder Kurzlieger-Station sowie mit integrierter Intermediate-Care-Einheit. Solche stationären Elemente können die ZNA von Patienten entlasten, deren interdisziplinäre Betreuung länger dauert und deshalb eine stationäre Qualität erfordert. „Clinical Decision Units" (Hassan 2003) dienen der kurzfristigen Überwachung z. B. von Patienten mit ungeklärten thorakalen Schmerzen („Chest Pain-Unit"), zur Beobachtung des sog. „unklaren Bauchs" oder zur Kurzzeit-Therapie von Asthmatikern. Die ZNA hat 3 Aufgaben: **Triage, Diagnostik** und **Notfallbehandlung**.

## Triage

Den ersten Kontakt hat der Kranke fast immer mit einer erfahrenen Pflegekraft. Diese versucht eine Anhiebsdiagnose zu stellen und schätzt die Dringlichkeit ein. In der Regel misst sie routinemäßig Temperatur, Blutdruck und Sauerstoffsättigung. Sie sorgt für die Dokumentation der Patientendaten und stellt Unterlagen von früheren Behandlungen bereit. Die diagnostische Treffsicherheit der „Rezeptionsschwester" liegt nach einer einwöchigen Stichprobe 1999 im Allgemeinen Krankenhaus Hamburg-Altona bei über 90 %. Für größere Notaufnahmen mit einem hohen Patientenaufkommen sind normierte Ersteinschätzungsskalen hilfreich, damit im Wartebereich kein gefährdeter Patient durch die Maschen des Organisationsnetzes rutscht. Die gebräuchlichsten sind „The Australian Triage Scale" (Carlton 2000) und das „Manchester-Triage-System" (Mackway-Jones et al. 2006). Beide ermöglichen es auch unerfahrenen Pflegekräften, die Dringlichkeit eines Notfalles zu erfassen und dessen Versorgung nach bestimmten Leitlinien zu veranlassen. Ein solches System darf aber keinesfalls dazu führen, dass sich die Verantwortlichen vor unliebsamen Überraschungen sicher fühlen. Die Einschätzungsskalen erreichen nie die Qualität der Erfahrung und des „klinischen Blicks" von Pflegekräften oder Ärzten. Ich habe mit wachsender Berufserfahrung gelernt, mich außer auf die anamnestischen Daten und physikalischen Befunde auch auf meine „Nase", „Intuition" und „Bauchgefühle" zu verlassen. So manchen Patienten habe ich nach wenigen ersten Eindrücken in den Schockraum geschoben, ohne gleich exakte Gründe dafür angeben zu können. Fast immer bewies der Verlauf, dass das richtig war. Nase, Intuition und Bauchgefühle sind nichts Parapsychologisches. Sie haben durchaus einen objektivierbaren Stellenwert (Gigerenzer 2007, Speich 1997, Truninger 1998).

Eine besondere Bedeutung bei der Triage kommt der Entscheidung über ambulante Behandlung oder stationäre Aufnahme zu. In der Regel können mehr als 50 % der Patienten wieder entlassen werden. Ist dieser Prozentsatz bei einer ZNA deutlich niedriger, sollte geprüft werden, wer die Indikation stellt. Meistens handelt es sich dann um relativ unerfahrene Ärzte, die aus Unsicherheit so entscheiden (Fleischmann 2009).

### Diagnostik

Die Notaufnahme soll und kann die Arbeit der Normalstationen nicht ersetzen. Sie muss aber so viel Diagnostik betreiben, wie zur Beantwortung folgender 3 Fragen notwendig ist:
- Ist der Patient überhaupt krank?
- Kann er ambulant behandelt oder muss er stationär aufgenommen werden?
- Auf welche Abteilung gehört er?

Anamnese und körperliche Untersuchung sollen so gründlich sein, dass sie nicht wiederholt werden müssen und diese 3 Fragen fundiert beantwortet werden können. Aufnahmeärzte machen das den ganzen Tag und laufen Gefahr, sich nur auf das für die Beschwerden Wesentliche zu beschränken. Der Stationsarzt der weiterbehandelnden Fachabteilung muss sich aber auf die Vollständigkeit der Anamnese verlassen können und darauf, dass die Patienten rektal untersucht, die peripheren Pulse getastet und ein neurologischer Status erhoben wurden. Dies muss dokumentiert werden.

Alle diagnostischen Hilfsmittel sollten der Notaufnahme so unmittelbar zur Verfügung stehen, dass diese 3 Fragen in 1–2 Stunden beantwortet sind und der Patient entlassen bzw. verlegt werden kann. Das gilt nicht nur für Labor, EKG, Röntgen, Ultraschall und Endoskopien, sondern auch für die Verfügbarkeit von Konsiliarärzten. Gelingt dies innerhalb von 2 Stunden nicht, hat sich die Anbindung einer Kurzlieger-Station bewährt, wo die Diagnostik fortgesetzt werden kann. Die durchschnittliche Aufenthaltsdauer eines Patienten in einer Notaufnahme ohne Bettenführung sollte nicht länger als eine halbe Stunde betragen. Es hat sich bewährt, dass weniger erfahrene Kollegen beim Überschreiten der doppelten Zeit, also nach einer Stunde, den Oberarzt hinzuziehen.

### Notfallbehandlung

Die ZNA ist technisch und personell so ausgestattet, dass unmittelbar erforderliche Notfallbehandlungen in jedem Raum durchgeführt werden können. Dabei sollte ihre interdisziplinäre Funktion organisatorisch gesichert sein. Die Möglichkeit der kardiopulmonalen Reanimation muss bestehen. Die Zusammenarbeit mit der Intensiv- bzw. Intermediate-Care-Station ist entsprechend eng. Bei Patienten, deren Problematik ambulant gelöst werden kann, führt die Notaufnahme die Behandlung bis zur Entlassung durch.

Zur Qualitätssicherung dienen evidenzbasierte Notfallbehandlungsabläufe für alle wichtigen Krankheitsbilder bzw. Symptomenkomplexe. Sie engen den gebotenen Entscheidungsspielraum des Notfallmediziners nicht ein, sondern helfen bewährte Standards einzuhalten.

## 1.2 Wer macht was?

Die kleinste Ausgabe einer Notaufnahme besteht aus einem Raum, einer Pflegekraft und einem Arzt, die beide über die Rufanlage erreichbar sind. Große Aufnahmestationen arbeiten im Schichtdienst. Neben Ärzten und Pflegekräften lohnt es sich oft, auch Medizinische Fachangestellte (Arzthelferinnen), Pflegehelfer, administrative Mitarbeiter, Sozialarbeiter und Stationshilfen einzusetzen. Die Abgrenzung der Aufgabenbereiche ist im Allgemeinen kein Problem. Es gibt aber einige Überschneidungen, die der Absprache bedürfen:

- **Blut abnehmen, Infusionen anhängen, intravenöse Injektionen bei liegendem venösem Zugang** und **EKG-Schreiben** können durch Ärzte *und* Pflegekräfte erfolgen. Es ist ökonomischer, wenn Pflegekräfte das vorrangig tun. In diesem Zusammenhang ist problematisch, dass es in der Bundesrepublik keine Rechtsvorschriften für die Delegation ärztlicher Aufgaben an Pflegekräfte gibt (Bergmann 2009). Zwar sieht das 2008 vom Bundestag beschlossene Pflege-Weiterentwicklungsgesetz erstmals die Substitution ärztlicher Leistungen vor, Bundesärztekammer und Kassenärztliche Bundesvereinigung lehnen das aber ab und sprechen sich lediglich für eine vermehrte Delegation von bisher ärztlichen Aufgaben an Pflegekräfte aus. Noch gehört die Punktion von Venen nicht zur Ausbildung examinierter Pflegekräfte. Sie müssen sie selbst schulen, dies für jede einzelne Kraft schriftlich dokumentieren und vom Chefarzt gegenzeichnen lassen. In dieser Form wird das heute rechtlich allgemein anerkannt. Vergessen Sie aber nicht, dass Pflegekräfte nicht verpflichtet werden können, i. v. Injektionen zu verabreichen, wenn sie Bedenken haben.
- **Codierungen, administrative Aufnahme, Dokumentation der Patientendaten** und das **Abrechnungswesen** können Mitarbeiter des Aufnahmebüros *und* Pflegekräfte erledigen. Einen Großteil dieser Aufgaben würden auch Medizinische Fachangestellte oder Verwaltungskräfte bewältigen.
- **Essen austeilen, Blutdruck messen, Botengänge, Geräte-Wartung** und **Schränke auffüllen** sind Tätigkeiten, die neben den Pflegekräften auch Stationshilfen leisten können.

Folgende Arbeitsteilung hat sich in vielen Notaufnahmen bewährt: Annahme selbständig kommender Patienten durch die Rezeptionsschwester, liegender Patienten durch eine Pflegekraft oder einen Arzt, Übernahme vom Notarzt durch den Arzt. Die Pflegekraft zieht den Patienten ganz aus, schreibt ein

EKG, legt einen venösen Zugang, nimmt Blut ab und druckt frühere Arztbriefe aus. Dann erfolgen ärztliche Untersuchung und Anordnungen. So kann ein Arzt mehrere Patienten gleichzeitig aufnehmen.

In der Notaufnahme geschieht nur, was für die Erfüllung ihrer Aufgaben erforderlich ist. Nach Triage, Diagnostik und Notfallbehandlung wird der Patient verlegt oder entlassen. Die Diagnostik beinhaltet nur diejenigen Untersuchungen, die zur Beantwortung der 3 Triage-Fragen notwendig sind. Alles Weitere erfolgt durch die Fachstation bzw. niedergelassene Ärzte. Die Notaufnahme macht gewissermaßen aus einem *unklaren* einen *klaren* Patienten.

> Die ZNA hat keine elektiven Aufgaben!

Bei elektiven Patienten sind alle diese Fragen bereits im Vorfeld beantwortet. Sie benötigen die Organisationsform ZNA nicht. Eine gewisse Ausnahme stellt der D-Arzt dar, dessen Patienten teils als Notfälle teils zu elektiven Terminen kommen. Da für diese Patienten dieselben chirurgischen Ressourcen vorgehalten werden müssen wie für andere Verletzte, gibt es einen gewissen Sinn, den D-Arzt in der ZNA anzusiedeln. Er ist dann gleichzeitig ständiger traumatologischer Ansprechpartner.

Ob dort auch ein gynäkologischer Untersuchungsstuhl, ein HNO-Arbeitsplatz und eine Spaltlampe stehen müssen, ist für manche Notaufnahmen, die eifrig den amerikanischen Emergency Room kopieren, fast schon zur ideologisch gefärbten Prinzipienfrage geworden. Wenn entsprechende Fachabteilungen mit ihren technischen Ressourcen am Klinikum vorhanden sind, halte ich das für überflüssig. Auch die schnelle Durchleitung nicht verletzter Kinder ist ein Gebot der Menschlichkeit. Man muss aufpassen, dass Interdisziplinarität und Autarkie der ZNA nicht zum Selbstzweck werden und andere patientengerechtere Prozessabläufe blockieren.

## 1.3 Wer kommt wann?

Die erste Triage erfolgt schon beim Patienten zu Hause durch Not- und Hausärzte sowie in den Arztpraxen. Auch die Rettungsassistenten können Triage betreiben. Sie wissen, wo es eine Unfallchirurgie, einen Computertomographen, eine Stroke-Unit und ein Herzkatheter-Labor gibt und wo nicht. Der Arzt auf dem Notarztwagen oder im Hubschrauber nimmt ebenfalls eine Triage vor, steuert die am besten geeignete Klinik an und meldet über Funk, um welche Probleme es sich vermutlich handelt.

**Wen haben Sie zu erwarten?** Es liegen erstaunlich wenig exakte Zahlen über die Häufigkeit von bestimmten Krankheitsbildern bei Notfallpatienten vor, obwohl jede größere Notaufnahme bei grober Schätzung etwa dieselbe Häufigkeitsverteilung vermutet. Als Beispiele sind in Tab. 1.1 die Zahlen der Notaufnahmen des Allgemeinen Krankenhauses Wien von 1991 (Laggner 1992) und die des Allgemeinen Krankenhauses Hamburg-Altona von 1996 aufgeführt.

Wegen des relativ hohen Anteils neurologischer und abdomineller Probleme ist es in großen interdisziplinären Notaufnahmen sinnvoll, Chirurgen und Neurologen als ständige Mitglieder des Kern-Teams einzuplanen. Chirurgen rotieren erfahrungsgemäß in kürzeren Abständen, meist ein halbes Jahr, in die ZNA, weil sie während dieser Zeit nicht am elektiven Operationsbetrieb teilnehmen können.

**Patientenaufkommen.** In jeder Notaufnahme gibt es ruhige Tage und solche, die alle Mitarbeiter an den Rand des physischen und psychischen Zusammenbruchs bringen. Die Spekulationen über mögliche Einflussnahme von Jahreszeiten, Wetter, Wochentag, Schulferien, Pollenflug, Grippe-Epidemien, Berichten in den Medien usw. verdichten sich oft zu wilden Gerüchten und halten exakten Überprüfungen meist nicht stand.

Tabelle 1.1 Häufigkeit verschiedener Krankheitsbilder in den konservativen Notaufnahmen im Vergleich: AK Wien 1991 – AK Hamburg-Altona 1996 (Zahlen vereinfacht nach Laggner 1992 und eigene Erhebung).

| Erkrankungen | AK Wien | AK Hamburg-Altona |
|---|---|---|
| kardiovaskuläre Erkrankungen | 30 % | 27 % |
| gastroenterologische Erkrankungen | 18 % | 26 % |
| neurologische Erkrankungen | 16 % | 25 % |
| pulmonale Erkrankungen | 13 % | 8 % |
| urogenitale Erkrankungen | 6 % | 2 % |
| Traumafolgen | 6 % | 1 % |
| psychiatrische Erkrankungen | 5 % | 2 % |
| dermatologische Erkrankungen | 3 % | 0,5 % |
| Intoxikationen | 1 % | 5 % |
| sonstige | 1,5 % | 3 % |
| Reanimationen | 0,5 % | < 0,5 % |

Ein signifikant höheres Patientenaufkommen im Winter oder gar ein „Sommerloch" lassen sich nicht erkennen (Abb. 1.**1**). Anders ist es bei der Verteilung der Notfallaufnahmen über die 24 Stunden eines Tages. Die Kurve in Abb. 1.**2** gibt das Patientenaufkommen pro Stunde als Durchschnittswert des Jahres 1998 im AK Hamburg-Altona wieder. Sie hat eine charakteristische „Walfisch-Form" und findet sich genauso in allen größeren Notaufnahmen wieder, die ich in Europa und den USA besucht habe.

Nun stellen Sie sich vor, Sie müssten anhand solcher Daten einen Dienstplan erstellen. Die Ärzte werden Sie so einteilen, dass mittags die meisten da sind. Für Pflegekräfte empfiehlt sich ein Schichtdienst, denn die Patienten machen pflegerisch nach anderen Gesichtspunkten Arbeit. Denken Sie nur an das Baden und Entlausen eines Verwahrlosten! Hier spielen nicht nur Zahlen, sondern auch demographische Gesichtspunkte eine Rolle, und diese unterliegen aktuellen Trends. Als Beispiel zeigt Abb. 1.**3** die Belastung der 3 Pflegeschichten

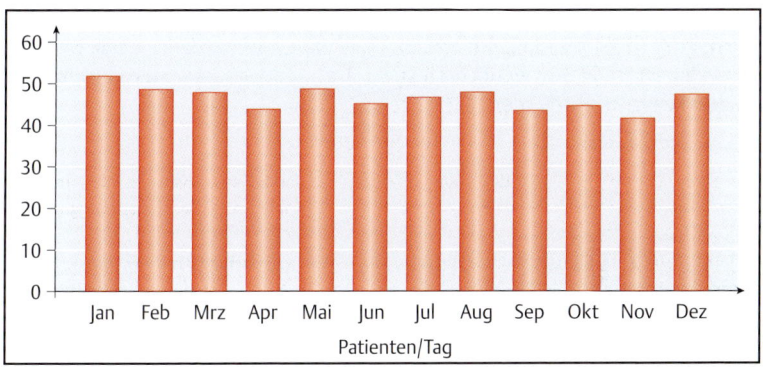

Abb. 1.**1**  Monatliche Belastung (Patienten/Tag) des AK Hamburg-Altona im Jahr 1998.

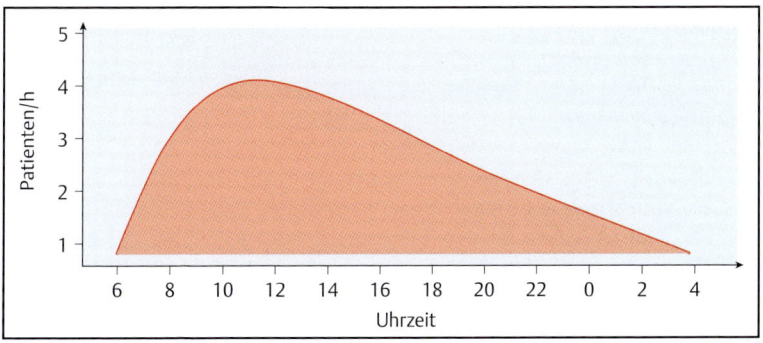

Abb. 1.**2**  Anzahl der Patienten-Aufnahmen pro Stunde im AK Altona (1998).

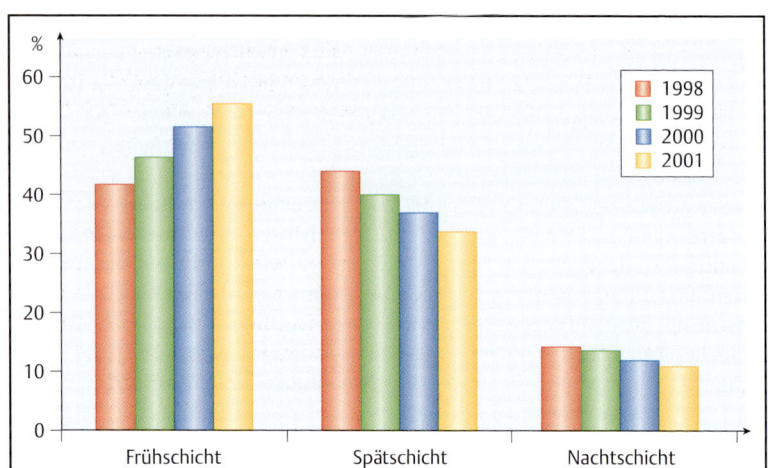

Abb. 1.**3** Trend der Schichtbelastung am Klinikum Wismar im Zeitraum von 1998 bis 2001.

(6–14, 14–22, 22–6 Uhr) in der konservativen Notaufnahme des Klinikums Wismar über die Jahre 1998 bis 2001: Die Walfischform findet sich wieder. Der Trend zur Mehrbelastung am Vormittag ist deutlich. Experten bringen das mit der großen Arbeitslosigkeit in Mecklenburg-Vorpommern, dem hohen Rentneranteil an der Bevölkerung und der immer geringeren Zahl niedergelassener Fachärzte in Zusammenhang.

## 1.4  Organisation ist alles!

**Visitenkarte des Klinikums.** Die ZNA wird sich also besonders auf kardiovaskuläre, grastroenterologische, neurologische und pulmonale Erkrankungen einstellen. Sie wird die personellen Ressourcen der „Walfisch-Kurve" mit ihrem Maximum am Mittag und der minimalen Belastung in der zweiten Nachthälfte anpassen. Sonst kommt es leicht zum organisatorischen Chaos am frühen Nachmittag und zu überbesetzten Aufnahme-Teams im letzten Drittel der Nacht. Automatisch entstünden lange Wartezeiten, Patientenunzufriedenheit und vermeidbarer Stress bei den Mitarbeitern. Dem gegenüber stellen alle Beteiligten an die Notaufnahme den Anspruch, „Visitenkarte" des Klinikums zu sein, nicht behördenmäßig, sondern wie ein Dienstleistungsbetrieb kundenorientiert zu arbeiten und auch noch finanziellen Profit zu erwirtschaften. Was steckt dahinter?

> 25–55 % aller stationären Patienten eines Akutkrankenhauses kommen unangemeldet als Notfälle. Die Notaufnahme ist ein wichtiger Patientenlieferant der Klinik! Ambulant in der ZNA behandelte zufriedene Patienten sind Multiplikatoren für das Krankenhaus.

Dieser Rolle muss die Notaufnahme daher in einer Zeit zunehmenden Konkurrenz- und Existenzkampfes von Krankenhäusern verschiedenster Träger quantitativ und qualitativ gerecht werden. Sie wird deshalb einen bedarfsorientierten Dienstplan entwickeln, eine ansprechende bauliche Infrastruktur anstreben, die den Prozessabläufen angepasst ist (Bulitta et al. 2002), die individuelle Betreuung der unterschiedlichsten Patienten sicherstellen und für die schnellstmögliche Abwicklung von Diagnostik und Therapie sorgen.

**Wartezeiten** sind der häufigste Grund von Konflikten und Beschwerden. Wichtig ist eine möglichst engmaschige Kommunikation mit den Patienten über die Gründe des Wartens sowie den Stand und die weitere Planung ihrer Versorgung (lieber 5-mal 1 Minute als 1-mal 5 Minuten mit dem Betroffenen reden!). Schmerzgeplagte Patienten warten zu lassen, solidarisiert den ganzen Wartebereich gegen das Personal. Bei großen Notaufnahmen lohnt es sich, darüber nachzudenken, ob man nicht speziell geschulte Mitarbeiter für die Kommunikation mit den Wartenden einsetzt. Gemeinsame Wartezonen für Notfall- und elektive Patienten sind problematisch. Verletzte, psychiatrisch Auffällige, Alkoholkranke oder Drogenabhängige sollten unmittelbar in ein Behandlungszimmer gebracht werden.

### ■ Dokumentation

Dokumentation zieht sich wie ein reißfester roter Faden durch die Behandlungsabläufe und ist das forensische Rückgrat Ihrer Absicherung gegen Beschwerden und Klagen. Sie beginnt mit der Ankunftszeit des Patienten, hält fest, wer sich wann um ihn kümmert, beinhaltet Überwachungsdaten sowie Diagnostik und Therapie einschließlich der durchgeführten Aufklärungen über einzelne Maßnahmen. Erfolgt die Dokumentation auf Papier, müssen Sie Verwechslungen organisatorisch ausschließen. Achten Sie peinlich darauf, dass in einem Untersuchungszimmer immer nur die Unterlagen des Patienten liegen, der hier behandelt wird. Verlässt er z. B. zum Röntgen den Raum, werden Sie das Zimmer oft für einen neuen Patienten nutzen und der erste gelangt nach der Untersuchung in ein anderes oder direkt auf Station. Sie brauchen deshalb an zentraler Stelle ein Dokumenten-Depot, wo jeder Mitarbeiter zu jeder Zeit die Unterlagen aller Patienten schnell findet. Am besten eignet sich dazu ein drehbarer Ständer mit alphabetischer Ordnung. Daneben führt die Rezeptionsschwester am ZNA-Tresen eine Durchgangsliste, in der für alle Patienten fortlaufend die Zeiten, Diagnosen und behandelnden Ärzte sowie Pflegekräfte festgehalten werden.

> Räumen Sie nie die Unterlagen eines Patienten im Behandlungszimmer nur beiseite, wenn er es verlässt! Die Verwechslung seiner Datenaufkleber mit denen des nächsten Patienten ist vorprogrammiert! Packen Sie nie seine Dokumente unter das Kopfkissen der Liege! Sie finden sie nicht wieder! Machen Sie es auf keinen Fall mal so und mal so! Schaffen Sie ein einheitliches System und überwachen Sie es wie ein Tyrann!

Ob eine papierlose Dokumentation ausreicht, muss ich nach den Erfahrungen mit unterschiedlich langem Ausfall des EDV-Systems bezweifeln. Ich bin sehr für die virtuelle Patientenakte, empfehle Ihnen aber, die Dokumentationen regelmäßig auszudrucken und organisatorisch den Ersatzbetrieb mit Kugelschreiber und Papier sicherzustellen.

**Virtuelle Patientenakte und EDV.** In ihr können Patientendaten, frühere Aufenthalte, Aufnahmebefund und Verlaufsdokumentation von Anfang an zusammengefasst und durch informationstechnische Vernetzung z. B. Labor- und Röntgenbefunde unmittelbar eingefügt werden. Bei Entlassung bzw. Verlegung der Patienten braucht der Arzt nur noch eine Epikrise anzufügen und der Arztbrief ist fertig, bevor der Patient sich angezogen hat. Dabei haben sich Regelbefunde häufiger Krankheitsbilder in Form von Textbausteinen und die automatische Codierung von Diagnosen und Prozeduren bewährt.

2000 haben wir im AK Hamburg-Altona eine Gruppe von erfahrenen Mitarbeitern gebeten, die Schwächen der Notaufnahme und ihre Ursachen zu analysieren. Die 9 am häufigsten genannten Schwächen wurden auf ihre Wirksamkeit überprüft und einer Vernetzungsanalyse (Büchi u. Chrobok 1997) unterzogen, um aktive und passive Faktoren zu ermitteln. Reformen müssen bei aktiven Elementen ansetzen, die passiven werden dann automatisch positiv beeinflusst.

Wie aus Abb. 1.4 ersichtlich, hat die Schwäche 3 (EDV) nach Meinung der Mitarbeiter den größten Einfluss auf alle anderen und verbessert diese schon dann erheblich, wenn man nur sie beseitigt (aktives Element). Ihr Einfluss ist deutlich stärker als der von Personalmangel (Schwäche 5) und unzureichender Medizintechnik (Schwäche 7). Im Vergleich dazu hat der Abbau von Wartezeiten (Schwäche 4) allein keine Verbesserung anderer Schwächen zur Folge,

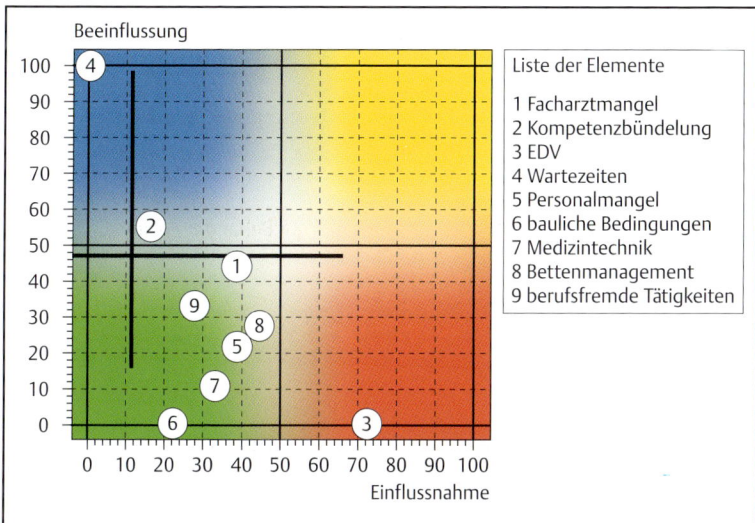

Abb. 1.4 Vernetzungsanalyse der Schwächen der ZNA Hamburg-Altona (Erhebung 2000).

sondern hängt seinerseits fast vollständig von deren Bearbeitung ab (passives Element).

### ■ Bettenmanagement

Ein abteilungsübergreifendes Bettenmanagement (Schwäche 8) ist das nächst wichtige aktive Element. Die Notaufnahme erstickt, wenn der Abfluss der verlegungsfähigen Patienten nicht funktioniert. Ein adäquates und informationstechnisch leicht zu handhabendes System muss ihr unmittelbar zur Verfügung stehen. In welchem Ausmaß die Notaufnahme auch beim Zugriff auf die Klinikbetten Vorrang vor elektiven Patienten genießt, die z. B. zur Operation oder Chemotherapie einbestellt wurden, ist problematisch. Jedes Krankenhaus wird hierzu eine eigene Regelung finden, denn auch elektive Patienten müssen planen und sich auf ihre Termine verlassen können. Häufig zwingen medizinische Gründe zu deren exakter Einhaltung (z. B. Chemotherapie). Dieses Problem kommt immer dann zum Tragen, wenn die Klinik gut belegt und einzelne Abteilungen überfüllt sind. Eine moderne Notaufnahme ist interdisziplinär. Die Fachabteilungen sollen dies in Zukunft mehr und mehr werden und – bis auf Kernbereiche – nicht mehr als Bettenstationen existieren. Anders wird eine wirtschaftliche Nutzung der Bettenkapazität eines Akutkrankenhauses nicht möglich sein. Die interdisziplinäre Qualifikation ist nicht so schwierig, wie viele glauben, die am Althergebrachten hängen. Zentrale Notaufnahmen haben das bewiesen. Pflegekräfte von Fachabteilungen sind diesem Trend gegenüber sehr aufgeschlossen und freuen sich auf die Bereicherung des Alltags. Leitende Ärzte tun sich etwas schwerer.

> Modernes Bettenmanagement ist abteilungsübergreifend. Es stellt der ZNA bei Bedarf auch Betten in fachfremden Abteilungen zur Verfügung und informiert gleichzeitig die zuständigen Konsiliarärzte.

### Leitungsstruktur

Weitere aktive Elemente in der Vernetzungsanalyse sind Facharzt- (Schwäche 1) und Personalmangel (Schwäche 5). Menschliche Zuwendung, Zeit, Schnelligkeit und Qualität der Prozessabläufe hängen von der Zahl und Erfahrung der Mitarbeiter ab. Wo immer ein Klinikum sich entschließt, seine fachspezifischen Notaufnahmen in einer ZNA zusammenzufassen, stellen umgehend konservative Skeptiker zweifelnde Fragen: Wer hat denn nun das Sagen? Wer hat das letzte Wort? Gibt es denn überhaupt ein so fachübergreifendes Universalgenie, dem man die Leitung übertragen könnte? Wie soll das funktionieren? – Es funktioniert ganz einfach:

> Interdisziplinäre Einrichtungen erfordern eine strikte Trennung von fachlicher und organisatorischer Weisungsbefugnis.

Die Chefärzte der Kliniken haben das Sagen für Diagnostik und Therapie aller Krankheitsbilder ihres Fachgebietes. Ideal ist die exakte Formulierung von Notfallbehandlungsabläufen, an denen alle beteiligt werden, deren Fachgebiet das Krankheitsbild berührt. Beispiel „akute Pankreatitis": Ärztlicher Leiter Rettungsdienst, Chefärzte ZNA, Gastroenterologie, Allgemeinchirurgie, Anästhesie/Intensivmedizin, Radiologie.

Standardisierte Notfallbehandlungsabläufe werden auf die spezifischen Ressourcen, baulichen Bedingungen, Größe und Organisationsform eines Klinikums sowie seinen Einzugsbereich zugeschnitten. Daher muss jede ZNA eigene Abläufe entwickeln. Dabei handelt es sich um Leitlinien, nicht um Dienstvorschriften.

Der Chefarzt der ZNA sorgt dafür, dass es läuft. Da er in der Regel auch Facharzt eines der großen klinischen Teilgebiete ist, hat er naturgemäß für diesen Bereich auch eine fachliche Weisungsbefugnis. Umgekehrt nehmen die anderen Chefärzte durch Entsendung von rotierenden und Konsiliarärzten sowie die Abstimmung von Dienstplänen Einfluss auf das Organisatorische der ZNA (Abb. 1.5).

Ist der Chefarzt der ZNA z. B. Internist, wird er die Arbeit der von der Chirurgischen Klinik im Rotationsprinzip in die ZNA entsandten Assistenzärzte organisatorisch einbinden, sie mit den internistischen, neurologischen und anderen Prozessabläufen koordinieren, bei Spitzenbelastungen strukturierend eingreifen, Dienst- und Urlaubspläne erstellen usw. Hat ein chirurgischer Assistent aber weitergehende Fachfragen, stellt der Chefarzt der ZNA sicher, dass Allgemein-, Gefäßchirurg und Traumatologe zur Verfügung stehen. Die Zuständigkeit dieser Oberärzte muss geregelt sein. Ist der Chefarzt der ZNA Chirurg, wird er einen ständigen internistischen Oberarzt mit geregelter Vertretung für seine Abteilung brauchen. Ist er Anästhesist, braucht er beides. Bei größeren Notaufnahmen ist in der ZNA ein Neurologe hauptamtlich ausgelastet. Seine Vertretung und ggf. Verstärkung muss gesichert sein. Bei kleineren kann er noch andere Aufgaben wahrnehmen, z. B. die Betreuung der Stroke-Unit. Fachärzte für Allgemeinmedizin finden in der ZNA nicht nur optimale Aus- und Weiterbildungsbedingungen, sondern bei Interesse für die Notfallmedizin auch eine langfristige Perspektive. Alle anderen Fächer leisten ihren Beitrag auf Konsiliar-Basis. Für die zeitgerechte Koordination sorgt der Chefarzt der ZNA.

> Eine ZNA braucht einen für ihre Leitung zuständigen Ansprechpartner, der gleichberechtigt mit allen anderen im Klinikum kommuniziert. Sie braucht einen Chefarzt.

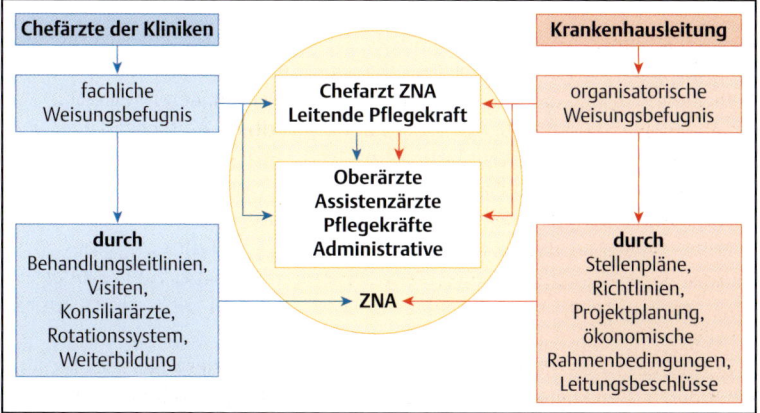

Abb. 1.5 Leitungsstruktur einer ZNA.

Andere Leitungsstrukturen mit zwei Chefärzten oder einem bzw. zwei Oberärzten, die wiederum einem oder zwei verschiedenen Klinik-Chefs unterstehen, sind problematisch (Keller, 2009, Gimmler et al. 2009). Auch die Etablierung eines „Leitenden Arztes", dessen Titel ihn in der Hierarchie zwischen Ober- und Chefärzten ansiedelt, wird den Aufgaben einer ZNA nicht gerecht.

### ■ Partner Rettungsdienst

Die ZNA fungiert als qualifizierte Drehscheibe zwischen Rettungsdienst und dem Klinikum. Nützlich ist es, wenn alle Mitarbeiter, die Anteil an der Notfallmedizin haben, sich durch den flexiblen Einsatz sowohl im präklinischen Bereich als auch in ZNA und Schockraum durchmischen und gegenseitig austauschbar werden. Das gilt für die Ärzte aus Anästhesie und Intensivmedizin, die schon traditionell häufig als Notärzte im Rettungsdienst fahren, aber noch nicht so oft für die Ärzte der ZNA, die eine junge Institution ist und deren Ärzte ihre notfallmedizinische Identität erst noch finden müssen. Das gilt viel zu sporadisch für Pflegekräfte aus Intensivstationen und Notaufnahmen, die nur von wenigen kleineren Krankenhäusern aus als Rettungsassistenten präklinisch zum Einsatz kommen, und gilt leider für Rettungsassistenten weitgehend nur im Rahmen von Praktika während der Ausbildung oder als Weiterbildungs-Pflichtzeiten. Und schließlich gilt das extrem selten für Chefärzte im notfallmedizinischen Bereich. Auch das hängt mit der traditionellen Struktur des Rettungsdienstes, der Neuheit Zentraler Notaufnahmen und dem individuellen fachlichen Hintergrund des Chefarztes zusammen. Es liegt in der Logik der Notfallmedizin, dass Rettungsdienst und ZNA einschließlich Schockraum mit ihren Prozessabläufen so konsequent aufeinander abgestimmt sind, dass die sog. „Schnittstellen" zwischen Präklinik, ZNA, Schockraum und Klinikum durch Verschmelzung zu einer „Notfallmedizinischen Abteilung" einfach wegfallen (Abb. 1.6). Dabei muss der Chefarzt der ZNA extrem eng mit dem „Ärztlichen Leiter Rettungsdienst" zusammenarbeiten. Es hat fachliche, organisatorische und vor allem psychologische Vorteile, wenn er diese Funktion in Personalunion selbst wahrnimmt:

- Die Notfallbehandlungsabläufe sind auf den konkreten Rettungsdienstbereich, die Organisationsstruktur der ZNA und die gegebenen Bedingungen des Klinikums abgestimmt.
- Sie beginnen am Einsatzort in der Wohnung, im Betrieb, auf der Straße, betreffen den Transport, die Funkkommunikation, Versorgung in ZNA und Schockraum sowie die Fortsetzung auf der Intermediate-Care- oder Intensivstation.

## 1.4 Organisation ist alles!

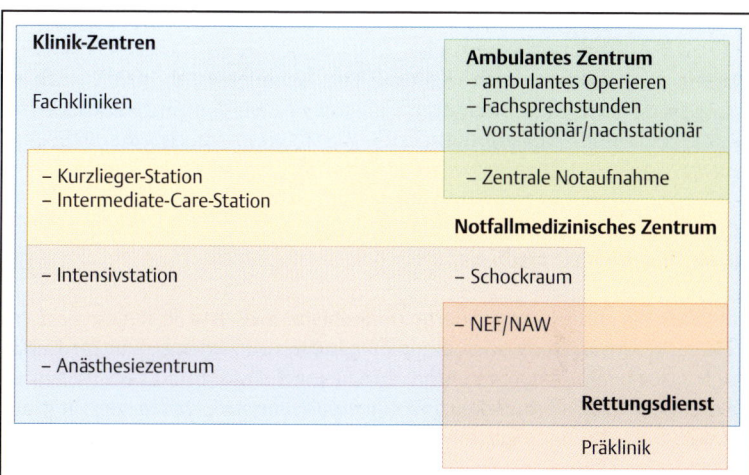

Abb. 1.6  Ersatz der Schnittstellen durch interdisziplinäres Management der Notfallmedizin.

- Notfallanamnese, Diagnostik und Therapie folgen während des Ablaufs der gesamten Rettungskette einem einheitlichen roten Faden, der nahtlos in das notfallmedizinische Konzept des Klinikums übergeht. Kritische Zeitfenster werden leichter eingehalten.
- Notärzte sind gleichberechtigte Partner. Morgen hat der ZNA-Arzt dieselbe Funktion und umgekehrt. Sie „fremdeln" nicht gegeneinander.
- Rettungsassistenten erhalten als wichtige Informationsträger von Anamnese, sozialem Umfeld und Beschwerdebild ausführlich Gelegenheit zur Übergabe an das Pflegepersonal oder Ärzte. Sie packen gerne mit an, wenn die Patienten zu schwer, aggressiv oder schmerzgeplagt sind.
- Sie kennen die baulichen und organisatorischen Bedingungen der ZNA, bringen bei starkem Blutverlust Kreuzblut vorweg in die Blutbank und wissen, wie sie sich bei Dringlichkeit verhalten müssen.
- In gemeinsamen Weiterbildungen werden die Leitlinien ständig verbessert und nichts ist segensreicher als die Manöverkritik nach zusammen erlebten Krisensituationen.
- Konzepte für Großschadensfälle werden gemeinsam erstellt und durch Übungen erprobt. Der Massenanfall von Verletzten/Erkrankten ist eine Aufgabe für Rettungsdienst und Klinikum. Schnittstellen darf es dabei kaum noch geben.

### Bewährungsprobe Schockraum-Management

Ob die interdisziplinäre Verschmelzung aller an der Notfallmedizin Beteiligten zu einem effektiven Team gelungen ist, zeigt sich am deutlichsten im Schockraum. Hier spielen sich die kritischsten Zuspitzungen ab und alle Beteiligten sind aufs Äußerste angespannt. Jeder Einzelne reagiert so, wie seine individuellen Strategien zur Stressbewältigung sich entwickelt haben. Das birgt für den Patienten einige Gefahren:
- Zeitdruck erzeugt Hektik und erschwert die nüchterne Erfassung aller wichtigen Informationen.
- Blinder Aktionismus verhindert eine problemorientierte Strategie.
- Fachliche Unsicherheit wird mit allen gängigen Abwehrmechanismen überspielt, statt dass kompetente Unterstützung geholt wird.
- Psychische Unsicherheit führt zu turnierähnlichen Kämpfen um die Herrschaft im Team und der Besonnene hält sich gerade dann zurück, wenn er sich durchsetzen sollte.

So ist es natürlich meistens nicht! Aber von allem ein bisschen kommt doch immer wieder vor. Und auch der Erfahrenste sollte sich nicht einbilden, über diesen Dingen zu stehen. Die Folgen sind Schockraum-typische Unsitten:
- Der übergebende Notarzt berichtet sofort bei Ankunft dem ersten anwesenden Kollegen, anstatt zu warten, bis das Team komplett ist. Deshalb muss er ständig von vorne beginnen, lässt immer mehr Details weg und selten kann er ausreden.
- Erst nach und nach stellt sich heraus, wer das Kommando hat, und das Ergebnis ist nicht immer plausibel.
- Es entwickelt sich ein Gesprächsklima des inadäquaten Affekts, oft mit Ironie, Sarkasmus und übertriebener Spaßhaftigkeit. Der Umgangston dem Patienten gegenüber ist entsprechend unpassend.
- Ist dieser intubiert, wird wider besseres Wissen geredet, als könne er nichts mitbekommen.
- Pflegekräfte der Anästhesie und ZNA neigen bei Schockraum-Einsätzen dazu, die gegenseitigen irrationalen Vorurteile besonders anschaulich zu demonstrieren.

Das Ergebnis ist manchmal ein fachliches, menschliches und organisatorisches Chaos. Erstaunlich, wie viele Patienten trotzdem irgendwie richtig behandelt werden und den Schockraum ohne zusätzlichen Schaden überleben.

> Parlamentarische Demokratie, konstitutionelle Monarchie oder Schulhof-Anarchie sind keine geeigneten Modelle für das Schockraum-Management. Hier herrscht eine klare, auf jeden Einzelfall zugeschnittene Hierarchie. Der Leiter eines Schockraum-Teams muss neben der fachlichen über eine hohe soziale Kompetenz verfügen.

**Voraussetzung für ein optimales Schockraum-Management ist eine klare Hierarchie:**
- Die Zuständigkeit für die technisch einwandfreie Funktionsfähigkeit des Schockraums ist unmissverständlich definiert: ZNA oder Anästhesie oder beide, jeder für seinen Teil.
- Bei jedem Schockraumalarm tritt ein Basisteam zusammen: z. B. Anästhesist, ZNA-Oberarzt, Anästhesie- und ZNA-Pflegekraft.
- Zusätzliche Ärzte werden je nach Krankheitsbild alarmiert (Kardiologe, Traumatologe, Neurologe, Endoskopiker, Kinderarzt usw.)
- Das Kommando hat derjenige, der für das im Vordergrund stehende Problem zuständig ist. Sind es die Vitalfunktionen, ist es der Anästhesist, bis diese stabilisiert sind. Dann übernimmt der zuständige Fachmann die Regie. Tritt die Bedrohung der Vitalparameter während einer fachspezifischen Untersuchung oder Behandlung wieder in den Vordergrund, kann die Kommandogewalt einem dynamischen Wechsel unterliegen. Es wird nur laut und deutlich gesprochen.
- Der ZNA-Oberarzt übernimmt die Rolle des Case-Managers, sorgt für Nachschub an Ressourcen, lässt Blut kreuzen, würdigt Laborwerte, spricht mit Angehörigen, mahnt schon mal zur Eile und zieht weitere Fachärzte rechtzeitig hinzu. Er sorgt dafür, dass der Computertomograph freigemacht wird, telefoniert mit dem OP und behält ganz einfach den Überblick.
- Die Pflegekräfte müssen wie Philharmoniker ihren Platz und ihre Aufgaben kennen. Wer steht wo? Wer bereitet den zentralvenösen Zugang und die arterielle Druckmessung vor? Wer legt einen Blasenkatheter? Wer ist für EKG und Verkabelung zuständig? Das muss vorher und für alle Tage geklärt sein. Manche Teams haben für unterschiedliche Ereignisse regelrechte Raumpläne entwickelt, die festlegen, wo jeder steht (z. B. Polytrauma, gastrointestinale Blutung, kardiogener Schock, kardiopulmonale Reanimation).

Solche Pläne bleiben bis zu einem gewissen Grad immer nur Ideal-Konstrukte. Sonntags und nachts um 4 Uhr muss man sehen, wie man mit denen zurechtkommt, die da sind. Ich habe immer wieder erlebt, dass in unerwartet entstandenen kritischen Situationen alle spontan den Erfahrensten anblicken und auf sein Kommando hören. Und das ist auch gut so. Nützlich sind regelmäßige

Nachbesprechungen von Schockraumeinsätzen, Übungen und ein anonymisiertes Fehlermelde-System immer dann, wenn sich daraus auch Konsequenzen ergeben (z. B. Schockraum-Uhren und Dokumentation von Ankunftszeiten bei Problemen mit der Zeit).

## 1.5 Ökonomische Gesichtspunkte

Notfallmedizin isoliert betrachtet ist teuer und die ZNA wäre alles andere als ein Profit-Center. Das liegt daran, dass man komplexe Ressourcen vorhalten muss, die verhältnismäßig selten gebraucht werden. Niemand wünscht der ZNA täglich mehrere Polytraumata oder den regelmäßigen Massenanfall von Verletzten bzw. Erkrankten. Dennoch muss sie ständig darauf vorbereitet sein und ihre personellen, medikamentösen und technischen Ressourcen dafür einsatzbereit halten.

Die ambulante Notfallversorgung und teilstationäre Arbeit der ZNA wird in der Regel von den Kassen nicht kostendeckend vergütet. Doch ist das von Bundesland zu Bundesland unterschiedlich geregelt. Dazu kommt noch die gesetzliche Verpflichtung der Aufnahmeärzte, die stationäre Aufnahmeindikation in jedem Einzelfall zu überprüfen und Fehlbelegungen des Krankenhauses zu vermeiden. Prüfungen durch den Medizinischen Dienst der Krankenkassen (MDK) führen sonst zu weiteren finanziellen Einbußen (Blum 2003) und der durchschnittliche Case-Mix-Index der stationären Patienten sinkt, was sich ebenfalls ökonomisch ungünstig auswirkt. Bei der stationären Aufnahme empfiehlt sich aus abrechnungstechnischen Gründen eine möglichst allgemein gehaltene DRG-Codierung der Aufnahmediagnose, damit die bei der stationären Diagnostik erfolgende Spezifizierung nicht erschwert wird. Außerdem muss der aufnehmende Arzt die voraussichtliche Behandlungsdauer festlegen, was zumindest in den konservativen Fächern problematisch ist (Sticki et al. 1998). In Grenzfällen wird man abwägen, ob die Mindererlöse bei vorstationärer Diagnostik und Therapie nicht geringer ausfallen als Abschlagszahlungen wegen zu kurzer Verweildauer nach stationärer Aufnahme. In den meisten Fällen sind die Erlöse bei stationärer Aufnahme aber höher, so dass Sie leicht in eine Zwickmühle zwischen menschlicher Solidarität mit Ihrem Patienten und ökonomischer Loyalität dem Krankenhausträger gegenüber geraten. Entscheiden Sie sich bei einem eingewiesenen Patienten sachgerecht gegen eine stationäre Aufnahme, laufen Sie nicht selten Gefahr, den niedergelassenen Kollegen zu verprellen, so dass er künftig seine Patienten in Häuser schickt, die sich weniger rigide verhalten. Da Krankenhäuser zunehmend private Träger haben, die ihre Beziehung zu den Einweisern pflegen und deren Verhalten durch das Controlling beobachten, haben Sie es dann nicht nur mit dem Ärger des Kollegen, sondern gleichzeitig mit der Kritik des Geschäftsführers zu tun. Sie kommen in eine Situation, in der Sie nichts mehr richtig machen können. Wohl dem Klinikum, das für solche Patienten ausreichend eigene ambulante Strukturen wie Fachsprechstunden, angebundene Facharzt-Praxen, KV-Ermächtigungen oder Ressourcen für vorstationäre Betreuung bereithält, die in ihrer Gesamtheit ein ambulantes Zentrum bilden, das die Qualität einer interdisziplinären Poliklinik hat. Wünschenswert wären gemeinsam erarbeitete Leitlinien von Kassen, Niedergelassenen und Krankenhäusern, die bei solchen Patienten mit grenzwertiger stationärer Indikation eine qualifizierte Betreuung kostendeckend durch das ambulante Zentrum ermöglichen (Kirchner et al. 2001).

Man kann die ZNA aber genauso wenig wie eine Intensivstation ökonomisch isoliert bewerten. Beide sind Dienstleister für die Fachabteilungen. Die ZNA ist ein wichtiger Patientenlieferant des Klinikums. Eine ZNA ohne Bettenführung muss kreative Ideen zur Berechnung ihrer ökonomischen Leistungen entwickeln. Teilt der Träger ihr ein Budget zu, wird sie den Fachabteilungen die Aufnahme und Notfallbehandlung der Patienten in Rechnung stellen. Man kann aber auch auf ein eigenes Budget der ZNA verzichten und gleich die Abteilungen, in denen die Patienten weiterbehandelt werden, mit den entstehenden Kosten belasten. Die ZNA rechnet dann nur den ambulanten Bereich ab. Bettenführende Aufnahmestationen können bei ausreichendem Patientenaufkommen und einem der Notfallmedizin entsprechenden Case-Mix-Index auch isoliert betrachtet profitabel sein (Hogan u. Güssow 2009).

## 1.6 Logistische Gesichtspunkte

Es ist eine enorme organisatorische Herausforderung, die Patientenströme so zu lenken und die personellen und räumlichen Ressourcen so einzusetzen, dass die ZNA nie verstopft und die Notfallversorgung jederzeit auf hohem Niveau gewährleist ist. Ich habe in 20 Jahren ZNA-Arbeit alle möglichen Organisationsformen kennen gelernt und möchte Ihnen die subjektive Quintessenz darstellen:

- Die ZNA wurde dazu geschaffen, Notfallpatienten zu versorgen. Es ist ein Unding, wenn Notaufnahmen in Ballungsgebieten mit mehreren Krankenhäusern sich bei Überlastung von der Notfallversorgung abmelden anstatt sich besser zu organisieren.
- Jedes Krankenhaus, das an der Notfallversorgung teilnimmt, ist rund um die Uhr gesetzlich verpflichtet, diese durchzuführen. Ist ein Haus überfüllt, können Patienten *nach* der Behandlung in andere Kliniken verlegt werden.
- Die Abmeldung einer ZNA von der Notfallversorgung (Sperrung) führt schlagartig zur Überlastung der benachbarten Aufnahmen und konsekutiv

zu deren Sperrung. Der Rettungsdienst wird zum Touristik Unternehmen degradiert und seine Einsatzfähigkeit gefährdet.
- Um personell flexibel auf Belastungsspitzen reagieren zu können, braucht die ZNA ein Reservoir von Ärzten und Pflegekräften. Es bietet sich an, dass andere interdisziplinäre Strukturen wie Intermediate-Care-Einheit, Kurzlieger-Station und Rettungsdienst mit der ZNA unter einer gemeinsamen Leitung zusammengefasst werden, die den Mitarbeiter-Einsatz lenken kann.
- Um räumlich für Spitzenbelastungen gerüstet zu sein, braucht die ZNA flexibel nutzbare Räume. Gipsraum, OP, Bad, Psychiatriezimmer und Arztdienstzimmer sollten so ausgestattet sein, dass *jede* Untersuchung und Behandlung darin erfolgen kann. Die Zimmer benachbarter Kurzlieger-Stationen können kurzfristig für Aufnahmen genutzt werden.
- Der zügige Abfluss der Patienten von der ZNA muss gerade bei Belastungsspitzen gewährleistet sein. Deshalb halte ich Aufnahmestationen mit Bettenführung nicht für optimal. Die peripheren Stationen weigern sich, Notentlassungen vorzunehmen oder zusätzliche Betten aufzustellen mit dem Hinweis: „Wieso, der hat doch ein Bett!" Außerdem ist eine geregelte Patientenversorgung in einer Aufnahmestation bei starkem Notfallaufkommen nicht mehr möglich und es entsteht „gefährliche Pflege".
- Die Ärzte einer ZNA mit Bettenführung müssen neben der Aufnahmearbeit reguläre Visiten durchführen sowie Diagnostik und Therapie begleiten wie auf einer Normalstation. Auch das nimmt bei starker Belastung der ZNA für alle unzumutbare Formen an, in erster Linie für die Patienten.
- Eine Bettenstation für die ZNA, die nur nachts betrieben wird und tagsüber mit zusätzlichen Untersuchungszimmern zur Verfügung steht, verschiebt das Problem nur bis zum nächsten Morgen und wird in der Not dann doch als Reservestation genutzt, die schnell voll ist und nicht wieder abfließt. Und schon haben die ZNA-Ärzte und -pflegekräfte am nächsten Tag eine Normalstation zusätzlich zu betreuen.
- Dem Transportdienst fällt bei Spitzenbelastungen eine Schlüsselrolle zu. Es sollte Dienstanweisungen geben, die rund um die Uhr seine Verstärkung regeln.
- Das abteilungsübergreifende Bettenmanagement muss im Bedarfsfall auch nachts und am Wochenende aktiviert werden können.

## 1.7 Bauliche Gesichtspunkte

Nur ganz wenige von Ihnen werden irgendwann in die traumhafte Lage kommen, beim Neubau einer ZNA bereits in der Planungsphase hinzugezogen zu werden. Meistens sind die baulichen Bedingungen vorgegeben oder im Rah-

men von Umbauten in ihrer Variabilität begrenzt. Ich habe viele Notaufnahmen im In- und Ausland besucht. Eine bauliche Ideallösung habe ich noch nicht gefunden. Es gibt aber eine überschaubare Zahl von Anforderungen an den Architekten einer ZNA, die sich aus den Prozessabläufen ergeben: Die notwendige Anzahl der Untersuchungszimmer richtet sich natürlich nach dem durchschnittlichen Patientenaufkommen. Als Faustregel gilt pro 2000 Notfälle/Jahr ein Raum. Bei einem Klinikum mit 30 000 Notfällen/Jahr sind das 15 Räume zur Versorgung der Patienten. Bei großen Notaufnahmen sollten Röntgen, CT, EKG und Ultraschall vor Ort erfolgen können. Wichtig sind:
- getrennte Eingänge für Fußgänger und liegende Patienten,
- offener Empfangstresen in einem übersichtlichen Wartebereich nahe am Fußgängereingang,
- Gliederung der Rezeption, so dass bei der Kontaktaufnahme neuer Patienten die Intimität gewahrt bleibt,
- Material- und Medikamentenschränke sowie PC in jedem Raum,
- Übersicht vom Empfangstresen aus über den Flur der Untersuchungszimmer,
- Schockraum mit CT in unmittelbarer Nähe der Liegendzufahrt,
- Nähe der ZNA zum Röntgen oder Röntgen in der ZNA,
- Nähe der ZNA zu Linksherzkatheter-Messplatz, OP, Intensivstation, Labor und Blutbank,
- Endoskopie-Möglichkeit im Schockraum,
- Gipsraum, Eingriffsraum, Bad, Psychiatriezimmer/Sprechzimmer für Angehörige,
- Arztdienstzimmer, Aufenthaltsraum Pflege, Küche, Besprechungsraum für Fortbildungen,
- Fahrzeughalle, die beim Massenanfall von Verletzten oder Erkrankten als Patientenablage und zur Dekontamination genutzt werden kann.

## 1.8 Risikomanagement

Rettungsdienst und Notaufnahmen gelten als besonders risikoreich, weil in kurzer Zeit weitreichende Entscheidungen getroffen werden müssen und diagnostische bzw. therapeutische Versäumnisse erhebliche Konsequenzen für den Patienten haben können (Madea et al. 2007):
- Der verkannte Myokardinfarkt ist die häufigste Ursache von Behandlungsfehlervorwürfen in der Notaufnahme. Bei bereits bestehendem Verdacht auf Myokardinfarkt haben Vorwürfe meistens die unzureichende Überwachung der Patienten zum Gegenstand.

- Häufigster Grund von Klagen sind chirurgische Sachverhalte wie Frakturen, Luxationen, Wunden und Sehnenverletzungen. Dabei geht es um Fehldiagnosen, falsche Interpretation oder Unterlassung von Röntgen-Untersuchungen sowie Therapiefehler.
- Besonders problematisch sind Stürze von Alkoholkranken mit nachfolgend in der Notaufnahme übersehenen Frakturen und intrakraniellen oder intraabdominellen Blutungen.
- Notärzte im präklinischen Einsatz und Ärzte der Notaufnahme haben es häufiger als andere mit Patienten zu tun, die Diagnostik oder Therapie ablehnen, die Mitnahme ins Krankenhaus verweigern oder gegen ärztlichen Rat entlassen werden wollen. Ich rate Ihnen dringend, diesen Patienten ein Revers zur Unterschrift vorzulegen, in das Sie alle nur denkbaren Konsequenzen in verständlicher Form eingetragen haben, und darüber hinaus vor Zeugen eine mündliche Aufklärung vorzunehmen. Das sollten Sie dokumentieren und von den Zeugen gegenzeichnen lassen. Im Zweifelsfall muss daraus hervorgehen, dass der Patient Ihrer Ansicht nach uneingeschränkt entscheidungsfähig war und deshalb eine stationäre Aufnahme gegen seinen Willen nicht infrage kam.
- Eine weitere Besonderheit der Notaufnahme betrifft die Patientenaufklärungen über diagnostische oder therapeutische Eingriffe, weil sie häufig nicht 24 Stunden vorher, sondern unmittelbar erfolgen müssen. Sie werden dabei auch auf den Zustand des Notfallpatienten Rücksicht nehmen (Schara u. Brandt 2009) und sich in Einzelfällen auf wenige Sätze beschränken (z. B. Patient im kardiogenen Schock vor der Linksherzkatheter-Untersuchung). Das ist alles dann kein großes Problem, wenn Sie so sorgfältig dokumentieren, warum Sie etwas gemacht und anderes unterlassen haben, dass ein Richter und auch Sie selbst das nach Jahresfrist anhand der Patientenakte nachvollziehen können.

Das Risiko ist in die Prozessabläufe einer ZNA einprogrammiert. Ihm zu begegnen bedarf es einer gezielten Strategie. Dazu müssen Sie es identifizieren, denn es steckt wie der Teufel in nahezu jedem Detail und verfolgt Sie rund um die Uhr. Die Risiken gehören ganz unterschiedlichen Bereichen an: Menschen, Organisationsformen, Techniken, Prozeduren, Symptomen, Diagnosen, Kommunikationsformen usw. Der Risikoidentifizierung folgt eine Bewertung und dieser, wenn notwendig, die Entwicklung einer Bewältigungsstrategie, deren Erfolg durch Überwachung des Risikos kontrolliert wird (Dokumentation, Beschwerdeanalysen, Statistik, Fallbesprechungen usw.) (Tab. 1.2).

Tabelle 1.2  Als hoch bewertete Risiken und ihre Bewältigung.

| | | |
|---|---|---|
| **Risikosymptome** | thorakale Schmerzen, Kopfschmerzen, Bauchschmerzen, Luftnot, Somnolenz, Hypotonie | differenzialdiagnostische Checklisten, diagnostische Leitlinien, Auflistung von „Do not miss"-Diagnosen, Festlegen der interdisziplinären Zusammenarbeit |
| **Risikodiagnosen** | Herzrhythmusstörungen mit Kreislaufinstabilität, instabile Angina pectoris, obere gastrointestinale Blutung, Sepsis, Polytrauma, symptomatisches Bauchaortenaneurysma, Asthmaanfall, Status epilepticus | Notfallbehandlungsabläufe, Kommunikations- und Dienstvorschriften, Schockraum-Alarmpläne, Notrufsysteme |
| **Risikoprozeduren** | Reanimation, Kardioversion, Kurznarkose, Pleuradrainage, zentraler Venenkatheter, Notfallintubation, Notfallgastroskopie | Algorithmen, praktische Übungen, Einweisung an den technischen Geräten, Dokumentation des Trainings und individuelle Erteilung der Kompetenz, Schockraum-Management |
| **Risikosituationen** | Spitzenbelastungen, Massenanfall von Verletzten oder Erkrankten, unerfahrene Mitarbeiter | Richtlinien zur Mobilisierung personeller Ressourcen, Einsatzpläne, Check- und Nachalarmierungslisten, Einweisungsrichtlinien für neue Mitarbeiter, Weiterbildung über i. v. Medikation, Festlegung individueller Kompetenzen |
| **Risikotechniken** | Defibrillator, externe Pacer, C-Bogen, invasive und nicht-invasive Beatmung | Schulung, Einweisungen, Dokumentation in persönlichen Gerätebüchern |
| **Risikopatienten** | Betrunkene, Überanspruchsvolle, Angehörige, Kinder, Ungeduldige, Bagatellerkrankungen, Schwangere, Reklamierende, Entlassung auf eigenen Wunsch | gleichbleibende Gründlichkeit, Training der Gesprächsführung, Deeskalationstechniken, Fallbesprechungen, Aufklärung dokumentieren, Revers |
| **Risikomitarbeiter** | Anfänger, emotionale Erregbarkeit, Selbstüberschätzung, schlechte Dokumentation, Verwechslung von Unterlagen, schlechte Kommunikation (Telefon, „stille Post"), Vorurteile, Antipathien | Kommunikationsregeln/-training, Nachbesprechungen, Gesprächsschulung, Dokumentationsregeln, pannensicheres Aktenmanagement und Etikettieren von Blutröhrchen, Unterlagen immer nur von einem Patienten in einem Raum |

## 1.9 Leitbild

Die ZNA kümmert sich um die nicht elektiven Notfallpatienten. Infrastruktur, technische Einrichtung und Mitarbeiter sind darauf eingerichtet, akut Erkrankte oder Verletzte vom Rettungsdienst zu übernehmen und nach kurzer Ersteinschätzung die notwendige Diagnostik und Therapie zu ermöglichen. Sie ist sich ihrer Bedeutung als Visitenkarte und wichtiger Patientenlieferant des Klinikums bewusst und legt bei ihren Mitarbeitern großen Wert auf fachliche, psychologische, technische und ökonomische Schulung. Arbeitsweise und Leitungsstruktur der ZNA sind interdisziplinär, um die Betreuung der Notfallpatienten auf Facharztniveau innerhalb kürzester Zeit sicherzustellen. Sie bedient sich für die Dokumentation moderner Informationstechnik, stattet ambulante Patienten unmittelbar mit einem Befundbericht aus und verfügt für stationäre Patienten über ein abteilungsübergreifendes Bettenmanagement. In Absprache mit dem Rettungsdienst entwickelt und pflegt die ZNA Leitlinien für häufige Krankheitsbilder, soziale Problempatienten und den Umgang mit besonderen Risiken. Sie sichert durch definierte Alarmpläne die Abläufe bei Schockraumpatienten, innerklinischen Notfällen und beim Massenanfall von Verletzten oder Erkrankten ab.

### Literatur

Bergmann KO. Delegation und Substitution ärztlicher Leistungen auf/durch nichtärztliches Personal. MedR 2009; 27: 1–10

Blum K. Fehlbelegungsprüfungen im Krankenhaus. Düsseldorf: Deutsches Krankenhausinstitut e. v.; 2003

Büchi R, Chrobok R. Organisations- und Planungstechniken in Unternehmen. 2. Aufl. Stuttgart: Schäffer-Pöschel; 1997: 209–210

Bulitta C, Kühnhoff M, Engelhardt M. Workflow-orientiertes Bauen. Krankenhaus Umschau 2002; 1: 20–23

Carlton V. The Australian Triage Scale. Australian College of Emergency Medicine, 2000

Fleischmann T. Wege aus der Notaufnahme – wann ambulant, stationär oder intensiv? Klinikarzt 2009; 38 (1): 26–30

Gigerenzer G. Bauchentscheidungen. 3. Aufl. Bielefeld: Bertelsmann; 2007

Gimmler C, Somasundaram R, Wölfl C et al. Interdisziplinäre Notaufnahme: Aktueller Stand und Ausblick. Anästh Intensivmed 2009; 50: 108–119

Hassan, TB. Clinical decision units in the emergency department: old concepts, new paradigms and refined gate keeping. Emerg Med J 2003; 20: 123–125

Hogan B, Güssow U. Notfallmanagement im Krankenhaus, Stellenwert einer Notaufnahme. Klinikarzt 2009; 38 (1): 16–20

Keller H. Die zentrale interdisziplinäre Aufnahmestation aus internistischer Sicht. Klinikarzt 2009; 38 (1): 22–24

Kirchner H, Fiene M, Ollenschläger G. Disseminierung und Implementierung von Leitlinien im Gesundheitswesen. Dtsch Med Wschr 2001; 126: 1215-1220

Klapper, B. Die Aufnahme im Krankenhaus. People-processing, Kooperation und Prozessgestaltung. Bern: Huber; 2003

Laggner AN. Die Notfallaufnahme am Allgemeinen Krankenhaus in Wien. Der erste Jahresbericht. 1992

Mackway-Jones K, Marsden J, Windle J. Ersteinschätzung in der Notaufnahme. Das Manchester-Triage-System. Bern: Huber; 2006

Madea B, Preuß J, Dettmeyer R. Behandlungsfehlervorwürfe in der Notfall- und Rettungsmedizin sowie der Notaufnahme. Notfall Rettungsmed 2007; 8: 569–578

Schara J, Brandt L. Patientenaufklärung. Rechtliche und humanitäre Forderungen. Gefäßchirurgie 2009; 14: 61–70

Speich R. Der diagnostische Prozess in der Inneren Medizin: Entscheidungsanalyse oder Intuition? Schweiz Med Wschr 1997; 127: 1263–1279

Sticki A, Huber G, Schifferli JA. Prospektive Studie zur Planbarkeit der Hospitalisationsdauer von internistischen Patienten. Schweiz Med Wschr 1998; 128: 1946–1948

Truniger B. Plädoyer für die Nase. Schweiz Med Wschr 1998; 128: 1797–1798

# 2 Über den Umgang mit der Angst

*Albrecht Francke*

> ▶ **Über den Umgang mit der unbekannten Gefahr:** Die Angst des Arztes vor dem Elfmeter – ▶ **Bücher:** Lesen! Aber was? ▶ **EKG** ▶ **Laborwerte** ▶ **Das „4. Buch"** ▶ **Mitarbeiter:** Der unfreundliche Oberarzt – Wer sich auf andere verlässt, fällt selbst hinein – Schwestern sind auch Menschen ▶ **Gefährliche Routine** ▶ **Der Umgang mit der Angst des Patienten:** Propädeutik der Gesprächsführung – Krebs, die gründliche Krankheit – Todesangst ▶ **Reanimation als vertrauensbildende Maßnahme**

## 2.1 Der Umgang mit der unbekannten Gefahr

In keinem anderen Beruf wie bei dem des Arztes ist die Arbeitsmotivation derartig stark von der Angst mitbestimmt, etwas falsch zu machen. Erlauben Sie dieser Angst, Sie zu motivieren! Verbieten Sie ihr aber, Sie zu tyrannisieren! Motivation erzeugt Sorgfalt, Tyrannei führt zur Panik. Das haben Sie auch als Anfänger nicht nötig. Die Angst des jungen Arztes vor dem ersten Bereitschaftsdienst ist nur der des Torwarts vor dem Elfmeter vergleichbar. Das ist natürlich und keineswegs ehrenrührig. Im Gegenteil, ich habe immer wieder die Erfahrung machen müssen, dass mir die verhängnisvollsten Fehler dann unterliefen, wenn ich mich absolut sicher fühlte, also keine Angst hatte.

Die Angst vor dem Unbekannten beherrscht Sie nur so lange, bis es Gestalt annimmt. Dann sehen Sie, um welche Probleme es sich handelt, und Sie wissen, was Sie tun müssen. Es geht hier also darum, wie man sich vor dem ersten Bereitschaftsdienst in geeigneter Weise präpariert. Sie bringen Ihr akademisches Wissen und die Erfahrungen aus dem Praktischen Jahr mit, die Ihnen schon längst gezeigt haben, dass ihr Kopf nach dem ersten Staatsexamen voller Kolibris schwirrte und Sie erst ganz neu lernen mussten, mit den tatsächlich häufigen Krankheitsbildern umzugehen. Welche das sind, steht im ersten Kapitel, und wie man mit ihnen umgeht, ist der Inhalt dieses Buches. Sie sollten es deshalb vor Ihrem ersten Bereitschaftsdienst einmal überflogen haben.

**Bücher.** Die Zeit des Auswendiglernens ist vorbei. Was häufig vorkommt, werden Sie bald im Kopf haben. Für alles andere benutzen Sie Nachschlagewerke. Zu Ihrem persönlichen Gebrauch während des Bereitschaftsdienstes empfehlen sich maximal 3 Bücher, mit denen Sie schon als Student so intensiv gearbeitet haben, dass Sie zu Ihnen gehören wie Stethoskop und Reflexhammer: ein Diagnostikbuch, ein Therapiebuch und Ihr EKG-Kompendium. In diesen 3 Büchern haben Sie Wichtiges markiert und Lesezeichen mit Hinweisen eingeklebt, so dass Sie sich im Notfall schnell zurechtfinden. Alles Weitere bis hin zu Vergiftungs-Lexika und dermatologischen Atlanten führt die Notaufnahme in ihrer Handbibliothek.

**EKG.** Beim Auswerten der EKGs gibt es tausend verschiedene Strategien und Philosophien. Suchen Sie sich eine aus und behalten Sie diese bis zur Berentung bei! Dazu gehört ein EKG-Lineal in Ihre Kitteltasche.

**Laborwerte** haben in jeder Klinik andere Referenzbereiche. Kleben Sie eine Fotokopie davon auf die Innenseite des Deckels Ihres Diagnostikbuches!

**Ein viertes „Buch"** sollte in der Kitteltasche Platz haben. Es kann eine Kladde oder ein kleines Ringbuch mit Register sein und ist nach meiner Erfahrung von unschätzbarem Wert. Als Notebook-Ersatz enthält es folgende Informationen:
- wichtige Telefonnummern und Namen von Mitarbeitern,
- Patienten-Daten, Geschlecht, Alter und ihre Diagnosen,
- gängige Therapie-Schemata, die ich noch nicht im Kopf habe, aber im Bedarfsfall schnell brauche (z. B. Perfusor-Dosierungen von Dobutamin oder Insulin),
- Passwörter für die unterschiedlichen Computer und Code-Nummern der Sicherheitstüren (z. B. Intensivstation und OP),
- viel freies Papier für Notizen: Röntgenbefunde, Gesprächsprotokolle, aufgeschobene Telefonate und fachliche Probleme, über die ich später einmal in einschlägigen Lehrbüchern nachlesen oder den Oberarzt befragen will.

## 2.2 Mitarbeiter

Sie sind nicht allein! Selbst in kleinen Krankenhäusern haben Sie immer einen erfahrenen Kollegen im Hintergrund, den Sie anrufen und kommen lassen können. Machen Sie davon Gebrauch! Niemand wird Ihnen das vorwerfen, auch wenn es sich um vergleichsweise geringe Probleme handelt. Aber Sie stehen einsam da, wenn Sie bei einem größeren Problem den Oberarzt nicht geholt haben. Die Angst vor der Unfreundlichkeit des Gerufenen sollten Sie sich schon vor dem ersten Bereitschaftsdienst abschminken. Der unwirsche Hintergrund-Arzt erfüllt meiner Ansicht nach den Tatbestand eines schweren Kunstfehlers. Denn der emotionale Schwellenwert, ihn zu konsultieren, steigt an, was für den Kranken gefährlich wird. Da müssen Sie kompromisslos durch! Trösten Sie sich damit, dass Sie derartige Unfreundlichkeiten für den Patienten ertragen. Und für den sind Oberarzt und Diensthabender schließlich da. Wenn Sie später einmal selbst Oberarzt sind, werden Sie sich an solche bitteren Erlebnisse erinnern und immer gleichbleibend freundlich reagieren, wenn ein Anfänger Sie ruft. Was der Oberarzt anordnet, müssen Sie natürlich tun, selbst dann, wenn Sie es einmal nicht sofort nachvollziehen können. Bei anderen Kollegen, die Sie um Rat fragen, sollten Sie immer erst alles genau verstehen und für richtig befinden, was sie Ihnen sagen. Bei Fehlern, die Sie durch blindes Befolgen gut gemeinter Ratschläge machen, kann Ihnen der Ratgeber die Verantwortung nicht abnehmen. Im Bereitschaftsdienst sind diensthabende Kollegen anderer Fachgebiete manchmal nicht wesentlich erfahrener als Sie. Die haben dann aber ihren eigenen Hintergrunddienst, an den Sie sich im Zweifel auch selbst oder über Ihren Oberarzt wenden können.

Pflegekräfte haben zwar nicht so viel theoretisches Wissen wie Sie, verfügen aber oft über sehr viel mehr praktische Erfahrung. Diesen wertvollen Schatz nicht zu nutzen, wäre ein verhängnisvoller Fehler. Lassen Sie sich von ihnen ruhig Ratschläge geben! Sie verlieren dadurch nichts von Ihrer ärztlichen Autorität, um die Sie als Anfänger natürlich besorgt sind. Aber genau wie bei ärztlichen Kollegen gelten einige Grundsätze:

- Folgen Sie einem Rat nie kritiklos! Folgen Sie ihm nur, wenn Sie ihn voll inhaltlich verstehen und er fachlich plausibel ist. Notfalls lesen Sie erst nach!
- Glauben Sie niemals der mündlichen oder schriftlichen Weitergabe von Befunden oder Informationen, die Sie selbst im Original sehen oder kompetent erheben können! Erinnern Sie sich nur einmal an die zum Lachen reizenden Effekte des Spiels „Stille Post"! Natürlich müssen Sie Röntgen- und Sonographiebefunde glauben, solange sie beide bildgebenden Verfahren noch nicht beherrschen. Wenn Sie dies aber tun, glauben Sie nur noch sich selbst!
- Geben Sie Ihrerseits niemandem einen Rat oder gar eine Anordnung, ohne den Patienten, um den es geht, selbst gesehen und untersucht zu haben. „Telefonkonsile" gehören zu den schwersten Kunstfehlern überhaupt!

Und bedenken Sie, dass Ihr ärztliches und menschliches Ansehen immer Hand in Hand gehen! Keine Schwester bezweifelt Ihr umfassendes akademisches Wissen. Sie geht aber mit Recht davon aus, dass auch Sie nicht als Meister vom universitären Himmel gefallen sind. Hören Sie ihren Rat! Bitten Sie darum, wenn Sie nicht weiterwissen! Messen Sie ihn an der Elle Ihrer Kenntnisse und nehmen Sie ihn an, wenn er davor Bestand hat. Verwerfen Sie ihn anderenfalls! Im selben Maße werden Sie als Mensch und Arzt angenommen, denn erfahrene Pflegekräfte haben schon hunderte von ärztlichen Berufsanfängern erlebt. Eine solche kollegiale Zusammenarbeit ist vernünftig und zeugt von Realismus und Verantwortungsbewusstsein. Und wer beides erkennbar zur Leitschnur seines Handelns macht, gewinnt automatisch die Autorität, die ihm zusteht.

Je erfahrener und sicherer Sie werden, desto angstfreier und selbstbewusster dürfen und sollen Sie auftreten. Ihr spürbarer Optimismus gibt den anderen Mitarbeitern die Sicherheit, um die Sie als Anfänger so erbittert gekämpft haben. Falsche Minderwertigkeitsgefühle und unbegründete Angst sind kontraproduktiv und teilen sich sofort auch dem Patienten mit.

Während Ihrer Arbeit in der Notaufnahme machen Sie eine erhebliche emotionale Schwellenwertveränderung durch. Sie werden das Gefühl haben zu verrohen und Ihre Angehörigen und Freunde bemerken das. Geht es Ihnen schlecht dabei, hilft vielleicht die Teilnahme an einer Balint-Gruppe oder ein professionell durchgeführter Stressbewältigungskurs (Reschke u. Schröder 2000).

## 2.3 Sicherheit durch Routine?

Routine als Summe von Erfahrungen ist eine positive Fähigkeit, die man erwirbt. Der Begriff als solcher steht aber auch für ein Gießkannenverfahren, das häufig bei der Diagnostik in Aufnahmestationen praktiziert wird. Nicht selten gibt es sogar verbindliche Kataloge, was bei allen Notfallpatienten einer Klinik an „Routine"-Diagnostik gemacht werden soll: z. B. EKG, Röntgen-Thorax, Labor mit Blutbild, Leberwerten, Herzenzymen, Gerinnungsstatus, Elektrophorese, CRP, BSG usw. (Tab. 2.1). Oftmals spiegelt sich im angeordneten Labor aber auch die Alltagstätigkeit eines Assistenzarztes wider: Ein kardiologisch orientierter Stationsarzt wird beim Asthmatiker den Troponin-Test anordnen, der Onkologe interessiert sich beim Koronarkranken für Ferritin und Kupfer.

Bezüglich der Art und Weise, wie man Notaufnahmen strukturieren kann, stellt der Begriff „Routine" ein besonders lehrreiches Beispiel dar. Ich konnte für das AK Hamburg-Altona anhand zweier Stichproben bei Labor und Röntgen zeigen, dass „Routine" im Jahr 2000 ca. 500 000 € teurer war als gezielte Diagnostik. Ärzte müssen sich ohnehin häufig zwischen den eigenen Grundsätzen, Vorgaben des Arbeitgebers und geltendem Recht hindurchschlängeln. In der Notfall- und Intensivmedizin entstehen diesbezüglich besonders häufige und schwierige Konflikte. Ich vertrete den Standpunkt, dass die Weltanschauung des individuellen Arztes dabei zwar nicht immer den Ausschlag geben kann,

Tabelle 2.1  Was spricht für und was gegen Routine-Diagnostik?

| Pro | Contra |
|---|---|
| Sie gibt Sicherheit. | Sie ist Gift für die Kreativität. |
| Sie hilft, nichts zu übersehen. | Sie wiegt in trügerischer Sicherheit. |
| Sie spart Zeit durch Standardisierung. | Sie verschwendet Geld. |
| Sie vereinheitlicht die Diagnostik. | Sie verhindert gezielte Indikationen. |
| Sie trägt dem Häufigen Rechnung. | Sie hätschelt Kolibris. |
| Sie hat eine Screening-Funktion. | Sie veranlasst Überflüssiges. |
| Sie vermeidet Scheuklappen. | Sie lenkt vom eigentlichen Problem ab. |

er sich aber jederzeit darüber im Klaren sein sollte, dass er eine hat und wie sie aussieht. Im Einzelfall wird er dann Prioritäten setzen, ohne sein Selbstbild zu verleugnen.

Zur „Routine" meine ich das Folgende:
- Routine als Lehrfach gibt es nicht, man erwirbt sich welche!
- Je schwerer und unklarer das Krankheitsbild, desto breiter wird die Diagnostik. Dies geschieht aber aus wohlüberlegten Gründen und keinesfalls blind nach dem Motto: *Mal sehen, was da ist!*
- Die Überraschung ist nämlich nicht eine Ausgeburt der Heimtücke des Patienten, sondern Folge der eigenen Phantasielosigkeit! Sammeln Sie schriftlich Ihre Überraschungsfälle!
- Gerade Krankenhaus-Ärzte sind angesichts der Kosten im öffentlichen Gesundheitssystem der Bundesrepublik zur Wirtschaftlichkeit verpflichtet.
- Reflektieren Sie die im 1. Kapitel beschriebenen Aufgaben der Notaufnahme! Alle Diagnostik, die darüber hinausgeht, provoziert belastende und kostspielige Doppeluntersuchungen. Denn die Ergebnisse aus den Spezialabors kommen erst nach Tagen und zwischenzeitlich ordern die Normalstationen dieselben Untersuchungen erneut.
- Sie haben Angst, weil Ihnen der Patient unklar ist. Mit der Gießkanne der „Routine" wiegen Sie sich in falscher Sicherheit und verhindern gezieltes Nachdenken über die tatsächlich indizierte Diagnostik. Sie übersehen einen Morbus Addison genauso wie die thorakale Aortendissektion und die Ketoazidose des chronisch Alkoholkranken. Und dies alles kann einen potenziell letalen Ausgang für den Patienten bedeuten.
- Wenn Sie bei einem Schwerkranken nicht mehr weiter wissen, legen Sie lieber eine schöpferische Pause ein! Denken Sie über genau diejenigen Alterna-

tiven erneut nach, die Sie zuvor verworfen haben! Fragen Sie andere! Vermeiden Sie unbedingt, dass Sie sich immer hektischer im Kreise bewegen!

## 2.4 Der Umgang mit der Angst des Patienten

Dieser Abschnitt betrifft ein Stiefkind der ärztlichen Weiterbildung und ist deshalb etwas länger. Notfallpatienten erkranken akut und sind darauf erheblich weniger vorbereitet als der Arzt der Notaufnahme. Sie werden von dem Übel hinterhältig überfallen und aus dem geplanten Ablauf ihres Alltags herausgerissen, selbst wenn ein längst bekanntes chronisches Leiden die Grundlage der akuten Komplikation ist. Was Ihnen bereits im vierten Bereitschaftsdienst wie ein alltägliches und leicht zu lösendes Routine-Problem vorkommt, bleibt für den betroffenen Patienten eine Katastrophe, die ihn aus der Lebensbahn wirft. Er hat Angst! Er hat Angst um Gesundheit und Leben. Er hat mehr oder weniger stark ausgeprägt Todesangst! Er wurde durch die Katastrophe an der geplanten Fortsetzung seines selbstbestimmten Lebens gehindert, eine Katastrophe, die im Extremfall der Tod ist. Und im Augenblick seiner Ankunft in der Notaufnahme richtet er alle Hoffnung auf Sie und Ihre Mitarbeiter. Sie bestimmen jetzt sein weiteres Schicksal. Er wird ein hilfloses fremdbestimmtes Objekt dessen, was Sie mit ihm anstellen. Bedenken Sie das und versetzen Sie sich in seine Situation! Nehmen Sie die Ihnen verordnete Rolle des Retters an! Das war doch einmal einer der Gründe für Sie, nach dem Abitur Medizin zu studieren, oder nicht?

Warum diese pathetischen Sätze? Das ist Ihnen doch alles selbstverständlich! Der Alltag in der Notaufnahme zeigt aber sehr bald, dass auch Sie schnell und gründlich das Gefühl für diese extreme Asymmetrie des sozialen Verhältnisses zwischen Arzt und Notfallpatient verlieren. „Was? Nur ein leichter Asthma-Anfall? Was stellt er sich denn so an? Das werden wir doch gleich haben!" Oder: „Warum gehen Sie mit Ihren altersbedingten Schwindelanfällen nicht zum Hausarzt?" Oder: „Sie müssen sich ein wenig gedulden. Es gibt dringendere Fälle als Sie!" usw. Sich in die Situation des Patienten zu versetzen, bedeutet, dass sich diese Sprüche ganz anders anhören: „Sie haben das Gefühl zu ersticken? Ich horche Sie gleich mal ab. – Oh, ich höre schon. Keine Angst, das kriegen wir bald hin!" (Haben Sie schon einmal zu lange unter Wasser bleiben müssen?) Oder: „Sie haben Angst, einen Schlaganfall zu bekommen? Ach so, Ihr Mann hatte erst kürzlich einen. Das tut mir leid! – Im Pflegeheim? Mit Ernährungssonde? Nun, ich glaube Ihr Schwindel ist eher eine harmlosere Durchblutungsstörung. Wir werden das gründlich untersuchen." Der Schlaganfall ist ein sehr schnell hereinbrechender und extremer Schicksalsschlag. Ältere Leute haben bei Schwindelattacken oft derartige Ängste. Oder: „Es geht Ihnen schlecht? Sie sehen so ängstlich aus! Haben Sie einen Moment Geduld! Ich kümmere mich um Sie, sobald ich kann." Dabei können Sie z. B. schon den Puls fühlen und einen beruhigenden Körperkontakt als Vorschuss auf die spätere Untersuchung herstellen. So verhindern Sie, dass der Patient sich verlassen und nicht ernst genommen fühlt.

> Wussten Sie,
> - dass sich über 30 % der Ärzte in der Notaufnahme dem Patienten nicht einmal vorstellen?
> - dass Ärzte neue Patienten im Gespräch nach durchschnittlich 12 Sekunden unterbrechen?
> - dass Patienten über 80 % der wesentlichen Informationen geben, wenn man sie nur eine Minute ungestört sprechen lässt?
> - dass über 75 % der Fragen, die Aufnahmeärzte den Notfallpatienten stellen, Suggestiv-Charakter haben?
> - dass nur 16 % der Patienten ihrerseits Fragen stellen?

Ich glaube, die Beispiele machen deutlich, worauf es beim Erstkontakt des Notfallpatienten mit dem Arzt ankommt. Die ärztliche Gesprächsführung ist eine Kunst, die Sie erlernen können und sollten (Sopka et al. 2009). Verlassen Sie sich bitte nicht auf Ihr Naturtalent! Was Ihnen im Freundeskreis flüssig und erfolgreich von den Lippen geht, ist in der Notaufnahme ein ebenso wichtiger Bestandteil von Diagnostik und Therapie wie Anamnese, Auskultation und Palpation. Fehler bei privaten Diskussionen können schmerzliche Konsequenzen nach sich ziehen. Fehler bei Ihrer Gesprächsführung mit dem Patienten sind Fehler der ärztlichen Kunst, also Kunstfehler! Dies gilt für den Erstkontakt, die Anamnese-Erhebung, alle weiteren Vereinbarungen über diagnostische und therapeutische Maßnahmen, Aufklärungen über geplante Eingriffe, Visitengespräche, Informationen von Angehörigen und das Beratungsgespräch vor der Entlassung. Dies Buch kann eine qualifizierte Ausbildung in der ärztlichen Gesprächsführung nicht ersetzen (Schmeling-Cludas et al. 1991). Wenn Sie zu einer solchen während des Studiums keine Gelegenheit hatten, empfehle ich Ihnen die Teilnahme an entsprechenden Kursen Ihrer Ärztekammer. In der Notaufnahme kommt es dabei auf Verhaltensweisen an, die dem dort tätigen Arzt wie seine Muttersprache in Fleisch und Blut übergehen müssen. Das klingt selbstverständlich und einfach, ist aber irrsinnig schwer. Sie werden sehen!

Bei der Untersuchung und Behandlung Ihrer Patienten, der Anamnese, Auskultation, Palpation, Blutentnahme, EKG-Auswertung, Medikamentenverordnung und Indikationsstellung zu Eingriffen folgen Sie einem vorgegebenen oder sich entwickelnden Konzept, *bevor* Sie damit beginnen. Das ist fast schon eine Binsenweisheit. Aber antworten Sie ehrlich: Gilt das auch für Ihre verbale und nonverbale Kommunikation mit dem Patienten? Haben Sie immer ein Konzept, *bevor* Sie die Visite beginnen? Oder tauchen Sie einfach in den Strom des Gesprächs ein und warten ab, wo er sie an Land spült? Genau wie bei diagnostischen und therapeutischen Maßnahmen, bei denen Instrumente oder Maschinen zur Anwendung kommen, muss das ärztliche Gespräch ein genau definiertes Ziel anstreben, den richtigen Weg dorthin finden und einer Erfolgskontrolle unterzogen werden. Tab. 2.2 beschreibt in stark vereinfachter Form die häufigsten Fehler und wie man sie vermeiden kann.

Das Gesundheitsverhalten der Menschen unterliegt einem Regelkreis, von dessen Gerechtigkeit die irdische Justiz nur träumen kann. Der Kranke ist bestraft genug. Er braucht keinen Nachschlag von der Gesellschaft und schon gar nicht den moralischen Zeigefinger eines Arztes!

Tabelle 2.2 Propädeutik der ärztlichen Gesprächsführung für Aufnahmeärzte.

| Falsch | Richtig |
| --- | --- |
| Eine negative Einschätzung des Patienten verbal oder nonverbal kommunizieren, sein Gesundheitsverhalten kritisieren. | Grundsätzlich dem Patienten Wertschätzung signalisieren, er ist durch die akute Erkrankung bereits genug bestraft. Ihre Kritik hat Zeit bis zum Entlassungsgespräch. |
| Sich von den eigenen Emotionen beeinflussen lassen. | Alle Patienten ohne Ansehen der Person, ihrer Schönheit, des Geschlechts, des Versicherungs-Status und Ihrer Sympathie gleich behandeln. Wertschätzung und Identifikation sind verschiedene Dinge! |
| Die Probleme des Patienten am eigenen Maßstab messen und bagatellisieren. | Grundsätzlich das ganze Problempaket ernst nehmen. |
| Ungeduldige Patienten zurechtweisen, die sich über Wartezeiten beklagen. | Verständnis für die Situation in der Notaufnahme erwecken, die Sorge des Patienten kurz akzeptieren, zeitliche Vorgaben versuchen. |
| Aggression durch Gegenaggression eskalieren lassen. | Besondere Geduld und Freundlichkeit mit aggressiven Patienten versuchen, Ablenkung durch überbrückende Beschäftigungen (Rauchen, Kaffee, Formulare), Aggressionen ins Leere laufen lassen, sie erschöpfen sich meistens selbst. |
| Aggressionen von Mitarbeitern unkritisch übernehmen, sich von ihnen zu Vorurteilen verleiten lassen und selbst schon aggressiv zum Patienten gehen. | Meistens war alles ganz anders und der Mitarbeiter hat seinerseits Fehler gemacht. Sie haben die Chance, die Situation noch zu retten. Ihr freundliches Selbstbewusstsein macht einen harmlosen Menschen aus dem Raufbold. |

Tabelle 2.2 (Fortsetzung).

| Falsch | Richtig |
|---|---|
| Gewalt mit Gewalt beantworten. | Wenn Gewalt erforderlich ist, dürfen Sie diese nur bei Gefahr selbst anwenden. Sie ist ausschließlich Sache der Polizei. |
| Fremdworte, Latein, Englisch oder in Abkürzungen sprechen. | Ihr Patient ist in der Regel kein Arzt. Er versteht nur die normale Umgangssprache. |
| Über den Patienten hinweg mit Mitarbeitern sprechen und dies womöglich im Mediziner-Kauderwelsch: beliebteste Visiten-Konstellation! | Am Bett ausschließlich mit dem Patienten und in seiner Sprache reden, gleiche Höhe der Gesichter anstreben, nicht von oben herab! Der Arzt setzt sich auf einen Stuhl. Fachdiskussionen gehören vor die Tür! |
| Sie glauben zu wissen, was wichtig und was überflüssig ist. | Seien Sie sicher, der Patient weiß es besser! Es geht ja um seine Beschwerden, nicht um Ihre! |
| Unflexibel am Konzept kleben bleiben. | Konzepte müssen sich ändern, wenn im Gespräch oder bei der Diagnostik neue Gesichtspunkte auftreten. |
| Mit dem Patienten nur plaudern: Wie geht es uns? Wetter, usw. | Dem Patienten das Konzept verständlich machen, mit ihm als Partner den Behandlungsvertrag erörtern, alles erklären, was Sie mit ihm tun. |
| Den Patienten aus falsch verstandener Rücksichtnahme von unbequemen Wahrheiten ausschließen. | Wahrhaftigkeit, Verlässlichkeit und umfassende Informationsbereitschaft sind die Voraussetzungen für die Glaubwürdigkeit des Arztes und das Vertrauen in sein Konzept. |
| Im Mehrbettzimmer oder auf dem Flur Intimitäten erörtern oder den Patienten ausziehen. | Möglichkeiten der Intimität innerhalb der Notaufnahme sicherstellen und nutzen. |

### ■ Die Angst vor Krebs, die Angst des Krebskranken vor dem Tod

Obwohl bösartige Erkrankungen durchaus nicht die häufigste Todesursache bei Ihrem Patientengut sind, ist der Krebs für Laien und Mitarbeiter emotional immer etwas Besonderes. Obwohl die Onkologie in den letzten Jahren zu einer der erfolgreichsten interdisziplinären Wissenschaften geworden ist, haftet der Diagnose „Krebs" immer noch etwas von Unheilbarkeit und der unberechenbaren Macht des Schicksals an, das den akut Erkrankten unvorbereitet mit einem besonders qualvollen Tod bedroht. Obwohl in den Medien, durch Selbsthilfegruppen und im Internet häufig sehr gute Aufklärungsarbeit über

Ursachen und Behandlung der bösartigen Erkrankungen geleistet wird, ist die mentale Auseinandersetzung des Betroffenen mit seiner Diagnose in der Regel irrational und durch verständliches Abwehrverhalten erschwert. Und obwohl Sie dies alles schon lange wissen, fällt es auch Ihnen verständlicherweise schwer, mit Krebskranken und deren Todesangst angemessen umzugehen.

Dieses Problem hat in der Notaufnahme einen besonderen Stellenwert, weil Sie überdurchschnittlich häufig derjenige sind, der dem Patienten die tabuisierte Wahrheit als Erster sagen muss. Und damit sind wir bereits beim Kernpunkt jeden Umgangs mit Krebspatienten: der Wahrhaftigkeit. Die Wahrheit muss in angemessener Form, aber vollständig auf den Tisch! Wie wollen Sie dem Patienten sonst die meist nebenwirkungsreichen Therapien plausibel machen? Wie wollen Sie sein Vertrauen behalten, das gerade der unheilbar Kranke in besonderem Maße braucht? Wie soll ein Krebskranker sein Leben einrichten, Prioritäten abwägen und die eigene souveräne Entscheidung treffen, wenn er nicht die vollständige Wahrheit kennt? *Wie* Sie ihm die Wahrheit sagen, darin besteht die eigentliche ärztliche Kunst. Neben den skizzierten Grundsätzen der ärztlichen Gesprächsführung erwartet der Krebspatient von Ihnen noch ein besonderes Maß an menschlicher Solidarität, Nähe und Behutsamkeit. Ihre eigenen Probleme beim Umgang mit der Angst des Krebspatienten bringen Sie am besten in eine Balint-Gruppe oder ähnliche Formen von Supervision ein. Der Fall, dass es ein Gebot der Menschlichkeit ist, dem Krebskranken die Wahrheit zu verschweigen, dürfte extrem selten vorkommen (Schumacher 1998).

Dagegen werden Sie der Karzinophobie, also der grundlosen Angst, Krebs zu haben, in unterschiedlicher Ausprägung häufiger begegnen. Als medizinischer Fachmann neigen Sie schnell dazu, über diese Menschen zu lächeln. Damit helfen Sie ihnen keineswegs, im Gegenteil! Vermeiden Sie alles, was dem Ängstlichen das Gefühl vermitteln könnte, nicht ernst genommen zu werden. Nehmen Sie ihn so ernst, dass er Ihnen sein Vertrauen schenkt. Und das tut er umso mehr, je gründlicher Sie ihn untersuchen. Versuchen Sie die befürchtete Erkrankung angemessen auszuschließen, d. h., finden Sie sich damit ab, dass zumindest einmal bei diesem Patienten eine Ausschlussdiagnostik durchgeführt wird. Und Ausschlussdiagnostik ist wiederum eines von den in der Medizin häufigen Phänomenen, das nur konsequent und vollständig Sinn macht. Es genügt aber beispielsweise bei der Angst vor Darmkrebs *eine* Koloskopie, es müssen im Laufe eines Jahres keineswegs 7 oder 11 sein! Schließlich gehört es zu den Aufgaben der Notaufnahme, bei diesen Patienten eine ausreichende Exploration durchzuführen mit der Frage, ob die Genese der Karzinophobie anamnestisch verstanden werden kann und ggf. eine Psychotherapie indiziert ist.

### ■ Schwerkranke, Sterbende und ihre Angehörigen

Die Notaufnahme muss räumlich für die Behandlung Schwerkranker und Sterbender sowie die Betreuung der Angehörigen gerüstet sein. Nicht überall stehen für alle Notfallpatienten Einzelzimmer zur Verfügung, obwohl das bei der Erhebung der Anamnese und körperlichen Untersuchung geboten wäre. Viele Notaufnahmen haben nach amerikanischem Vorbild sog. „Family-Rooms" eingerichtet, in denen Sie ungestört mit den Angehörigen Schwerkranker und Verstorbener sprechen können.

Die wichtigsten professionellen Partner der Sterbenden sind aus vielen Gründen die Pflegekräfte. Haben Sie deshalb immer ein offenes Ohr für deren Berichte von Schmerzen oder anderen wesentlichen Zustandsveränderungen des Schwerkranken! Die Verantwortung für eine suffiziente medikamentöse Führung Sterbender bis zu ihrem menschenwürdigen Tod kann Ihnen keine Pflegekraft abnehmen. Sie nimmt aber desto motivierter die gemeinsame Verantwortung wahr, je besser sie über Ihr Konzept informiert ist. Und ein Konzept müssen Sie haben! Es muss von der Prognose und dem Leidensdruck des Patienten, dessen eigenem Willen, dem der nächsten Angehörigen und Ihrer ärztlichen und menschlichen Kompetenz bestimmt sein. Sie werden es allen Beteiligten mit verständlichen Worten plausibel machen und es jederzeit bei neuen Entwicklungen verändern. Beteiligte sind der Patient, seine Angehörigen, die Pflegekräfte, Stationshilfen, Pfarrer, Sozialarbeiter und z. B. Mitarbeiter der ambulanten Pflege. Je schlechter die Prognose eines Schwerkranken, je gewisser sein baldiger Tod ist, desto mehr treten symptomatische Therapie und menschliche Zuwendung in den Vordergrund. Das Beibehalten von kausal, aber nicht symptomatisch unmittelbar wirksamen Medikamenten verbietet sich dann mehr und mehr.

## 2.5 Reanimation als vertrauensbildende Maßnahme

Die Beherrschung der Reanimationstechniken schafft Vertrauen, vor allem Selbstvertrauen. Und Selbstvertrauen ist das Fundament der Gelassenheit. Diese schließlich ist eine wesentliche Voraussetzung für den Reanimationserfolg. Gelassenheit strahlt aus und steckt an. Reanimationen sind Extremsituationen für Patienten, Pflegekräfte und Ärzte. Der Arzt ist derjenige, auf den sich alle Augen richten. Strahlt er Ruhe, Sachlichkeit und Zuversicht aus, handelt er zielstrebig, gibt seine Anweisungen klar und ohne Hektik, vermittelt er praktische und theoretische Kompetenz, so fühlen sich die Mitarbeiter sicher und handeln entsprechend. Es entsteht eine Atmosphäre der Geborgenheit. Der Erfolg wird dadurch wahrscheinlicher und so etwas spricht sich sehr schnell herum. Extremsituationen sind Prüfsteine für alle. Für Sie als Arzt kann daher das richtige Verhalten in der Reanimationssituation zur wichtigsten vertrauensbildenden Maßnahme überhaupt werden. Bereiten Sie sich also besonders gründlich darauf vor! Es ist nur eine Frage der Zeit, bis Sie gefordert werden.

Wie kann sich der Anfänger sinnvoll auf die erste Reanimation vorbereiten?

- Er rekapituliert seine Kenntnisse der Wiederbelebungstechniken und übt erneut am Phantom unter Anleitung erfahrener Anästhesisten.
- Er erwirbt im Operationssaal bei der Narkoseeinleitung eine gewisse Sicherheit bei der endotrachealen Intubation.
- Er macht Trockenübungen an allen wichtigen Geräten, die er im Ernstfall sicher bedienen können muss: Monitor, Defibrillator, externer Schrittmacher, Ambubeutel, Maskenbeatmung, Alternativ-Tuben (Larynxtubus, Kombitubus, Larynxmaske), Notfall-Beatmungsgerät, mechanische Hilfen zur Herzdruckmassage, Absaugpumpe und Anordnung der Medikamente.
- Er macht es sich von Anfang an bei kritisch Kranken zur Gewohnheit, bereits im Vorwege festzulegen, wer reanimiert werden sollte und bei wem Zurückhaltung angebracht ist. Dies bespricht er mit erfahrenen Kollegen und dem Oberarzt und gibt die Information unmissverständlich an die zuständigen Pflegekräfte weiter. Es versteht sich von selbst, dass solche Entscheidungen fundiert sein müssen und der Begründung gegenüber Mitarbeitern und Angehörigen bedürfen.
- Haben Sie Angst? Das dürfen Sie! Haben Sie als Anfänger keine Angst vor der Reanimationssituation, dann stimmt etwas nicht mit Ihnen! Lassen Sie sich aber von der Angst nicht lähmen! Verwechseln Sie nicht Gelassenheit mit Zaudern! Wenn Sie sich zur Reanimation entschlossen haben, handeln Sie! Selbst wenn etwas schief geht, bedenken Sie einfach: Der Patient hat nichts zu verlieren. Handeln Sie konsequent und vollständig! Entweder ganz oder gar nicht! Ein bisschen Reanimation ist eine Missgeburt, die Ihnen keine Ehre macht.

### Literatur

Reschke K, Schröder H. Optimistisch den Stress meistern. Tübingen: DGVT-Verlag; 2000

Schmeling-Kludas C, Niemann BM, Jäger K et al. Das Konzept der integrierten internistisch-psychosomatischen Patientenversorgung – Erfahrungen und Ergebnisse bei der Umsetzung im Allgemeinen Krankenhaus. Psychother Psychosom Med Psychol 1991; 4: 257–266

Schumacher A, Volkenandt M, Koch OM. Zur ärztlichen Aufklärung von Patienten mit bösartigen Erkrankungen. Dtsch Med Wschr 1998; 123: 573–576

Sopka S, Brokmann JC, Rossaint R et al. Kommunikation in schwierigen Situationen. Ein Trainingsprogramm für Notärzte. Anästhesiol Intensivmed Notfallmed Schmerzther 2009; 2: 138–142

# 3 Strategien bei der Reanimation

*Albrecht Francke*

> ▶ **Organisatorische Vorüberlegungen:** Alarmsysteme – Reanimationsteam – Hilfsmittel – ▶ **Internationale Leitlinien 2005** ▶ **Kausale Therapie unter Reanimationsbedingen:** 4 H und HITS ▶ **Was man bei einer Reanimation nicht machen sollte:** Richtige Indikation? – Wer kommandiert? – Überflüssiges – Veraltetes – Die vergessene Ehefrau

## 3.1 Organisatorische Vorüberlegungen

„Max" nannte man früher in manchen Kliniken ein pressluftgetriebenes Ungetüm mit einem Stempel, das die thorakale Herzdruckmassage bei der Reanimation übernahm. Der Max glich mehr einer Maschine für den Straßenbau als einem lebensrettenden Instrument und wurde mittlerweile von „physiologischeren" Reanimationshilfen verdrängt. Doch der Name „Max-Raum" blieb in diesen Kliniken für den Ort erhalten, an dem das Gerät einmal aufgestellt war. Der klinikinterne Alarm-Sammelruf bei Reanimationen heißt heute oft noch „Max-Alarm". Er sollte von jedem beliebigen Telefon eines Krankenhauses auf einfache Weise ausgelöst werden können und erreicht alle Mitglieder des Reanimationsteams: Anästhesist, Anästhesiehelfer und ein oder zwei diensthabende Ärzte (z. B. Internist und/oder Chirurg). Dafür gibt es verschiedene technische Systeme. Man kann z. B. auf jedes Telefon eine Notrufnummer schreiben, über die der Sammelruf direkt ausgelöst wird und gleichzeitig auf dem Display der Funkmeldeempfänger den Namen der alarmierenden Station erscheinen lässt. In den meisten Häusern gibt es stattdessen ein „rotes Telefon" an einem rund um die Uhr besetzten Arbeitsplatz (z. B. Empfangstresen der ZNA oder Dienstzimmer der Intensivstation). Es besitzt eine gängige Rufnummer (z. B. 1000) und hat einen schrillen Klang, der es von anderen unterscheidet, damit es sofort bedient wird. Der Sammelruf wird dann hier ausgelöst. Die notwendigen Hilfsmittel bringen meistens die Anästhesisten mit. Doch sind auch andere Regelungen denkbar (Janssens u. Graf 2008, Sefrin et al. 2009). Wichtig ist natürlich, dass Sie sich mit den organisatorischen Bedingungen Ihrer Klinik vor dem ersten Bereitschaftsdienst vertraut machen und wissen, was bei Reanimations-Alarm Ihre Aufgabe ist. Nehmen Sie an den angebotenen Übungen teil (Siebig et al. 2009)! Auch der erfahrene Arzt, der sich in der Lage fühlt, den Fall alleine zu meistern, tut gut daran, die Vorteile eines Sammelalarms zu nutzen. Selbst dem Routiniertesten gelingt die Intubation gelegentlich nicht und wenn mehrere gleichzeitig arbeiten, sind die Überlebenschancen des Patienten einfach besser.

Die Notaufnahme ist ein Ort, der immer für Überraschungen gut ist und deshalb über Einrichtungen verfügen sollte, Reanimationen unmittelbar einzuleiten und bis zur Stabilisierung des Patienten fortzusetzen, bevor dieser auf die Intensivstation verlegt werden kann. Ob man ihn dafür in den Schockraum bringt oder einen mobilen Wagen mit allen notwendigen Geräten und Medikamenten vorhält, ist eine Frage der Philosophie. Den Schockraum bevorzugen Kollegen, die andere Patienten der belastenden Zeugenschaft einer Reanimation nicht aussetzen möchten. Für einen Wagen spricht die schnellere Verfügbarkeit an dem Platz, wo der Patient gerade ist. Ich empfehle die Kombination von einem oder zwei Schockräumen, wo gerade eingetroffene Schwerkranke versorgt werden können, mit einem Reanimationswagen, der hier stationiert ist, aber schnell in jedes beliebige Zimmer der Notaufnahme gebracht werden kann. Der Wagen beherbergt Defibrillator mit Monitor und externem Schrittmacher, Notfallbeatmungsgerät, Intubationsbesteck, alle Sorten von Tuben einschließlich Masken, Ambu-Beutel, Absauggerät, Handschuhe, Infusionen, venöse Zugänge, die bei einer Reanimation erforderlichen Medikamente und solche für andere häufige Notfälle (z. B. Krampfanfälle, anaphylaktischer Schock, Lungenödem, tachykarde oder bradykarde Rhythmusstörungen). Es hat sich bewährt, alle elektrisch betriebenen Geräte auf dem Reanimationswagen mit Akkus auszustatten, so dass im Alarm-Fall kein Kabel aus der Steckdose gerissen werden muss. Die Ladegeräte werden dann getrennt aufgestellt. Das Auswechseln der Akkus geschieht bei der täglichen Überprüfung des Wagens durch das Pflegepersonal und wird in einem Übersichtskalender dokumentiert. Für die Medikamentenauswahl empfiehlt sich eine Checkliste, die, auf den Boden der dafür vorgesehenen Schublade des Wagens geklebt, Namen und Menge der Medikamente enthält. Zum täglichen Check-up gehört auch die Überprüfung von Sauerstoff-Flasche und Absaugpumpe.

## 3.2 Internationale Richtlinien für die kardiopulmonale Reanimation

Sie stammen von der American Heart Association und dem European Resuscitation Council, zuletzt aktualisiert im Jahr 2005. Ich beschränke mich hier auf einige Punkte, die für Ihre Situation in der Notaufnahme relevant sind (Nolan et al. 2006).

**Erst alarmieren, dann handeln!** Dies ist in der Klinik kein Thema, weil eine Pflegekraft den Notruf tätigt, während Sie schon intubieren und defibrillieren. Streng genommen gilt das Prinzip auch nur für Erwachsene (erwachsen ist in der Notfallmedizin ein Mensch ab 8 Jahren!), weil bei Kindern unter 8 Jahren oft ein respiratorisches Problem vorliegt, das möglicherweise schnell beseitigt werden kann.

**Nicht länger als 10 Sekunden nach irgendeinem Puls suchen!** Allgemeine Zeichen einer Kreislauffunktion sind ein sichereres Zeichen, z. B. Bewegungen, Abwehr bei der Intubation, Schlucken, Husten. Ein Rhythmus-Problem werden Sie durch schnellstmöglichen Anschluss des Monitors erkennen.

**Herzdruckmassage ist wichtiger als Beatmung!** Beim Herz-Kreislauf-Stillstand wird der Herzmassage Priorität gegenüber der Beatmung eingeräumt. Wenn man nicht beides sicherstellen kann oder will, ist die alleinige Herzdruckmassage sinnvoller als gar keine Reanimation. Hintergrund dieser Richtlinie sind die Sauerstoffreserven des Körpers und eine noch bestehende Schnappatmung. Auch dies gilt für Sie in der Klinik nur mit Einschränkung. Sie defibrillieren und/oder massieren und intubieren! Die Herzdruckmassage darf nur unterbrochen werden, wenn das unbedingt notwendig ist: während der Rhythmusanalyse und evtl. beim Intubieren.

**Notbehelf Maskenbeatmung.** Sie schaffen die Intubation nicht und überbrücken die Zeit bis zum Eintreffen des Anästhesisten mit Maskenbeatmung. Hierbei müssen Sie unbedingt eine zu heftige Luftinsufflation vermeiden, weil Sie sonst leicht den Magen aufblähen, was immer die Gefahr der Aspiration birgt. Die Insufflationszeit sollte 1–2 Sekunden betragen und das Tidalvolumen gerade sichtbar den Brustkorb anheben. Gut organisierte Notaufnahmen verfügen über eine Alternative zur endotrachealen Intubation. Ich empfehle den Larynxtubus, weil er einen Aspirationsschutz bietet (Wiese et al. 2009). Üben Sie vorher damit!

**Bis zur Intubation Herzdruckmassage und Beatmung im Verhältnis 30 : 2.** Die Frequenz der Herzdruckmassage sollte 100/Minute betragen. Diese Richtlinie trägt dem arteriellen Druckabfall bei häufigem Wechsel von Beatmung und Herzdruckmassage Rechnung. Das Verhältnis 30 : 2 gilt wiederum nur für Erwachsene. Kinder erhalten initial 5 Beatmungen, dann 15 : 2, Säuglinge 3 : 1. Nach der Intubation kann die Herzdruckmassage kontinuierlich erfolgen (Abb. 3.**1**).

**Die Rhythmusanalyse** erfolgt, sobald der Defibrillator angeschlossen ist und in Folge immer nach 5 Zyklen Herzdruckmassage : Beatmung = 30 : 2. Die 5 Zyklen dauern etwa 2 Minuten. Es empfiehlt sich, die Zeit der Rhythmusanalyse dafür

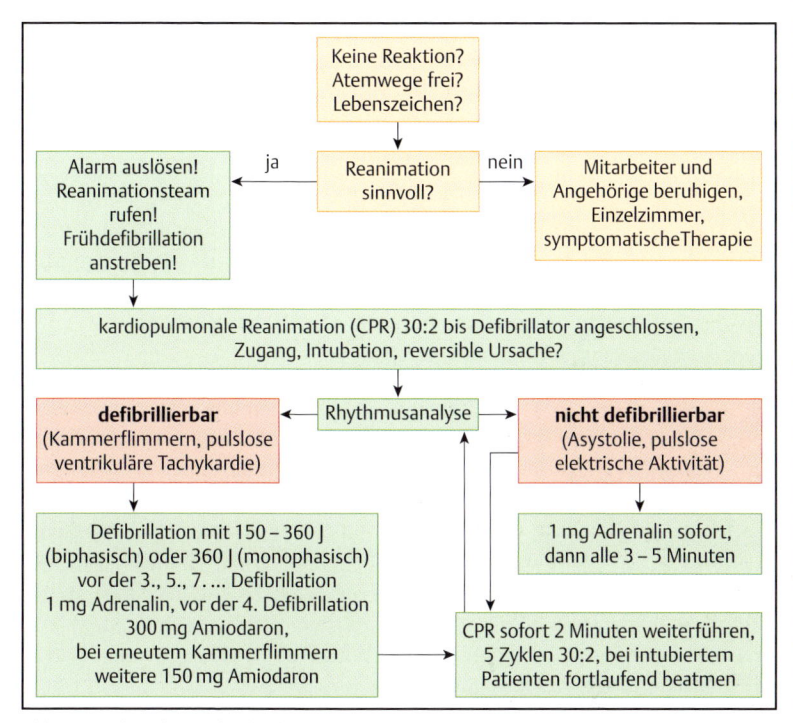

## 3.2 Internationale Richtlinien für die kardiopulmonale Reanimation

```
                          ┌─────────────────┐
                          │ Keine Reaktion? │
                          │ Atemwege frei?  │
                          │ Lebenszeichen?  │
                          └─────────────────┘
                                   │
┌──────────────────┐   ja  ┌──────────────┐  nein  ┌────────────────────┐
│ Alarm auslösen!  │◄──────│  Reanimation │───────►│ Mitarbeiter und    │
│ Reanimationsteam │       │   sinnvoll?  │        │ Angehörige beruhigen,│
│ rufen!           │       └──────────────┘        │ Einzelzimmer,      │
│ Frühdefibrillation│                              │ symptomatische Therapie│
│ anstreben!       │                               └────────────────────┘
└──────────────────┘
```

Abb. 3.1 Algorithmus der kardiopulmonalen Reanimation (CPR) beim Erwachsenen.

zu nutzen, um einen Helferwechsel bei der Herzdruckmassage vorzunehmen. Sehen Sie auf dem Monitor einen Rhythmus, führen Sie trotzdem die laufenden 5 Zyklen der kardiopulmonalen Reanimation zu Ende bis zur nächsten Rhythmusanalyse. Während dieser tasten Sie den Puls. Nur wenn er vorhanden ist, können Sie mit der Herzdruckmassage aufhören.

**Medikamente.** Bei Asystolie und pulsloser elektrischer Aktivität sofort 1 mg Adrenalin geben, alle 3–5 Minuten wiederholen. Beauftragen Sie ein Mitglied des Teams, dies mit der Uhr sicherzustellen. Bei Kammerflimmern nach der zweiten erfolglosen Defibrillation 1 mg Adrenalin (unmittelbar vor der dritten), alle 3–5 Minuten wiederholen. 300 mg Amiodaron nach der dritten erfolglosen Defibrillation (unmittelbar vor der vierten), weitere 150 mg Amiodaron bei erneutem Kammerflimmern und erfolgloser Defibrillation. Bei fehlendem Erfolg und Verdacht auf Myokardinfarkt oder Lungenembolie Lyse erwägen!

**Postreanimationsphase.** Kühlung auf 32–34°C für 12–24 Stunden, Blutzucker zwischen 4,4 und 6,1 mmol/l und die Temperatur auch nach 24 Stunden unter 38°C halten.

**Hilfsmittel.** In den letzten Jahren hat die Industrie mechanische Hilfsmittel für die Herzdruckmassage entwickelt, die den pathophysiologischen Erfordernissen und Techniken der kardiopulmonalen Reanimation so angepasst wurden, dass sie eine spürbare Hilfe für alle Beteiligten sind. Insbesondere nach einer Lyse erleichtern sie die Fortsetzung der Herzdruckmassage über 40–60 Minuten erheblich.

**Frühzeitig eine kausale Therapie anstreben!**

## 3.3 Was ist eine kausale Therapie unter Reanimationsbedingungen?

Sie werden erstaunt sein, wie schnell die notwendigen Handgriffe beim Reanimieren eines Patienten Ihnen in Fleisch und Blut übergehen. Routine macht auch bei diesem Problem viel aus, ist aber wiederum nicht das Entscheidende. Finden Sie auch während der Wiederbelebung ein Konzept! Was ist die Grundkrankheit? Was führte zum Herz-Kreislauf-Stillstand? Wie beseitige ich die Ursache? Was ist die wirklich kausale Therapie, ohne die mein Patient auch nach erfolgter Reanimation instabil bleibt? Versuchen Sie schon während der Reanimation aus den wenigen anamnestischen Daten und klinischen Befunden, die Sie haben, eine Diagnose zu stellen! Wie entscheidend das für Leben oder Sterben Ihres Patienten sein kann, will ich an einigen wenigen Beispielen veranschaulichen:

- Eine junge Frau kommt ein paar Tage nach der Geburt ihres Kindes mit Luftnot und thorakalen Schmerzen. Sie wird unerwartet reanimationsbedürftig. Sie vermuten eine fulminante Lungenembolie. Die Herzdruckmassage baut nur unzureichende arterielle Drücke auf. Durch eine mutige und konsequente Lyse unter Reanimationsbedingungen können Sie die junge Mutter retten.
- Ein Mann mit Lumbago sitzt in der Wartehalle, wird plötzlich kaltschweißig und fällt. Der Blutdruck ist kaum noch messbar. Sie denken während der Intubation und Herzdruckmassage nach und kommen zu dem Schluss, sofort das Ultraschallgerät zu ordern. Sie sehen das rupturierte Bauchaorten-Aneurysma, sorgen für Volumenersatz und den notfallmäßigen Transport in den Operationssaal.
- Eine 50-jährige Frau hat heftige thorakale Schmerzen mit Infarkt-typischer Ausstrahlung. Sie legen sie im Schockraum an den Monitor und kontrollieren EKG und Enzyme bzw. führen den Troponin-Test durch. Nichts. Bei der Aus-

kultation fällt Ihnen ein Diastolikum über der Aortenklappe auf, das ungewöhnlich zischend ist. Die Patientin gerät in den Schock, entwickelt eine Einflussstauung und muss reanimiert werden. Sie denken nach und kommen auf die Aortendissektion mit beginnender Perikardtamponade. Das Ultraschallgerät sichert die Diagnose, der herzchirurgische Eingriff gelingt noch gerade rechtzeitig.
- Sie erkennen bei einem asphyktischen jungen Mann schon während der Intubation die Einstichstellen am Hals. Sie spritzen als Antidot Naloxon. Der Patient wacht auf und reißt sich den Tubus heraus, damit er Sie beschimpfen kann.
- Sie führen einen reanimierten Patienten mit kardiogenem Schock bei Herzinfarkt schnellstens einer invasiven Therapie zu.
- Ein 63-jähriger Mann kommt somnolent in die Klinik und muss nach einer halben Stunde wegen Asystolie reanimiert werden. Sie beherrschen die Situation mit einem externen Schrittmacher und denken angesichts der mitgebrachten Medikamenten-Liste nach: ACE-Hemmer, Spironolacton in hoher Dosierung. Sie beschleunigen die Labordiagnostik, das Kalium liegt bei 9 mmol/l. Sie retten den Mann durch eine sofortige Dialyse.

Sie haben in der Klinik, verglichen mit dem Rettungsdienst, wesentlich mehr Informationen über den Patienten. Sollten Sie trotzdem nicht auf die richtige Idee kommen, was die Ursache des Herz-Kreislauf-Stillstands sein könnte, bedienen Sie sich ruhig der Rettungsdienst-Regel von den „reversiblen Ursachen". Sie beinhaltet die 4 H und HITS:

> - **Die 4 H: H**ypoxie, **H**ypovolämie, **H**ypo/**H**yperkaliämie, **H**ypothermie.
> - **HITS: H**erzbeuteltamponade, **I**ntoxikation, **T**hrombose, **S**pannungspneu.

## 3.4 Was man bei einer Reanimation *nicht* machen sollte

**Stimmt die Indikation?** Ihr Konzept sollte bei Patienten mit einer schlechten Prognose klarstellen, dass sie im Falle einer akuten Verschlechterung nicht reanimiert werden. Eine solche Erkenntnis kann sich auch erst während einer Reanimation einstellen, wenn z. B. jemand die Akte des Patienten geholt und gelesen hat. Dann erwartet man von Ihnen die richtige Entscheidung, nämlich aufzuhören (Basket et al. 2009).

**Wer hat das Kommando?** Diskussionen während einer Reanimation sind hinderlich. Das Kommando hat natürlich der Erfahrenste. In vielen Kliniken hat sich die Regelung durchgesetzt, dass bei unterschiedlichen Meinungen über Sinn und Unsinn einer Fortsetzung der Reanimation derjenige das Kommando übernimmt, der weitermachen möchte.

**Bei der Reanimation stören alle überflüssigen Dinge:**
- Witze und Sarkasmen,
- Beschimpfung verschreckter Mitarbeiter,
- Personen, die zuschauend lernen wollen und im Weg stehen. Treten Sie als Anfänger bescheiden in den Hintergrund, aber nicht so weit, dass Sie nichts sehen können.
- EKGs können nach der Stabilisierung des Patienten geschrieben werden.
- Das Legen eines venösen Zugangs ist hilfreich, gelingt aber nicht selten nur an einer zentralen Vene. Sie stehen dann oft an besonders ungünstiger Stelle im Weg. Übrigens kann man auch mit einem Venenkatheter in der leicht zugänglichen Vena femoralis einige Zeit überbrücken oder einen intraossären Zugang wählen.
- Mitarbeiter müssen bei der Herzdruckmassage gelegentlich abgelöst werden. Hier können Sie sich nicht nur verdient machen, sondern haben auch eine gute Übersicht.

**Veraltete und unwirksame Medikamente benutzen.** Vermeiden Sie vor allem den frühzeitigen und überschießenden Ausgleich einer vermeintlichen Azidose! Sie schaffen sich mehr Probleme, als Sie ohnehin schon haben. Natrium-Bikarbonat gehört nicht in die erste Phase der Reanimation. Ausnahmen bilden das ketoazidotische Koma des Diabetikers und die Urämie mit Hyperkaliämie. Kalzium, Digitalis, Barbiturate und ähnliches sind nicht indiziert.

**Vergessen Sie die Angehörigen nicht!** Geduldig sitzt die Ehefrau Ihres Patienten im Wartezimmer und ahnt noch gar nichts von dem Unheil. Sie haben den erfolgreich Reanimierten auf der Intensivstation übergeben und machen eine verdiente Pause. Aber danach sprechen Sie behutsam mit der Dame.

### ■ Literatur

Basket PJF, Steen PA, Bossaert L. Ethik der Reanimation und Entscheidungen am Lebensende. Unfallchirurg 2009; 112: 139–148

Janssens U, Graf J. Herz-Kreislaufstillstand im Krankenhaus. Intensivmed 2008; 45: 440–446

Nolan JP, Deakin CD, Soar J et al. Erweiterte Reanimationsmaßnahmen für Erwachsene (ALS). Notfall Rettungsmed 2006; 1: 38–80

Sefrin P, Kraus M, Wurmb T. Die intrahospitale Notfallversorgung unter besonderer Berücksichtigung der kardiopulmonalen Reanimation. Klinikarzt 2009; 38 (1): 33–38

Siebig S, Kues S, Klebl F et al. Herz-Kreislauf-Stillstand: Wer reanimiert und wie wird trainiert? Dtsch Ärztebl Int 2009; 106 (5): 65–70

Wiese CHR, Bahr J, Graf BM. Larynxtubus-D (LT-D) und Larynxmaske (LMA), ein Vergleich zweier supraglottischer Atemwegshilfsmittel am Reanimationssimulator. Dtsch Med Wschr 2009; 134: 69–74

# 4 Kleine Unfallchirurgie für Aufnahmeärzte

*Christoph Josten und Stephanie Schibur*

▶ **Besonderheiten der Unfallchirurgie** ▶ **Schädel-Hirn-Trauma** ▶ **Obere Extremität:** Schultergürtel – Humerus – Ellenbogengelenk – Unterarm – Hand ▶ **Untere Extremität:** Hüftgelenk – Femur – Kniegelenk – Unterschenkel – Sprunggelenk und Fuß

## 4.1 Der verunfallte Patient – Besonderheiten der Unfallchirurgie

Die Unfallchirurgie wartet im Unterschied zu anderen Fachdisziplinen der Notaufnahme mit einigen wesentlichen Besonderheiten auf:
- Anamnese und klinische Untersuchung führen schnell zur klinischen Diagnose.
- Die einfache konventionelle Röntgendiagnostik verifiziert fast immer diese Diagnose.
- Sie können oft schon in der Notaufnahme eine definitive Versorgung des Patienten erreichen.

Ihr Patientengut umfasst alle Altersgruppen und beide Geschlechter, mit einer Häufung von jüngeren, männlichen Patienten und Patientinnen im Alter. Die männlichen Patienten verunfallen gehäuft im Verkehr, während der Arbeit (je niedriger der soziale Status, umso häufiger) und in der Freizeit, die weiblichen Patienten mehr im Haushalt und Straßenverkehr.

Erleichtern Sie sich Ihren unfallchirurgischen Alltag, indem Sie folgende 4 Fragen zu einem Automatismus werden lassen:
1. Lag eine Bewusstlosigkeit vor? → Schädel-Hirn-Trauma (SHT)?
2. Nimmt der Patient eine gerinnungshemmende Medikation ein? → Blutungsneigung mit erhöhtem Risiko für ein Kompartmentsyndrom aber auch eine intrazerebrale Blutung (ICB)?
3. Ist der Tetanusschutz aktuell? Bei Vorliegen einer offenen Verletzung nicht älter als 5 Jahre?

4. Geschah der Unfall auf dem Weg zum Arbeitsplatz, während der Arbeit oder auf dem Weg nach Hause? → Durch die Berufgenossenschaft versichert?

Ihre Hauptaufgabe ist die Triage (Einschätzung der Verletzungsschwere). Neben der Entscheidung, welchen Patienten Sie als erstes anschauen (vgl. Kap. 5 und 19), müssen Sie die verschiedenen Verletzungen nach der Dringlichkeit der operativen Versorgung gewichten können.

Wenn der Patient klinisch eine Fraktur aufweist, so hat er meist eine! Wenn die Nativbildgebung Ihren Verdacht nicht bestätigt, ist ein CT oder eine MRT indiziert (typische Beispiele hierfür sind die Radiuskopf-, Skaphoid-, aber auch Rippenfraktur).

> Reden Sie mit Ihren Patienten: Kein Sturz auf den Kopf ohne SHT-Aufklärung. Keine Abdomenkontusion ohne Aufklärung über eine zweizeitige Milzruptur (Abdominaltrauma vgl. Kap. 5 und 8). Keine Gipsanlage ohne Aufklärung darüber, was zu tun ist, wenn die Finger blau werden.

Klassifikationen erscheinen lästig, sind aber absolut essenziell für die Behandlung des Patienten. Diagnostizieren Sie penibel und klassifizieren Sie richtig, dann sind die Weichen für eine korrekte Indikationsstellung und Differenzialtherapie gestellt. Eine B 1.2-Fraktur des Beckens ist etwas völlig anderes als ein B 2.1-Bruch und wird demnach auch ganz anders therapiert. Werden Sie sich dieser Verantwortung bewusst.

## 4.2 Bemerkungen zum Schädel-Hirn-Trauma in der ZNA

Patienten mit einem SHT 3. Grades kommen primär in den Schockraum (siehe Kap. 5). Bei leichtem und mittelschwerem gedecktem SHT (1. und 2. Grades) möchten wir für das Vorgehen in der ZNA ein paar Regeln nennen, ohne den Anspruch zu erheben, dieses Thema hier annähernd vollständig zu behandeln.
- Kopfschwartenwunden nicht sondieren! Es kann eine penetrierende Schädel-Hirn-Verletzung bestehen.
- In Zweifelsfällen (Fraktur? Blutung?) nach der obligaten Röntgenaufnahme des Schädels in 2 Ebenen Indikation zum CCT großzügig stellen: bei pathologischen neurologischen Befunden, bei jeder Schädelfraktur, bei somnolenten Patienten, Betrunkenen, anhaltenden Kopfschmerzen, antikoagulierten Patienten.
- Stationäre Überwachung nach SHT 1. Grades für 48 Stunden, nach SHT 2. Grades je nach Symptomatik einige Tage.

- Bei neurologischer Verschlechterung erneutes CCT (cave z. B. „freies luzides Intervall" bei epiduralem Hämatom!).
- Bei Beschwerden im Intervall (Wochen bis Monate) an ein chronisches subdurales Hämatom denken (siehe Kap. 10)!

Zur klinischen Verlaufskontrolle nach SHT dient die Glasgow Coma Scale (siehe Kap. 14) sowie eine „Mini-Neurologie": Wach? Ansprechbar? Pupillengröße, -form und -reflexe, Motorik, Sensibilität?

## 4.3 Obere Extremität

### Schultergürtel

**Körperliche Untersuchung und Leitsymptome**

Die Inspektion beginnt bereits beim Eintreten des Patienten: Was tut der unverletzte Arm? Schient er den verletzten Arm (Schulterluxation, Radiuskopffraktur)? Liegt die Hand auf dem M. deltoideus (Rotatorenmanschettenruptur)? Zeigt der Patient nach Aufforderung punktuell auf eine lokalisierte Schmerzregion und weist einen relativen Klavikulahochstand auf (AC-Gelenksprengung)? Tritt der Muskelbauch des Bizeps tiefer (Ruptur der langen Bizepssehne)? Stufenbildung über der Klavikula (Fraktur)? Unspezifische Zeichen sind Asymmetrie, Verstreichen der Kontur, Prellmarken und Exkoriationen.

Palpatorisch beginnt man am Sternoklavikulargelenk, tastet die Klavikula und das AC-Gelenk, den Processus coracoideus, Sulcus intertubercularis, Tuberculum majus und minus. Beziehen Sie die HWS in Ihre Untersuchung mit ein!

**Bewegungsausmaß:**
- Anteversion/Retroversion (Vorheben/Rückheben) 150–170°/0/40°,
- Abduktion/Adduktion (Seitwärts-/Körperwärtsführen) 180°/0/20–40°,
- Außen-/Innenrotation: bei hängendem Arm (90° im Ellenbogengelenk gebeugt) 95°/0/40–60°, bei 90° Abduktion im SG 70°/0/70°,
- Horizontalflexion/-extension (Arm 90° abduzieren, in der Horizontalebene zum Körper und rückwärts führen lassen) 135°/0/25°.

**Funktionstests:** Differenzierung zwischen Rotatorenmanschettenruptur, Instabilität z. B. nach Luxation, Impingement-Syndrom, Ruptur der langen Bizepssehnen und Verletzungen des AC-Gelenks (siehe jeweiligen Abschnitt).

## Klavikulafraktur (häufig)

**Ätiologie:** Sturz auf die Schulter oder den gestreckten Arm.

**Klinik:** Typische Stufenbildung (mediales Fragment kranial/dorsal, laterales Fragment kaudal/frontal). Unsichere Frakturzeichen: Schwellung, Bewegungseinschränkung, Hämatom, federnder Widerstand bei der Palpation.

**Diagnostik:** Röntgen Thorax a. p. (Ausschluss eines Pneumo-/Hämatothorax, Seitenvergleich, Beurteilung der 1. Rippe), tangentiale Zielaufnahme der Klavikula. Klinische Beurteilung der subklavikulären Gefäße und des Plexus brachialis im Seitenvergleich.

**Klassifikation:** Klavikulafraktur nach Allman (1967):
- I: mittleres Drittel (80 %),
- II: laterales Drittel (15 %),
- III: mediales Drittel (5 %).

Laterale Klavikulafraktur nach Neer (1968) :
- Typ I: Fraktur lateral des intakten Lig. coracoclaviculare – stabil, geringe Dislokation,
- Typ II: Verletzung der korakoklavikulären Bänder – distaler Anteil stabil, medialer instabil, typische Dislokation,
- Typ III: Typ I mit Beteiligung des AC-Gelenkes.

**Therapie:**
- Bei offenen Frakturen oder neurovaskulären Begleitverletzungen: Notfall-OP.
- Drohende Durchspießung der Haut: dringliche OP.
- Stark dislozierte Frakturen (> 1 Schaftbreite) oder Frakturen mit Gelenkbeteiligung: elektiv, mittels offener Reposition Osteosynthese (häufig Platte).

## Skapulafraktur (selten, durch muskuläre Deckung und Verschieblichkeit geschützt)

**Ätiologie:** Stumpfe, starke Gewalteinwirkung (50 % Verkehrsunfälle, Sturz vom Pferd). Häufig mit Begleitverletzungen vergesellschaftet (in absteigender Häufigkeit: Rippenfrakturen und Lungenkontusionen, Klavikulafrakturen, Verletzungen des Plexus brachialis, der HWS, Gefäße und des Schädels).

**Klinik:** Der Patient weist Prellmarken und verstrichene Konturen des Schultergelenks, jedoch regelhaft nur eine gering ausgeprägte Weichteilschwellung auf.

Die Beweglichkeit ist schmerzbedingt eingeschränkt. Prüfen Sie die aktive Abduktion und Außenrotation (eingeschränkt durch Schädigung des N. suprascapularis, der bei einer Fraktur direkt oder durch Ödem/Hämatom geschädigt werden kann). Schließen Sie Begleitverletzungen aus.

**Diagnostik:** 3 Röntgenbilder: true a. p., axial und Skapula-Y-Aufnahme. Bei Frakturen im Gelenkbereich CT.

**Klassifikation und Therapie:** Siehe Tab. 4.1.

## Floating Shoulder

Gruppe C 3a nach Euler und Rüedi (1996): Fraktur des Skapulahalses mit ipsilateraler Klavikulafraktur.

Gruppe C 3b nach Euler und Rüedi (1996): Keine stabile Verbindung der Skapula zum Schultergürtel bei Verletzung der korakoklavikularen Aufhängung durch Zerreißung der Ligg. coracoclaviculare und coracoacromiale.

Eine Floating Shoulder muss operiert werden.

Tabelle 4.1  Klassifikation und Therapie der Skapulafraktur (nach Euler u. Rüedi 1996 sowie Ada u. Miller 1991).

| Euler/Rüedi | Lokalisation | Ada/Miller | Therapie |
| --- | --- | --- | --- |
| A | Korpusfrakturen | Typ 4 | unabhängig von der Anzahl der Fragmente konservativ (Gilchrist- oder Desault-Verband) |
| B | Fortsatzfrakturen | Typ 1 | OP bei stark dislozierten Frakturen der Spina und des Korakoids, nach kaudal abgerutschten Akromionfrakturen |
| C | Halsfrakturen | Typ 2 | OP bei Abkippung der Gelenkfläche um mehr als 40 % oder Dislokation von mehr als 1 cm |
| D | Gelenkfrakturen | Typ 3 | OP bei intraartikulärer Stufe > 3–5 mm, Pfannenrandabbrüchen (sind funktionell knöcherne Bandausrisse) |
| E | mit Humeruskopffraktur | | OP bei hohem Risiko einer avaskulären Humeruskopfnekrose |

## Schulterluxation

**Ätiologie:** Man kann 3 Patientengruppen unterscheiden: Sportunfälle (meist Männer, 20–40 Jahre), 60–80-jährige Frauen nach Sturz, habituell (unabhängig von Alter und Geschlecht).

**Klinik:** Erhebliche Schmerzen und Bewegungsunfähigkeit der Schulter. Inspektorisch Dellenbildung unter dem Akromion, palpatorisch federnd fixierte Fehlstellung in Abduktion, Anteversion und Außenrotation. Schmerzfreiheit durch Reposition in wenigen Minuten.
Nach Reposition durch den Notarzt oder Spontanreposition führen Sie folgende Instabilitätstests durch:
1. vordere und hintere Schublade: Schieben Sie den Humeruskopf bei fixierter Skapula maximal nach vorn und nach hinten.
2. untere Schublade: Im Anschluss ziehen Sie den entspannt nach unten hängenden Oberarm entlang seiner Achse. Bei Laxität entsteht durch Translation des Kopfes nach kaudal eine Rinne unterhalb des Akromions (Sulkuszeichen positiv).

Prüfen Sie die periphere Durchblutung, Motorik und Sensibilität.

**Diagnostik:** 2 Röntgenbilder (a. p. und Skapula-Y-Aufnahme). Bei 40 % bestehen knöcherne Beteiligungen, daher ist eine voreilige Reposition nicht empfehlenswert.

**Therapie: Reposition:** Bei alkoholisierten (Aspirationsgefahr), unkooperativen, voroperierten oder stark schmerzgeplagten Patienten: Methode nach Hippokrates unter Analgosedierung. Lassen Sie den Patienten auf dem Rücken liegen und fassen Sie seine Hand mit beiden Händen. Stellen Sie den unbeschuhten Fuß in die Achselhöhle, dadurch wird eine Abduktion erreicht. Jetzt nehmen Sie den Arm unter Zug. Bei gleichzeitiger, dosierter Drucksteigerung in der Achsel versuchen Sie, den Oberarm nach lateral zu schieben. Die Reposition ist deutlich spürbar.
Bei möglicher Mitarbeit des Patienten: Methode nach Arlt: Zeitaufwendiger, ohne Analgesie möglich. Der Patient sitzt seitlich auf einem Stuhl und legt den verletzen Arm über die gepolsterte Lehne. Sie sitzen dem Arm gegenüber und legen die Hand des Patienten so auf Ihren Oberschenkel, dass das Ellenbogengelenk 90° Beugung erreicht. Jetzt nehmen Sie den Oberarm durch sanften und kontinuierlich ansteigenden Druck auf den Unterarm unter Zug. Mit der zweiten Hand halten Sie die Hand des Patienten in Position. Jetzt ist es wichtig, dass der Patient entspannt ist und Sie Geduld haben. Wenn die Reposition unter

kontinuierlichem Zug nach mehr als 5 Minuten noch nicht erreicht ist, versuchen Sie, den Arm zu rotieren.

**Nach Reposition:** Prüfung der neurovaskulären Versorgung, Vermeiden von Bewegungen mit großer Amplitude bis zur Verbandanlage, Kontrollröntgen.

**Weiterbehandlung:** 1 Woche Ruhigstellung der Schulter, Pendelübungen und passiv assistierte aktive Bewegung maximal bis an die Schmerzgrenze. Die Reluxationsrate beträgt bis zu 90 %. Daher sollte bei jungen Patienten mit hohem Anspruch an den Bewegungsapparat eine operative Versorgung schon bei Erstluxation diskutiert werden. Bei Reluxation erfolgt eine elektive operative Stabilisierung.

**Begleitverletzungen:** Hill-Sachs-Läsion: Impressionsfraktur am posteriokranialen Humeruskopf (wesentlich häufiger Reluxationen), Rotatorenmanschettenrupturen (Folge, aber auch Ursache), Ausrisse des Tuberculum majus und minus oder Bankart-Läsionen: Abriss des Labrums mit schmalem Kortikalisfragment vom Pfannenrand (Differenzialdiagnose: Bankart-Fraktur).

Begleitverletzungen müssen in aller Regel operativ therapiert werden.

### Akromioklavikulargelenkluxation

**Ätiologie:** Sturz direkt auf das Schulterdach.

**Klinik:** Schmerz über dem Akromioklavikulargelenk. Bei Bandruptur steht das laterale Klavikulaende relativ zum abgesunkenen Schulter-Arm-Komplex hoch und lässt sich federnd nach unten drücken. Bei Nachlassen des Druckes weicht es in seine Ausgangsposition zurück (Klaviertastenphänomen):
- Hub einige Millimeter: Distorsion,
- Hub bei einer halben Schaftbreite: Subluxation,
- Hub bei einer ganzen Schaftbreite: Luxation.

**Funktionstests:** Horizontaladduktionstest zur Kompression des AC-Gelenkes: passives Führen des Armes zur Gegenseite (cross body action). Painful arc erst bei Abduktion über 120° positiv. Die Beschwerden lassen auch bei Einstellung über 180° nicht nach.

**Diagnostik:** Panoramaaufnahme mit 10 kg Belastung und entspanntem M. deltoideus (verstärkt die Dislokation und ermöglicht Seitenvergleich). Bei Verdacht auf Horizontalverletzung zusätzlich axiale Schulteraufnahme. Sonographie des AC-Gelenkes. In der Frontalebene darf der Gelenkspalt nicht weiter als 3–4 mm sein.

**Klassifikation und Therapie:** Siehe Tab. 4.2.

### Rotatorenmanschettenruptur

**Ätiologie:** Erkrankung des alten Menschen. Je älter der Patient, umso geringer ist das notwendige Trauma (50 % der Rupturen der Supra- und Infraspinatussehne sind degenerativ, aber 70 % der Subskapularisrupturen sind traumatisch bedingt).

**Klinik:** Schmerzen und Rupturgröße verhalten sich gegenläufig! Während bursaseitige Partialläsionen extrem schmerzhaft sind, können Massenrupturen inapparent ablaufen. Bei traumatischer Ruptur besteht ein heftiger initialer Schmerz. Häufig Kombination mit einer Schulterluxation. Aktive Abduktion und Außenrotation sind eingeschränkt oder aufgehoben (Pseudoparalyse).

**Funktionstests:** Siehe Tab. 4.3.

Tabelle 4.2 Klassifikation und Therapie der Akromioklavikulargelenkluxation nach Tossy (1963) und Rockwood (1984).

| Tossy | R | Beschreibung | Therapie |
|---|---|---|---|
| I | I | Zerrung, ggf. Teilruptur der Akromioklavikularbänder = stabil | konservativ |
| II | II | Ruptur der Akromioklavikularbänder und Zerrung der Korakoklavikularbänder = laterales Klavikulaende nach kranial subluxiert, Gelenkspalt verbreitert | in der Regel konservativ |
| III | III | Ruptur der Akromioklavikular- und Korakoklavikularbänder = Luxation AC-Gelenk, Ablösung des M. deltoideus und des M. trapezius | junger Patient: OP<br>Patient mit nur geringen Anforderungen an Bewegungsapparat: konservativ |
|  | IV | Luxation in der Horizontalebene = Klavikula hinter Akromion oder im M. trapezius verhakt | OP (offen oder arthroskopisch), Vielzahl an Verfahren:<br>• augmentierte Naht (z. B. tight rope)<br>• K-Draht-Osteosynthese<br>• Hakenplatte<br>• korakoklavikuläre Verschraubung |
|  | V | Ausgedehnte muskuläre Ablösung = ausgeprägter Klavikulahochstand |  |
|  | VI | Verhaken der Klavikula unter dem Processus coracoideus |  |

Tabelle 4.3 Funktionstests für die Rotatorenmanschette.

| Zeichen | Läsion | Durchführung |
|---|---|---|
| Codman-Handgriff | Ruptur der Rotatorenmanschette größeren Ausmaßes | Von hinten Finger auf die laterale Klavikula auflegen, Zeigefinger auf Tuberculum majus, Daumen fixiert Spina, freie Hand rotiert den Arm passiv, Krepitationen auslösbar |
| Drop-arm Sign (Fallarm-Test) | | Langsame aktive Adduktion, Halten in 90° Abduktion: Der Arm kann nicht gehalten werden und fällt an den Körper |
| Jobe-Test | Läsion des posterioren SSP-Anteils | Halteversuch bei 90° Adduktion und 30° Horizontalflexion in Innenrotation (Daumen Richtung Boden → SSP) und Außenrotationsstellung (Daumen nach oben → Rotatorenmanschette) gegen Widerstand |
| Starter-Test | SSP-Läsion | 0°-Abduktionstest gegen Widerstand |
| Außenrotations-Lag-Zeichen | ventrale SSP-Anteile | Der außenrotierte Arm kann nicht in dieser Position gehalten werden |
| 0°-Außenrotationstest | Ruptur des M. infraspinatus (ISP) und M. teres minor | Keine Außenrotation gegen Widerstand möglich, bei einer Massenruptur hängt der Arm bereits in Innenrotationsstellung |

**Diagnose:** Im Röntgen (a.p und Outlet-view) als indirektes Rupturzeichen Höhertreten des Humeruskopfes. Sonographischer Nachweis der Ruptur oder MRT.

**Klassifikation und Therapie:** Empfehlungen gibt es viele, wirklich durchgesetzt hat sich noch keine. Bei älteren Patienten konservatives Vorgehen mit Analgesie und Antiphlogstika. Je größer der Funktionsverlust, je traumatischer das Ereignis und je jünger der Patient, desto großzügiger erfolgt die Indikationsstellung zur OP.

### Impingementsyndrom (Engpasssyndrom)

**Ätiologie:** Schmerzhafte Funktionsstörung der Schulter durch Anstoßen der Sehnen der Rotatorenmanschette am Akromion und Lig. coracoacromiale. Heute werden verschiedene Pathologien differenziert: Degeneration der Supraspinatussehne, Tendopathien der Rotatorenmanschette oder langen Bizepssehne, Bursitis subacromialis und subdeltoidea, degenerative Veränderungen des Akromions.

**Klinik:** Anfangs treten die Beschwerden nur nach ungewohnten oder langen Belastungen auf, später schon während der Belastung, im Endstadium auch in Ruhe. Um eine begleitende Rotatorenmanschettenruptur auszuschließen, injizieren Sie ein Lokalanästhetikum subakromial. Die Bewegungseinschränkung ist danach aufgehoben.

**Diagnose:** Sonographie der Schulter. Das Röntgen (a. p. in Neutralnullstellung, a. p. nach Rockwood, Outlet-view) liefert oft die Erklärung für die Enge (Osteophyt am Akromion).

**Klassifikation und Therapie:** Siehe Tab. 4.**5**.

### Bizepssehnenruptur

**Ätiologie:** Der typische Patient ist männlich, über 40 Jahre alt, Sportler oder durch Überkopfarbeiten prädisponiert (Degeneration) nach Bagatelltrauma. In 96 % der Fälle reißt die lange Bizepssehne.

Tabelle 4.**4** Funktionstests zur Diagnose des Impingementsyndroms.

| Zeichen | Läsion | Durchführung |
| --- | --- | --- |
| schmerzhafter Bogen (painful arc) | unspezifisch | Abduktion (Außenrotation unterbinden), Schmerzen zwischen 60 und 120° (oft beim Herunterführen des Armes verstärkt = inverser schmerzhafter Bogen) |
| Neer-Zeichen | subakromial | Fixieren der Skapula, Arm leicht innenrotiert, passive Abduktion |
| Hawkins-Zeichen | subkorakoidal | passive Flexion bei forcierter Innenrotation |

Tabelle 4.**5** Klassifikation und Therapie des Impingementsyndroms nach Neer (1983).

| Stadium | Befund | Therapie |
| --- | --- | --- |
| I | ödematöse Schwellung und Einblutung, typischer Patient < 25 Jahre | immer konservativ (Infiltrationstherapie, nichtsteroidale Antiphlogistika, erst Kälte, später Wärme, immer Physiotherapie) |
| II | Fibrose der Bursae und Tendinitis, typischer Patient zwischen 25 und 45 Jahren | erst nach 3 Monaten erfolgloser konservativer Therapie über eine OP nachdenken |
| III | Knochenspornbildung und Manschettendefekt, typischer Patient > 40 Jahre | subakromiale Dekompression und Rekonstruktion der Rotatorenmanschette |

**Klinik:** Relativ beschwerdearm.
Lange Bizepssehne: inspektorisch Distalisierung des Muskelbauchs. Im Seitenvergleich kann es zu einer geringgradigen Kraftminderung bei Supination und Beugung kommen.

Kurze Bizepssehne: deutliche Kraftminderung und Proximalisierung des Muskelbauches.

**Diagnose:** Sonographie.

**Therapie:** Lange Bizepssehne: meist konservativ mit Ruhigstellung für wenige Tage (Patienten über Kompensation des Kraftverlustes durch synergetische Muskeln aufklären). Bei Patienten mit körperlich schwerer Arbeit kann ein operatives Vorgehen erwogen werden. Die funktionellen Ergebnisse im Vergleich zur rein konservativen Therapie sind ähnlich.

Kurze Bizepssehne: immer OP-Indikation, Refixation der distalen Sehnen.

## Humerus

### Humeruskopffraktur

**Ätiologie:** Traumatisch, nimmt mit dem Alter des Patienten an Häufigkeit und Komplexität zu.

**Klinik:** Schmerzen in der Schulter bis zum Humerusschaft, Hämatom an der Innenseite des Oberarms. Weichteilschwellungen sind nicht immer eindrucksvoll, die Funktion ist erheblich eingeschränkt. Prüfung des neurovaskulären Status.

**Diagnostik:** 2 Röntgenaufnahmen (a. p., axial). Das CT ermöglicht eine exaktere Klassifikation und dient der OP-Planung.

**Klassifikation und Therapie:** Gängig sind die Klassifikationen nach Neer (1970) und nach Habermeyer und Schweiberer (1989) (Tab. 4.**6**). Neer unterscheidet nach Anzahl der Fragmente, Frakturlokalisation (Collum anatomicum oder chirurgicum, Abriss des Tuberculum majus oder minus, hintere oder vordere Luxationsfraktur) und Dislokation. Die Reproduzierbarkeit der Klassifikation liegt bei unter 50 %.

Tabelle 4.6 Klassifikation und Therapie der Humeruskopffraktur nach Habermeyer und Schweiberer (1989).

| Typ | | Beschreibung | Therapie |
|---|---|---|---|
| Typ 0 | | nicht dislozierte „One-part"-Fraktur[1] | konservativ, Ruhigstellen für 1 Woche im bequemen Gilchrist-Verband, dann Pendelübungen |
| Typ A | I | Abriss des Tuberculum majus (disloziert immer nach dorsokranial) | Impingementgefahr, längerfristige Ruhigstellung nötig → OP-Indikation[3] |
| | II | Abriss des Tuberculum minus (disloziert immer nach anteromedial) | Pseudarthrosegefahr, Behinderung der Innenrotation → OP-Indikation[3] |
| Typ B | I | Collum chirurgicum, 2 Fragmente | gering dislozierte Fakturen → konservativ[2] Versatz > 1 cm, Verkippung > 45 ° (nach Neer) → OP[3] |
| | II | Collum chirurgicum, 3 Fragmente | |
| | III | Collum chirurgicum, 4 Fragmente | |
| Typ C | I | Collum anatomicum, 2 Fragmente | Notfallindikation zur OP, da Gefahr der Kalottennekrose (offene Reposition und Stabilisierung, ggf. Prothese) |
| | II | Collum anatomicum, 3 Fragmente | |
| | III | Collum anatomicum, 4 Fragmente | |
| Typ X | I | Luxationsfraktur nach vorn | bei neurovaskulären Begleitverletzungen OP als Notfallindikation |
| | II | Luxationsfraktur nach hinten | |

[1] Auch die „One-part"-Fraktur besteht aus 2 Teilen, die sich jedoch funktionell wie ein Teil verhalten.
[2] Diese Frakturen rutschen oft erst nach Tagen ab. Eine engmaschige, ambulante Weiterbetreuung mit Röntgenkontrolle ist obligat.
[3] Die OP-Indikation ist immer vom Alter (wesentlich!), Gesundheitszustand und dem Anspruch des Patienten an seinen Bewegungsapparat abhängig und damit eine individuelle Entscheidung. Die definitive Versorgung beinhaltet winkelstabile Platten- und Nagelsysteme. Die Ergebnisse bei rein konservativer Therapie sind oft trotz erheblicher Dislokation gut.

## Humerusschaftfraktur

**Ätiologie:** Direkte Krafteinwirkung auf den Humerusschaft verursacht Quer-, Biegungs- oder Stückfrakturen, indirekte Gewalt Schrägbrüche mit und ohne Keil. Bei Frakturen ohne adäquates Trauma an pathologische Fraktur denken, da es sich um eine typische Lokalisation für Metastasen handelt.

**Klinik:** Der Arm wird durch den unverletzten Arm getragen. Die Bewegung im Schultergelenk ist schmerzhaft, aber meist nicht völlig aufgehoben, meist besteht eine erhebliche Weichteilschwellung. In 10–18 % der Fälle ist der N. radialis geschädigt (Fallhand). Krepitationsmanöver sollten vermieden werden. Eine Dokumentation des neurovaskulären Status ist zwingend notwendig.

**Diagnostik:** Röntgendiagnostik in 2 Ebenen mit angrenzenden Gelenken.

**Klassifikation und Therapie:** Die gängige Klassifikation ist die von der Arbeitsgemeinschaft Osteosynthese (AO) vorgeschlagene. Eine einheitliche Empfehlung zur Therapie kann nicht gegeben werden (Tab. 4.7).

Bei dislozierten Frakturen und fehlendem Puls vorsichtige Reposition in der Notaufnahme unter Analgosedierung.

Tabelle 4.7 Konservative und operative Therapie der Humerusschaftfraktur.

| konservatives Vorgehen[1] | operatives Vorgehen[2] |
|---|---|
| PRO | PRO |
| • gering dislozierte Schrägfrakturen (gute Ausheilungstendenz)<br>• Querfrakturen mit einer Dislokation um 1 Schaftbreite zum Hauptfragment und mäßiger Achsenabknickung<br>• Arthrosen der angrenzenden Gelenke werden selten beobachtet | • operatives Vorgehen ist indiziert bei Eintreten einer Kontraindikation zur konservativen Therapie<br>• pathologische Frakturen<br>• Frakturen mit primärer Diastase (Pseudarthrosenbildung) |
| CONTRA | CONTRA |
| • Ruhigstellung bei adipösen Patienten ist schwierig<br>• kontraindiziert bei Nerven- oder Gefäßverletzungen, polytraumatisierten Patienten, offenen, beidseitigen und Kettenfrakturen | • Möglichkeit der iatrogenen Schädigung des N. radialis (ca. 10 % der Fälle)<br>• Implantatversagen<br>• Pseudarthrosenbildung |

[1] Initiale Ruhigstellung im Gips für eine Woche, dann Anlage eines Sarmiento-Brace für insgesamt 12 Wochen unter klinischer und radiologischer Kontrolle.
[2] Osteosynthese mittels LCDC-Platte oder intramedulläres Verfahren.

### Distale Humerusfraktur

In 40 % der Fälle offene Fraktur, bei 45 % Begleitverletzungen (distales Radioulnargelenk, Schulter, Nervenläsionen, Weichteiltrauma). Neigt zum Kompartmentsyndrom.

**Therapie:** Konservativ nur in Ausnahmefällen. Klären Sie den Patienten intensiv über eine Weichteilschwellung im Gips mit all ihren Komplikationen auf.
Operativ: Notfallindikationen sind akzidentelle Nerven- oder Gefäßverletzungen, offene und Kettenfrakturen sowie ein Kompartmentsyndrom. Generell sollte die Fraktur innerhalb von 24 Stunden nach dem Trauma definitiv versorgt werden (Platten-, Schraubenosteosynthese, Fixateur externe).

## Unterarm

### Ellenbogengelenkluxation

Das Ellenbogengelenk ist mit 20 % häufig von Luxationen betroffen. Isolierte Luxationen treten gehäuft im Jugendalter auf. Luxationsfrakturen betreffen Patienten aller Altersgruppen in Abhängigkeit von Knochenqualität und Schwere des Unfallereignisses.

**Klinik:** Schwellung und Fehlstellung des Gelenks. Prüfen Sie die periphere Motorik, Sensibilität und Durchblutung. Da der Kapsel-Band-Apparat bei einer Luxation zerreißt, ist die Diagnose auch nach einer Reposition durch den Notarzt anhand der Instabilität sicher zu stellen.

**Diagnostik:** Röntgen in 2 Ebenen.

**Therapie:** Zeitnahe Reposition: Einen Zug am luxierten Ellenbogengelenk toleriert kein Patient ohne Analgosedierung (im Gegensatz zur Schulter). Der Patient liegt auf dem Rücken. Beugen Sie den Ellenbogen um 90°. Sie umfassen mit der patientenfernen Hand den proximalen Unterarm. Mit der dem Patienten zugewandten Hand bieten sie dem proximalen Humerus ein Widerlager. Unter kontinuierlichem Zug und ggf. leichter Innenrotation rutscht das Olekranon über das proximale Humerusende zurück in seine ursprüngliche Position.
Prüfen Sie direkt nach dem Aufklaren des Patienten das Fehlen von sensiblen oder motorischen Defiziten und die Stabilität. Kontrollröntgen nach Anlage eines Oberarmgipses. Der Arm wird für wenige Tage ruhiggestellt und zeitnah funktionell beübt.

Indikation zur operativen Therapie besteht bei knöchernen oder osteochondralen Begleitverletzungen, offenen Luxationen, Beteiligungen von Nerven oder Gefäßen.

### Koronoidfrakturen

Die Fraktur des Proc. coronoideus ist neben der Radiuskopffraktur und Olekranonfraktur die häufigste knöcherne Läsion nach der Ellenbogengelenkluxation.

**Klassifikation und Therapie:** Siehe Tab. 4.8.

### Monteggia-Fraktur

Bei der Monteggia-Fraktur handelt es sich um eine Kombination aus einer Fraktur der proximalen Ulna mit Dislokation des proximalen Radioulnargelenks und Radiuskopfluxation.

**Klink:** Typische Frakturzeichen im Bereich des Übergangs zwischen mittlerem und proximalem Drittel mit Druckschmerz über dem medialen Handgelenk und Bewegungseinschränkung im Ellenbogengelenk.

**Klassifikation:** Die Klassifikation erfolgt anhand der Luxationsrichtung des Radiuskopfes und der Begleitverletzung des proximalen Ulnaschaftes nach Bado (1967) (Tab. 4.9).

**Therapie:** Offene Reposition und interne Stabilisierung der Ulnafraktur in Kombination mit geschlossener Reposition des Radiuskopfes. Die Prognose ist

Tabelle 4.8 Klassifikation und Therapie der Koronoidfrakturen.

| Typ | Beschreibung | Therapie |
|-----|--------------|----------|
| I | Spitze des Koronoids | konservativ, da stabil |
| II | Fragment < 50 % des Koronoids | Ellenbogen stabil → konservativ<br>Ellenbogen instabil (z. B. durch Radiuskopffrakturen oder Teilruptur des Lig. collaterale ulnare)<br>→ OP |
| III | Fragment > 50 % des Koronoids | offene Reposition und interne Stabilisierung wegen begleitender Bandverletzung |

Tabelle 4.9  Klassifikation der Monteggia-Fraktur nach Bado (1967).

| Typ | Häufigkeit | Beschreibung |
| --- | --- | --- |
| I | 15 % | Fraktur der Diaphyse der Ulna, anteriore Luxation des Radiuskopfes |
| II | 80 % | Fraktur der Diaphyse der Ulna, posteriore/posterolaterale Luxation des Radiuskopfes |
| III | < 5 % | Metaphysenfraktur der Ulna, laterale Luxation des Radiuskopfes |
| IV | < 5 % | Fraktur des proximalen Drittels von Radius und Ulna, anteriore Luxation des Radiuskopfes |

bei Versorgung am Unfalltag erheblich besser als bei elektiver OP. Ist das nicht möglich, Reposition des Radiuskopfes noch in der Notaufnahme.

### Radiuskopffraktur

**Ätiologie:** Valgustrauma des Ellenbogengelenks oder Sturz auf den ausgestreckten Arm (Fahrradfahrer).

**Klinik:** Schmerz über dem proximalen Radius. Streckdefizit (ca. 10°), Druckschmerz über dem Radiuskopf und Schmerzen bei der Rotation des Armes. Verletzungen des N. radialis, des Handgelenks und der Membrana interossea (Essex-Lopresti-Verletzung) sind auszuschließen.

**Diagnostik:** Röntgen des Ellenbogengelenks in 2 Ebenen, bei klinischem Anhalt auch des Handgelenks. Bei unsicherem Frakturausschluss Radiuskopf-Zielaufnahme. Bei klinisch eindeutiger Radiuskopffraktur auch bei negativem Röntgenbefund Behandlung wie bei Fraktur und spätere Röntgenkontrolle. Komplexe Verletzungen bedürfen eines CT.

**Klassifikation und Therapie:** Siehe Tab. 4.**10**.

### Essex-Lopresti-Verletzung

Hierbei handelt es sich um eine relativ seltene Kombination aus Radiuskopffraktur, Zerreißung der Membrana interossea und radioulnarer Dissoziation.

Tabelle 4.10 Klassifikation und Therapie der Radiuskopffraktur nach Mason (1954) und Johnston (1962).

| Typ | Beschreibung | Therapie |
| --- | --- | --- |
| I | nicht dislozierte Radiuskopffraktur | konservativ[1] |
| II | Meißelfraktur | Rekonstruktion |
| III | Trümmerfraktur | Radiuskopfresektion |
| IV | Luxationsfraktur | immer operativ |

[1] In vielen Häusern wird die Anlage eines Oberarmgipses praktiziert. Wir haben sehr gute Erfahrung mit einer Ruhigstellung in einer Armschlinge für 3 Tage bis zu einer Woche mit anschließender physiotherapeutischer Beübung gemacht.

**Klink:** Jede klinische Untersuchung der Radiuskopffraktur schließt eine Untersuchung des Handgelenks mit ein. Bei der Essex-Lopresti-Verletzung besteht ein Druckschmerz über dem distalen Radioulnargelenk.

**Diagnostik:** Im Röntgen (Ellenbogen- und Handgelenk in 2 Ebenen) Erweiterung des distalen Radioulnargelenks und relativer Ulnavorschub. Zur Sicherung der Diagnose kann die Instabilität unter dem Bildwandler dargestellt werden.

**Therapie:** Bei aktuellem Trauma operative Versorgung des Radiuskopfes und Fixation des distalen Radioulnargelenks, danach Immobilisation im Gips für 2–3 Wochen. Bei einer alten Verletzung ist die Therapie wesentlich schwieriger. Die Implantation einer Radiuskopfprothese scheint das funktionelle Ergebnis zu verbessern.

### Olekranonfraktur

**Ätiologie:** Sturz direkt auf das Gelenk.

**Klinik:** Typische Frakturzeichen. Häufig Verletzungen der Haut und der Weichteile direkt über der Fraktur. Streckung im Ellenbogengelenk ist nicht vollständig möglich. Das Olekranon wirkt nicht selten nach hinten verlängert. Krepitationen sind durch die Weichteilschwellung selten zu spüren. Da der M. trizeps das Olekranon nach kranial zieht, kommt es sehr häufig zur Dislokation. Überprüfen Sie den N. ulnaris.

**Diagnostik:** Röntgen: Ellenbogengelenk in 2 Ebenen. In der lateralen Aufnahme ist die Fraktur immer zu sehen.

**Klassifikation:** Die Klassifikation nach Schatzker (1987) ist empfehlenswert (Tab. 4.**11**).

**Therapie:** Konservative Therapie nur bei stabilen, nicht dislozierten Frakturen. Weisen Sie den auf dem Rücken liegenden Patienten an, seinen vor dem Oberkörper befindlichen Arm zu strecken, und fertigen Sie eine Röntgenkontrolle an. Ist die Streckung möglich und das Fragment in der Kontrolle nicht disloziert, kann eine Ruhigstellung für 3–4 Tage in 90° Beugung erfolgen. In der Regel erfolgt eine operative Versorgung, Zuggurtung, Plattenosteosynthese, ggf. in Kombination mit einer Spongiosaplastik.

### Radius- und Ulnaschaftfrakturen

**Ätiologie:** Typische Abwehrverletzung („Parierfraktur") oder indirekte Gewalt.

**Klinik:** Bei Fraktur nur eines Unterarmknochens geringe Deformität. Sind beide Unterarmknochen frakturiert, ist der Arm hochgradig instabil. Der Patient stützt die Hand. Bei der Galeazzi-Fraktur bestehen Schmerzen über dem distalen Radius und ein Druckschmerz am distalen Radioulnargelenk bei Hochstand des Ulnaköpfchens. Prüfen Sie den neurovaskulären Status.

**Diagnostik:** Beim Röntgen empfiehlt sich eine lange Platte, damit Ellenbogengelenk und Handgelenk mit abgebildet sind.

**Klassifikation und Therapie:** Sie erfolgen gemäß AO. Isolierte Ulnaschaftfrakturen können konservativ behandelt werden. Liegt eine Dislokation von mehr als einer halben Schaftbreite vor, stellen auch diese Frakturen eine OP-Indikation

Tabelle 4.**11** Klassifikation der Olekranonfraktur nach Schatzker (1987).

| Typ | Beschreibung |
|---|---|
| A | einfache Querfraktur |
| B | Querfraktur mit Gelenkfragment |
| C | proximale Schrägfraktur |
| D | 4-Segment-Fraktur |
| E | distale Schrägfraktur |
| F | Olekranonfraktur mit humeroulnarer Luxation und frakturiertem Radiuskopf |

dar (LCDC-Kleinfragmentplatte mit 3–4 bikortikalen Schrauben proximal und distal der Fraktur, selten intramedulläre Schienung). Isolierte Radiusfrakturen werden in der Regel mit einer LCDC-Platte versorgt.

Eine komplette Unterarmfraktur ist eine absolute OP-Indikation. Ruhigstellung in der ZNA. Intraoperativ ist eine genaue anatomische Rekonstruktion für das Behandlungsergebnis wesentlich, da jede Fehlstellung zu einer überschießenden Kallusbildung führt.

### Distale Radiusfraktur (häufigste Fraktur überhaupt)

**Ätiologie:** Sturz auf die extendierte, seltener auf die volarflexierte Hand (Wintersportler, Fahrradfahrer).

**Klinik:** Alle unsicheren Frakturzeichen: Schwellung über dem Handgelenk, Schmerz, Bewegungseinschränkung. Handgelenk nach proximal eingestaucht und nach dorsoradial versetzt (Bajonettstellung). Versuchen Sie einen Daumenstauchungs- und Tabatièrendruckschmerz auszulösen (Differenzialdiagnose: Skaphoidfraktur, s. u.) und prüfen Sie die periphere Durchblutung, Sensibilität und Motorik.

**Diagnostik:** Röntgen in 2 Ebenen. Befunden Sie die Handwurzel mit, um Begleitverletzungen sicher auszuschließen.

**Klassifikation und Therapie:** Gemäß AO erfolgt die Einteilung in Colles-Frakturen (Extensionsfrakturen, distales Fragment nach dorsal disloziert) und Smith-Frakturen (Flexionsfrakturen, distales Fragment nach ventral verrutscht).

**Primärtherapie:** Dislozierte Frakturen zeitnah in Bruchspaltanästhesie oder Analgosedierung reponieren. Extensionsfraktur: Einspannen der Finger in einen „Mädchenfänger", 10–15 Minuten aushängen lassen, beide Daumen von dorsal auf das distale Fragment legen, die Langfinger rahmen die Fraktur von vorn ein, Lösung der Einstauchung durch dorsale Extension (Nachahmen des Frakturmechanismus), Aufrichten der Fragmente und Aufheben des Dorsalversatzes durch Druck nach ventral unter gleichzeitigem Schub nach kranial und Nachspannen des Mädchenfängers. Gespaltener, sparsam unterpolsterter Unterarmgips, Röntgenkontrolle.

**Sekundäre Therapie:** Stabile Frakturen heilen im Gips aus.

**Indikation zur OP** (meist elektiv mittels volarer Plattenosteosynthese) bei dorsalen metaphysären Trümmerzonen (Gefahr der sekundären Dislokation), Verkippung der Gelenkfläche > 10° bei jungen und > 20° bei älteren Patienten, Ulnarvorschub > 3 mm, intraartikulärer Fraktur mit Dislokation, Frakturen mit ligamentärer Beteiligung (distales Radioulnargelenk), Smith-Fraktur.

### Galeazzi-Fraktur

Fraktur des distalen Radius mit Luxation des distalen Radioulnargelenks, bei der es zur Zerreißung der Membrana interossea kommt. Versorgung mittels Plattenosteosynthese des Radius, ggf. Transfixation der Ulna mit Kirschnerdrähten.

## Hand

### Skaphoidfraktur

**Ätiologie:** Sturz auf die dorsalextendierte Hand. 75 % aller Frakturen von Handwurzelknochen.

**Klinik:** Daumenstauchungs- und Tabatièrendruckschmerz, Schwellung, Functio laesa, kraftloser Händedruck im Vergleich zur Gegenseite.

**Diagnostik:** Röntgen des Handgelenks in 2 Ebenen. Bei Unsicherheit Kahnbeinserie oder CT. Befunden Sie die gesamten Handwurzelknochen auch bei eindeutiger Klinik.

**Klassifikation und Therapie:** Nach Herbert und Fisher (1984) unterscheidet man stabile A-Frakturen, instabile B-Frakturen und Pseudarthrosen. Bei gegebener Klinik wird unabhängig von der Bildgebung behandelt (Tab. 4.**12**).

Tabelle 4.**12** Klassifikation und Therapie der Skaphoidfraktur.

| Typ | | Beschreibung | Therapie |
|---|---|---|---|
| A | I | Tuberkulumfraktur | konservativ<br>6 Wochen Unterarmgips mit Daumeneinschluss |
|   | II | nicht dislozierter Querbruch | konservativ<br>12 Wochen Unterarmgips mit Daumeneinschluss |
| B | I | distale Schrägfraktur | Schraubenosteosynthese (perkutan) |
|   | II | komplette Fraktur der Taille | |
|   | III | proximale Polfraktur | |
|   | IV | dislozierte Fraktur | |

### Fraktur anderer Handwurzelknochen

> Das Wichtigste ist, sie nicht zu übersehen. Vor allem, weil Sie selten damit konfrontiert werden.

**Klinik:** Unsichere Frakturzeichen in Kombination mit lokalem DS.

**Diagnostik:** Handgelenk in 2 Ebenen.

**Therapie:** Wie bei Skaphoidfraktur. Ruhigstellung bei geringerer Pseudarthrosengefahr nur 4 – 6 Wochen.

### Perilunäre Luxation

Selten. Radiologisch schwer zu diagnostizieren. Bei frischer Luxation Reposition unter Extension in Analgesie möglich (anschließende Ruhigstellung für 4 Wochen). Gelingt dies nicht oder besteht die Luxation seit mehr als 12–24 Stunden, ist die OP-Indikation gegeben.

### Fraktur der Mittelhandknochen

**Ätiologie:** Anpralltrauma.

**Klinik:** Weichteilschwellung und Hämatom. Länge und Rotation der Finger mittels Faustschluss prüfen. Bei Überlappen der Finger besteht ein Rotationsfehler und damit OP-Indikation.

**Diagnostik:** Röntgen der Hand in 2 Ebenen.

**Klassifikation:** Köpfchenfrakturen, subkapitale, Schaft- und Basis-Frakturen. Besondere Bedeutung hat die basisnahe Fraktur des Os metacarpale I (Bennett-Faktur: intraartikuläre Luxationsfraktur. Rolando-Faktur: intraartikuläre Y- oder T-Fraktur, Winterstein-Fraktur: extraartikuläre Schrägfraktur).

**Therapie:** Subkapitale Frakturen und Brüche des Schafts der Mittelhandknochen D II–D IV können eher konservativ behandelt werden (Unterarmfingergips in Intrinsic-plus-Stellung) als Frakturen der Randstrahlen D I und D V. Dislozierte (Rotation > 10°, Verkürzung > 5 mm, dorsale Abwinklung > 30°), offene Frakturen, Serien- oder Mehretagenfrakturen, Frakturen mit Weichteilschaden oder Defekt, basisnahe Metakarpal-I- und -V-Frakturen werden immer operativ versorgt (K-Draht, Mini-Plattenosteosynthese, Zugschrauben).

### Fingerfrakturen (häufig)

**Klinik:** Schwellung, Fehlstellung, Bewegungseinschränkung und Schmerzen.

**Diagnostik:** Röntgen der Finger in 2 Ebenen. Die Strahlenbelastung für den Patienten ist geringer als bei der Aufnahme der Hand, zudem vermeidet man Überlagerungen.

**Klassifikation und Therapie:** Klassifikation gemäß AO. Therapie: Reposition und Ruhigstellung. Bei offenen, instabilen und grob dislozierten Frakturen operative Therapie. Großzügige Indikation zur OP auch bei Frakturen des 1. und 5. Strahls.

### Sehnenverletzungen

**Ätiologie:** Penetrierendes Trauma. Selten geschlossene Rupturen aufgrund von Vorerkrankungen.

**Klinik und Diagnostik:** Wichtig sind eine genaue Anamnese, exakte Inspektion und das Erkennen der tiefen und oberflächlichen Beugesehnenverletzungen. Häufig besteht eine Diskrepanz zwischen der Eintrittsstelle der Schnitt- bzw. meistens Stichverletzung und dem Ort der Sehnendurchtrennung. Nach einer bei Faustschluss erfolgten Stichverletzung kann in Streckung die durchtrennte Sehne deutlich weiter distal verlaufen. Begleitende Nervenverletzungen sind häufig. Die exakte Dokumentation von Motorik, Durchblutung und Sensibilität vor einer Betäubung ist essenziell.

**Therapie:** OP unter hochsterilen Bedingungen (OP-Bereich). Geschlossene Strecksehnenverletzungen im Bereich des Endgliedes konservativ (Stark'sche Schiene für 3 Wochen), partielle Strecksehnenabrisse im Bereich der Mittelhand funktionell. Bei Beugesehnenverletzungen genügt selten eine sterile Wundnaht und sekundäre Sehnenrekonstruktion. Handphlegmonen (cave: nach Stich- und Nadelverletzungen) im Bereich der Sehnenscheiden sind notfallmäßige OP-Indikationen.

### Kapsel-Band-Verletzungen

Prüfen Sie das Gelenk auf Stabilität. Ist es nicht aufklappbar, handelt es sich um eine Distorsion, die kurzzeitig in einer Fingerschiene ruhiggestellt und frühzeitig funktionell beübt wird. Kapselinstabilitäten werden initial ebenfalls ruhiggestellt und ambulant weiterbehandelt. Persistiert die Instabilität im Verlauf, ist eine OP-Indikation gegeben.

### Nagelverletzungen

Bei Quetschverletzungen (häufig!) bildet sich rasch ein subunguales Hämatom. Ausschluss ossärer Beteiligung. Entlastung mittels Trepanation, ggf. Anheften des Nagels mit Vicryl.

### Fingerkuppendefekt

Häufig, meist starke Blutung. Fingerbad in einem Antiseptikum, wenn möglich Adaptationsnähte, Semiokklusivverband, darüber normaler Fingerverband, Verbandwechsel erst nach 4 Tagen oder bei Beschwerden, Antibiose bei stark verschmutzten Wunden.

## 4.4 Untere Extremität

### ■ Hüftgelenk

#### Hüftgelenkluxation (selten)

**Ätiologie:** Patienten zwischen dem 20. und 40. Lebensjahr nach Verkehrsunfall (dashboard injury). Im Gegensatz zur Schulter luxiert die Hüfte häufiger nach dorsal und selten nach ventral.

**Klinik:** Starke Schmerzen, federnd fixierte Stellung des Beines. Dorsale Luxation: Hüfte adduziert und innenrotiert, Knie gebeugt. Vordere Luxationen: Bein im Hüftgelenk abduziert und außenrotiert, Knie leicht gebeugt oder gestreckt. Aufgrund des Unfallmechanismus häufig Begleitverletzungen. Ist der Patient wach, prüfen Sie die Durchblutung, Sensibilität und Motorik der Extremität.

**Diagnostik:** Initial Beckenübersichtsaufnahme.

**Therapie:** Hüftluxationen ohne operationspflichtige Begleitverletzungen (dazu gehören Azetabulumfraktur, dislozierte Schenkelhalsfraktur, Schädigung des N. ischiadicus): zügige Reposition unter Analgosedierung (Gefahr einer avaskulären Hüftkopfnekrose). Nach Reposition Prüfung der Stabilität und des neurovaskulären Status sowie Kontrollröntgen (Beckenübersicht, Hüfte in 2 Ebenen) zum Ausschluss von Begleitverletzungen. Das Bein wird in einer Schaumstoffschiene gelagert. Der Patient kann voll belasten, sollte aber eine forcierte Außenrotation sowie das tiefe Setzen vermeiden. Gelingt die Reposition nicht, muss ein Repositionshindernis mittels CT ausgeschlossen werden. Neuer Versuch der geschlossenen Reposition bei fehlendem Hindernis unter Allgemeinnarkose und Relaxation im OP-Saal. Bei Misserfolg offene Reposition.

Luxationen mit nicht dislozierter Schenkelhalsfraktur: offene Reposition, um die Fragmente während der Reposition nicht gegeneinander zu verschieben.

### Femurkopffraktur

Als Pipkin-Fraktur werden Brüche im Bereich des überknorpelten Hüftkopfes bezeichnet. Sie sind sehr selten, treten in Kombination mit Hüftgelenkluxationen oder Azetabulumfrakturen auf und werden in der Regel operativ versorgt.

## ■ Femur

> Eine Fraktur des proximalen Femurs ist das Polytrauma des alten Menschen und lebensbedrohlich.

### Oberschenkelhalsfrakturen (Schenkelhalsfrakturen)

**Ätiologie:** Meist Sturz in häuslicher Umgebung auf eine Körperhälfte. 80 % ältere Frauen.

**Klinik:** Schmerzen in der betroffenen Hüfte in Ruhe und bei Bewegung. Nicht belastbar. Gestrecktes Anheben des Beins nicht möglich. Beinlänge verkürzt, außenrotiert (dislozierte Fraktur). Bei eingestauchter Fraktur weniger eindrucksvolle Klinik, zunehmende Belastungsschmerzen. Wichtig ist, den Bruch nicht zu übersehen, auch wenn der Patient zu Fuß in die ZNA kommt. Junge

Patienten waren stärkerer Gewalteinwirkung ausgesetzt (cave Begleitverletzungen).

> Teilen Sie jede offene Verletzung, gleich welcher Körperregion, die über einer Faktur und damit potenziell im Bereich des operativen Zugangs liegt, dem Operateur/Oberarzt/Dienstarzt mit. Dies hat erheblichen Einfluss auf OP-Zeitpunkt und -Technik.

**Diagnostik:** Beckenübersicht (Ausschluss Beckenringverletzungen, Vergleich Gegenseite), Hüfte a. p. und axial (Lauenstein-Aufnahme).

**Klassifikation und Therapie:** Mediale (häufig) und laterale (selten, junge Patienten, Pathologie und Therapie eher wie bei pertrochanterer Fraktur). Die medialen Schenkelhalsfrakturen werden nach Garden (1964) nach dem Risiko der Perfusionsstörung des Femurkopfes eingeteilt (Tab. 4.13).

Nach Pauwels (1935) erfolgt die Einteilung nach dem Neigungswinkel der Fraktur zur Horizontalen:
- Pauwels I = Bruchwinkel < 30°,
- Pauwels II = Bruchwinkel 30–50°,
- Pauwels III = Bruchwinkel > 50°.

Tabelle 4.13  Klassifikation der medialen Schenkelhalsfrakturen nach Garden (1964).

| Typ | Beschreibung | Therapie[1] |
|---|---|---|
| Garden I | eingestauchte Abduktionsfraktur, Aufrichtung Kopftrabekel, Valgusstellung | junger Patient: konservativ-funktionell, 8 Wochen Teilbelastung 20 kg<br>alter, morbider Patient: primär operativ |
| Garden II | nicht dislozierte Fraktur, Unterbrechung der Trabekel ohne Abwinkelung | Patienten < 65 Jahre, gute Knochenqualität, hohe Aktivität, gut reponierbare Fraktur: Osteosynthese (3-fach Verschraubung, dynamische Hüftschraube, Nagelsysteme) |
| Garden III | dislozierte Adduktionsfraktur, Trabekel medial noch Kontakt, Varusstellung | Patienten > 80 Jahre oder Patienten mit Coxarthrose bzw. Osteoporose oder schlecht reponierbarer Fraktur: Prothese |
| Garden IV | starke Dislokation, Kopffragment ohne Kontakt zum Schenkelhals | Patienten 65–80 Jahre: individuelle Indikation |

[1] Die Indikation zur Osteosynthese oder Endoprothese wird kontrovers diskutiert und muss individuell anhand des Aktivitätsgrades, der Knochenqualität, dem Vorliegen einer Coxarthrose bzw. Osteoporose, aber auch Bettlägerigkeit oder Demenz und dem Alter der Fraktur gestellt werden.

Zugrunde liegt die Annahme, dass eine Fraktur beim Auftreffen von axialer Gewalt umso eher abrutscht, je steiler sie ist (I < II < III). Nach Pauwels können Frakturen Typ I rein konservativ behandelt werden. Diese Therapie ist bei einer sekundären Dislokationsrate von 30 % umstritten und wird nur in ca. 6 % der Fälle angewandt.

> Die Versorgungsdringlichkeit der Schenkelhalsfraktur ist umstritten. Insbesondere bei alten Patienten (> 80 Jahre) geht die Versorgung nach 24 Stunden mit einer erhöhten Mortalität und Morbidität einher. Auch die Prognose hinsichtlich der Hüftkopfnekrose wird vom OP-Zeitpunkt bestimmt. Jedoch kann eine Hüftkopf erhaltende Therapie auch nach 24 Stunden noch sinnvoll sein. In der Regel, so auch in unserem Haus, werden dislozierte Frakturen bei hüftkopferhaltender Therapie innerhalb von 6 Stunden versorgt, bei jugendlichen Patienten notfallmäßig und jede andere Schenkelhalsfraktur innerhalb von 24 Stunden.

### Trochantere Frakturen

Ätiologie, Klinik und die Diagnostik entsprechen denen der Schenkelhalsfraktur. Zu Klassifikation und Therapie siehe Tab. 4.**14**.

Tabelle 4.**14** Klassifikation und Therapie der trochanteren Frakturen gemäß AO.

| Typ | Beschreibung | Therapie |
|---|---|---|
| A 1 | pertrochantere, einfache Fraktur | immer operativ[1]: <br>• extramedullär: dynamische Hüftschraube (DHS) <br>• intramedullär: Nagelsysteme, z. B. Gamma-Nagel, proximaler Femurnagel (PFN)[2] <br>• Endoprothese |
| A 2 | pertrochantere, Mehrfragmentfraktur | |
| A 3 | intertrochantere Fraktur | |

[1] Sprechen keine allgemeinen oder lokalen Kontraindikationen gegen eine Operation, wird diese Fraktur immer operativ versorgt. Die konservative Therapie kommt allein bei Abrissfrakturen infrage. Auch polytraumatisierte Patienten werden in der Regel primär definitiv versorgt.
[2] Wesentliche Unterschiede hinsichtlich des OP-Ergebnisses bestehen zwischen beiden Implantaten nicht. Das Behandlungsergebnis hängt ausschließlich von der korrekten Indikationsstellung und vor allem von der anatomischen Reposition ab.

## Femurschaftfrakturen

> Hierbei handelt es sich um Schock induzierende Frakturen mit dringlicher OP-Indikation. Die Kombination mit einem Thoraxtrauma ist lebensbedrohlich.

**Ätiologie:** Junge, durch Hochrasanztrauma polytraumatisierte Patienten.

**Klinik:** Weichteilschwellung und abnorme Stellung/Beweglichkeit des Oberschenkels. Nicht belastungsfähig. Prüfung des neurovaskulären Status am gesamten Bein.

**Diagnostik:** Röntgen mit angrenzenden Gelenken in 2 Ebenen (Mehretagen- oder Kettenfrakturen kommen vor).

**Klassifikation und Therapie:** Siehe Tab. 4.15.

## Distale Femurfraktur (6 % der Femurfrakturen)

**Ätiologie:** Anpralltraumen (dashboard injury) oder Unfälle ungeschützter Verkehrsteilnehmer.

Tabelle 4.**15** Klassifikation und Therapie der Femurschaft-Frakturen gemäß AO.

| Typ | Beschreibung | | Therapie |
|---|---|---|---|
| A 1 | einfache Frakturen | spiralförmig | in der Regel operativ[1]<br>Marknagel (Goldstandard):<br>• antegrad/retrograd<br>• aufgebohrt/unaufgebohrt<br>• statisch/dynamisch verriegelt<br>• unterschiedliche Anzahl an Bolzen |
| A 2 | | schräg | |
| A 3 | | quer | |
| B 1 | Keilfrakturen | Drehkeil | |
| B 2 | | Biegungskeil | Plattenosteosynthese<br>Fixateur externe<br>Verbundosteosynthese |
| B 3 | | Keil fragmentiert | |
| C 1 | komplexe Frakturen | spiralförmig | |
| C 2 | | etagenförmig | |
| C 3 | | irregulär | |

[1] Eine konservative Behandlung kommt bei kindlichen Frakturen infrage.

**Klinik:** Massive Ruhe- und Bewegungsschmerzen im distalen Femur. Schwellung mit verstrichenen Kniekonturen. Regelhaft offene Verletzungszeichen. Begleitverletzungen des Knies (Meniskusschäden, Kreuz- und Seitenbandinstabilitäten) lassen sich im akuten Stadium klinisch nicht testen. Prüfung der Innervation und Blutversorgung. Ist letztere nicht gegeben, erfolgt eine Reposition und erneute Prüfung. Besteht die Versorgungsstörung weiter → Angiographie.

**Diagnostik:** Röntgen des Kniegelenks in 2 Ebenen. Bei B- und C-Frakturen CT zur OP-Planung. Bei Verdacht auf Knie-Binnentrauma MRT. Ausschluss Gefäßbeteiligung: Doppler-Sonographie.

**Klassifikation und Therapie:** Siehe Tab. 4.16.

### Periprothetische Frakturen

Periprothetische Frakturen gewinnen zunehmend an Bedeutung. Klinik und Diagnostik wie bei der Femurfraktur. Therapieziel: Verhindern der Auslocke-

Tabelle 4.16  Klassifikation und Therapie der distalen Femurfrakturen gemäß AO.

| Typ | Beschreibung | | Therapie |
|---|---|---|---|
| A1 | extraartikulär | einfach | immer operativ: |
| A2 | | mit metaphysärem Keil | • retrograder Marknagel (DFN)<br>• winkelstabiles System (LISS)<br>• Locking comression plate (LCP) |
| A3 | | metaphysär komplex | • Fixateur externe<br>• ggf. Spongiosaplastik |
| B1 | intraartikulär, monokondylär | lateral, sagittal | OP-Zeitpunkt: |
| B2 | | medial, sagittal | • sofort, spätestens innerhalb der ersten 24 h nach Trauma |
| B3 | | Fraktur in Frontalebene | • Notfallindikation bei offenen Frakturen oder Gefäßverletzungen |
| C1 | intraartikulär, bikondylär | artikulär einfach-metaphysär einfach | |
| C2 | | artikulär einfach-metaphysär mehrfach | |
| C3 | | artikulär mehrfach-metaphysär mehrfach | |

rung der Prothese. Abhängig vom Bruchtyp und der Knochenqualität werden die Frakturen osteosynthetisch mittels winkelstabiler Platte (in Kombination mit lokalen Cerclagen) oder Prothesenstielwechsel versorgt.

### Muskelfaserriss

**Ätiologie:** Die Belastung übertrifft die Belastbarkeit der Muskulatur. Meist ist die ischiokrurale Muskulatur junger Sportler betroffen.

**Klinik:** Druckschmerz, Schwellung und verminderte Belastbarkeit des Oberschenkels. Evtl. tastbare Muskellücke. Prüfen Sie die Motorik des betreffenden Muskels auch gegen Widerstand.

**Diagnostik:** Weichteilsonographie, selten zusätzlich MRT.

**Therapie:** Hier ist Ihre Empathie gefragt, denn die konservative, funktionelle Therapie besteht in einer Sportkarenz von mindestens 3–4, bis zur vollen Belastbarkeit 6–12 Wochen (sonst Reruptur). Kryotherapie, Antiphlogistika und Kompression können die Beschwerden lindern, nicht jedoch die Ausbildung einer stabilen Narbe beschleunigen. Eine adaptierende Muskelnaht ist nicht trainingsstabil. OP-Indikation selten (ausgeprägte Hämatombildung, Kompartmentsyndrom).

## ■ Kniegelenk

Inspektion schon beim Eintreten des Patienten anhand des Gangbildes. Fragen Sie nach direkter und indirekter Krafteinwirkung der Gewalt und ihrer Richtung, nach Vorschäden, Voroperationen, Punktionen und Grunderkrankungen. Beurteilen Sie äußere Verletzungszeichen, Beinlängenunterschiede, Achsenstellung, Schwellungen, Muskulatur (im Vergleich zur Gegenseite), die Position und Form der Patella, Abgrenzbarkeit des Lig. patellae, Ödeme, Varizen, Narben und die benachbarten Gelenke.

Die Palpation beginnen Sie am unverletzten Knie, um frische traumatische Veränderungen von chronischen Vorschäden zu differenzieren. Erklären Sie das, sonst denkt der Patient, Sie hätten nicht zugehört.

Differenzieren Sie bei Schwellung des Kniegelenks zwischen Überwärmung (entzündliche Genese, z. B. Arthritis, Empyem), Gelenkerguss (tanzende Patella bei Kreuzbandläsion mit Hämarthros oder serösem Erguss bei aktivierter Arthrose) und extraartikulärer Schwellung mit Druckschmerz (Bursitis praepatellaris, Entzündung einer Baker-Zyste). Prüfen Sie den Druckschmerz über den Ansätzen der Kollateralbänder (Differenzialdiagnose frisch/alt) und deren Stabilität (s. u.). Palpieren Sie den medialen und lateralen Gelenkspalt und testen Sie die Menisken. Versuchen Sie, durch Druck auf die Pes anserinus einen Provokationsschmerz der Bursa auszulösen. Liegt die Patella in Normalposition, drücken und verschieben Sie diese und lassen das Gelenk bei moderatem Druck auf die Patella beugen (Chondropathia patellae). Hypo- oder Hypermobilitäten sprechen für ein Patellaführungsproblem. Ist die Patella hoch- oder tiefgestellt, tasten Sie das Lig. patellae auf strukturelle Intaktheit ab. Prüfen Sie in der Kniekehle die Kontinuität der Sehnen vor allem nach direktem Trauma (lateral: Ruptur der Sehne des M. biceps femoris, medial: Ruptur der Sehnen des M. semitendinosus, M. gracilis und M. semimembranosus).

**Bewegungsumfang:** aktiv und passiv im Seitenvergleich, Extension/Flexion 10°/0/150°, Außen-/Innenrotation 30°/0/10°.

**Funktionstests:** Siehe Tab. 4.17.

Tabelle 4.17 Funktionstests am Kniegelenk.

| Zeichen | Läsion | Durchführung |
| --- | --- | --- |
| Steinmann-I-Zeichen | Meniskuszeichen | Rückenlage (RL), 30° Beugung, ruckartige Außenrotation: Schmerzen am medialen/lateralen Gelenkspalt (GS) |
| Steinmann-II-Zeichen | | RL, Fingerdruck auf das durch Steinmann I ermittelte Punctum maximum, bei zunehmender Beugung des Knies wandert der Schmerz im GS nach dorsal |
| Payr-Zeichen (medialer Meniskus) | | RL, Ferse auf Höhe Kniegelenk der Gegenseite stellen lassen, Abduktion der Hüfte (daraus resultiert ein einseitiger Schneidersitz), positiv bei akutem Schmerz im medialen GS |
| Apley-Kompressionstest | | Bauchlage, Knie wird 90° gebeugt, unter Druck auf die Ferse Rotation im Kniegelenk, positiv bei akutem Schmerz im lateralen/medialen GS |
| Apley-Distraktionstest | | dieselbe Bewegung wie beim Kompressionstest, nur unter Zug am Unterschenkel |
| McMurray | | RL, maximale Außenrotation des Unterschenkels und Hyperflexion erfolgt unter Beibehalten der Außenrotation die Streckung des Knies (positiv bei Innenmeniskusläsion), maximale Innenrotation und dasselbe Procedere (positiv bei Außenmeniskusschaden) |
| Böhler-Zeichen | | RL, Varus- und Valgusstress bei gestrecktem und leicht gebeugtem Knie lösen akuten Schmerz aus |

Tabelle 4.17 (Fortsetzung).

| Zeichen | Läsion | Durchführung |
|---|---|---|
| seitliche Aufklappbarkeit | Innen- und Außenbänder | Vorgehen wie beim Böhler-Test, bei Läsionen der Kollateralbänder resultiert eine mediale oder laterale Aufklappbarkeit |
| vordere Schublade | vorderes Kreuzband | RL, 90° Beugung, setzen Sie sich auf den Vorfuß des Patienten (ankündigen), Umfassen des proximalen Unterschenkels mit beiden Händen, Versuch, das Kniegelenk nach vorn zu ziehen (positiv bei Ventralverschiebung) |
| Lachmann-Test | | RL, Hüfte und Knie 30° gebeugt, patientenferne Hand fixiert Oberschenkel, patientennahe Hand versucht Tibiakopf nach ventral zu ziehen (positiv bei Ventralverschiebung) |
| hintere Schublade | hinteres Kreuzband | RL, 90° Beugung, Druck von vorn auf den Tibiakopf (positiv bei Dorsalverschiebung) |
| Pivot-shift-Test | komplexe Bandverletzungen | RL, Bein an der Ferse gestreckt anheben, Unterschenkel nach innen rotieren, unter Valgusstress beugen, bei 30° kommt es zu einer Spontanreposition des ventral subluxierten Tibiakopfes |
| Jerk-Zeichen | | RL, das gebeugte Knie wird an der Ferse mit innenrotiertem Unterschenkel unter Valgusstress gestreckt (positiv bei Schmerzangabe) |
| Zohlen-Zeichen | Patella (Chondropathie) | RL, Knie gestreckt, Patella mit Daumen und Zeigefinger erfassen, aktive Anspannung des M. quadriceps und Distalisierung der Patella lösen Schmerz aus |

### Meniskusläsion

**Ätiologie:** Verdreh-Trauma des Oberschenkels gegen den fixierten Unterschenkel. Bei degenerativen Vorschäden reicht ein Bagatelltrauma.

**Klinik:** Eine Fixierung in Flexionsposition (ca. 20–40°) unter starken, gut lokalisierbaren Schmerzen über dem Gelenkspalt ist nahezu beweisend für einen eingeklemmten Meniskus. Bei Hämarthros (Schwellung, intraartikulärer Erguss) besteht meist ein Streckdefizit. Ist die Verletzung weniger ausgeprägt, verstärkt sich die Schwellung im Verlauf von mehreren Tagen aufgrund einer durch den Reizzustand ausgelösten Synovialitis.

**Meniskustests:** Besonders zuverlässig, auch am adipösen Patienten, ist der Apley-Kompressionstest.

**Diagnostik und Therapie:** Röntgen des Knies (a. p. und lateral) und je nach Fragestellung Zusatzaufnahmen (Rosenberg zur Beurteilung des femorotibialen Gelenkspalts, Patellagleitlageraufnahmen bei 30°, 60° und 90° mit tangentialem Strahlengang) zum Ausschluss ossärer Beteiligung/Vorerkrankungen und Diagnose patellärer Krankheitsbilder (Subluxationen oder osteochondrale Flakes). Bei eingeklemmtem Meniskus sofort MRT und Arthroskopie. Bei Verdacht auf Meniskusläsion (die Klinik determiniert die Diagnose) engmaschige ambulante Kontrolle des klinischen Verlaufs, bei Beschwerdepersistenz MRT. Bei klinisch sicherer Meniskusläsion auch primär arthroskopischer Eingriff.

### Vordere Kreuzbandruptur

**Ätiologie:** Verdrehtrauma (Fußballer, Skifahrer) oder direkter Schlag ins Knie.

**Klink:** Der Patient beschreibt ein Knacken im Knie mit anschließender Schwellung und Instabilität. Kniekehle druckschmerzhaft, palpatorisch intraartikuläre Schwellung, endgradige Streckhemmung, vorderes Schubladenphänomen und Lachmann-Test positiv.

**Diagnostik:** Röntgen des Kniegelenks in 2 Ebenen zum Ausschluss knöcherner Ausrisse. MRT immer empfehlenswert.

**Therapie:** Bei erheblichen ergussbedingten Einschränkungen Punktion. Fettaugen im Punktat sprechen für eine osteochondrale Begleitverletzung. Das Knie wird mit einem Stützverband komprimiert und in einer Orthese geschient. Entlastung durch Unterarmgehstützen (schmerzadaptierte Teilbelastung), Hochlagerung, Kühlung, Thromboseprophylaxe und ggf. ein Antiphlogistikum. Im Verlauf Abwägen der operativen Rekonstruktion.

### Hintere Kreuzbandruptur

**Ätiologie:** Anteriores Anpralltrauma bei Verkehrsunfall, Hyperflexions- oder Hyperextensionstrauma.

**Klinik:** Unspezifisch. Bei frischem Trauma Schwellung und Erguss, Schmerzen mit p.m. in der Kniekehle, evtl. auch anterior. Kein Instabilitätsgefühl bei isolierter Ruptur des hinteren Kreuzbandes.

**Diagnostik:** Bei klinischem Verdacht MRT.

**Therapie:** Akut wie bei vorderer Kreuzbandruptur. Große Heilungspotenz, deshalb bei isolierter hinterer Kreuzbandruptur in der Regel primär konservativ.

### Patellaluxation

**Ätiologie:** Nach adäquatem, aber auch inadäquatem Trauma (habituelle oder posttraumatisch rezidivierende Luxation).

**Klinik:** In der ZNA meist Zustand nach Spontanreposition oder Korrektur durch den Notarzt. Patella nach lateral hypermobil, mediales Retinakulum druckschmerzhaft und geschwollen, evtl. medial tastbare Lücke.

**Diagnostik:** Röntgen des Knies in 3 Ebenen: Luxationen/Subluxationen, knöcherne Begleitverletzungen, evtl. Formveränderungen der Patella oder Kondylen als Ursache für eine habituelle Luxation. Nach Trauma MRT, um ligamentäre und osteochondrale Verletzungen der Menisken auszuschließen.

**Therapie:** Reposition: Kniegelenk überstrecken lassen, luxierte Patella nach medial drücken. Bei Begleitverletzungen im MRT frühelektive Arthroskopie. Junge Patienten profitieren bei traumatischer Luxation auch ohne Begleitverletzungen von der Arthroskopie und Naht des Retinakulums. Konservative Alternative: Orthese (Verklebung des medialen Retinakulums). Bei habitueller Luxation Stabilisierung durch muskuläre Konditionierung.

### Patellafraktur

**Ätiologie:** Direktes Anpralltrauma.

**Klinik:** Schmerzen, Schwellung, oft offene Verletzungszeichen, deutliche Beeinträchtigung der Streckfähigkeit im Kniegelenk.

**Diagnostik:** Röntgen des Knies a. p. und lateral. Bei Verdacht auf Verletzungen des femoropatellaren Gelenks oder Längsfrakturen Patelladéfilée-Aufnahmen (Flexion 30°, 60°, 90°).

**Klassifikation:** Die Frakturen werden nach AO mit der Ziffer 45 benannt und eingeteilt in:

- A-Frakturen: extraartikulär,
- B-Frakturen: partiell artikulär bei intaktem Streckapparat (in der Regel vertikaler Frakturverlauf),
- C-Frakturen: komplett artikulär mit gerissenem Streckapparat (in der Regel querer Frakturverlauf).

**Therapie:** Nicht dislozierte Frakturen ohne Diastase (intakter Streckapparat einschließlich Patellaaponeurose): konservativ unter Teilbelastung.
Dislozierte Frakturen: OP (Verschraubung und/oder Cerclage).

### Unterschenkel

Bei Verdacht auf Unterschenkelfraktur generell hochlagern (bis zum Ausschluss eines Kompartmentsyndroms flach auf Herzebene, danach höher) und kühlen. Weichteilverletzungen können auch bei intakter Haut vorliegen, sind häufig und maßgeblich für die Prognose. Obligat: Prüfung der sensomotorische Integrität und Blutversorgung.

Die Klassifikation des geschlossenen Weichteilschadens stammt von Tscherne und Oestern (1982), die offenen Weichteilverletzungen werden nach Gustilo und Anderson (1976) klassifiziert (Tab. 4.**18**).

Tabelle 4.**18** Klassifikation der Unterschenkelverletzungen.

| Grad | geschlossene Verletzung | offene Verletzung |
| --- | --- | --- |
| 0 | keine oder unbedeutende Weichteilverletzung (einfache Fraktur, indirekte Gewalt) | keine |
| I | oberflächliche Schürfung der Haut oder Kontusionen durch Fragmentdruck von innen (einfache bis mittelschwere Fraktur) | Durchspießung von innen, Hautwunde ≤ 1 cm, geringgradige Muskelkontusion |
| II | tiefe kontaminierte Schürfung oder Kontusion durch direkte Gewalteinwirkung, drohendes Kompartmentsyndrom, mittelschwere bis schwere Frakturen) | Gewalt von außen: Wunde ≥ 1 cm, ausgedehnter Weichteilschaden mit Décollement oder Lappenbildung, mittlere Muskelquetschung |
| III | Ausgedehnte Hautkontusion oder Quetschung, subkutanes Décollement, manifestes Kompartmentsyndrom, Zerreißung von Muskulatur oder Hauptgefäßen (schwere Frakturform) | ausgedehnter Weichteilschaden:<br>- A: mit noch adäquater Knochendeckung<br>- B: Deperiostierung und freiliegender Knochen, massiv kontaminiert<br>- C: rekonstruktionspflichtige Gefäßverletzung |

## Tibiakopffraktur (proximale, intraartikuläre Schienbeinfraktur)

**Ätiologie:** Laterales Anpralltrauma oder axiale Gewalt, die bei Osteoporose schon bei geringerer Intensität zur Plateaufraktur (lateral >> medial) führen kann. Bei jungen Patienten direkte Gewalteinwirkung (Fußgänger versus PKW) oder Rotations-/Schertrauma mit Luxations- oder Trümmerfrakturen (Skifahren).

**Klinik:** Schwellung, schmerzbedingte Bewegungseinschränkung und lokaler Druckschmerz. Die Prüfung der ligamentären Stabilität ist nicht aussagekräftig. Wesentlich sind die Prüfung der Pulse der A. poplitea und der distalen Gefäße sowie die Unversehrtheit des N. tibialis und fibularis. Ein Kompartmentsyndrom ist auszuschließen.

**Diagnostik:** Konventionelles Röntgen. Zur OP-Planung CT mit sagittalen und frontalen Rekonstruktionen. Bei Verdacht auf Begleitverletzungen MRT.

**Klassifikation:** Tscherne und Lobenhoffer (1993) berücksichtigen den Unfallmechanismus und unterscheiden Plateau- von Luxations- und Trümmerfrakturen. Die AO schlägt die in Tab. 4.**19** gezeigte Einteilung vor.

**Therapie:** Großes, gewichtstragendes Gelenk! OP-Ziel: stufenfreie Rekonstruktion der Gelenkfläche, Wiederherstellung der Gelenkkongruenz und -stabilität,

Tabelle 4.**19** AO-Einteilung der Tibiakopffrakturen.

| Typ | Beschreibung | |
|---|---|---|
| A 1 | extraartikuläre Frakturen | knöcherne Bandausrisse |
| A 2 | | einfach metaphysär |
| A 3 | | mehrfragmentär-metaphysär |
| B 1 (P 1) | partiell artikuläre Frakturen | unikondyläre Spaltbrüche |
| B 2 (P 2) | | Impressionsbrüche |
| B 3 (P 3) | | Spalt-Impressionsbrüche |
| C 1 | vollständig artikuläre Frakturen | uni- oder bikondyläre dislozierte Fraktur |
| C 2 | | dislozierte Fraktur in Kombination mit einem zusätzlichen Fragment |
| C 3 | | Trümmerfraktur |

Korrektur von Achsenfehlern und begleitenden Knorpel- oder Meniskusschäden. Konservative Therapie nur bei nicht dislozierten, stabilen Frakturen ohne ligamentäre Beteiligung. Wenig verschobene Brüche (B1, B2) können arthroskopisch gestützt mittels Schrauben versorgt werden. Dislozierte Frakturen, Brüche mit imprimierten Gelenkanteilen bedürfen der offenen Reposition durch Osteosynthese, ggf. Spongiosaplastik. Winkelstabile Implantate haben sich bewährt (Osteoporose). Ein Fixateur externe findet bei ausgedehnten Trümmerfrakturen mit großem Weichteilschaden oder zur temporären Fixation Anwendung.

### Unterschenkelschaftfrakturen (isolierte Tibia-, Fibula- oder komplette Unterschenkelfraktur)

**Ätiologie:** Direkte Gewalt, Sturz aus geringer Höhe oder Verdrehtrauma des Unterschenkels gegen den fixierten Fuß (Sport).

**Klinik:** Gut lokalisierbarer Bewegungs- und Druckschmerz (Tibia > Fibula), Fehlstellung und Instabilität häufig.

**Diagnostik:** Röntgenbild in 2 Ebenen, möglichst mit langer Platte (vom Knie- bis zum Sprunggelenk). Sonst je 2, sich überlappende Aufnahmen: Knie mit proximalem Unterschenkel und Sprunggelenk mit distalem Unterschenkel. Die Frakturen von Tibia und Fibula können unterschiedlich hoch liegen. Die größere Schmerzhaftigkeit der Tibiafraktur kann die Fibulafraktur klinisch „überblenden", so dass diese bei unvollständiger Bildgebung (diagnostische Lücke) unentdeckt bleibt. Zur Beurteilung der Weichteile (Kompartmentsyndrom) stehen (Doppler-)Sonographie und Logendruckmessung zur Verfügung, bei Verdacht auf Gefäßbeteiligung: Angiographie.

**Klassifikation und Therapie:** Gemäß AO (Tab. 4.**20**).

### Distale Unterschenkelfrakturen

**Ätiologie:** Hohe axial eintreffende Energie (Sturz aus großer Höhe).

**Klinik:** Größerer Weichteilschaden. Gestörte Gelenkkongruenz von Unterschenkel und Fuß. Belastung nicht möglich.

**Diagnostik:** Konventionelles Röntgen und CT.

Tabelle 4.20  Einteilung und Therapie der Unterschenkelschaftfrakturen nach AO.

| Typ | Beschreibung | | Therapie |
|---|---|---|---|
| A 1 | einfache Frakturen | Drehbruch | selten konservativ[1]:<br>• isolierte Fibulafraktur (A 1 /2 ohne Beteiligung des Sprunggelenks)<br>• nicht dislozierte Tibiafrakturen bei schlechtem Allgemeinzustand oder Gerinnungsstörungen (knöcherne Durchbauung bis zu 16 Wochen, erhebliches Thromboserisiko)<br>• aufgebohrter Marknagel<br>• LISS, LCP<br>• Plattenosteosynthese (klassisch zur Induktion einer primären Frakturheilung oder biologisch zur Vermeidung einer Denudierung der Fragmente, sekundäre Frakturheilung)<br>• Fixateur externe<br>• retrograder Nagel<br>im Anschluss:<br>• Revision des Weichteilschadens<br>• Rekonstruktion der Gefäße |
| A 2 | | Schrägbruch ($\geq 30°$) | |
| A 3 | | Querfraktur ($\leq 30°$) | |
| B 1 | Keilfrakturen | Drehkeil | |
| B 2 | | Biegungskeil | |
| B 3 | | mehrere Keilfragmente | |
| C 1 | komplexe Frakturen | mehrere Drehkeile | |
| C 2 | | Stückfraktur mit erhaltener Zirkumferenz | |
| C 3 | | irregulär | |

[1] Je näher die Fibulafraktur an das obere Sprunggelenk (OSG) angrenzt, desto eher besteht die Indikation zur Osteosynthese.

**Klassifikation:** Gebräuchlich ist die AO-Klassifikation. In Ergänzung dazu wird die distale Unterschenkelfraktur mit Impression des Gelenks als pilontibiale Fraktur bezeichnet.

**Therapie:** Konservativ nur bei Kontraindikationen gegen OP oder sehr geringer Dislokation. In allen anderen Fällen OP.

## Kompartmentsyndrom

Eine Einblutung oder ödematöse Schwellung bedingt eine Druckerhöhung innerhalb einer durch eine Faszie straff eingeschlossenen Muskulatur. Übersteigt diese den Perfusionsdruck, kommt es zur Depression der Mikrozirkulation, was eine ischämische Nekrose der Muskulatur und peripheren Nerven zur Folge haben kann. Zu dieser schwerwiegenden Komplikation kann es bei allen Verletzungen von durch Faszien eingeschlossener Muskulatur kommen. Sie tritt aber am Unterschenkel gehäuft auf. Es werden 4 Kompartimente unterschieden (Tab. 4.**21**):

Tabelle 4.21  Kompartmentsyndrome am Unterschenkel.

| Kompartiment | Anatomie | Klinik (Kennareal) |
| --- | --- | --- |
| tibiales anteriores Kompartiment | Dorsalflektoren des Fußes: M. tibialis anterior, M. extensor digitorum longus, M. extensor hallucis longus | motorische Schwäche der Zehen- und Fußheber, Ausfall der Sensibilität zwischen 1. und 2. Zehe |
| peroneales Kompartiment | Elevatoren des Fußes | |
| oberflächliches hinteres Kompartiment | oberflächliche Beuger (Plantarflexion) | |
| tiefes dorsales Kompartiment | tiefe Beuger (Beugung Zehen, Inversion Fuß) | Verstärkung des Schmerzes bei Dorsalflexion des Fußes |

- tibiales anteriores Kompartiment,
- peroneales Kompartiment,
- oberflächliches hinteres Kompartiment und
- tiefes dorsales Kompartiment.

**Klinik:** Massive Schwellung, analgetikaresistenter Ruheschmerz und ausgeprägte Druckdolenz. Die Weichteile sind bretthart, die Haut kann blau-livide verfärbt sein. Eine Pulslosigkeit ist kein Symptom des Kompartmentsyndroms, sondern weist vielmehr auf eine traumatische oder chronische Verletzung/Erkrankung der Gefäße hin. Die Klinik des Kompartmentsyndroms ist dynamisch. Frühzeichen sind Schmerzen bei passiver Dehnung der Muskulatur (M. flexor hallucis longus).

**Diagnostik:** Die Klinik ist führend! Hilfreich ist die Messung des Muskellogendrucks. Druckwerte < 15 mm Hg sind physiologisch, Werte > 30 mmHg sind pathologisch. Drücke zwischen 15 und 30 mm Hg müssen engmaschig stationär kontrolliert werden.

**Therapie:** Ein manifestes Kompartmentsyndrom zwingt zur sofortigen Dermatofasziotomie, die isoliert lateral oder lateral/medial erfolgen kann. Die Deckung erfolgt mit Kunsthaut. Über eine dynamische Naht erfolgt etappenweise ein Zuziehen der Wunde mit anschließender sekundärer Naht.

## Sprunggelenk

### Sprunggelenkdistorsion

**Ätiologie:** Distorsionstrauma (Umknicken). Ihr tägliches Brot in der ZNA! Steht der Fuß zum Unfallzeitpunkt in Supinationsstellung, beginnt die Gewalteinwirkung am Außenknöchel, beim pronierten Fuß am Innenknöchel. Fragen Sie nach Dezelerationstraumen (10 %) oder direkter Gewalteinwirkung (5 %).

**Klinik:** Weichteilschwellung und Druckschmerz über dem medialen bzw. lateralen Malleolus. Wichtig ist eine exakte Palpation der verschiedenen Bandstrukturen. Beurteilen Sie das Knie und die gesamte Fibula, am Köpfchen beginnend, um eine hohe Weber-C-Fraktur (Maisonneuve-Fraktur) auszuschließen. Prüfen Sie das Sprunggelenk auf Stabilität (Ausschluss einer isoliert ligamentären Syndesmosenruptur). Danach palpieren Sie den Kalkaneus sowie das Metatarsale V. Die Prüfung der peripheren Sensibilität, Motorik und Durchblutung ist obligat.

**Diagnostik:** Falls kein Verdacht auf eine Maisonneuve-Fraktur besteht, genügt die Röntgenaufnahme des oberen Sprunggelenks in 2 Ebenen (a. p. in 20° Innenrotation = „mortise-view" und exakt seitlich), um Frakturen oder knöcherne Bandrupturen auszuschließen. Befunden Sie den Talus dezidiert, um keine Fraktur zu übersehen. Wirkt das Gelenk bei der klinischen Untersuchung instabil, ist eine Überprüfung der Integrität der Syndesmose unter Durchleuchtung indiziert.

**Therapie:** Stützverband, lokales Antiphlogistikum, orales Analgetikum, ggf. Unterarmgehstützen und Aircast-Schiene, Hochlagerung, Kühlung.

### Malleolarfraktur

**Ätiologie und Klinik:** Wie bei der Distorsion.

**Diagnostik:** Standard-Röntgen. Bei Verdacht auf Verletzungen der Syndesmose: CT. Chondrale Verletzungen mittels MRT bestätigen.

**Klassifikation:** Weber (1966) beschreibt die Höhe der Fibulafraktur in Bezug auf die Syndesmose:
- Typ A: infrasyndesmal = intakte Syndesmose,
- Typ B: transsyndesmal = verletzte, nicht zwingend instabile Syndesmose,
- Typ C = suprasyndesmale Fraktur = instabil.

Lauge-Hansen (1950) klassifizierte die Malleolarfrakturen anhand der Stellung des Fußes (Supination/Pronation) und der Richtung der einwirkenden Kraft (Abduktion/Adduktion/Eversion). Die daraus resultierenden Verletzungen werden in verschiedene Stadien eingeteilt. Anhand der Anzahl der Fragmente kann die Spunggelenkfraktur in uni-, bi- oder trimalleolär (Volkmann-Dreieck) eingeteilt oder mittels der AO-Klassifikation beschrieben werden.

**Therapie:** Luxationsfrakturen müssen notfallmäßig reponiert werden. Konservativ versorgt werden dürfen A1- und B1-Frakturen. Es handelt sich hierbei um nicht dislozierte infrasyndesmale bzw. transsyndesmale Frakturen ohne Instabilität der Syndesmose (prüfen mittels Bildwandler unter Stress), die frühfunktionell belastet werden können. Operiert werden A2-3-, B2-3- und alle C-Frakturen (Schrauben- oder Plattenosteosynthesen, Drittelrohr, LCDCP bzw. Zuggurtungen). Ist die Syndesmose zerrissen, wird das Gelenk mittels temporärer Stellschraube(n) für 6 Wochen stabilisiert. Ist das Volkmann-Dreieck größer als ein Viertel der Gelenkfläche, wird das Gelenk mittels Schrauben stabilisiert.

### Talusfraktur

**Ätiologie:** Dezelerationstraumen, gehäuft bei polytraumatisierten Patienten. Die Talusfraktur wird nicht selten als Distorsion des oberen Sprunggelenks verkannt!

**Klinik:** Schmerzen im Bereich des Rückfußes, oft im Verlauf der Ligamente. Weichteilschwellung, subkutanes Hämatom.

**Diagnostik:** Röntgen: a. p. Aufnahme in 20° Innenrotation, lateral. Großzügige Indikation zum CT mit koronaren und sagittalen Rekonstruktionen.

**Klassifikation:** Der Talus ist in direkter Korrelation zur Dislokation nekrosegefährdet, daher hat sich die prognoserelevante Einteilung von Hawkins (1970) durchgesetzt:
- Typ I: nicht dislozierte Fraktur,
- Typ II: Dislokation im Subtalargelenk,
- Typ III: Luxation aus dem subtalaren und tibiotalaren Gelenk.

Die Klassifikation von Marti und Weber (1974) unterscheidet zentrale und periphere Frakturen.

**Therapie:** Bei dislozierter Talusfraktur sofortige OP. Nicht dislozierte Frakturen könnten konservativ behandelt werden, was aber wegen der Gefahr von sekundären Dislokationen nicht empfohlen wird.

### Kalkaneusfraktur

**Ätiologie:** Bei axialer Gewalteinwirkung schon durch geringe Energie möglich.

**Klinik:** Weichteilschwellung, Druckschmerz und Belastungsunfähigkeit. Gefahr der Fehldeutung als Distorsion bei mäßiger Klinik. Schließen Sie ein Kompartmentsyndrom des Fußes aus!

**Diagnostik:** Oberes Sprunggelenk in 4 Ebenen (a. p., lateral, Brodén-Aufnahme, axial). Bei Vorliegen einer Fraktur: CT. Häufig frakturiert der Kalkaneus in 4 und mehr Fragmente. Fast alle Frakturen dieses Typs liegen intraartikulär. Der sogenannte Entenschnabelbruch entspricht dem knöchernen Ausriss der Achillessehne.

**Klassifikation:** AO-Klassifikation und Einteilung nach Sanders (1992):
- Typ I: nicht dislozierte Frakturen,
- Typ II, III und IV: Frakturen mit 1, 2 oder 3 dislozierten Frakturlinien.

Buchstaben beschreiben die Lage der Fraktur: A = lateral, B = zentral, C = medial.

**Therapie:** Selten konservativ (extraartikuläre Frakturen, undislozierte intraartikuläre Frakturen), meist bei Kontraindikationen gegen die OP (kritische Weichteilverhältnisse, nicht eingestellter Diabetes mellitus, pAVK, HIV). Oft ist dennoch ein minimalinvasives Verfahren (Fixateur externe oder K-Drähte) möglich. Goldstandard ist die offene Reposition und Plattenosteosynthese.

### Metatarsalefraktur

**Ätiologie:** Direkte Gewalt, Torsion oder serielle, subtraumatische Belastung (Marschfraktur).

**Klinik:** Aufgrund der dünnen Weichteildecke sind meist sichere Frakturzeichen nachweisbar.

**Diagnostik:** Röntgen des Fußes in 3 Ebenen.

**Klassifikation:** Basis-, Schaft-, subkapitale und Köpfchenfrakturen. Jones-Fraktur = Bruch am Übergang der Metaphyse in die Diaphyse des Metatarsale V.

**Therapie:** Nicht oder gering dislozierte Basis- und Schaftfrakturen der Metatarsalia II–IV werden frühfunktionell mittels Vorfußentlastungsschuh behandelt. Bei Stressfrakturen in der Regel konservativ mit längerfristiger Ruhigstellung. Dislozierte Frakturen werden durch perkutane K-Draht-Osteosynthese versorgt. Zunehmende Bedeutung gewinnen das offene Vorgehen und Schrauben- oder Miniplattenosteosynthesen. Die lasttragenden Strahlen und nicht dislozierte Basisfrakturen des V. Strahls (Jones-Frakturen) werden operativ versorgt.

## Zehenfraktur

**Ätiologie:** Z. B. nächtliche Zusammenstöße der Kleinzehe mit der Bettkante.

**Klinik:** Schwellung, Schmerz, Hämatom und Fehlstellung.

**Diagnostik:** Röntgen in a. p. und 45° Schrägaufnahme.

**Therapie:** Dislozierte Frakturen lassen sich in der Regel unkompliziert geschlossen reponieren und werden ebenso wie undislozierte Frakturen mittels Tape-Verband ruhiggestellt. Empfehlen Sie das Tragen von festem Schuhwerk. Gelegentlich müssen Sie ein subunguales Hämatom entlasten. Offene Frakturen werden operiert.

## Achillessehnenruptur

**Ätiologie:** Der klassische Patient ist ein etwa 45-jähriger Mann, der beim Fußball plötzlich einen lauten Knall vernommen hat und gestürzt ist.

**Klinik:** Kurzer, heftiger, gut lokalisierbarer (peitschenhiebartiger) Schmerz, tastbare Lücke im mittleren Drittel der Sehne, Plantarflexion gegen Widerstand nicht möglich. Thompson-Test: Bauchlage des Patienten mit über dem Bettende frei hängenden Füßen, Kompression der Wadenmuskulatur führt bei intakter Sehne zu einer Plantarflexion des Fußes, bleibt diese aus, ist der Test positiv.

**Diagnostik:** Sonographie.

**Therapie:** Die Patienten erhalten eine Schuhorthese in 15° Spitzfußstellung. Die operative Therapie mittels Sehnennaht scheint der konservativen Therapie überlegen zu sein.

## ■ Literatur

Ada JR, Miller ME. Scapular fractures: Analysis of 113 cases. Clin Orthop Relat Res 1991; 269: 174–180

Allman F. Fractures and ligamentous injuries of the clavicle and ist articulation. J Bone Joint Surg Am 1967; 49(A): 774–784

Bado JL. The Monteggia lesion. Clin Orthop 1967; 50: 71–86

Euler E, Rüedi T. Scapulafraktur. In: Habermayer P, Hrsg. Schulterchirurgie, 2. Aufl. München: Urban & Schwarzenberg; 1996: 261–272

Garden RS. Stability and union in subcapital fractures of the femur. J Bone Joint Surg 1964; 46 B: 630–647

Gustilo RB, Anderson JT. Prevention of infection in the treatment of 1025 open fractures of long bones: retrospective and prospective analysis. J Bone Joint Surg 1976; 58: 453–458

Hawkins LG. Fractures of the ankle II. Combined experimental-surgical and experimental-roentgenologic investigations. J Bone Joint Surg 1970; 52: 991–1002

Habermeyer P, Schweiberer L. Frakturen des proximalen Humerus. Orthopäde 1989; 18: 200–207

Herbert TJ. Fisher WE. Management of the fractured scaphoid using a new bone screw. J Bone Joint Surg 1984; 66B: 114–123

Johnston GW. A follow-up of one hundred cases of fracture of the head of the radius with a review of the literature. Ulster Med J Belfast 1962; 31: 51–56

Josten C. Verletzungen des Hüftgelenks und des proximalen Femurs. In: Mutschler W, Haas NP, Hrsg. Praxis der Unfallchirurgie. Stuttgart; Thieme; 1998: 406–411

Josten C, Lill H. Ellenbogenverletzungen. Biomechanik – Diagnose – Therapie. Darmstadt: Steinkopff-Verlag; 2001

Lauge-Hansen, N. Fractures of the ankle II. Combined experimental-surgical and experimental- roentgenologic investigations. Arch Surg 1950; 60 (5): 957–985

Marti R. Talus- und Calcaneusfrakturen. In: Weber BG, Brunner C, Freuler F, Hrsg. Die Frakturbehandlung bei Kindern und Jugendlichen. Berlin: Springer; 1974

Mason ML. Some observations on fractures of the head of the radius with a review of 100 cases. Br J Surg 1954; 42: 123–132

Müller ME, Nazarian S, Koch P et al. The comprehensive classification of fractures of long bones. Berlin, Heidelberg, New York: Springer; 1990

Neer CS. Fracture of the distal clavicle with detachment of the coracoclavicular ligaments in adults. J Trauma 1968; 3: 99–110

Neer CS. Impingement lesions. Clin Orthop 1983; 173: 70–77

Neer CS. Displaced proximal humeral fractures. Part I. Classification and evaluation. J. Bone Joint Surg 1970; 52A: 1077–1089

Pauwels F. Der Schenkelhalsbruch, ein mechanisches Problem. Stuttgart: Ferdinand Enke; 1935

Rockwood CA Jr. Subluxations and dislocations about the shoulder. In: Rockwood CA Jr, Green DP, eds. Fractures: part II. Philadelphia: Lippincott; 1984: 722–895

Sanders R. Intra-articular fractures of the calcaneus: present state of the art. J Orthop Trauma 1992; 6: 252–265

Schatzker J. Olecranon fracture. In: Schatzker J, Tile M, eds. Ther rationale of operative fracture care. New York: Springer; 1987; 80–87

Tossy JD, Newton CM, Sigmond HM. Acromioclavicular separation: Useful and practical classification of treatment. Clin Orthop 1963; 28: 111–119

Tscherne H, Lobenhoffer P. Tibial plateau fractures. Management and expected results. Clin Orthop 1993; 292: 87

Tscherne H, Oestern HJ. Die Klassifikation des Weichteilschadens bei offenen und geschlossenen Frakturen. Unfallheilkunde 1982; 85: 111–115

Weber BG. Die Verletzung des oberen Sprunggelenkes. Bern, Stuttgart: Verlag Hans Huber; 1966

Weigel B, Nerlich M. Praxisbuch Unfallchirurgie. Berlin: Springer; 2005

# 5 GAU: Der polytraumatisierte Patient

*Christoph Josten und Oksana Kasch*

> ▶ **Vorbemerkungen** ▶ **Definition und Scoring:** Einschätzung der vitalen Bedrohung – Injury Severity Score (ISS) ▶ **Strukturelle Voraussetzungen:** Medizinisch-technische Ausstattung – Personal – Schockraum-Management – Advanced Trauma Live Support (ATLS) ▶ **Diagnostik:** Körperliche Untersuchung – Bildgebende Verfahren ▶ **Therapie nach der A, B, C, D, E-Regel:** Airway – Breathing – Circulation – Disability – Exposure ▶ **Zweiteinschätzung**

## 5.1 Vorbemerkungen

Die Behandlung Schwerverletzter stellt nach wie vor für alle an der Versorgung beteiligten Krankenhäuser eine ständige Herausforderung dar, da die Verunfallten ungeplant rund um die Uhr notfallmäßig aufgenommen, sofort diagnostiziert und ohne jedwede Verzögerung behandelt werden müssen. Von den sich jährlich im Durchschnitt 7–8 Millionen ereigneten Unfällen sind knapp 20 000 tödlich; sie verteilen sich gleichmäßig auf Verkehrsunfälle, Unfälle im Hausbereich sowie bei Freizeitaktivitäten. Insgesamt werden jährlich etwa 38 000 Polytraumata stationär behandelt. Überwiegend sind männliche Patienten betroffen mit einer Dominanz der Altersgruppe 20–29 Jahre, gefolgt von einem zweiten kleineren Gipfel bei den 50–59-Jährigen.

## 5.2 Definition und Scoring

### ■ Definition

Ein Polytrauma liegt vor, wenn gleichzeitig Verletzungen mehrerer Körperregionen oder Organsysteme bestehen, die isoliert oder in ihrer Kombination systemische Funktionsstörungen bis hin zum Tod nach sich ziehen können. Trotzdem bleiben die Definition und Begriffsbestimmung eines Polytraumas vage, da die Einschätzung der vitalen Bedrohung stark subjektiven Einflüssen unterliegt. Grundsätzlich kann jede Körperregion in das Verletzungsmuster einbezogen sein. Die Analyse des Traumaregisters der Deutschen Gesellschaft für Unfallchirurgie zeigt, dass 58 % der Polytraumata eine schwere Kopfverletzung (intrazerebrale Blutung, Kontusion), 57 % eine schwere Thoraxverletzung (Hämato-/Pneumothorax), 39 % eine schwere Beckenverletzung und 25 % eine schwere abdominelle Verletzung (Leber, Milz, Darmruptur) aufweisen. Der Anteil der begleitenden Skelettverletzungen liegt bei 70 %.

In der Versorgung von schwerverletzten Patienten haben sich Therapie-Algorithmen bewährt. Ein Abweichen von diesen Algorithmen führt in bis zu 2 % zu vermeidbaren Todesfällen und in 4–5 % zu vermeidbaren Komplikationen. Die Klinikmortalität hat sich zudem durch die Verbesserung der Versorgungsstruktur auf unter 15 % reduziert. Aus dem Wunsch nach Objektivierung entstanden Trauma-Score-Systeme, die die Verletzungsschwere in einen relativ einfachen Zahlenwert zusammenzufassen versuchen.

### ■ Injurity Severity Score (ISS)

International etabliert und am häufigsten verwendet wird der Injury Severity Score (ISS). Der ISS basiert auf der Anatomie. Er wird nach Abschluss der primären Diagnostik in der frühen klinischen Phase errechnet. Grundlage zur Berechnung des ISS ist die Abbreviated Injury Scale (AIS). Nach dieser Skala wird der Körper in 6 Regionen unterteilt und der Grad der Verletzung jeweils mit einem Wert zwischen 1 und 6 angegeben. Zur Berechnung des ISS werden die 3 am schwersten betroffenen Körperregionen ausgewählt, deren AIS-Punktwert jeweils quadriert und dann aufsummiert (Tab. 5.**1**). Ab einer Punktezahl von 16 liegt definitionsgemäß ein Polytrauma vor.

## 5.3 Strukturelle Voraussetzungen

### ■ Medizinisch-technische Ausstattung

Die Erstversorgung eines Schwerverletzten soll regelhaft in einem Schockraum erfolgen, der eine adäquate Reanimation und Diagnostik ermöglicht. Um die lebensrettende Erstversorgung zu gewährleisten, bedarf es zudem eines optimalen diagnostischen und primärtherapeutischen Algorithmus, der auch an eine besondere medizinisch-technische Ausstattung gebunden ist.

## 5 GAU: Der polytraumatisierte Patient

Tabelle 5.1 Ermittlung des Injury Severity Scores (ISS).

**Untersuchung von 6 Körperregionen:**
1. Kopf/Hals: knöcherne Verletzungen des Schädels und der Halswirbelsäule, Verletzungen des Groß- und Kleinhirns sowie der Medulla oblongata; außerdem Ersticken
2. Gesicht: Verletzungen des Gesichtsschädels sowie von Mund, Nase, Augen, Ohren
3. Thorax: Verletzungen der Brustwirbelsäule, der Rippen, inneren Organe, des Zwerchfells; außerdem Ertrinken
4. Abdomen/Becken: Verletzungen im Bauchraum, im großen und kleinen Becken sowie an der Lendenwirbelsäule
5. Extremitäten/Beckengürtel: Verletzungen der Extremitäten (z. B. Fraktur, Luxation, Amputation) und des Beckens
6. Weichteile: Schürf- und Schnittwunden, Verbrennungen, Prellungen; außerdem Stromverletzungen, Unterkühlung

| AIS-Punktwert | Schwere der Verletzung im untersuchten Bereich |
| --- | --- |
| 0 | keine |
| 1 | leichte |
| 2 | mäßige |
| 3 | ernste |
| 4 | schwere |
| 5 | lebensbedrohliche |
| 6 | tödliche Verletzungen |

**Berechnung:**
Die Punkte der 3 am schwersten betroffenen Regionen werden quadriert und dann zum ISS aufsummiert. Ein AIS von 6 Punkten in irgendeiner Region bedeutet automatisch einen ISS von 75 Punkten (= Maximalwert).

**Beispiel:**
| | |
| --- | --- |
| Schädel-Hirn-Trauma 3. Grades: | 4 x 4 = 16 Punkte |
| stumpfes Thoraxtrauma mit Rippenfraktur: | 3 x 3 = 9 Punkte |
| offene Unterschenkelfraktur: | 3 x 3 = 9 Punkte |
| Summe: | 34 Punkte |

---

**Unabdingbar sind folgende Punkte:**
- immer einsatzbereiter Schockraum,
- Hubschrauberlandeplatz mit kurzem Weg in die Zentrale Notaufnahme,
- notfallmäßige Verfügbarkeit von Diagnostik-, Operations- und Intensivkapazitäten,
- etabliertes Schockraum-Management.

Zur Basisdiagnostik Schwerverletzter gehört die Sonographie, weshalb ein mobiles Sonographiegerät für die thorakale und abdominelle Untersuchung immer im Schockraum vorgehalten werden muss. Native Röntgendiagnostik und Computertomographie (CT) sind im, zumindest jedoch in der Nähe des Schockraumes vorzuhalten. Im Schockraum gibt es klare Schrankzuordnungen für die dem Advanced Trauma Live Support (ATLS) entsprechenden Therapiemaßnahmen. Desgleichen sind dort die Notfallsets vorzuhalten.

### Personal

Die adäquate Versorgung eines Schwerverletzten erfordert eine Mindestanzahl von Ärzten und Pflegenden. Das Team sollte aus mindestens 3 Ärzten aus den Gebieten Chirurgie/Unfallchirurgie und Anästhesie sowie 2–3 Pflegekräften bestehen. Das erweiterte Schockraum-Team setzt sich aus weiteren Ärzten der verschiedenen Disziplinen zusammen (z. B. Neurochirurgie, Viszeralchirurgie, Mund-, Kiefer-, Gesichtschirurgie, Radiologie).

### Schockraum-Management

Um ein optimales Behandlungsergebnis erzielen zu können, bedarf es einer definierten Aufgaben- und Funktionsverteilung an jedes Mitglied des Schockraum-Teams. Managementfehler im Schockraum haben einen sehr großen Einfluss auf die Überlebenschance und mögliche spätere Komplikationen eines Schwerverletzten. Eine routinemäßige Dokumentation in einem angepassten Schockraumprotokoll ist anzustreben (Traumaregister der Deutschen Gesellschaft für Unfallchirurgie, ATLS).

### Advanced Trauma Live Support (ATLS)

Anfang der 70er Jahre wurde vom American College of Surgeons (ACS) das Trainingsprogramm Atvanced Trauma Live Support für das Traumamanagement entwickelt. Das ATLS ist mittlerweile ein auch bei uns etabliertes Kursprogramm, das es Ärzten in Krankenhäusern jeder Versorgungsstufe ermöglichen soll, einen Schwerverletzten innerhalb der ersten Phase („golden hour") optimal zu behandeln. Im ATLS werden klare diagnostische und therapeutische Prioritäten für die frühe klinische Phase der Traumaversorgung definiert. Dabei wird der Zustand des Patienten anhand der Vitalfunktionen rasch eingeschätzt und die lebensbedrohlichen Verletzungen werden zuerst behandelt.

> **Wichtig:**
> - Behandle die größte vitale Bedrohung zuerst!
> - Das Fehlen einer definitiven Diagnose darf eine notwendige Therapie nicht verzögern!
> - Bei einem schwerverletzten Patienten hat die Anamnese hinter einer sofort notwendigen Diagnostik und Therapie zurückzustehen!

**Das diagnostische Konzept besteht aus:**
1. der Erstuntersuchung (Primary Survey), die sich an den Vitalfunktionen orientiert und bei Bedarf durch lebenserhaltende Erstmaßnahmen ergänzt wird;
2. der Zweituntersuchung (Secondary Survey) mit dem Ziel, alle relevanten anatomischen Verletzungen zu diagnostizieren;
3. der permanenten Re-Evaluation im Rahmen der weitergehenden Diagnostik und Therapie.

> Es muss immer geprüft werden, ob die lokalen Ressourcen des eigenen Krankenhauses zur Behandlung der diagnostizierten Verletzung ausreichend sind! Falls nicht, muss ein Transfer des Patienten in ein Traumazentrum erfolgen.

## 5.4 Diagnostik

### Körperliche Untersuchung

Im Schockraum wird der Patient vom Rettungsteam an das Schockraum-Team übergeben. Dabei informiert der Notarzt das Team über Anamnese und durchgeführte Maßnahmen. Dies hat laut und für alle verständlich zu erfolgen. Umgekehrt muss das Schockraum-Team von hektischen Maßnahmen und Anordnungen absehen. Der Trauma-Leader macht den sogenannten „Primärcheck", die körperliche Untersuchung des völlig entkleideten Patienten. Diese orientierende Erstuntersuchung beinhaltet die Inspektion und Palpation von Schädel, Thorax, Abdomen, Becken sowie der Extremitäten. Soweit möglich, sollte auch eine rektale Inspektion und ggf. Palpation vorgenommen werden.

Beim Primärcheck werden die akut lebensbedrohlichen Verletzungen entsprechend der **A, B, C, D, E-Regel** evaluiert:
- **A:** Airway,
- **B:** Breathing,
- **C:** Circulation,
- **D:** Disability,
- **E:** Exposure.

## Sonographie

Die primäre körperliche Untersuchung darf nicht mehr als 1–2 Minuten in Anspruch nehmen. Parallel zu den eventuell notwendigen Maßnahmen wie Intubation, Legen eines zentralen und arteriellen Zugangs, notfallmäßigen Verbänden und Ruhigstellung stellt die Sonographie eine zentrale diagnostische Maßnahme dar. Bei der notfallmäßigen sonographischen Untersuchung der Körperhöhlen (FAST-Focussed Abdominal Sonography in Trauma) werden Thorax und Abdomen nach vorgegebenen standardisierten Schnitten auf freie Flüssigkeit bzw. einen Pneumothorax oder eine Perikardtamponade überprüft. Die Sonographie hat zum heutigen Zeitpunkt noch Vorrang vor einem Ganzkörper-CT. Die Ultraschalluntersuchung muss von einem diesbezüglich erfahrenen Arzt vorgenommen werden und sollte bei verdächtigem Befund nach 10–15 Minuten wiederholt werden.

## Röntgenuntersuchung

Ob die primären Nativ-Röntgenuntersuchungen einer CT-Polytraumaspirale vorgeschaltet werden, wird kontrovers diskutiert. Das notfallmäßige Röntgen des Thorax oder des Beckens wird von verschiedenen Seiten als Voraussetzung für weitere therapeutische Maßnahmen (z. B. Thoraxdrainage, Beckenzwinge) angesehen.

## CT-Polytraumaspirale

Jeder intubierte Patient mit entsprechender Unfallanamnese sollte einer sogenannten Polytraumaspirale als Basisdiagnostik unterzogen werden. Diese CT-Diagnostik umfasst die Befundung des Schädels, Thorax, Abdomens, Beckens, der Wirbelsäule sowie, wenn möglich, auch der Extremitäten, hier insbesondere der unteren Extremität. Schnelle und hochauflösende CT-Geräte (64-Zeiler) erlauben eine äußerst exakte Diagnostik innerhalb weniger Minuten und senken so die Rate nicht erkannter Verletzungen (Thorax, Wirbelsäule, Becken, Knie und Fuß).

Die Integration des CT in den Schockraum führt sicherlich zu einem Zeitgewinn, ist jedoch für einen optimalen Algorithmus nicht unbedingt erforderlich. Umgekehrt müssen bei einer CT-Untersuchung in einer nahe gelegenen Röntgeneinheit Vorrichtungen für eine entsprechende Überwachung und Intervention gegeben sein. Insgesamt setzt sich die primäre CT-Diagnostik gegenüber dem primären Nativ-Röntgen zunehmend durch.

## 5.5 Therapie

Entgegen dem klassischen ärztlichen Vorgehen ist die primäre Versorgung von polytraumatisierten Patienten durch die parallele Durchführung von diagnostischen und therapeutischen Maßnahmen gekennzeichnet. Dies macht jedoch ein koordiniertes Vorgehen entsprechend einem Algorithmus erforderlich. Primär gilt es, sämtliche lebensbedrohlichen Störungen und Verletzungen rechtzeitig zu erkennen und unverzüglich im Schockraum, spätestens im Operationssaal, anzugehen. Verfahren wird dabei nach der A, B, C, D, E-Regel.

### ■ A: Airway

Die Indikation zur Intubation ist großzügig zu stellen, insbesondere bei bewusstlosen Patienten. Dabei muss auf mögliche Verletzungen des Mund-, Kiefer- und Gesichtsbereiches sowie der Halswirbelsäule geachtet werden. Grundsätzlich wird die Halswirbelsäule provisorisch durch eine entsprechende Krawatte stabilisiert. Bei äußerst schweren Mittelgesichtsverletzungen ist eine orale Intubation nicht möglich. Hier muss eine Punktionstracheotomie durchgeführt werden.

Immer hat die Intubation eines Schwerverletzten rasch, aber vorsichtig zu erfolgen, da der Traumapatient fast nie nüchtern ist und entsprechend Intubationskomplikationen zu vermeiden sind.

Der intubierte Traumapatient sollte mit einem $FiO_2$ von 1,0 = 100 % beatmet werden, bis eine gute Oxygenierung und adäquate Mikroperfusion, vor allem auch der schockgefährdeten Organe (Gehirn, Herz, Niere), gewährleistet ist. Eine Sauerstoffsättigung von mindestens 95 % und ein $pCO_2$ von 32–35 mmHg sind die Zielparameter. Die Beatmung und die korrekte Lage des Tubus sollten zumindest per Auskultation kontrolliert werden. Die Kontrolle mittels Kapnographie gilt als objektiveres Verfahren.

### ■ B: Breathing

Störungen der Lungenfunktion müssen sofort behoben werden, wobei dies schon beim Primärcheck eingeleitet werden muss. Die Lungenfunktion wird durch Auskultation im Seitenvergleich überprüft. Schnelle Atemfrequenz, eine asymmetrische Bewegung des Brustkorbes oder eine abgeschwächte Atmung weisen auf eine relevante Ateminsuffizienz bzw. Beeinträchtigung hin.

Ein Spannungspneumothorax muss sofort entlastet werden, auch bei Verdacht sollten Sie intervenieren.

**Ursachen einer Atemfunktionsstörung:**
- Verlegung der Atemwege,
- Aspiration,
- Hämato-/Pneumothorax,
- Lungenkontusion,
- instabiler Thorax,
- Spannungspneumothorax,
- Bronchusabriss, hohe Querschnittslähmung,
- Schädel-Hirn-Trauma.

**Management:**
- Verlegung der Atemwege und Aspiration: Intubation, Bronchoskopie und Bronchialtoilette mit Absaugen.
- Hämato-/Pneumothorax und Spannungspneumothorax: Thoraxdrainage, Intubation.
- Lungenkontusion/instabiler Thorax: Intubation, PEEP-Beatmung, ggf. Thoraxdrainage.

**Anlegen einer Thoraxdrainage:** Die Entlastung eines Hämato-/Pneumothorax erfolgt über eine Minithorakotomie mittels großvolumiger Thoraxdrainage (26 oder 28 Ch). Ein kleiner Mantelpneu kann unter regelmäßiger Kontrolle belassen werden. Bei PEEP-Beatmung ist prinzipiell immer eine Thoraxdrainage anzulegen.

Operatives Vorgehen: Inzision im 4.–5. ICR, vordere Axillarlinie, Kulissenzugang, stumpfes Aufspalten der Interkostalmuskulatur, digitale Palpation und stumpfe Perforation, vorsichtiges Einführen der Thoraxdrainage, dorsale Positionierung der Drainage. Keine Inzision für die Thoraxdrainage unterhalb der Mamillarlinie (cave: Milz oder Leberverletzung).

### ■ C: Circulation

Die Massenblutung, insbesondere nach Beckenverletzungen, aber auch nach intraabdominellen Parenchymverletzungen, stellt die Hauptursache für die Primärmortalität im Schockraum dar. Wichtigster Indikator für einen Volumenmangel ist neben der offensichtlichen Blutung und dem Nachweis freier Flüssigkeit im Abdomen das Vorliegen eines Schockzustandes mit Hypotension (systolischer Blutdruck < 90 mmHg) und Tachykardie (Herzfrequenz > 100 Schläge pro Minute).

Bei Erkennen einer lebensbedrohlichen Blutung (intrazerebral, thorakal, abdominell, im Becken oder bei direkter Gefäßverletzung) hat deren Therapie

Vorrang vor einer weiteren ausgedehnten Diagnostik. Das heißt, eventuell auf ein Ganzkörper-CT zu verzichten und dies im Nachgang vorzunehmen.

Die effiziente Volumentherapie besteht in der Gabe von Ringer-Laktat, kolloidalen Lösungen und ggf. ungekreuzten Erythrozytenkonzentraten (Blutgruppe 0 negativ).

Selten kann eine Perikardtamponade Ursache einer Zirkulationsstörung sein. Die Therapie besteht dann in der notfallmäßigen Perikardpunktion bzw. Notfallthorakotomie.

## ■ D: Disability

Ganz entscheidend für das Outcome von Polytraumatisierten sind Schädel-Hirn-Verletzungen, die umgehend diagnostiziert und therapiert werden müssen. Hier hat die sofortige Durchführung eines kranialen CT absoluten Vorrang. Die Indikation zur Intubation wird absolut großzügig gestellt.

> **Wichtig:**
> - ausreichender Perfusionsdruck,
> - Oberkörperhochlagerung (30°) als Hirndruckprophylaxe und Therapie,
> - Interaktionen von Drogen, Alkohol und Medikamenten mit der Bewusstseinslage des Patienten beachten.

Meist sind akute epidurale, seltener subdurale Hämatome Ursache einer zerebralen Raumeinengung. Epidurale Hämatome sollten innerhalb der ersten 2 Stunden nach dem Unfall entlastet werden, das subdurale Hämatom zwischen 2 und 4 Stunden.

Neben dem unfallbedingten primären Hirnschaden können auch sekundäre Schädigungen durch Hypoxie und Hypovolämie eintreten, gerade in der Phase der primären Stabilisierung.

> **Beurteilung der Schwere eines Schädel-Hirn-Traumas (SHT) nach der Glasgow Coma Scale (GCS) (siehe Tab. 14.2, Kap. 14, Seite 266)**
> - GCS 15–13: leichtes SHT
> - GCS 12–9: mittelschweres SHT
> - GCS 8–3: schweres SHT

## E: Exposure

Die Patienten werden bei Aufnahme komplett entkleidet. Anliegende Verbände sowie Schienungen werden nicht entfernt, es sei denn, dies ist zur radiologischen Diagnostik notwendig. Auch muss die Halswirbelsäule mit einer Zervikalstütze gesichert werden. Liegt der Patient in einer Vakuum-Matratze, wird er vorsichtig angehoben und die Vakuum-Matratze entfernt; instabile periphere Frakturen werden, wenn nötig, in einer Schiene gelagert.

Am entkleideten Patienten erfolgt die orientierende Untersuchung mit Inspektion des Schädels, Palpation von Thorax, Abdomen, Becken und Extremitäten. Bei letzteren ist insbesondere ein initialer Gefäß- und Nervenstatus zu erheben.

**Wirbelfrakturen:** Hier sind bis auf eine entsprechende Lagerungstechnik keine weiteren Maßnahmen im Schockraum erforderlich.

**Extremitätenfrakturen:** Eine Stabilisierung durch Luftkammerschienen ist meist ausreichend. Selten ist die primäre Fixateuranlage im Schockraum notwendig. Bei höhergradigen offenen Frakturen oder Amputationsverletzungen stellt der Mangled Extremity Severity Score (MESS) eine Entscheidungshilfe dar.

> **Wichtig:** Life before limb!

**Instabiles Becken:** Massive Blutungen infolge von Beckenverletzungen mit massiven Zerreißungen des präsakralen Venenplexus und/oder arteriellen Verletzungen (etwa 5 %) gehören zu den häufigsten Letalitätsursachen in der Primärphase eines Polytraumatisierten. Die Therapie besteht in der schnellst möglichen Stabilisierung sowie in der Reduktion des intrapelvinen Volumens.

Folgende Maßnahmen sind möglich:
- Beckengurt,
- Fixateur externe,
- Beckenzwinge,
- operatives Packing.

> **Fehlerquelle:** unzureichende körperliche Untersuchung (Rückenbereich, Urogenitalregion).

## 5.6 Zweiteinschätzung (Secondary Survey)

Während der einsetzenden Therapiemaßnahmen schreitet die Pathophysiologie des Schockes bei dem Patienten fort. Deshalb muss regelmäßig eine Re-Evaluation der Situation vorgenommen werden, um zu entscheiden, ob die notwendigen Therapiemaßnahmen zeitgerecht und effektiv verlaufen. Dies kann sowohl eine nochmalige körperliche Untersuchung vor oder nach Durchführung des CT beinhalten als auch eine Kontroll-Songographie. Ganz wichtig ist diese Re-Evaluation nach Abschluss der ersten Therapiemaßnahmen oder einer Notfalloperation. Hier ist die Indikation für ein Kontroll-CT der entsprechenden Körperregion großzügig zu stellen.

**Wichtig:** Schwierig zu beurteilen sind neurologische Komplikationen nach Frakturen der Wirbelsäule und der Extremitäten, aber auch bei Entwicklung eines Kompartmentsyndroms. Die Indikation zur Kompartmentspaltung ist bei intubierten kreislaufinstabilen Patienten großzügig zu stellen.

Die Therapie neurologischer Komplikationen, auch von kompletten und inkompletten Querschnittssyndromen, hat jedoch bei vitaler Bedrohung durch andere Verletzungen zurückzustehen.

**Fehlerquellen:**
- Die Thoraxverletzung aufgrund eines Nativ-Röntgenbildes einzuschätzen, ist mit einer hohen Fehlerquote behaftet (z. B. ventraler Mantelpneu). Hier ist das routinemäßige Ganzkörper-CT vorzuziehen.
- Primär bewusstseinsklare Patienten, insbesondere Kinder, können einen Volumenmangelschock sehr lange kompensieren, ebenso eine epi- bzw. subdurale Blutung, dekompensieren jedoch dann äußerst rasch mit letalem Ausgang („talk and die").
- Hand- und Fußverletzungen werden häufig initial nicht erkannt. Deshalb ist hier Schwellungen und Hämatomen besondere Aufmerksamkeit zu schenken.

### ■ Literatur

Beck A, Bischoff M, Gebhard F et al. Diagnostic apparatus in the shock trauma room. Unfallchirurg 2004; 107 (10): 862–870

Nast-Kolb D, Waydhas C, Kanz KG et al. An algorithm for management of shock in polytrauma. Unfallchirurg 1994; 97 (6): 292–302

Nerlich M, Maghsudi M. Polytrauma management: Preclinical and shock room management. Unfallchirurg 1996: 99 (8): 595–606

Pape HC, Hildebrand F, Krettek C. Decision making and priorities for surgical treatment during and after shock trauma room treatment. Unfallchirurg 2004; 107 (10): 927–936

Traumaregister der Deutschen Gesellschaft für Unfallchirurgie (DGU). www.traumaregister.de

Trupka A, Kierse R, Waydhas C et al. Shock room diagnosis in polytrauma. Value of thoracic CT. Unfallchirurg 1997; 100 (6): 469–476

## 6 Strategien bei Patienten mit thorakalen Schmerzen und Atemnot

*Albrecht Francke*

> ▶ **Ersteinschätzung:** Thoraxschmerz – Atemnot – Hämoptoe – Basisdiagnostik ▶ **Koronare Herzkrankheit:** Triage – Herzkatheter – Überwachung – Risikostratifizierung – EKG – Echo – Troponin ▶ **Linksherzinsuffizienz und Lungenödem** ▶ **Rechtsherzinsuffizienz und Pleuraergüsse** ▶ **Perikarditis** ▶ **Lungenembolie** ▶ **COPD und Asthma bronchiale** ▶ **Spontan-Pneumothorax** ▶ **Aortendissektion** ▶ **Hypertonus und Herzklappen als Schmerzursache** ▶ **Pulmonale Hypertonie als Luftnotursache** ▶ **Schmerzen im Bewegungsapparat** ▶ **Stumpfes Thoraxtrauma, Stromunfall und Blitzschlag** ▶ **Psychosomatische Aspekte** ▶ **Fälle und Fallstricke**

## 6.1 Ersteinschätzung

Thorakale Schmerzen und Atemnot werden vom Patienten immer als bedrohlich empfunden. Sie treten oft gleichzeitig auf, können ineinander übergehen und als Symptome denselben pathophysiologischen Hintergrund haben. So kommt Luftnot bei der koronaren Herzkrankheit als Äquivalent für Stenokardien vor und gilt als Alarmsymptom. Sie geht mit einer bis zu 4-mal höheren kardialen Mortalität einher. Die Lungenembolie verursacht nicht immer Luftnot, sondern auch einmal nur Schmerzen, und ob beim Spontanpneumothorax oder einer Pleuropneumonie der Schmerz oder die Atemnot im Vordergrund stehen, ist von Fall zu Fall verschieden.

### ■ Thoraxschmerz

Die Differenzialdiagnose des Thoraxschmerzes ist vielseitig. Etwa 40 % der Patienten haben ein Problem im Bewegungsapparat, 15 % eines im Gastrointestinaltrakt und nur bei ca. 20 % geht es um eine koronare Herzkrankheit. Der Notfallpatient mit thorakalen Schmerzen kommt aber häufig primär unter dem Verdacht auf einen Myokardinfarkt. Das ist ein potenziell lebensbedrohlicher Verdacht, der ernst genommen werden muss. Die Berichterstattung in den Medien und einschlägige Aufklärungskampagnen haben den Kranken oft vorab darüber informiert, auf welche Symptome es ankommt. Das sollten Sie berücksichtigen. Vor der gebotenen Soforthilfe kommt es neben der Untersuchung auf eine schnell und qualifiziert erhobene Anamnese an, auf eine treffsichere Triage. Erfahrene Notfallmediziner wissen, dass viele vermeidbare Komplikationen darauf zurückzuführen sind, dass die geklagten Beschwerden untypisch sind (nicht lehrbuchgemäß) und die schwerwiegenden Verdachtsmomente voreilig fallen gelassen wurden. Dies ist beim Thoraxschmerz besonders gefahrenträchtig und ich kann Ihnen nur empfehlen, beim geringsten Zweifel auf „Nummer sicher" zu gehen. Seien Sie ganz besonders bei Frauen auf der Hut! Sie kommen zwar rechtzeitiger als Männer in die ZNA, ihre Beschwerden sind aber häufiger atypisch, treten öfter aus dem Schlaf heraus und bei psychischer Belastung auf und Ärzte neigen dazu, sie nicht ernst zu nehmen. Es dauert länger, bis bei ihnen ein EKG geschrieben wird, und sie werden seltener koronarangiographiert (Brezinka 1995).

Sichergehen bedeutet in der Regel eine achtstündige Monitor-Überwachung mit je 2 Kontroll-EKGs und Blutentnahmen. Wenn der Patient das nach sachgemäßer Aufklärung nicht wünscht, sichern Sie sich unbedingt durch ein Revers ab, in dem Sie unmissverständlich die möglichen Gefahren für das Leben des Betroffenen auflisten. Natürlich werden auf diese Weise gelegentlich Herzneurotiker und Menschen mit harmlosen Muskelverspannungen hospitalisiert und einer Intermediate-Care-Überwachung zugeführt. Aber trösten Sie sich: Diese Patienten haben in der Regel bereits eine einschlägige Odyssee solcher Maßnahmen hinter sich und bieten Ihnen die Chance, nach Ausschluss eines akuten Koronarsyndroms endlich eine suffiziente Diagnostik durchzuführen. Dazu gehört auch eine psychosomatische Exploration. Andererseits weiß der Erfahrene auch, dass diejenigen Patienten, die wenige Minuten nach der Aufnahme defibrilliert werden mussten, nicht selten zu Fuß oder mit dem eigenen PKW gekommen sind und nur mal eben Ihren Rat einholen wollten.

### ■ Atemnot

Luftnot kann Folge einer gestörten Atemmechanik (Obstruktion und Restriktion), einer Überlastung der Atempumpe (Hypoxie, Linksherzinsuffizienz, Anämie, Azidose, Schock), einer Insuffizienz der Atemmuskulatur (neuromuskuläre Erkrankungen, Querschnittslähmung), der Erhöhung des Totraums (Lungenembolie), von Rezeptorstimulation (pulmonal-arterieller Hochdruck, Lungenembolie, Herzinsuffizienz, Azidose) oder psychischer Erregung sein (Hyperventilation). Sie kann plötzlich auftreten (Lungenembolie, Herzinfarkt, Lungenödem, Allergie, hypertensive Krise, Pneumothorax, Hyperventilation), sich schnell (Pneumonie, Azidose, akute Anämie) oder langsam entwickeln (COPD, Pleuraergüsse, Tumor, Anämie, Lungenfibrose). Sie kann inspiratorisch (Trachealstenose, Rekurrensparese, Epiglottitis) oder exspiratorisch sein (Asthma, COPD, zentrales Bronchialkarzinom).

Die akut aufgetretene und plötzliche Verschlechterung einer vorbestehenden chronischen Luftnot gehen, wenn ein Erstickungsgefühl auftritt, mit Todesangst einher. Entsprechend ist die Mimik des Patienten verzerrt, die Augen starren weit aufgerissen den Arzt an und mit jeder Faser seines Körpers signalisiert er Ihnen die Forderung nach sofortiger Hilfe. Alles dauert zu lange: das Finden der Vene, das Aufziehen der Spritzen, der Wirkungseintritt der Medikamente. Mit fahrigen Bewegungen behindert er Sie und stampft ungeduldig mit dem Fuß auf, weil er nicht mehr verbal kommunizieren kann. Natürlich merken auch Sie, dass es schnell gehen muss. Aber Sie wissen, dass Sie gleichzeitig Ruhe ausstrahlen, klare Anweisungen geben und mit sicherer Hand den Zugang legen sollen. Dabei versuchen Sie, durch gutes Zureden das Vertrauen des um Luft Ringenden zu gewinnen, dass ihm jetzt geholfen wird. Es ist dies eine Situation, die sich im Leben eines Notfallmediziners regelmäßig wiederholt und auch nach jahrzehntelanger Berufserfahrung nichts von ihrer emotionalen Belastung einbüßt. Todesangst ist ansteckend. Aber nichts wäre verhängnisvoller, als wenn das Helferteam durch Nervosität unkoordiniert und dadurch weniger effektiv handelte. Diese Situation ist für den Notarzt vor Ort am schwierigsten. In der Notaufnahme übergibt er Ihnen einen schon gebesserten, möglicherweise sogar stabilisierten Patienten. Primär ist es für ihn durch Auskultation nicht immer möglich zu entscheiden, ob es sich um reine Spastik mit trockenen oder eine kardiale Dekompensation mit Spastik und feuchten Rasselgeräuschen oder gar beides handelt. Seine Therapie wird dann eine polypragmatische sein, über die auf der ZNA zu lächeln nur beweisen würde, dass Sie noch sehr unerfahren sind.

Haben Sie es bei einem Patienten mit scheinbar unerklärlicher Luftnot zu tun, denken Sie auch an eine pulmonale Hypertonie! Hier können Ihnen das CT und ein Echokardiogramm weiterhelfen.

### Hämoptoe

Echte Hämoptysen kommen bei entzündlichen und malignen Prozessen der Atemwege, der COPD und im Rahmen einer Lungenembolie vor.

### Basisdiagnostik

Auskultation und Perkussion der Lunge sind traditionelle Lieblingskinder des „Bedside-Teaching". Halten Sie sich aber in der Notaufnahme nicht zu lange mit Stimmfremitus, Bronchophonie und perkutorischer Ausmessung der Vitalkapazität auf! Sie sind nicht mehr im Klopfkurs. Sie sollen die Dringlichkeit einschätzen und eine sachgerechte Triage vornehmen. Wenn keine akute Gefahr besteht und die Diagnose nach EKG, gezielter Anamnese und Untersuchung unklar bleibt, verschaffen Sie sich umgehend ein Röntgenbild und das möglichst in 2 Ebenen. Infiltrate, Ergüsse, Tumoren, Lungenstauung, Atelektasen und den Pneumothorax sehen Sie sofort und die Konsequenzen sind klar. Haben Sie bei einer Thoraxaufnahme nicht allzu viele Skrupel wegen der Strahlenbelastung! Sie ist minimal und auch Schwangeren zumutbar, wenn eine strenge Indikation besteht. Was Sie im Röntgenbild nicht direkt sehen können, sind Aortendissektionen, Herzinfarkte und Embolien (wenn sie keine Infarktpneumonie oder Ergüsse verursacht haben). Bei Untersuchung der ossären Strukturen des Thoraxskeletts ist das CT allen anderen Methoden überlegen (Alkadhi u. Russi 2009).

Neben EKG und Röntgen gehören als Laborparameter eine Blutgasanalyse bzw. der Säure-Basen-Status, das CRP, die myokardspezifischen Marker, D-Dimere und für den Therapieverlauf ggf. das Natrium-diuretische Peptid B (BNP) dazu. Steht eine Lungenembolie zur Debatte, empfiehlt es sich, das TSH gleich mit zu bestimmen, damit ein CT des Thorax ohne Zeitverlust durchgeführt werden kann.

Kein Symptom ist so trickreich und für Überraschungen gut wie der thorakale Schmerz mit und ohne Luftnot. Seien Sie auf der Hut! Bleiben Sie unvoreingenommen und gehen Sie nach einem festen Schema vor! Dieses könnte z. B. das in Abb. 6.1 dargestellte sein. Tab. 6.1 fasst die Triage bei thorakalen Schmerzen zusammen.

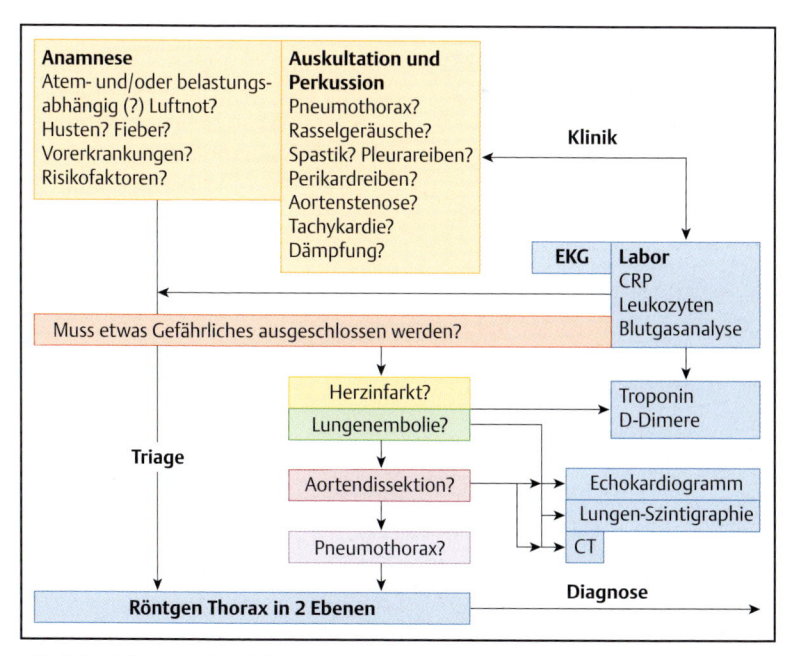

Abb. 6.1 Einkreisung thorakaler Schmerzen.

Tabelle 6.1  Triage bei thorakalen Schmerzen.

| Symptomatik | Verdacht | Akut-Diagnostik | Notfalltherapie |
|---|---|---|---|
| Angina pectoris, belastungsabhängig mit typischer Ausstrahlung, oft nur Druckgefühl, Todesangst, Luftnot, nitropositiv | koronare Herzkrankheit | EKG, Troponin-Test, Koronarangiographie | Analgesie, ASS, Betablocker, Heparin, Nitroglyzerin, $O_2$, GP-IIb/IIIa-Rezeptorantagonisten, ggf. ACE-Hemmer, Lyse, PTCA, Operation |
| Schmerzen, Luftnot, Tachykardie, Tachypnoe, Synkope, Kreislaufkollaps | Lungenembolie | EKG, Echo, D-Dimere, Blutgasanalyse, CT | Analgesie, Heparin, $O_2$, Lyse, Trendelenburg-Operation |
| Schmerzen, belastungsunabhängig, Perikardreiben, evtl. Einflussstauung | Perikarditis | Auskultation, EKG, Echo, Troponin, CK, maligne Ursache? Urämie? | Analgesie, Grundleiden behandeln, Antiphlogistika, extrem selten Punktion |
| belastungsunabhängiger und atypischer Schmerz, gelegentlich Ausstrahlung in Kopf, Rücken und Bauch, kaltschweißig, evtl. Schock, symptomfreie Intervalle | Aortendissektion | Auskultation (Aorteninsuffizienz?), Echo, abdominelle Sonographie, CT, MRT | Analgesie, Blutdrucksenkung (Natriumnitroprussid), Operation akut oder im Intervall, Stenteinlage |
| atypische Stenokardie, Stiche bis heftigste Schmerzen, tachykarde Rhythmusstörungen | Mitralklappenprolaps | mittsystolischer Klick, Mitralreflux-Geräusch, Echo | Analgesie, Betablocker |
| Schmerzen, Dyspnoe, belastungsabhängig, evtl. Hypotonie, Synkopen, Zeichen der Linksherzinsuffizienz | Aortenstenose | Auskultation, Echo, Röntgen-Thorax | Analgesie, symptomatisch, ggf. invasiver Notfalleingiff |
| atemabhängiger Schmerz, Luftnot, Fieber, klingende Rasselgeräusche, Pleurareiben, Dämpfung | Pneumonie/ Pleuritis | Auskultation, CRP, Leukozyten, Röntgen-Thorax, Sonographie | Antibiotika, $O_2$, ggf. Pleurapunktion, Analgesie, symptomatisch |
| akuter Schmerz und Luftnot | Pneumothorax | Auskultation, Perkussion, Röntgen-Thorax | Drainage, Analgesie |
| lokal abgrenzbarer Druck- oder Spontanschmerz der Thoraxwand, Drogenanamnese, Fieber | Trauma, Abszesse, Verspannungen, Spondylitis, Diszitis | Röntgen, Sonographie, Palpation, CT, MRT, CRP, Blutbild | kausal, Drainage, Analgetika, Muskelrelaxanzien, Antirheumatika, Antibiotika, operativ |

Tabelle 6.1 (Fortsetzung).

| Symptomatik | Verdacht | Akut-Diagnostik | Notfalltherapie |
|---|---|---|---|
| segmental zugeordneter Thoraxschmerz | Zoster, Diskusprolaps | Inspektion, neurologischer Status, CT, MRT | Virostatika, Analgetika, Leitungsanästhesie, Operation |
| diffuse, uncharakteristische Schmerzen | Hyperthyreose | Labor: TSH, T 4, T 3 | Thyreostatika, Betablocker |
| Stiche, nicht manuell auslösbar, meist an der Herzspitze | Herzphobie | Ausschlussdiagnostik, psychosomatische Exploration | Gespräch, Beratung, Sedierung, Psychotherapie |
| ausstrahlende Schmerzen | Galle, Pankreas, Nieren-, Milzinfarkt, Hiatushernie | EKG, Sonographie, CT, ERCP, Gastroskopie, Röntgen-Thorax | Analgetika, Spasmolytika, Protonenpumpen-Hemmer, Antazida, Papillotomie, Steinextraktion, Ureterschlinge, Ureterschiene |

## 6.2 Die koronare Herzkrankheit

Die KHK ist das häufigste und komplikationsreichste Krankheitsbild in der Notaufnahme! Deshalb wird bei jedem Patienten mit Thoraxschmerzen wenigstens ein EKG geschrieben und bei vielen ein Troponin-Test gemacht. Bei Verdacht auf typische Angina pectoris gehen Notaufnahmen nach einem festen Schema vor. Das hat sich bewährt (Hamm et al. 2004a, 2004b). Es ist aber nicht so, dass Sie in begründeten Fällen davon nicht abweichen dürfen. Handeln Sie ruhig vernünftig und angemessen, wenn Sie sicher sind, dass Sie für den Patienten kein Risiko eingehen.

Jedes Krankenhaus hat andere logistische Bedingungen mit unterschiedlichen Aufgabenverteilungen bei der Diagnostik, Überwachung und Therapie Koronarkranker. Der medizinische Inhalt wird überall derselbe sein, wenn man von den wenigen noch nicht gesicherten wissenschaftlichen Themen absieht.

Welche logistischen Bausteine gibt es und wie kann man sie zusammensetzen?

### Erstmaßnahmen

Aufnahmekopf und Triage bleiben meistens der Notaufnahme vorbehalten. Anamnese, Beurteilung des Risikoprofils, EKG, Blutentnahme, Gabe von Opiaten, ASS, Betablockern, Heparin, Nitroglyzerin und ggf. GP-IIb/IIIa-Rezeptorantagonisten sowie die Senkung von erhöhten Druck- und Blutzuckerwerten gehören zu den Erstmaßnahmen. Der Patient liegt dabei am Monitor. Die Voraussetzungen für eine kardiopulmonale Reanimation sind gegeben (Abb. 6.2).

---

**Aufnahme mit Brustschmerzen
Verdacht auf akutes Koronarsyndrom**

**M orphin:** initial 4–8 mg, bes. bei Lungenstauung (Vorlastsenkung),
Kontraindikation: RR systolisch < 90 mmHg, nachfolgend 2 mg alle 5 min
**O** $_2$: immer!
**N itrate:** wenn Morphin nicht reicht, bei Lungenstauung, Hypertonus,
Kontraindikation: RR systolisch < 90 mmHg, und/oder Bradykardie < 50/min
**A SS:** 250–500 mg i. v.

**Lagerung mit 30° angehobenem Oberkörper, 12-Kanal-EKG innerhalb von 10 min**

↓ persistierende ST-Strecken-Hebung, oder (neuer) Linksschenkelblock = ST-Hebungs-Infarkt
**STEMI**

↓ keine persistierende ST-Strecken-Hebung, ST-Senkungen, T-Negativierungen, instabile Angina pectoris bei normalem EKG = Nicht-STEMI
**NSTEMI**

↓ Diagnose unklar

evtl. Betablocker, GP IIb/IIIa-Rezeptorantagonisten i. v.
**Koronarangiographie und PTCA**

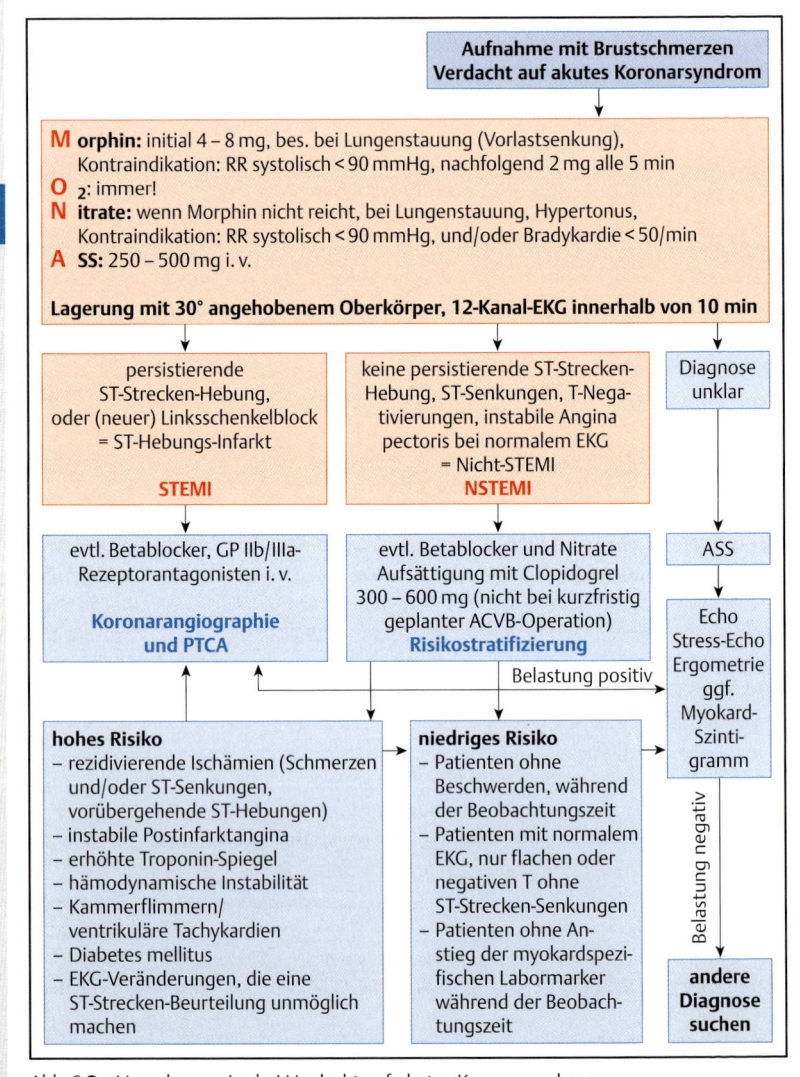

evtl. Betablocker und Nitrate Aufsättigung mit Clopidogrel 300–600 mg (nicht bei kurzfristig geplanter ACVB-Operation)
**Risikostratifizierung**

ASS

Echo
Stress-Echo
Ergometrie
ggf.
Myokard-Szintigramm

Belastung positiv →

**hohes Risiko**
– rezidivierende Ischämien (Schmerzen und/oder ST-Senkungen, vorübergehende ST-Hebungen)
– instabile Postinfarktangina
– erhöhte Troponin-Spiegel
– hämodynamische Instabilität
– Kammerflimmern/ventrikuläre Tachykardien
– Diabetes mellitus
– EKG-Veränderungen, die eine ST-Strecken-Beurteilung unmöglich machen

**niedriges Risiko**
– Patienten ohne Beschwerden, während der Beobachtungszeit
– Patienten mit normalem EKG, nur flachen oder negativen T ohne ST-Strecken-Senkungen
– Patienten ohne Anstieg der myokardspezifischen Labormarker während der Beobachtungszeit

Belastung negativ

**andere Diagnose suchen**

Abb. 6.2 Vorgehensweise bei Verdacht auf akutes Koronarsyndrom.

## Herzkatheter-Labor

Kliniken, die Patienten mit instabiler Angina pectoris und frischem Infarkt gleich einer Koronarangiographie mit der Möglichkeit der PTCA unterziehen, haben außerhalb der Regelarbeitszeit eine entsprechende Rufbereitschaft. Meistens gelangt der Patient direkt von der Notaufnahme ins Katheter-Labor und wird anschließend auf eine geeignete Überwachungsstation verlegt. Andere Krankenhäuser nehmen alle Patienten mit Stenokardien gleich auf einer Intermediate-Care- oder Intensivstation auf, in deren Rahmen die Katheter-Intervention vorbereitet und durchgeführt wird. Kleinere Krankenhäuser ohne Katheter-Labor arbeiten mit anderen Zentren zusammen. Ist die Katheter-Intervention beim Herzinfarkt nicht innerhalb von 90 Minuten sichergestellt, empfehlen die Leitlinien der Deutschen Gesellschaft für Kardiologie beim ST-Hebungs-Infarkt eine systemische Lyse. Es ist aber unumstritten, dass der Patient von der Rekanalisation wirklich nennenswert nur in der ersten Stunde nach Symptombeginn profitiert. Stellen Sie die Indikation zur Lyse deshalb schnell und großzügig, wenn es logistische Schwierigkeiten mit der Katheter-Intervention gibt.

## Intermediate Care

Der Patient mit Angina pectoris gehört je nach Schmerzbeginn ca. 8 Stunden an den Monitor, auch wenn er inzwischen beschwerdefrei ist. Ausnahmen gibt es nur dann, wenn durch geeignete Diagnostik oder zusätzliche anamnestische Daten gesichert ist, dass keine signifikante koronare Herzkrankheit vorliegt. Diese Aufgabe kann von 3 verschiedenen organisatorischen Einrichtungen übernommen werden:
1. von der Aufnahmestation. Dann muss diese über einen Intermediate-Care-Bereich mit einer ausreichenden Zahl von Monitoren und einer entsprechenden „Zentrale" verfügen;
2. von einer eigenen Intermediate-Care-Station in der Nähe der Notaufnahme, die ggf. auch Patienten aus der gesamten Klinik betreut;
3. von der Intensivstation, wenn sich Intermediate-Care-Einheiten innerhalb der Notaufnahme oder als eigene Station nicht lohnen.

Was geschieht während der Intermediate-Care-Überwachung und -behandlung der Patienten mit koronarer Herzkrankheit?
- Sedierung, ASS, Betablocker, Analgesie, ggf. GP-IIb/IIIa-Rezeptorantagonisten, Heparin,
- Blutdruck und Blutzucker im Normalbereich halten,
- Überwachung und Intervention bei Komplikationen,

- 2 EKGs, 2 Troponin-Kontrollen innerhalb von 8 Stunden,
- Bettruhe mit Erlaubnis, unter Aufsicht zur Toilette zu gehen,
- Risikostratifizierung,
- Beratung und Vorbereitung der anschließenden Diagnostik (Abb. 6.**2**).

### Weiterführende Diagnostik

Nach dem Ausschluss eines frischen Myokardinfarkts muss die Indikation zu weiterführender Diagnostik gestellt werden. Soweit belastbar, sollte jeder Patient einer Ergometrie und/oder einer Stress-Echokardiographie zugeführt werden. In seltenen und unklaren Fällen kann das Myokardszintigramm unter Belastung und in Ruhe hilfreich sein. Pathologische Belastungstests führen zur invasiven Diagnostik. Ist der Belastungstest negativ, obwohl die Kriterien der Ausbelastung erfüllt wurden, muss die Differenzialdiagnostik des thorakalen Schmerzes erneut aufgerollt werden. Gelegentlich kommt man auch bei negativem Belastungstest ohne Herzkatheter nicht weiter.

Schwieriger gestaltet sich das Vorgehen, wenn die Ausbelastung aus verschiedenen Gründen nicht gelingt. Auch hier wird man bei jüngeren Patienten ebenfalls großzügig von der invasiven Diagnostik Gebrauch machen. Weniger schwierig ist m. E. die Indikationsstellung bei Patienten, die wegen einer Herzinsuffizienz nicht ausbelastet werden können. Hier ist eine Koronarangiographie bei Stenokardien immer indiziert.

#### Wer profitiert von der invasiven Diagnostik und Therapie?
- Patienten mit frischem transmuralem Myokardinfarkt (STEMI),
- herzinsuffiziente Patienten mit typischen Stenokardien,
- Patienten mit instabiler Angina pectoris, alte Menschen mit typischen Stenokardien,
- Patienten im kardiogenen Schock,
- Patienten, die im Rahmen eines akuten Koronarsyndroms wegen Kammerflimmerns reanimiert werden mussten,
- Patienten mit Stenokardien und neu aufgetretenen horizontalen ST-Strecken-Senkungen bereits im Ruhe-EKG,
- Patienten mit typischer Angina pectoris, die bereits eine oder mehrere invasive Eingriffe hinter sich haben (PTCA, Stent, ACVB),
- Patienten mit ST-Strecken-Hebungen oder ubiquitären ST-Strecken-Senkungen bei der Ergometrie oder wenn unter Belastung ein Linksschenkelblock auftritt,
- Patienten mit höhergradigen ventrikulären Rhythmusstörungen unter Belastung,

- Patienten mit Blutdruckabfall bei der Ergometrie,
- Patienten mit neu aufgetretenem Myokardinfarkt ohne ST-Strecken-Hebung (NSTEMI).

### Bemerkungen zum Umgang mit dem EKG

Sie sollten unter allen nur erdenklichen Umständen traumwandlerisch sicher ein EKG ableiten und den Überwachungsmonitor programmieren können. Die Patienten beobachten das mit Interesse und Vertrauen. Voreilige Bemerkungen zum Ergebnis Ihrer Bemühung verkneifen Sie sich besser! Der Oberarzt sieht es später nicht so tragisch wie Sie und dem Patienten könnten Sie überflüssige Angst einjagen. Überhaupt merken sich Kranke sehr genau Ihre Äußerungen zur Diagnostik. Sie kommen darauf zurück und klagen die von Ihnen spekulativ kolportierten Diagnosen zu einem Zeitpunkt ein, an dem Sie selbst schon gar nicht mehr daran denken. Im sympathischsten Fall wollen sie dann lediglich wissen, warum sich diese oder jene Befürchtungen als gegenstandslos erwiesen haben. Im unsympathischsten Fall entwickelt sich das Entlassungsgespräch zum peinlichen Verhör. „Aber Sie haben doch am Sonntag-Abend vermutet, dass...!" usw. Schweigen ist Gold! Aber sie können ruhig reden! Doch vermitteln Sie dem Patienten bezüglich seiner Diagnose möglichst immer nur unumstößlich Sicheres! Anderweitige Gesprächsthemen gibt es reichlich. Die Anamnese kann gar nicht häufig genug präzisiert werden!

Sie brauchen ein EKG-Buch, in dem Sie sich immer besser auskennen. Deshalb enthält dieser Ratgeber auch keine EKG-Kurven. Lassen Sie sich aber auf ein paar Dinge aufmerksam machen, die meistens nicht im EKG-Buch stehen:
- Es gibt ab und zu durchaus Sinn, über die gängigen Ableitungen hinaus nach dorsal oder rechts weiter zu schreiben. Der Hinterwandinfarkt ist ein Verkleidungskünstler! Und wer denkt schon unter normalen Umständen an einen rechtsventrikulären Infarkt? Spätestens bei unerklärlicher Einflussstauung geht Ihnen ein Licht auf!
- Endteilveränderungen im EKG sprechen durchaus nicht immer für ein neu aufgetretenes akutes Ereignis. T-Negativierungen und ST-Strecken-Senkungen können bei der koronaren Herzkrankheit chronisch oder Hypertonie-bedingt sein und Digitalis spielt immer noch eine viel zu häufige Rolle.
- Das Ausmaß der Endteilveränderungen kann variieren, ohne damit unbedingt auf einen dynamischen Prozess am Myokard hinzuweisen. Das EKG alleine beweist noch gar nichts! Suchen Sie um Himmels willen nicht mit der Lupe nach Millimeter-Unterschieden der ST-Strecken-Senkungen oder klopfen Sie gar mit dem Zeigefinger auf ein negatives T, das bei der letzten Kontrolle nur von $V_1$ bis $V_4$ ging und jetzt $V_5$ erreicht hat. Tatsächlich tragen Ko-

ronarkranke manchmal ihre T-Wellen oben, dann wieder negativ, ohne dass Sie dem jedes Mal irgendwelche Bedeutung beimessen sollten.
- Negative T-Wellen können auch ohne pathologische Bedeutung sein! Bei vegetativ dystonen jüngeren Menschen, bei Frauen häufiger als Männern, verschwinden sie dann nicht selten im Stehen.
- Terminal negative T-Wellen gibt es übrigens auch bei der Lungenembolie, der akuten Pankreatitis, bei intrazerebraler und Subarachnoidalblutung sowie beim ischämischen Insult. Bei diesen akuten zerebralen Ereignissen kommen auch ST-Strecken-Hebungen und Troponinerhöhungen vor, ohne dass gleichzeitig eine koronare Herzkrankheit vorliegt (Liman u. Endres 2008).
- Die Differenzialdiagnose einer Myokarditis entwickelt sich fast immer zur Ausschlussdiagnostik. Alleine vom EKG her lässt sie sich nicht stellen.
- ST-Strecken-Hebungen bedeuten nicht immer gleich Infarkt. Zur Perikarditis lesen Sie den nächsten Abschnitt! Hohe ST-Strecken-Hebungen als Dauerzustand gibt es beim Herzwandaneurysma. Durchhängende und aszendierende ST-Strecken-Hebungen können auch ohne Krankheitswert sein. Dies kommt gelegentlich bei jüngeren Männern vor. Besonders häufig sind Afrikaner betroffen.
- Lassen Sie sich niemals dazu verleiten, aus dem Monitor-Bild einer EKG-Kurve qualitative diagnostische Schlüsse zu ziehen! Die 3 Elektroden des Überwachungskabels entsprechen keiner standardisierten Ableitung. Die Monitor-Überwachung des EKGs ist eine Rhythmus-Kontrolle und sonst gar nichts!
- Bei EKG-Kurven, die Ihnen spontan Kopfzerbrechen bereiten, weil der Lagetyp atypisch ist, die P-Wellen das falsche Vorzeichen haben oder eine unplausible Niedervoltage vorliegt, sollten Sie auch an Ableitungsfehler denken und eine Wiederholung veranlassen (Thaler u. Rudiger 2009).

### Echokardiographie

Das Echokardiogramm gehört heute zum diagnostischen Standard einer ZNA. Wenn der Allgemeinzustand des Patienten schlechter ist, als die bisher vorliegenden Befunde es erklären, können Sie im Ultraschall die eingeschränkte linksventrikuläre Funktion und damit den drohenden kardiogenen Schock frühzeitig erkennen. Regionale Wandbewegungsstörungen sehen Sie schneller als die Laborergebnisse vorliegen, ein Perikarderguss lenkt die Aufmerksamkeit auf eine mögliche Aortendissektion. Bei der Lungenembolie kann man Zeichen der akuten Rechtsherzbelastung und vielleicht sogar den Thrombus sehen. Akut aufgetretene Klappendysfunktionen im Rahmen von Infarkten,

Thoraxtraumen, Endokarditiden oder einer Aortendissektion stellen ebenfalls eine dringende Echokardiographie-Indikation dar. Eine relative Indikation ist die Frage nach intraventrikulären Thromben vor Lyse-Therapie oder Kardioversion. Hierbei wird man dem transösophagealen Echo den Vorzug geben, was nicht selten auf logistische Schwierigkeiten stößt. Bei solchen Patienten müssen Sie ohnehin den Oberarzt rufen.

## Troponin

Das Troponin T kann erhöht sein, auch ohne dass ein Myokardinfarkt vorliegt: bei Niereninsuffizienz, Myokarditis, Lungenembolie, dekompensierter Linksherzinsuffizienz, hypertensiver Krise, septischem Schock, Abstoßungsreaktionen bei Herztransplantierten, nach Herzoperationen, perkutanen Koronarinterventionen, Kardioversionen, elektrophysiologischen Eingriffen und Therapie mit kardiotoxischen Zytostatika (z. B. Anthrazyklinen).

Auf Troponinerhöhungen bei akuten zerebralen Ereignissen wurde schon hingewiesen (Thaler u. Rudiger 2009).

## 6.3 Linksherzinsuffizienz und Lungenödem

## Symptomatik

Die dekompensierte Linksherzinsuffizienz ist ein häufiges Ereignis im Rettungsdienst und in der ZNA. Sie tritt bei den verschiedensten kardialen und nicht kardialen Grundkrankheiten auf, bietet aber davon unabhängig ein recht einheitliches klinisches Bild. Mit zunehmendem Schweregrad entwickeln sich belastungsabhängige Luftnot, Ruhedyspnoe, besonders im Liegen (die Patienten kommen sitzend), auskultatorisch feuchte, nicht klingende Rasselgeräusche, Spastik, Brummen, Giemen, sogenanntes „Asthma cardiale", Abhusten schaumigen Exsudats, evtl. rosa verfärbt, schäumendes Lungenödem, Bewusstseinsverlust, Apnoe, Kammerflimmern, Asystolie.

## Medikamentöse Therapie

Medikamentös gibt man Sauerstoff, Schleifendiuretika (Furosemid) und bei hypertonen Blutruckwerten Nitroglyzerin (Spray oder als Perfusor). Zur Vorlastsenkung und schonenden Sedierung hat sich Morphin bewährt. Manchmal lohnt es sich schon in der ZNA, Dobutamin als positiv inotrope Substanz mittels Perfusor zu verabreichen. Weitere Medikamente richten sich nach der Grundkrankheit. Beim hypertensiven Lungenödem werden Sie die Blutdrucksenkung in den Vordergrund stellen, bei der koronaren Herzkrankheit ASS, Heparin und Nitroglyzerin geben und eine invasive Intervention erwägen, bei allergischem Lungenödem sind Steroide und Antihistaminika indiziert. Bedenken Sie, dass das Linksherzversagen immer eine Ursache hat. Es ist kein eigenständiges Krankheitsbild, sondern Ausdruck, Folge oder auch Finalstadium eines anderen. Finden Sie die Ursache, wenn es möglich ist! Dann leiten Sie die kausale Therapie ein. Ist das nicht möglich, müssen Sie sich auf die o. a. symptomatischen Maßnahmen beschränken.

## Invasives und nichtinvasives Atemwegsmanagement

Ein Mensch, der sich mit seiner Atemnot erschöpft, wird irgendwann nicht mehr die Kraft haben, die Atemmuskulatur effektiv einzusetzen. Wenn gleichzeitig der Gastaustausch in der Lunge durch die akute Erkrankung behindert wird, geschieht das besonders schnell, weil vom systemischen Sauerstoffmangel auch die Atemmuskulatur betroffen wird. In der Folge sinkt der Sauerstoffpartialdruck und das $CO_2$ steigt an. Die Hyperkapnie führt schließlich zum Bewusstseinsverlust, der sog. $CO_2$-Narkose. Solche Patienten brauchen frühzeitig eine Unterstützung ihrer Atmung. Neben der endotrachealen Intubation stehen Ihnen auch nichtinvasive Atemhilfen zur Verfügung:
- Die einfachste ist die Gabe von Sauerstoff über eine Maske oder Nasensonde.
- Bei entzündlichen oder allergischen Atemwegsobstruktionen sollte man die Sauerstoffzufuhr über ein Vernebler-System mit Bronchodilatatoren leiten.
- Maskenbeatmung mit maschineller Unterstützung: z. B. assistierte Beatmung, bei der Patienten den Atemrhythmus selbst induzieren (Bi-level-Typ), mit positiv endexspiratorischem Druck (CPAP) oder mit beidem (BiPAP).

Die Vorteile nichtinvasiver Beatmungstechniken gegenüber der endotrachealen Intubation sind:
- das erheblich geringere Risiko nosokomialer Infektionen,
- kein Blutdruckabfall durch Narkoseeinleitung,
- sie können auch außerhalb der Intensivstation in der ZNA, in Intermediate-Care-Einheiten und sogar auf Normalstationen angewendet werden,
- Entwöhnungsprobleme treten kaum auf.

Mit welcher Intensität Sie mechanische Atemhilfen anwenden, hängt vom klinischen Zustand des Patienten ab. Die dekompensierte Linksherzinsuffizienz ist eine gute Indikation für die nichtinvasive Beatmung. Wenn diese schon vom Rettungsdienst vor Ort begonnen wurde, müssen Sie sie in der ZNA konsequent fortsetzen und auch beim Transport innerhalb der Klinik beibehalten. Reicht das beim Lungenödem nicht aus, werden Sie nicht lange mit der Intubation warten.

## 6.4 Rechtsherzinsuffizienz und Pleuraergüsse

Bei der dekompensierten Rechtsherzinsuffizienz bilden sich neben den peripheren Ödemen, dem Aszites und der Einflussstauung früher oder später Pleuraergüsse. Das rechte Herz dekompensiert meistens nicht so akut wie bei der fulminanten Lungenembolie. Die Ödeme und Ergüsse entwickeln sich über mehrere Tage bis Wochen, so dass manche Patienten sich adaptieren und erst spät zum Arzt gehen. Stellen Sie in der ZNA eine stationäre Aufnahmeindikation, geht der Patient meist umgehend auf Station. Nur selten zwingt Sie seine Ateminsuffizienz zur sofortigen Pleurapunktion. Ich empfehle Ihnen, gleich mittels Ultraschall bildgesteuert zu punktieren (Alkadhi u. Russi 2009) und ggf. zu drainieren. Das Röntgen kann dann im Zeitintervall zum Ausschluss eines Pneumothorax erfolgen.

## 6.5 Perikarditis

Eine Perikarditis stellt immer dann kein Problem für die Triage dar, wenn sie relativ frisch, das Perikardreiben noch zu hören ist und die EKG-Veränderungen lehrbuchmäßig sind. Im Vordergrund stehen linksthorakale Schmerzen. Auskultatorisch reibt und knirscht es systolisch wie diastolisch, aber deutlich voneinander getrennt. Bei anderen Patienten hilft der Ultraschall weiter. Nehmen Sie das Sonographiegerät der Notaufnahme und halten Sie den Schallkopf auf das Herz! Einen Perikarderguss erkennt auch der Anfänger sofort (Abb. 6.**3**). Am einfachsten gelingt es Ihnen, wenn Sie den Oberkörper des Patienten etwa 40° anheben und das Herz vom epigastrischen Winkel aus anloten. Die Mehrzahl der Patienten empfindet beim Aufrichten eine Schmerzlinderung. Diese können Sie noch verstärken, wenn Sie dabei den Kopf des Patienten nach vorne beugen.

**Frische bakterielle oder Virus-Perikarditiden** sind selten, aber komplikationsträchtig wie ein Myokardinfarkt. Die Patienten gehören an den Monitor. Sind die herzspezifischen Laborparameter pathologisch, wird tendenziell aus dem Ausschluss eine Diagnose. Wegen der Schmerzen muss eine koronare Herzkrankheit immer ausgeschlossen werden.

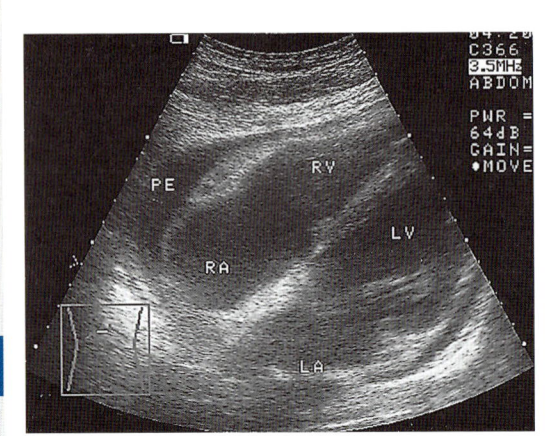

Abb. 6.3 Perikarderguss im Ultraschall. Vergrößertes Herz mit rechtem Ventrikel (RV), linkem Ventrikel (LV), rechtem Vorhof (RA) und linkem Vorhof (LA). Der Perikarderguss (PE) über 2 cm umschließt das ganze Herz. Oberbauchquerschnitt (subxiphoidal) (Quelle: Schmidt 2005, S. 166).

**Allergische und Autoimmun-Perikarditiden** sind in der Regel ebenfalls schmerzhaft. Sie werden bei Kollagenosen, rheumatischem Fieber, nach Herzoperationen, Myokardinfarkten und als Unverträglichkeitsreaktion (z. B. auf Procain, Phenytoin, Hydralazin und Isoniacid) beobachtet.

**Begleit- und chronische Perikarditiden** sind weniger gefährlich. Sie kommen vor bei Urämie, Myxödem, Tumorbefall und als Bestrahlungsfolge. Häufig fehlen Schmerzen. Auch die tuberkulöse Perikarditis tut nicht weh. Sie ist im Nahen Osten die häufigste Form der Perikarditis, bei uns aber selten.

**Große Perikardergüsse** können eine bedrohliche Herzbeuteltamponade verursachen. Sie erkennen sie an der zunehmenden Einflussstauung und dem Pulsus paradoxus. Die Patienten können so tachykard und hypoton werden, dass eine notfallmäßige Perikardpunktion erfolgen muss, um die Flüssigkeit abzuleiten.

**Pleurale Schmerzen.** Akute Perikarditiden können auf die Pleura übergreifen. Dann werden Schmerzen und Auskultationsbefund atemabhängig.

Eine **spezifische Notfalltherapie** ist nicht bekannt. Sie müssen sich auf symptomatische Maßnahmen beschränken und die Komplikationen behandeln. Üblich sind hohe Dosen von Antiphlogistika (z. B. NSAR, ASS 4 g/d). Eine konstriktive Perikarditis muss gelegentlich operiert (gefenstert) werden.

## 6.6 Lungenembolie

Sie ist häufig! Die jährliche Inzidenzrate liegt bei 1,5/1000, in Krankenhäusern deutlich höher (Wells et al. 1998). Dabei wird die Anzahl der nicht erkannten venösen Thromboembolien auf das Dreifache geschätzt. Klinisch sind die häufigsten Symptome plötzliche Luftnot, Tachypnoe, Brustschmerzen und Synkope. Die Lungenembolie ist eine jener häufigen Sektionsdiagnosen, die den Kliniker nach unerwartetem Todesfall überraschen. Das ist tragisch! Denn meistens hätte man daran denken können. Bei akuter Luftnot und atemabhängigen Schmerzen fällt das nicht schwer. Wenn noch Risikofaktoren für eine Thrombose hinzukommen, ist die Sache klar. Aber wer erkennt die Embolie im klinischen Bild chronisch zunehmender Dyspnoe, einer schmerzhaften Bronchitis, unklarer Synkopen, psychovegetativer Erschöpfungszustände und postpartaler Kollapsneigung?

### ■ Wells Score

Man hat deshalb versucht, die Wahrscheinlichkeit einer Lungenembolie anhand anamnestisch-klinischer Daten abzuschätzen. Ein Beispiel ist der Wells Score (Wells et al. 1998). Dabei werden Punkte vergeben und summiert, und zwar für

- eine Lungenembolie oder tiefe Venenthrombose in der Anamnese 1,5 Punkte,
- eine Tachykardie > 100 /min 1,5 Punkte,
- einen vorausgegangenen chirurgischen Eingriff und/oder Immobilisation 1,5 Punkte,
- klinische Zeichen einer tiefen Venenthrombose 3 Punkte,
- die geringe Wahrscheinlichkeit einer alternativen Diagnose 3 Punkte,
- Hämoptoe 1 Punkt,
- das Vorliegen eines Malignoms 1 Punkt.

Die klinische Wahrscheinlichkeit einer Lungenembolie wird bei 1–3 Punkten als niedrig, bei 2–6 Punkten als intermediär, bei 7 und mehr Punkten als hoch eingestuft. Ich persönlich finde solche semiquantitativen Abschätzungen nicht uneingeschränkt hilfreich und die genannten Kriterien unscharf. Merken Sie sich als Anfänger einfach:

> Um eine Lungenembolie handelt es sich oft auch dann, wenn Sie nicht daran denken!

## Ausschlussdiagnose mittels D-Dimere

Die zweite Tragik besteht darin, dass der Ausschluss so einfach ist. Die D-Dimere zu bestimmen ist rund um die Uhr möglich und nicht teuer. Die Methode ist zwar nicht hochspezifisch, für eine Thrombose oder Embolie aber außerordentlich sensitiv. Sind die D-Dimere nicht erhöht, können Sie eine Lungenembolie ausschließen! So simpel geht das! Sind die D-Dimere aber hoch, müssen Sie die Diagnose beweisen. Eine Erhöhung der D-Dimere gibt es auch bei inflammatorischen Prozessen, Nekrosen jeder Art, malignen Tumoren und im höheren Alter. Zur Diagnostik der Lungenembolie bieten sich Szintigraphie oder ein CT an, das in der Regel auch während des Bereitschaftsdienstes zur Verfügung steht und heute als Standardmethode gilt (Abb. 6.4). Es hat den Vorteil, dass man die Untersuchung bei positivem Befund auf das Becken und die proximalen Oberschenkel ausdehnen kann, um die tiefe Bein-Beckenvenen-Thrombose zu suchen. Eine Pulmonalisangiographie hat keine Vorteile und ist wesentlich aufwendiger.

## Notfallbehandlung der Lungenembolie

Vorrangig sind Sauerstoff, Analgesie und Heparin. Vermutlich werden die niedermolekularen Heparine in therapeutischer und gewichtsadaptierter Dosierung in Zukunft das Feld alleine beherrschen. Wenn Sie bei Thromboseneigung

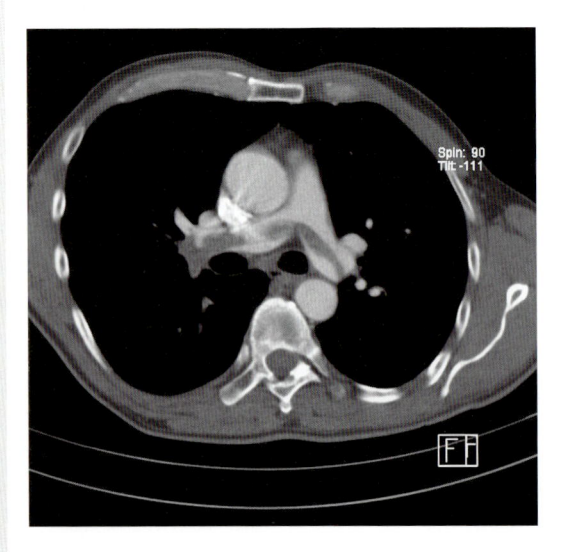

Abb. 6.4 Zentrale Lungenembolie im CT (zur Verfügung gestellt von Dr. L. Wöstenberg, Chefarzt der Radiolog. Abt. Hanse-Klinikum Wismar).

Gerinnungsdiagnostik machen wollen, nehmen Sie Blut dafür *vor* der ersten Heparingabe ab. APC-Resistenz, Protein C und S kann man darin nachträglich bestimmen.

Erwägen Sie eine Lyse, sollten Sie unfraktioniertes Heparin infundieren. Auch bei höhergradigen tiefen Beinvenenthrombosen wird heute noch oft mit einem intravenösen Bolus von 5000 Einheiten und der PTT-gesteuerten Dauerinfusion unfraktionierten Heparins begonnen. Manche Autoren geben schon am ersten Tag parallel dazu orale Antikoagulanzien. Wenn Sie Heparin mittels Perfusor infundieren, hilft das dem Patienten nur dann,

- wenn die Infusion *niemals* unterbrochen wird, auch nicht nur ein paar Minuten (darf zur Toilette, die Perfusorspritze war leer usw.);
- wenn Sie die PTT engmaschig kontrollieren (besser 6- als 12-stündlich) und die Dosis konsequent so anpassen, dass die 2–3-fache Verlängerung der PTT nicht in Frage gestellt wird.

**Darf der Patient zur Toilette?** Wenn der Allgemeinzustand des Patienten es erlaubt, keine kardiale Dekompensation vorliegt und bei tiefer Beinvenenthrombose ein sachgerechter Kompressionsverband angelegt wurde, darf er. Es gibt keine Beweise, dass das schädlich ist. Aber die Perfusorspritze muss mit! Die schlecht überwachte intravenöse Dauerinfusion unfraktionierten Heparins schadet dem Patienten. Die subkutane Gabe niedermolekularer Heparine in gewichtsadaptierter therapeutischer Dosierung hat weniger Komplikationen und eine geringere Mortalität. Sie ist allerdings teuer! Bei Blutungskomplikationen ist Protamin das Antidot. 1 mg Protamin neutralisiert 1 mg niedermolekularen Heparins zu 50–60 %.

**Lyse, ja oder nein?** Entscheidend ist die hämodynamische Stabilität. Beim instabilen Patienten müssen Sie sofort handeln. Bei Lungenembolien im Stadium III und IV wird man in der Regel lysieren. Weitere Faktoren wie relative oder absolute Kontraindikationen, gleichzeitige tiefe Beinvenenthrombose, Alter und Prognose spielen bei der Indikationsstellung eine Rolle. Anders als beim Herz- oder Hirninfarkt haben Sie bei einem stabilen Patienten etwas Zeit. Sie können in aller Ruhe mit dem Oberarzt sprechen und dem Patienten das später erklären. Die Lunge selbst nimmt keinen Schaden, wenn Teile kurze Zeit nicht perfundiert werden. Der nutritive Kreislauf bleibt ja intakt.

**Die fulminante Lungenembolie** zwingt meistens zur Intubation und Herzdruckmassage. Letztere ist schwierig. Durch den verstopften kleinen Kreislauf gelangt nicht genügend Volumen ins linke Herz, um einen hinreichenden Auswurf zu ermöglichen. Dies ist eine aussichtslose Situation, wenn man die Lungenstrombahn nicht schnellstens wieder durchgängig macht. Die Trendelenburg-Operation wird nur in seltenen Fällen zeitgerecht möglich sein. Aber eine Lyse kann man überall sofort und auch unter Herzdruckmassage versuchen. Wie dosiert man die? Darüber gibt es natürlich keine kontrollierten Studien. Es gibt Empfehlungen zu Streptokinase, Urokinase und t-PA. Bei t-PA verabreicht man z. B. einen Bolus von 10 mg über 1–2 Minuten und infundiert während andauernder Reanimation und 100 %iger Sauerstoffbeatmung 90 mg über 2 Stunden, maximal aber 1,5 mg/kg KG. Anschließend muss Heparin PTT-gesteuert über einen Perfusor gegeben werden.

> Lassen Sie sich nicht einschüchtern! Handeln Sie in solchen Fällen auch bei nur klinischem Verdacht! Solche Rettungsaktionen sind *nicht* nur dem Erfahrenen vorbehalten. Ihre Entschlossenheit ist die einzige Überlebenschance des Patienten. Und der hat außer seinem Leben nichts, aber auch *gar nichts* zu verlieren!

Damit kein Missverständnis aufkommt: Es handelt sich um eine Extremsituation. Die fulminante Lungenembolie macht auch unter kräftiger Herzdruckmassage einen mit dem Leben vereinbaren linksventrikulären Auswurf unmöglich. Damit sind alle Bemühungen zum Scheitern verurteilt, wenn Sie *nicht* lysieren. Gedanken über die Richtigkeit der Diagnose, Erfahrung des Arztes und Komplikationsrisiko einer Not-Lyse sind abwegig, weil die Alternative der sichere Tod des Patienten ist. 1999 haben wir in Hamburg-Altona einmal das weitere Schicksal von 8 Patienten verfolgt, die wegen einer fulminanten Lungenembolie in der Zentralen Notaufnahme reanimiert und dabei lysiert worden waren. Immerhin 4 haben die Klinik zu Fuß wieder verlassen.

## 6.7 COPD und Asthma bronchiale

Patienten mit diesen allergischen bzw. entzündlichen Atemwegserkrankungen kommen in die Notaufnahme, wenn sich die Luftnot krisenhaft verschlimmert. Beim Asthma bronchiale spricht man von einem Anfall, die chronisch obstruktive Lungenerkrankung neigt zu Exazerbationen. Auslöser können Infekte, Allergien, feucht-kaltes Wetter, Reizstoffe, Medikamente, körperliche Belastung und die Refluxkrankheit sein. Eine ausführliche Anamnese ist in der Aufnahmesituation in der Regel nicht möglich. Das bleibt zu einem späteren Zeitpunkt dem Stationsarzt vorbehalten. Fragen Sie aber möglichst immer nach der Einnahme von Betablockern, Acetylsalicylsäure, nichtsteroidalen Antirheumatika und Parasympathikomimetika.

Die COPD wird im Jahr 2020 in der Todesursachen-Statistik an dritter Stelle stehen (Worth u. Kardos 2009). Der entscheidende pathogenetische Faktor bei dieser Volkskrankheit ist das Rauchen. Danach werden Sie fragen. Für Vorhaltungen mit moralischem Unterton ist das Akutstadium aber nicht geeignet.

Gemeinsam ist beiden Krankheitsbildern die bronchiale Obstruktion. Beim Asthmatiker ist sie reversibel, bei der COPD nur teilweise. Finden Sie bei einem noch jungen Patienten Hinweise auf eine nicht vollständig reversible Obstruktion, sollten Sie bei der Primärdiagnostik auch das Alpha-1-Antitrypsin bestimmen lassen.

### ■ Notfalldiagnostik

**Mittlerer Anfall:**
- auskultatorisch Spastik, trockene Rasselgeräusche, Brummen,
- Herzfrequenz unter 110/min,
- Atemfrequenz unter 25/min,
- normale Sprache.

**Schwerer Anfall:**
- Herzfrequenz über 110/min,
- Atemfrequenz über 25/min,
- Luftnot beim Sprechen.

**Lebensgefahr:**
- Herzfrequenz- und Blutdruckabfall,
- flache Atmung, auskultatorisch „still",
- Erschöpfung, Bewusstseinsverlust,
- Sauerstoffsättigung unter 92 %.

Die Auskultation ist die wichtigste und erste diagnostische Maßnahme. Passen Sie dabei gut auf, dass Sie zwei verhängnisvolle Fehler vermeiden:
1. Beim schweren Asthma-Anfall hört man manchmal die Spastik nicht mehr, weil die Atmung zu flach ist (sog. „stille Obstruktion").
2. Auskulatorisch kann man bei manchen Patienten die Spastik einer obstruktiven Lungenerkrankung vom Asthma cardiale beim Linksherzversagen nicht unterscheiden.

Deshalb gehört ein Röntgenbild immer dazu. Die dritte Säule der Notfalldiagnostik ist die Blutgasanalyse bzw. der Säure-Basen-Status. Bei der Interpretation werden Sie in Rechnung stellen, dass viele Patienten mit einer COPD an einen niedrigen Sauerstoff-Partialdruck und die gleichzeitige Hyperkapnie adaptiert sind und nicht voreilig zum orotrachealen Tubus greifen. Wann immer es geht, geben Sie nichtinvasiven Atemhilfen den Vorzug!

Bedenken Sie bei der Interpretation der Blugasanalyse auch, dass fast alle Patienten schon im Rettungswagen mehr oder weniger kontrolliert Sauerstoff bekommen haben. Machen Sie vor der Blutentnahme deshalb eine Pause. Und schließlich sollten Sie beachten, dass alte Menschen und ganz besonders solche mit einer jahrelang bestehenden COPD ihre Atmung nicht mehr über den $CO_2$-Partialdruck, sondern über den Sauerstoff regulieren. Diese können Sie durch unkontrollierte Sauerstoffgabe in die Atemdepression und schließlich in eine $CO_2$-Narkose treiben.

Die weiteren therapeutischen Sofortmaßnahmen richten sich nach der Schwere des Anfalls. Außer der Sauerstoffgabe gehören Inhalationen mit Salbutamol, Fenoterol oder Terbutalin dazu. Lang wirksame $β_2$-Sympathomimetika wie Formoterol und Salmeterol müssen mit einem inhalativen Kortikosteroid kombiniert werden, weil die Monotherapie mit asthmabezogenen Todesfällen korreliert. In US-amerikanischen Emergency Rooms gibt es spezielle Inhalationsräume, in denen obstruktive Patienten rezidivierend unter Kontrolle inhalieren und Sauerstoff erhalten. Die Besserung kann so erheblich sein, dass stationäre Aufnahmen dadurch vermieden werden können. Bei einem mittelschweren Anfall werden in der Regel ein schnell wirksames Steroid, Reproterol oder Theophyllin intravenös gegeben. Andere bevorzugen Terbutalin subkutan.

> Seien Sie vorsichtig mit der Sedierung nicht intubierter Patienten! Muss intubiert werden, bietet sich eine Narkose mit Ketamin-S und Midazolam an.

## 6.8 Spontan-Pneumothorax

Die Luftnot beim Spontan-Pneumothorax tritt plötzlich auf und wird meistens von pleuralem Schmerz begleitet. Auskultation und Perkussion führen im Allgemeinen sofort zur Diagnose. Eine Röntgenaufnahme in 2 Ebenen und ggf. in Exspiration sichert sie.

Der primäre Spontan-Pneumothorax entsteht fast immer beim Platzen kleiner apikaler Lungenblasen. Diese können bereits Folge einer Lungenschädigung sein, denn er kommt überwiegend bei Rauchern vor. Der sekundäre Spontan-Pneumothorax entsteht bei Menschen mit einer pulmonalen Grundkrankheit, am häufigsten bei der COPD. Die Beeinträchtigung der Atmung ist deshalb gravierender und die Luftnot stärker. Die Sauerstoffgabe ist obligat.

Handelt es sich um einen schmalen Pneu-Spalt, kann man ihn der Spontanresorption überlassen. Muss drainiert und abgesaugt werden, geschieht das am besten gleich in der ZNA. Die Technik sollten Sie möglichst frühzeitig erlernen (s. S. 97). Bei einem Rezidv-Pneumothorax sind invasive Maßnahmen indiziert mit dem Ziel, weiteren Rezidiven vorzubeugen. Dies kann operativ oder mittels einer Pleurodese versucht werden. Beim zweiten Pneumothorax sollten Sie deshalb den Chirurgen hinzuziehen.

## 6.9 Aortendissektion

Die Diagnose ist nur dann klinisch zu stellen, wenn es zu Verschlüssen peripherer Arterien kommt. In den meisten Fällen wird dieses dramatische Krankheitsbild in mehrfacher Hinsicht verkannt. Der Schmerz tritt plötzlich ein wie bei Stenokardien und Lungenembolie. Dass er zwischen die Schulterblätter und nach kaudal ausstrahlt, ist auch bei der koronaren Herzkrankheit nichts Besonderes. Initiale Synkopen lassen an eine Lungenembolie denken. Selbst bei Schwangeren im 3. Trimenon fällt der richtige Groschen erst spät. Junge Patienten werden der vegetativen Labilität verdächtigt. Die entsprechende Begleitsymptomatik ist aber auch eindrucksvoll! Hyperventilation, Schwäche und Schweißausbrüche fehlen selten. Sie verführen auch den Erfahrenen dazu, an ein psychovegetatives Phänomen zu denken. Darin fühlt er sich spätestens dann bestärkt, wenn die Symptomatik genauso plötzlich sistiert, wie sie aufgetreten ist. Was ist passiert? Kleine Einrisse der Aorta ascendens (Typ A) oder descendens (Typ B nach der Stanford-Klassifikation, Abb. 6.5) führen dazu, dass sich das Blut mit arteriellem Druck zwischen Media und Adventitia wühlt und die Gefäßwand intramural bis weit in die Peripherie auftrennt wie einen Klettverschluss. Dabei entsteht ein falsches Lumen, das mit Ultraschall meistens leicht zu identifizieren ist. Man muss allerdings die Idee haben und danach suchen.

In der Regel handelt es sich nämlich um einen Überraschungsbefund, wenn die Sonographie mit der Frage nach Zeichen der Rechtsherzbelastung, einem abdominellen Aortenaneurysma oder Schwangerschaftskomplikationen erfolgt. Dasselbe geschieht beim CT, weil eine Lungenembolie vermutet wird, und beim Echokardiogramm, wenn jemandem das ungewöhnlich laute und zischende Diastolikum über der Aorta auffällt. Ist dies ein neues Geräusch im Verlauf und sieht der Untersucher beim Echokardiogramm bereits das Hämoperikard, kann nur noch eine schnellstmögliche konzertierte Aktion unter Einbeziehung des Herzchirurgen den Patienten retten.

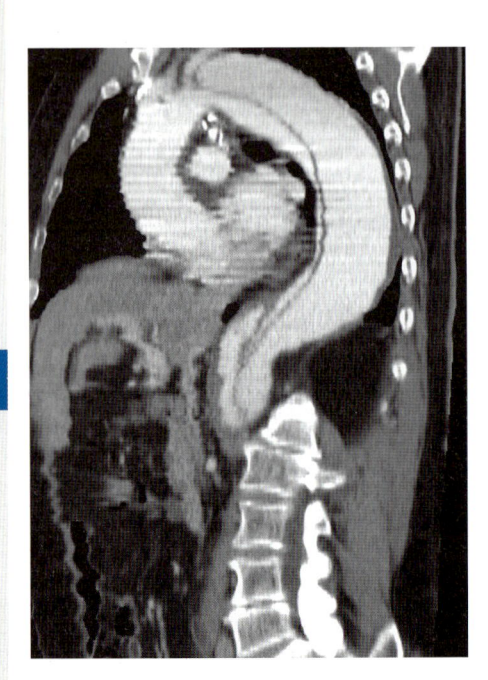

Abb. 6.5 Aortendissektion Typ B im Computertomogramm (zur Verfügung gestellt von Prof. Dr. Otto Wegener, bis 2007 Radiolog. Abt. Asklepios Klinik Altona).

> Die Aortendissektion ist eine typische Differenzialdiagnose, auf die man erst kommt, wenn einem nichts mehr einfällt!

**Welche Hinweise auf eine Aortendissektion gibt es?**
- zu junges Alter für eine koronare Herzkrankheit;
- zu gute Sauerstoffsättigung und zu niedrige D-Dimere für eine Lungenembolie;
- Aortenelongation oder ein Aneurysma der thorakalen Aorta weisen auf eine Disposition für die Dissektion hin. Das Mediastinum kann verbreitert sein.
- Beim Marfan- und Ehlers-Danlos-Syndrom gilt die Aortendissektion als eine der häufigsten Todesursachen (von Kodolitsch et al. 1998).
- Zwei andere Ursachen einer zystischen Medianekrose disponieren ebenfalls überdurchschnittlich: Hypertonie und Schwangerschaft.
- Die sorgfältige Auskultation der Aortenklappe wird unter Notaufnahmebedingungen niemals so akademisch praktiziert wie im Klopfkurs! Kongenitale Anomalien der Klappe stellen ein Risiko bezüglich der Dissektion Typ A dar (bikuspidale Aortenklappe).

- Neurologische Ausfälle im Versorgungsgebiet aller Arterien bekommen plötzlich einen logischen Zusammenhang (Karotisverschluss, Horner-Syndrom, Rückenmarksischämie mit Paraplegie).
- Abdominelle Schmerzen (Darmischämie), Hämaturie, Oligurie, Reizhusten, Einflussstauung.

Mit der Therapie verlieren Sie in der Notaufnahme keine Zeit. Haben Sie die Diagnose gestellt, begleiten Sie den Patienten entweder auf die Intensivstation zur konservativen Behandlung oder in den OP. Operiert werden muss immer dann, wenn die Dissektion fortschreitet oder sich ein Hämoperikard entwickelt. Bei Typ A ist eine Herz-Lungen-Maschine erforderlich, so dass Sie den Herzchirurgen hinzuziehen müssen. Bei Typ B werden zunehmend auch Stenteinlagen versucht. Hat der Patient das akute Ereignis überlebt und ist die Dissektion zum Stillstand gekommen, haben Sie Zeit. Die schwierige Blutdruckeinstellung mit Natriumnitroprussid, Betablockern und die subtile Überwachung aller gefährdeten Organfunktionen überlassen Sie getrost den Kollegen von der Intensivstation.

## 6.10 Hypertonus und Herzklappen als Schmerzursache

Aortenstenose und Mitralklappenprolaps können Ursache z. T. heftiger thorakaler Schmerzen sein. Beides hören Sie schon bei der Auskultation. Das mittsystolische Austreibungsgeräusch mit 4. Herzton und Fortleitung in die Karotiden bei der valvulären Aortenstenose macht auch dem Anfänger kaum diagnostische Schwierigkeiten. Der mittsystolische Klick des Mitralklappenprolaps wird aber gerne sowohl überhört als auch hineininterpretiert. Seine diagnostische Wertigkeit erhält er nur im Zusammenhang mit einem pathologischen Echokardiogramm. Der Schmerz entsteht in beiden Fällen durch die erhöhte Wandspannung des linken Ventrikels, bei der Aortenstenose ubiquitär, beim Mitralklappenprolaps lokal. Ähnlich sind die Schmerzen während der hypertensiven Krise eines Patienten mit langjährigem arteriellem Hypertonus und entsprechend hypertrophiertem linkem Ventrikel. In allen 3 Fällen können Sie im EKG Endteilveränderungen finden: ST-Strecken-Senkungen horizontal und deszendierend sowie präterminal und terminal negative T-Wellen. Beim Mitralklappenprolaps-Syndrom mit thorakalen Schmerzen und EKG-Veränderungen wird deshalb häufig ein diagnostischer Linksherzkatheter durchgeführt, um eine koronare Herzkrankheit auszuschließen. Therapeutisch haben sich Betablocker bewährt. Eine symptomatische Aortenstenose kann man kausal nur mittels Klappenersatz oder Valvuloplastie behandeln.

## 6.11 Pulmonale Hypertonie als Ursache der Luftnot

Unklare, zunächst belastungsabhängige, später z. T. erhebliche Ruhedyspnoe kann Hinweis auf eine pulmonal-arterielle oder -venöse Hypertonie sein. Sie kommt primär, familiär, bei respiratorischen, kardialen, thromboembolischen Erkrankungen, Infektionen, Kollagenosen, portaler Hypertension, Raumforderungen und medikamentös bedingt vor. Im Thorax-Röntgenbild kann ein betontes Pulmonalissegment auffallen. Deutlicher sieht man das im CT, das auch erste Hinweise auf die Ursache geben kann. Die weitere Diagnostik beinhaltet Echokardiogramm, Spiroergometrie, Gehtest und Rechtsherzkatheter. Dazu werden Sie in der ZNA nur die Weichen stellen. Die früher schlechte Prognose hat sich seit Einführung von Sildenafil in die medikamentöse Therapie und der Möglichkeit von Herz-Lungen-Transplantationen verbessert.

## 6.12 Schmerzen im Bewegungsapparat

Thorakale Schmerzen führen den Patienten meistens deshalb in die Notaufnahme, weil er Angst vor einem Herzinfarkt hat. Diese Angst ist auch dann real, wenn es sich um eine Phobie oder ganz harmlose Ursachen handelt wie Verspannungen, Muskelkater, Rippenirritationen u. ä. Kommunizieren Sie dem Ängstlichen, dass Sie ihn ernst nehmen! Verzichten Sie möglichst selten auf ein EKG! Erstens können auch Sie sich irren und zweitens beruhigt es den Patienten, wenn er sich gründlich untersucht fühlt. Eine Blutentnahme halte ich dagegen nur dann für sinnvoll, wenn Sie tatsächlich einen Myokardinfarkt oder eine Lungenembolie ausschließen wollen. Häufig ergibt die gezielte Anamnese typische körperliche Belastungen: ungewohnter Sport, Mal- und Gartenarbeiten, Fitness-Studio, atypische Haltung während eines langen Tiefschlafs (Alkohol), Dauerumarmungen, stundenlanges Bügeln, unphysiologisches Sitzen am Computer usw. Weitere Einzelheiten finden Sie in Kapitel 12.

## 6.13 Stumpfes Thoraxtrauma, Stromunfall und Blitzschlag

### ■ Stumpfes Thoraxtrauma

Hier geht es um Faustschläge, Auffahrunfälle, Verletzungen beim Fußball, Pferdetritte usw. Bei der Versorgung dieser Patienten ist die interdisziplinäre Zusammenarbeit leider noch selten, aber besonders wichtig. Warum? Selten ist sie es aus Unwissenheit. Die Diagnose einer Commotio oder Contusio cordis wird – wenn überhaupt – durchschnittlich mit einer Verspätung von 4 Tagen gestellt (Hauck u. Erdmann 1992). Und wichtig ist sie, weil einige der betroffenen Patienten das gar nicht mehr erleben. Denn folgende Komplikationen sind möglich: koronare Dissektionen, Rupturen und koronarventrikuläre Fisteln mit posttraumatischem Myokardinfarkt (Kettering et al. 1999), lebensbedrohliche bradykarde und tachykarde Rhythmusstörungen mit plötzlichem Herztod, Perikarditis, u. U. mit chronischem Verlauf und Ausbildung einer Konstriktion, Perikardeinrisse und Myokardherniierung, Perikardtamponade durch Blutung aus rupturierten Koronarien, Papillarmuskelab- und Herzklappenausrisse, Myokardrupturen, Aneurysmen und Septumdefekte.

Deshalb gehören beim stumpfen Thoraxtrauma EKG, Echokardiogramm und ein Troponin-Test zum Standard! Gelegentlich wird man die Patienten einer Überwachung wie beim Verdacht auf Herzinfarkt zuführen und ggf. invasive Diagnostik und kausale Therapie veranlassen. Bei der Commotio cordis sind alle pathologischen Befunde reversibel. Die Contusio cordis kann bleibende Funktionseinschränkungen des Herzens zur Folge haben. Was kann man in unterschiedlicher Kombination finden?

**Auskultation:** Perikardreiben, systolisches Mitral- und diastolisches Aorteninsuffizienzgeräusch, Arrhythmie.

**EKG:** Endteilveränderungen, Vorhofflimmern, supraventrikuläre und ventrikuläre Tachykardien, pathologische Q-Zacken, Rechtsschenkelblock, Verlängerung der QT-Zeit, AV-Blockaden.

**Echo:** umschriebene Wandbewegungsstörungen, lokale Dyskinesien, Perikardergüsse.

**Labor:** Erhöhung von CK-MB und Troponin.

Patienten, die nach einem stumpfen Thoraxtrauma in die Notaufnahme kommen, hatten oder haben Beschwerden, sind also symptomatisch. Wenn der Unfallhergang plausibel für eine Commotio oder Contusio cordis ist, führen Sie die oben genannten 4 Untersuchungen durch, auch wenn keine Prellmarke zu sehen ist. Es gibt bisher keine verbindlichen Richtlinien, nach denen Sie beim stumpfen Thoraxtrauma vorgehen könnten. Das in Abb. 6.**6** gezeigte Schema bleibt daher ein subjektiver, aber gut gemeinter Rat

Dokumentieren Sie besonders sorgfältig! Unfälle haben oft juristische Konsequenzen. Gutachterliche Folgen sind für Sie noch die harmlosesten!

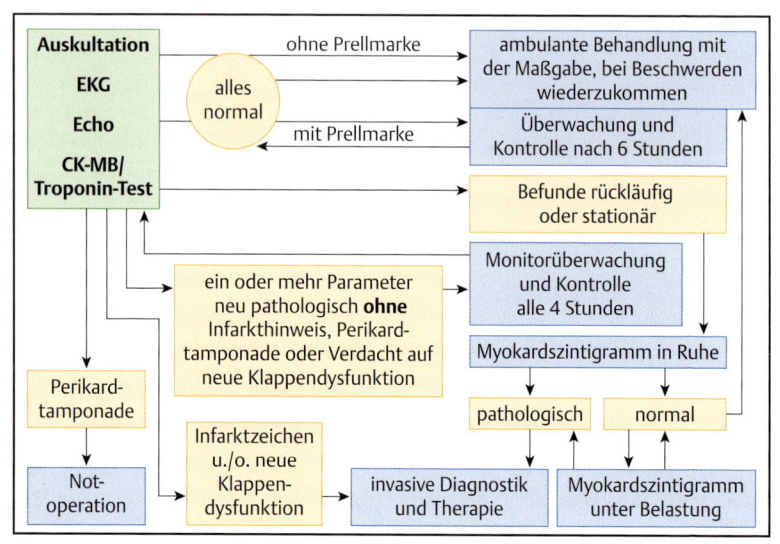

Abb. 6.6 Vorgehensweise beim stumpfen Thoraxtrauma.

## ■ Stromunfall

Jährlich ereignen sich während der Berufsausübung in der Bundesrepublik ca. 1500 Stromunfälle. Davon endet 1 % tödlich. Der Tod tritt dabei unmittelbar nach dem Ereignis durch Kammerflimmern ein. Der Patient, der zu Ihnen kommt, hat überlebt. Sein Herz ist fast immer gesund. Eine stationäre Überwachung ist m. E. extrem selten indiziert. Dennoch erfolgt sie regelhaft auch dann, wenn EKG und Troponin-Test normal sind. Ich halte das für Unsinn. In der Literatur finden sich wenige Hinweise auf selten beobachtete EKG-Veränderungen, deren Genese aber nicht zwingend mit dem Stromschlag zu tun haben muss. Tierexperimentell durch Strom ausgelöste Koronarspasmen, intrakoronare Thromben und Myokardinfarkte erforderten bei dem sehr niedrigen Gewebewiderstand von 1000 Ohm eine Stromfluss-Dauer von mindestens einer Minute. Eine solche Konstellation ist beim Menschen unrealistisch (Sigmund et al. 1991). Anders liegen die Dinge, wenn ein Patient beim Stromschlag ins Kammerflimmern geriet und rechtzeitig reanimiert werden konnte.

## Blitzschlag

Auch beim Blitzschlag sind Kammerflimmern und Asystolie für die hohe Letalität von mehr als 30 % verantwortlich. Bei Überlebenden und erfolgreich reanimierten Patienten wurden nicht-transmurale und transmurale Infarktverläufe beschrieben. Die übrigen akuten oder dauerhaft bleibenden Defizite sind so vielfältig wie die möglichen Wege, die der Blitzschlag im Organismus nehmen kann.

## 6.14 Psychosomatische Aspekte

Die Todesangst des Menschen konzentriert sich ganz folgerichtig auf seine Vitalfunktionen: Atmung, Kreislauf und zentrales Nervensystem.

**Hyperventilation** ist eine häufige körperliche Reaktion auf psychische Erregung. Charakteristisch sind Parästhesien und Muskelverkrampfungen (Pfötchenstellung). In der Blutgasanalyse findet sich eine respiratorische Alkalose bei Hypokapnie. Die symptomatische Therapie bedient sich einer Totraumvergrößerung mittels Plastiktüte oder eines zusammensteckbaren Rohrs (Giebelrohr). Ob eine kausale Therapie nötig, möglich und sinnvoll ist, versuchen Sie bei der nachfolgenden Exploration herauszufinden.

**Die koronare Herzkrankheit** hat eindeutige psychische Risikofaktoren. Bei der Pathogenese erhöhen Depressionen das Risiko um das Vierfache und im Verlauf können gefährliche Rhythmusstörungen durch Stress provoziert werden. Koronarkranke mit eingebautem Defibrillator hatten montags vor der Aufnahme ihrer Berufstätigkeit signifikant mehr Ereignisse und am Wochenende die wenigsten. Seit praktisch alle Koronarpatienten Betablocker nehmen, ist das nicht mehr so. Ob es tatsächlich eine „Infarkt-Persönlichkeit" gibt (Typ A nach Rosenman und Friedmann), ist mehr als umstritten und m. E. belanglos.

Ihre primäre Aufgabe als Arzt in der Notaufnahme ist die Überwachung und somatische Behandlung des Patienten. Zur psychosomatischen Sekundärprophylaxe ist jetzt nicht der richtige Zeitpunkt.

**Herzneurose.** Ist bei thorakalen Schmerzen eine organische Ursache hinreichend sicher ausgeschlossen und kommt der Patient dennoch immer wieder wegen der Angst vor einem tödlichen Infarkt in die ZNA, handelt es sich um eine Herzneurose oder Herzphobie. Sie verläuft chronisch, wird in der Regel spät erkannt und verursacht einen starken Leidensdruck. Bei Koronarpatienten und Herzneurotikern haben Sie es mit völlig unterschiedlichen psychodynamischen Verhältnissen zu tun (Tab. 6.2). Das ist auch für den psychodiagnostisch

Tabelle 6.2  Herzneurose versus koronare Herzkrankheit.

|  | Herzneurose | Koronare Herzkrankheit |
|---|---|---|
| Erscheinungsbild | Neigung zu Panik und Aggravation, theatralisch, auf Wirkung bedacht, der Patient kommt im Hubschrauber, NAW oder RTW, wirkt kräftig und nicht vital bedroht. | Verleugnung, Dissimulation, Herunterspielen der Beschwerden, der Patient kommt im Taxi, eigenem PKW oder zu Fuß, sieht krank aus, kaltschweißig. |
| Symptomatik | Angstzustände, häufig kombiniert mit Platzangst und Klaustrophobie, ziehende Schmerzen im Bereich des Herzens, werden häufig punktförmig lokalisiert („Stiche"), Ausstrahlung in Schulter und linken Arm, bei Nachfrage keine typische Ausbreitung in die ulnaren Finger, Kiefer und Hals oder zwischen die Schulterblätter, nicht belastungsabhängig, in den Medien Erfahrenes wird wiedergegeben, Palpitationen, Herzjagen, ausgeprägte vegetative Begleitsymptomatik, Nitroglyzerin bleibt unwirksam. | Angina pectoris mit typischer Ausbreitung, Enge- und Druckgefühl, Anamnese mit ähnlichen Beschwerden vorhanden, wird erst nach mehrfachem Nachfragen zugegeben („Schmerz? Nein! Druck auch nicht! Aber so ein Brennen!" usw.), nitropositiv (Wirkung nach einigen Minuten). „Es hilft nicht!" „Auch nicht in einer Viertelstunde?" „Nein, eher nach 5 Minuten." |
| Auslöser | Schwellensituationen, die Selbstständigkeit erfordern: Verlobung, Heirat, Berufswechsel, Umzüge. | Körperliche/psychische Belastung, auch in Ruhe oder im Intervall nach der Belastung. |
| Psychodynamik | Der Patient antizipiert Anforderungen an die eigene Selbstständigkeit, reagiert vegetativ wie zur Bereitstellung einer Stress-Abwehr, hat panische Angst, klein, unterlegen, schwach und hilflos gesehen zu werden, zeigt Trennungs- und Verlassenheitsängste, gleichzeitig Aggression gegen den Partner, von dem er abhängig ist, aber auch bleiben möchte. | Der Patient ist aktiv, pünktlich, zielstrebig, konkurrierend, beißt die Zähne zusammen, kann sich schlecht entspannen, ignoriert Anweisungen sich zu schonen, nimmt aber begierig an Trainingsprogrammen und Koronarsportgruppen teil, Abhängigkeitsbedürfnisse werden verdrängt, streitet um das Taxi-Geld. |
| Rolle des Arztes | Schützende Mutterfigur, Patient sucht die Symbiose und will unbedingt bei ihm bleiben. | Lästiger Frager und aufdringlicher Therapeut, Patient drängt auf Entlassung. |

nicht trainierten Anfänger leicht zu erkennen. Aber fühlen Sie sich niemals vorschnell sicher! Beide entwickeln großes schauspielerisches Talent, allerdings mit unterschiedlicher Zielsetzung.

Der Herzneurotiker hat meistens eine jahrelange Odyssee hinter sich. Seine zahlreichen stationären Kurzaufenthalte dienten jeweils dem Ausschluss eines Herzinfarkts. Er hat viele unauffällige ergometrischen Ausbelastungen und nicht selten bereits einige ergebnislose Koronarangiographien absolviert. Er wechselt häufig den Arzt und die Krankenhäuser, weil alle ihm sagen, er habe nichts Ernstes. Das kann er aber weder glauben noch mit der Instabilität seiner psychosozialen Existenz vereinbaren. Er hat ja auch Recht! Die Herzneurose führt in fortgeschrittenem Stadium durch immer konsequenteres Vermeidungsverhalten zur sozialen Isolation, Arbeitslosigkeit und Frühberentung. Mit großer Angst, abgewiesen zu werden, und dem deutlichen Appell: „Nur Sie können mir helfen!" blickt er Ihnen hoffnungsvoll in die Augen. „Da muss doch etwas sein! Und zwar keine Bagatelle, sondern etwas wirklich Ernstes! Vielleicht finden Sie es ja endlich!?" Damit ist Ihre Aufgabe umrissen. Natürlich erwartet niemand von Ihnen eine qualifizierte Psychotherapie. Die ist beim Herzneurotiker auch nicht gerade einfach. Aber dass Sie die Diagnose vermuten, durch eine angemessene Exploration erhärten und die Indikation zur psychotherapeutischen Behandlung stellen, ist eine billige Forderung. Der Zufall gibt Ihnen Gelegenheit, den jahrelangen Teufelskreis eines vereinsamten Menschen zu durchbrechen (Csef 1990). Worum es geht, zeigt Abb. 6.7.

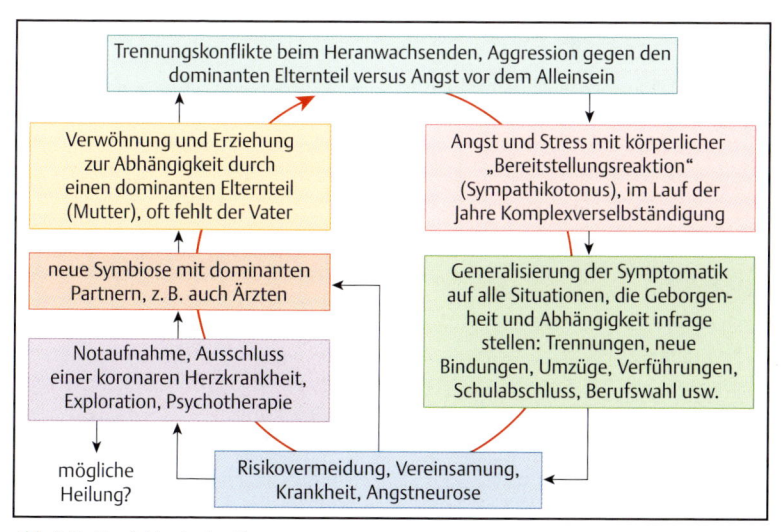

Abb. 6.7 Teufelskreis der Herzneurose.

## 6.15 Fälle und Fallstricke

Unter den häufigeren Ursachen thorakaler Schmerzen sind Lungenembolie und Aortendissektion die gefährlichsten Fallstricke. Am Beispiel kurzer Kasuistiken möchte ich Ihre differenzialdiagnostische Phantasie für den Fall anregen, dass Ihnen nichts mehr einfällt.

### Beispiel 1:

Die Ehefrau eines erfahrenen Internisten klagte nicht gerne, weil er nur schwere Erkrankungen mit ernsthafter Aufmerksamkeit würdigte. Sie hatte aber über Wochen eine zunehmende Belastungsdyspnoe und Palpitationen, die nicht besser, sondern schlimmer wurden. Als sich Schmerzen in den Beinen und thorakale Missempfindungen einstellten, gab sie sich einen Ruck und sprach ihn an. Der Kollege fand bis auf eine Sinustachykardie keinen pathologischen Befund. Er dachte an eine tiefe Beinvenenthrombose mit Lungenembolie und veranlasste die Phlebographie und ein Szintigramm. Nichts! Seine Frau war aber nicht zufrieden. Im Gegenteil! Gangunsicherheit und Intentionstremor führten zur Konsultation eines Neurologen, der auf Anhieb die Hyperthyreose erkannte. Das Kontrastmittel bei der Phlebographie hatte das Seine dazu beigetragen.

### Beispiel 2:

Ein anderer Kollege, der in der Notaufnahme unlängst die frustrane Reanimation einer Patientin mit Aortendissektion erlebt hatte, veranlasste bei einem jungen Mann, der wegen thorakaler Schmerzen, Tachykardie, Schweißausbrüchen und entgleistem Hypertonus kam, sofort ein CT und Echokardiogramm. Ebenfalls nichts. Die Ausschlussdiagnostik lief weiter, kein Befund. Dem Patienten ging es mal besser, mal schlechter. Der psychosomatische Konsiliar äußerte den Verdacht auf ein „hyperkinetisches Herzsyndrom" und empfahl Betablocker. Diese Therapie wurde aber noch hinausgezögert, weil der Patient im Rahmen der Hochdruckdiagnostik mehrere Tage Urin sammelte. Und das war gut: Er hatte ein Phäochromozytom.

### Beispiel 3:

Rezidivierende, akut eintretende und atemabhängige Schmerzen im Bereich der linken unteren Thoraxapertur eines alten Mannes gingen regelmäßig mit erhöhten D-Dimeren im Blut einher. Im Szintigramm fand sich aber keine Lungenembolie. Beim vierten Mal wurde ein CT gemacht. Ebenfalls nichts. Die Auskultation blieb immer unauffällig. Sonographisch fand sich kein Aufstau der linken Niere. Erst ein erfahrener und unvoreingenommener Radiologe sah auf den CT-Bildern nachträglich die kleinen Milzinfarkte.

### Beispiel 4:

Ein Drogenabhängiger kam häufiger mit dorsalen Thoraxschmerzen. Er wurde verdächtigt, nur Analgetika erschwindeln zu wollen. Die Ausschlussdiagnostik erbrachte außer Entzündungszeichen nichts. Zahlreiche EKGs, Szintigramm, CT und Nativ-Röntgen verliefen ergebnislos. Einmal war der CT defekt. In dem ersatzweise durchgeführten MRT fielen eine ausgedehnte Spondylitis und Spondylodiszitis im Bereich der Brustwirbelsäule auf.

### Beispiel 5:

Der Notarzt wurde zu einer 29-jährigen Frau gerufen, die kollabiert war und danach über Luftnot klagte. Er fand eine aufgeregte, stark hyperventilierende Patientin mit Kribbelparästhesien in beiden Händen und perioral. Sie gab atemabhängige Schmerzen linksthorakal mit Ausstrahlung in die linke Schulter und in den Rücken an. Die Anamnese war leer. Trotz Sedierung blieb die junge Frau unruhig und hyperventilierte unausgesetzt, so dass sie ins Klinikum gebracht wurde. Im Ruhe-EKG fanden sich ST-Hebungen über der gesamten Vorderwand (Miljak et al. 2002).

### Beispiel 6:

Ein 64-jähriger Mann hatte schon mehrere tiefe Beinvenenthrombosen gehabt und war deshalb antikoaguliert. Trotz therapeutischer Einstellung wurde er wegen schnell zunehmender Luftnot unter dem Verdacht auf eine Lungenembolie eingewiesen. Die D-Dimere waren erhöht. Klinisch fand sich eine Dämpfung über der linken Lunge, weshalb zunächst nativ geröntgt wurde. Der Patient hatte einen ausgedehnten Pleuraerguss. Es handelte sich um einen Hämatothorax unter suffizienter Antikoagulation.

## ■ Literatur

Alkadhi H, Russi EW. Bildgebung im Thoraxraum. Therapeut Umschau 2009; 66: 18–24

Brezinka V. Ungleichheiten bei Diagnostik und Behandlung von Frauen mit koronarer Herzkrankheit. Z Kardiol 1995; 84: 99–104

Csef H. Klinik und Differentialdiagnose der phobischen Herzneurose. Dtsch Med Wschr 1990; 115: 629–635

Hamm CW, Arntz HR, Bode C et al. Leitlinien: Akutes Coronarsyndrom (ACS), Teil 1: ACS ohne persistierende ST-Hebung. Z Kardiol 2004; 93: 72–90

Hamm CW, Arntz HR, Bode C et al. Leitlinien: Akutes Coronarsyndrom (ACS), Teil 2: ACS mit ST-Hebung. Z Kardiol 2004; 93: 324–341

Hauck RW, Erdmann W. Herzbeteiligung bei stumpfem Thoraxtrauma. Dtsch Med Wschr 1992; 117: 829–834

Kettering K, Baer FM, Böhm M et al. Dissektion des Ramus interventricularis anterior im Rahmen eines stumpfen Thoraxtraumas. Dtsch Med Wschr 1999; 124: 930–934

von Kodolitsch Y, Raghunath M, Nienaber CA. Das Marfan-Syndrom. Strategien einer interdisziplinären Betreuung. Dtsch Med Wschr 1998; 123: 21–25

Liman T, Endres M. Troponinerhöhung und EKG-Veränderungen bei Schlaganfall und Subarachnoidalblutung. Nervenarzt 2008; 79: 1386–1398

Miljak T, Steindl J, Giesler H et al. Als Hyperventilation maskierter Myokardinfarkt bei einer 29-jährigen Patientin. Notarzt 2002; 18: 19–21

Schmidt G (Hrsg). Checkliste Sonographie. 3. Aufl. Stuttgart: Thieme; 2005

Sigmund M, Völker H, Effert S et al. Häufigkeit pathologischer EKG-Befunde bei Überlebenden nach Stromunfällen. Z Kardiol 1991; 80: 130–136

Thaler T, Rudiger A. EKG-Artefakte durch Elektrodenvertauschungen. Praxis 2009; 98: 17–21

Wells PS, Ginsberg JS, Anderson DR. Use of a clinical model for safe management of patients with suspected pulmonary embolism. Ann Intern Med 1998; 129: 997–1005

Worth H, Kardos P. Leitliniengerechte Diagnostik und Therapie der COPD. Niedergel Arzt 2009; 2: 39–42

# 7 Kleine Rhythmologie für Aufnahmeärzte
*Albrecht Francke*

> ▶ **Die Symptomatik und ihre Bedeutung für Patienten und Arzt:** Extrasystolen – Kritische und anamnestische Rhythmusstörungen – Schrittmacherprobleme – Antiarrhythmika ▶ **Vorhofflimmern:** Ursachen – Symptomatik – Therapie – Antikoagulation – Invasive Techniken ▶ **Vorhofflattern** ▶ **Paroxysmale supraventrikuläre Tachykardien** ▶ **Ventrikuläre Rhythmusstörungen** ▶ **Blöcke und Bradykardien**: Schrittmacherindikationen ▶ **Schrittmacherkomplikationen**

Dies Kapitel beschränkt sich auf rhythmologische Probleme, die in der Notaufnahme Konsequenzen haben. Es verzichtet auf EKG-Beispiele, weil Sie sich längst dafür ein handliches Taschenbuch besorgt und durch Einkleben von Markierungszeichen zum Schnell-Ratgeber gemacht haben.

## 7.1 Die Symptomatik und ihre Bedeutung für Patienten und Arzt

### ■ Extrasystolen

Jeder Laie kennt heute den plötzlichen Herztod und seine Ursachen. Das Symptom „Herzrhythmusstörungen" hat das Gewicht einer Diagnose sui generis erlangt und ist extrem angstbesetzt. Missempfindungen wie Herzjagen, Aussetzer, Palpitationen, Herzstolpern und das Gefühl, es schlägt nicht mehr, veranlassen den Betroffenen, die Notaufnahme aufzusuchen, auch wenn Sie dann bei der Auskultation nur vereinzelt Extrasystolen hören. Dies kann man nachempfinden und Sie sollten es akzeptieren! Denn bei kaum einem anderen kardialen Phänomen haben Sie dem Laien gegenüber einen so großen Informationsvorsprung. Und um bei der postextrasystolischen Pause Angst vor einem Herzstillstand oder der darauffolgenden Systole das Gefühl zu haben, das Herz schlägt bis zum Hals, muss man kein Herzneurotiker sein. Es ist unangenehm!

So wappnen Sie sich mit Geduld, erklären dem Besorgten sein EKG und geben ihm eine Kopie für das nächste Mal mit. Vermitteln Sie ihm die Bedeutungslosigkeit von supraventrikulären und den meisten ventrikulären Extrasystolen. Erklären Sie ihm die vermehrte diastolische Füllung des linken Ventrikels in der postextrasystolischen Pause und die relative Unschädlichkeit selbst limitierender supraventrikulärer Tachykardien. Verweigern Sie konsequent die Überbewertung von Langzeit-EKGs, die immer noch nach Lown klassifiziert werden, und bestehen Sie darauf, dass ventrikuläre Extrasystolen nur als lang anhaltende Salven (z. B. 20 VES ohne Unterbrechung) eine Therapieindikation darstellen.

### ■ Herzjagen

Herzjagen ist eine subjektive Wahrnehmungsqaltät, die mit der objektiven Herzfrequenz nicht unbedingt korrelieren muss. Das werden Sie schnell herausfinden. Schwieriger ist es, wenn eine Tachykardie psychische Ursachen hat, seien es direkte (Angst, Panik, Zorn) oder indirekte (Drogen, Entzug). Nach Einnahme von Ecstasy wurden schon tachykarde Herzrhythmusstörungen mit hyperdynamem Herzkreislaufstillstand beschrieben (Mende et al. 2005).

### ■ Kritische Herzrhythmusstörungen

Verlegen Sie andererseits jeden Patienten mit neu aufgetretener Tachyarrhythmia absoluta oder ventrikulärer Tachykardie sofort oder bei Instabilität nach Kardioversion auf die Intermediate-Care-Station. Legen Sie jeden Patienten mit AV-Block III. Grades an den Monitor und halten Sie einen passageren Herzschrittmacher bereit! Und schließlich: Nehmen sie Patienten mit stark eingeschränkter linksventrikulärer Funktion und neu aufgetretenen höhergradigen ventrikulären Rhythmusstörungen zur Überprüfung der Therapie stationär auf.

### ■ Anamnestische Herzrhythmusstörungen

Immer wieder kommen Patienten in die ZNA, deren Herzjagen schon vorbei ist. Sie möchten dann meistens Verhaltensmaßregeln von Ihnen haben. Sie können durch eine gute Anamnese dann einiges vermuten, z. B. intermittierendes Vorhofflimmern oder paroxysmale Tachykardien. Aber sicher sind Sie nie, wenn Sie kein EKG von der Rhythmusstörung haben. Ich verabrede mit diesen Patienten, dass sie bei erneuter Symptomatik *sofort* zum EKG in die Klinik kommen.

## Schrittmacherprobleme

Handelt es sich um Patienten mit Herzschrittmachern und/oder Defibrillatoren, bei denen der Verdacht auf eine Fehlfunktion besteht, brauchen Sie manchmal die Hilfe eines kompetenten Kollegen (zu Schrittmacherkomplikationen s. u.).

## Antiarrhythmika

Beim Umgang mit Antiarrhythmika sind Sie autonomer. Doch hat jedes Krankenhaus bei der unübersehbaren Vielfalt von Substanzen und Verfahrensweisen gewisse methodische Vorgaben. Jede Therapie wird desto erfolgsträchtiger sein, je kausaler sie ist. Behandeln sie also nach notfallmäßigen Sofortmaßnahmen immer die Grundkrankheit! Sollten Sie bei Herzrhythmusstörungen eine symptomatische Therapie-Indikation stellen, bedenken Sie kritisch, ob Beschwerden und Prognose gebessert werden. EKG-Kosmetik ist kein Therapieziel! Es gibt viele Antiarrhythmika (Tab. 7.1). Alle haben Nebenwirkungen und Kontraindikationen. Viele besitzen neben ihrem erwünschten antiarrhythmischen einen unerwünschten arrhythmogenen Effekt. Je insuffizienter ein Myokard ist, desto unwirksamer sind Antiarrhythmika und desto ausgeprägter ist ihr proarrhythmogener Effekt.

Tabelle 7.1 Die 14 gängigsten Antiarrhythmika.

| Medikament | Indikationen | Dosierung | Wichtigste Kontraindikationen |
|---|---|---|---|
| Adenosin | supraventrikuläre Tachykardie | 12 mg als schneller Bolus | Vorhofflimmern, Vorhofflattern, Asthma Betablocker, Kalziumantagonisten, instabile KHK |
| Ajmalin | supraventrikuläre Tachykardie, WPW-Syndrom, Vorhofflimmern, ventrikuläre Tachykardie | 0,5–1,0 mg/kg KG, max. 50 mg | SSS, AV-Block II. und III. Grades, QT-Syndrom |
| Amiodaron | Vorhofflimmern, VT, Rezidivprophylaxe | 150–300 mg i. v. 100–300 mg p. o./d | Hyperthyreose, AV-Block II. und III. Grades |

Tabelle 7.1 (Fortsetzung).

| Medikament | Indikationen | Dosierung | Wichtigste Kontraindikationen |
|---|---|---|---|
| Atenolol | Verlangsamung der Tachykardie bei Vorhofflimmern | 2,5–12 mg i. v. 25–100 mg p. o./d | Asthma bronchiale Kombination mit Verapamil i. v. |
| Atropin | SSS, AV-Block II. Grades Typ Mobitz II, AV-Block III. Grades, Bradyarrhythmie | 0,5–1,0 mg i. v. | Glaukom |
| Digitalis | Vorhofflimmern mit Tachykardie | Aufsättigung und 0,07–0,4 mg/d | SSS, AV-Block II, und III. Grades, WPW-Syndrom, dekompensierte Niereninsuffizienz |
| Diltiazem | Vorhofflimmern mit Tachykardie | 3 × 60–90 mg p. o. 0,3 mg/kg KG i. v. | AV-Block II. und III. Grades Kombination mit Betablockern |
| Flecainid | supraventrikuläre Tachykardie, WPW-Syndrom, Vorhofflimmern, ventrikuläre Tachykardie | 0,5–1,0 mg/kg KG i. v., max. 50 mg, oder 300 mg p. o. | SSS, AV-Block II. und III. Grades, QT-Syndrom |
| Metoprolol | Verlangsamung der Tachykardie bei Vorhofflimmern | 2,5–5,0 mg i. v. 100–200 mg p. o./d | Asthma bronchiale Kombination mit Verapamil |
| Orciprenalin | SSS, AV-Block II. und III. Grades, Bradyarrhythmie | 0,5–1,0 mg i. v., Dauerinfusion 5–50 µg/min | Thyreotoxikose |
| Propafenon | supraventrikuläre Tachykardie, WPW-Sysndrom, Vorhofflimmern, ventrikuläre Tachykardie | 1 mg/kg KG i. v., max. 70 mg, oder 600 mg p. o. | SSS, AV-Block II. und III. Grades, QT-Syndrom |
| Propranolol | Tachykardie bei Hyperthyreose mit Vorhofflimmern | 40–240 mg p. o./d | Asthma bronchiale Kombination mit Verapamil |
| Sotalol | Tachykardie bei Vorhofflimmern, ventrikuläre Rhythmusstörungen | 240–360 mg | QT-Syndrom, Asthma bronchiale, Bradykardie |

## 7.2 Vorhofflimmern

Vorhofflimmern ist die häufigste Rhythmusstörung überhaupt. Deshalb gehe ich hier etwas ausführlicher auf das Problem ein.

### ■ Ursachen

Vorhofflimmern hat sehr unterschiedliche Ursachen. Mitralstenose, Hyperthyreose und Kardiomyopathie sind nur die bekanntesten. Ektope hochfrequente „fokale Trigger" werden bei elektrophysiologischen Untersuchungen zunehmend häufig gefunden. Sie liegen meistens im Bereich der Pulmonalvenen. Beim Wechsel mit bradykarden Rhythmusstörungen wird man an einen kranken Sinusknoten denken. 20 % bleiben aber „idiopathisch", weil es nicht gelingt, die Genese zu klären. Dass Patienten mit Vorhofflimmern montags gehäuft die Notaufnahme aufsuchen, wird auf vermehrten Alkoholgenuss am Wochenende zurückgeführt („Holiday Heart Disease"). Das Vorhofflimmern ist vermutlich bei allen Betroffenen eine chronisch progrediente Störung. „Paroxysmales oder intermittierendes Vorhofflimmern" sind nur der Anfang. „Persistierend" nennt man es, wenn Aussicht auf Rhythmisierung besteht und diese angestrebt wird. Einen Sinusrhythmus werden Sie nur in der Hälfte der Fälle und oft erst nach Stunden bis Tagen erreichen. Häufig müssen Sie mit einer normofrequenten Arrhythmie zufrieden sein. Dann ist das Vorhofflimmern „permanent". Diese Bezeichnung ist allerdings nach den großen Erfolgen der Ablationstherapie auch bei solchen Patienten nicht mehr zeitgemäß. Deshalb spricht man heute von kurz dauerndem (bis zu 1 Jahr) und lang dauerndem persistierendem Vorhofflimmern (Meinertz u. Willems 2008).

### ■ Symptomatik

Bei manchen beschwerdefreien Patienten ist das Vorhofflimmern ein Zufallsbefund. Bei anderen wird es anlässlich eines Schlaganfalls entdeckt. Weitere Gründe der Einlieferung sind Palpitationen, Luftnot, Lungenödem, Stenokardien bei Tachyarrhythmia absoluta und Schwindel sowie Synkopen bei der Bradyarrhythmie (Kirchhof u. Breithardt 2008).

### ■ Therapie

Vorhofflimmern kann zur notfallmäßigen Kardioversion zwingen bei:
- dekompensierter Linksherzinsuffizienz mit Lungenödem,

- instabiler Angina pectoris,
- Blutdruckabfall,
- Präexzitationssyndrom mit schneller Überleitung.

Welche therapeutischen Weichen Sie beim stabilen Patienten bereits in der Notaufnahme stellen, hängt von der Symptomatik, Kammerfrequenz, Dauer des Vorhofflimmerns und der Grundkrankheit ab. Meistens wartet man 24 Stunden ab, weil viele Patienten in dieser Zeit spontan in einen Sinusrhythmus konvertieren. Geschieht dies nicht, kann man elektrisch, medikamentös oder invasiv vorgehen.

**Medikamentöse Kardioversion.** Besteht die Rhythmusstörung erst 1–2 Tage, gelingt die Kardioversion meistens und Sie brauchen den Patienten nicht vorher zu antikoagulieren. Wird die Rhythmisierung medikamentös versucht, gilt Amiodaron als potentestes Mittel. Es führt bei 50–90 % der Patienten zum Sinusrhythmus und erhält diesen für 1–2 Jahre, kann aber Hypo- und Hyperthyreosen induzieren. Propafenon (Erfolgsrate 40–90 %) und Flecainid (60–80 %) werden eingesetzt, haben aber ihrerseits proarrhythmische Effekte.

> Die medikamentöse Kardioversion sollte unter Monitorkontrolle erfolgen!

Nach erfolgreicher medikamentöser Kardioversion ist eine mehrwöchige, bei Rezidiven langfristige Dauermedikation indiziert. Rezidiviert das Vorhofflimmern nur selten, ist eine Langzeittherapie problematisch. Kennt man einmal erfolgreiche Medikamente und liegen weder eine schwerwiegende kardiale Grundkrankheit noch ein kranker Sinusknoten vor, kann man den Patienten anleiten, die Medikamente nur bei Bedarf einzunehmen („Pill-in-the-pocket-Therapie") (Alboni et al. 2004).

**Elektrische Kardioversion.** Nach einer Woche ist der Sinusrhythmus in der Regel nur mittels elektrischer Kardioversion zu erreichen. Viele Kardiologen bevorzugen diese als Methode der ersten Wahl auch bei frisch aufgetretenem Vorhofflimmern. Sie wird in Kurznarkose durchgeführt. Längeres Vorhofflimmern (> 2 Tage) birgt bei Kardioversion immer die Gefahr einer arteriellen Embolie aus Thromben des linken Vorhofs. Wenn Sie dann nicht ausreichend lange antikoaguliert haben (vor Kardioversion INR 2–3 über mindestens 3 Wochen, nach der Kardioversion 4 Wochen), ist ein zerebraler Insult nach Rhythmisierung Folge Ihres Behandlungsfehlers! Einige Kardiologen verzichten auf die Antikoagulation vor der Kardioversion, wenn im transösophagealen Echokardiogramm keine Vorhofthromben zu sehen sind. Sie heparinisieren den Patienten voll, kardiovertieren gleich und antikoagulieren dann für 4 Wochen.

**Medikamentöse Rhythmuskontrolle.** Flimmern die Vorhöfe länger als ein Jahr, misslingt die Kardioversion und kommt eine Ablationstherapie nicht infrage, muss man sich darauf beschränken, die Kammerfrequenz zu normalisieren und zu antikoagulieren. Der Beseitigung des Vorhofflimmerns alleine kommt keine prognostische Bedeutung zu (Lewalter u. Nitschmann 2009). Betablocker (Sotalol, Atenolol, Metoprolol) oder Kalziumantagonisten (Verapamil, Diltiazem) mit und ohne Digitalis sind praktisch immer erfolgreich. Die schnelle intravenöse Digitalisierung wird von vielen Kardiologen nicht mehr als Primärmaßnahme empfohlen. Die Wirksamkeit von Digitalis konnte in Studien nicht belegt werden. Meine eigenen Erfahrungen damit sind aber gut. Es sollte eine Verminderung der Kammerfrequenz auf 20 % oberhalb des normalen Sinusrhythmus angestrebt werden. Das erreichen Sie meistens mit Digitalis alleine (Frequenz 80–90 /min). Bei Belastung würde die Kammerfrequenz aber ohne Betablocker oder Verapamil auf über 200/min ansteigen. Und das ist nicht wünschenswert. Langzeitfolge kann eine rhythmogene Kardiomyopathie sein.

**Antikoagulation.** Die Indikation zur Antikoagulation ist heute auch bei alten Menschen unumstritten. 1,5 % der 40–50-Jährigen mit chronischem Vorhofflimmern erleiden pro Jahr einen ischämischen Insult. Bei den 70–80-Jährigen sind es bereits 25 %! Das Herz ist nicht immer die Emboliequelle. Ein Viertel dieser Patienten hat außerdem eine signifikante Karotisstenose. Aber bei Vorhofflimmern sind zerebrale Insulte 7-mal häufiger als bei Sinusrhythmus. Der zur Indikation einer Antikoagulation herangezogene CHADS 2-Score (van Walraven et al. 2003) beruht u. a. auf Daten von 65- bis immerhin 95-jährigen Patienten (Lutomsky et al. 2008). Danach werden Herzinsuffizienz (**C**), Hypertonus (**H**), Alter (**A**) und Diabetes mellitus (**D**) mit je 1 Punkt sowie Schlaganfälle (**S**) oder TIAs mit 2 Punkten bewertet. Bei einem CHADS 2-Score von mehr als 1 Punkt soll das Schlaganfallrisiko höher sein als das Blutungsrisiko bei oraler Antikoagulation.

Als *moderate Risikofaktoren* für einen Schlaganfall gelten bei Patienten mit Vorhofflimmern:
- Alter > 75 Jahre,
- Hypertonus,
- Herzinsuffizienz,
- EF < 35 % und
- Diabetes mellitus.

*Hochrisikofaktoren* sind:
- stattgehabter Schlaganfall,
- TIA,
- periphere arterielle Embolie,

- Mitralstenose und
- prothetischer Klappenersatz.

Patienten ohne Risikofaktor werden mit ASS behandelt, bei nur einem moderaten Risikofaktor gibt man ASS oder antikoaguliert. Bei einem Hochrisikofaktor oder mehr als einem moderaten Risikofaktor muss antikoaguliert werden.

Dem gegenüber sollte man die Wahrscheinlichkeit von Blutungskomplikationen abwägen. Diese ist bei Patienten mit bereits stattgehabten Blutungen und im Alter über 80 Jahre größer. Besonders riskant sind überhöhte INR-Werte von > 4,0, die ersten 3 Monate der Antikoagulanzientherapie sowie ein CHADS 2-Score von mindestens 3 (Hylek et al. 2007). Hieran erkennt man nicht nur die große Bedeutung engmaschiger INR-Kontrollen zu Beginn der Therapie, sondern auch, dass im Alter leider die Strenge der Indikation zur Antikoagulation mit dem Risiko von Blutungskomplikationen korreliert.

**Invasive Techniken.** Bei fokal bedingtem Vorhofflimmern gibt es zunehmende Erfolge mit verschiedenen Techniken der Ablation. Die Indikation kann man heute frühzeitig und großzügig stellen. Als weitere invasive Therapie-Optionen stehen operative Techniken zur Verfügung (Abb. 7.1).

## 7.3 Vorhofflattern

Bei 3 : 1- und höhergradigen Vorhof-Kammer-Überleitungen ist das typische Sägezahnmuster im EKG nicht zu übersehen. Bei 2 : 1-Überleitung kann es auf den ersten Blick wie eine Sinustachykardie aussehen. Bei Kammerfrequenzen von 140/min und mehr werden Sie sich aber nicht täuschen lassen. Hierbei handelt es sich meistens um Vorhofflattern oder eine supraventrikuläre Reentry-Tachykardie. Es gibt 3 Hilfstechniken, mit denen Sie die Diagnose sichern können:
1. **Karotisdruckversuch** und andere vagale Manöver (Bulbus-Druck, Valsalva): Das Flattern demaskiert sich durch höhergradige Überleitung auf die Kammern. Machen Sie den Versuch bei laufendem EKG-Schreiber, damit der Oberarzt Ihnen später auch glaubt!

> Seien Sie mit dem Karotisdruckversuch vorsichtig bei älteren Menschen (> 75 Jahre)! Auskultieren Sie die Karotiden vorher besonders sorgfältig und veranlassen Sie im Zweifel eine Duplex-Sonographie!

| Stoffwechsel:<br>Hyper- u. Hypothyreose,<br>Hypokaliämie, Alkohol,<br>Pharmaka | idiopathisch<br>(20 %)<br>**Vorhof-<br>flimmern** | kardial:<br>KHK, Herzinsuffizienz,<br>Kardiomyopathie, Vitien,<br>Karditis, Mitralklappen-<br>prolaps, Herzoperation | Ursachen |
|---|---|---|---|
| **rhythmisch:**<br>WPW-Syndrom, Extra-<br>systolie, Sick-Sinus-Syndrom | | **Myokardhypertrophie:**<br>Hypertonus, Sportler | |

| akut paroxysmal | kurz persistierend | lang persistierend | Häufigkeit |

| Palpitationen, Herzrasen, Stenokardien, Schwäche, Schock, Synkopen, Lungenstauung mit Luftnot, arterielle Embolien | Symptome |

| **medikamentöse Kardioversion:**<br>Amiodaron, Propafenon, Flecainid, Sotalol<br>**Frequenzreduktion:** Digitalis, Betablocker,<br>Kalziumantagonisten | kausal<br>die Grund-<br>krankheit | operativ | |
|---|---|---|---|
| **elektrisch:**<br>Kardioversion primär oder nach<br>Antikoagulation, Vorhof-Defibrillator,<br>biatrialer Schrittmacher | **Ablations-<br>therapie** | | Therapie |

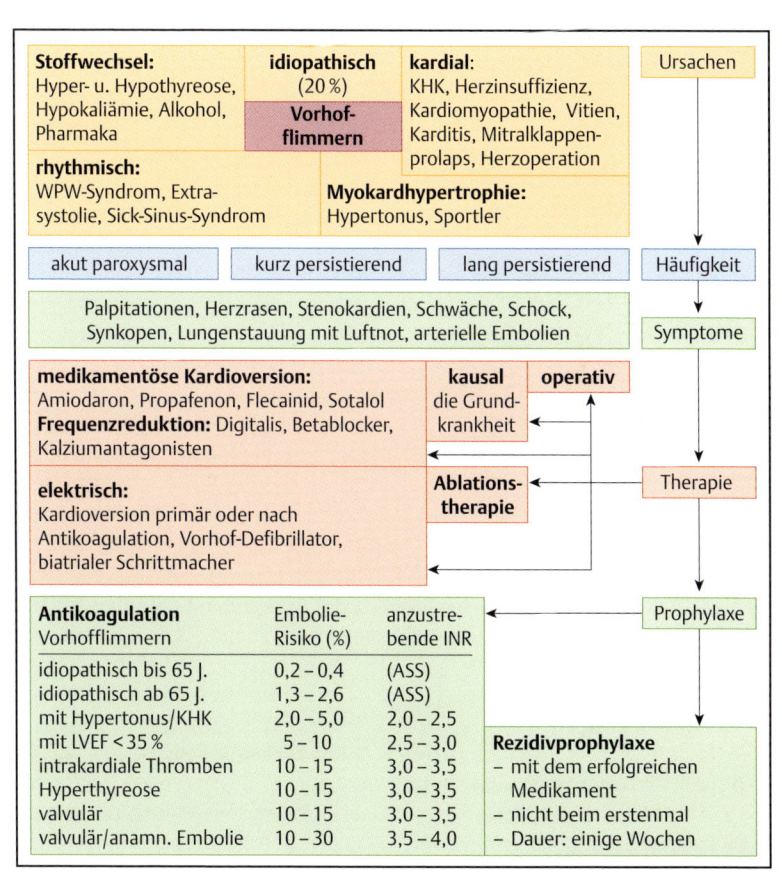

| **Antikoagulation**<br>Vorhofflimmern | Embolie-<br>Risiko (%) | anzustre-<br>bende INR | Prophylaxe |
|---|---|---|---|
| idiopathisch bis 65 J. | 0,2 – 0,4 | (ASS) | |
| idiopathisch ab 65 J. | 1,3 – 2,6 | (ASS) | |
| mit Hypertonus/KHK | 2,0 – 5,0 | 2,0 – 2,5 | |
| mit LVEF < 35 % | 5 – 10 | 2,5 – 3,0 | **Rezidivprophylaxe** |
| intrakardiale Thromben | 10 – 15 | 3,0 – 3,5 | – mit dem erfolgreichen Medikament |
| Hyperthyreose | 10 – 15 | 3,0 – 3,5 | – nicht beim erstenmal |
| valvulär | 10 – 15 | 3,0 – 3,5 | – Dauer: einige Wochen |
| valvulär/anamn. Embolie | 10 – 30 | 3,5 – 4,0 | |

Abb. 7.1  Vorgehensweise bei Vorhofflimmern.

2. **Verapamil** i. v., 1–2 Ampullen, hat denselben Effekt. Sollte es sich um eine Reentry-Tachykardie handeln, kann es diese gleichzeitig beenden und Sie können den Patienten wieder nach Hause schicken. Das dürfen Sie aber nur, wenn ganz sicher keine ventrikuläre Tachykardie vorliegt. Bei breiten Kammerkomplexen ist Verapamil kontraindiziert. Viele Kardiologen empfehlen Ajmalin. Es ist geeignet, um ventrikuläre und supraventrikuläre Tachykardien zu terminieren.
3. Machen Sie ein **Echokardiogramm**! Das Sonographiegerät der Notaufnahme reicht aus, um die doppelt so schnellen Vorhöfe gegenüber den Ventrikeln zu entlarven.

Beim WPW-Syndrom ist die Überleitung so schnell, dass die Kammertachykardie zur sofortigen Kardioversion zwingt, weil sie jederzeit zu Kammerflimmern degenerieren kann (Defibrillator mit synchronisierter Einstellung, Beginn mit 100 J). Wenn die Zeit es erlaubt, sollten Sie sich immer rechtzeitig des Beistands eines Anästhesisten vergewissern. Eine elegante Methode, das Vorhofflattern zu beseitigen, ist die Überstimulation des rechten Vorhofs mit einem transvenös eingeführten Schrittmacherkabel. Auch beim Vorhofflattern wird immer häufiger und erfolgreicher die Katheterablation angewendet.

## 7.4 Paroxysmale supraventrikuläre Tachykardien

Patienten mit paroxysmalen und rezidivierenden supraventrikulären Tachykardien kennen ihre Diagnose oft und wissen, was ihnen hilft. Sie haben schon zu Hause mehrfach die vagalen Manöver versucht und bitten Sie gezielt um Verapamil oder Ajmalin. Ganz selten kennt ein Laie auch das Adenosin. Die Tachykardie sistiert gelegentlich schon beim Anlegen des Stauschlauchs oder bei der Venenpunktion. Ob hierbei vagale und/oder bedingte Reflexe eine Rolle spielen, bleibt Spekulation. In der Regel ist der Patient dann zufrieden, drückt Ihnen dankbar die Hand und verabschiedet sich. Es können aber folgende Probleme auftreten:
- Die Diagnose ist nicht bekannt und Sie müssen auch Vorhofflattern mit 2 : 1-Überleitung ausschließen.
- Sie haben Karotis- und Bulbus-Druck, Valsalva-Manöver und kaltes Wasser ausprobiert, Verapamil, Ajmalin und Adenosin in respektvollen Abständen gespritzt. Aber die Tachykardie geht unbeeindruckt weiter und der Patient ist genervt. Jetzt gibt es 3 Möglichkeiten: Überstimulation, Kardioversion oder Verlegung auf die IMC-Station, wo beides durchgeführt oder ein weiterer medikamentöser Versuch gemacht werden kann.
- Sie haben bei einem Patienten die Diagnose neu gestellt und er fragt, wie er sich verhalten soll. Hier sind die Häufigkeit des Auftretens und der vermutete elektrophysiologische Mechanismus ausschlaggebend dafür, ob Sie ihm eine Dauermedikation, eine elektrophysiologische Untersuchung, beides oder gar nichts empfehlen. Ein LGL- oder WPW-Syndrom mit wöchentlichem Herzrasen ist eine klare Indikation zur Diagnostik mit der Frage einer Katheterablation des akzessorischen Bündels. Eine harmlose junktionale Reentry-Tachykardie, die alle 3 Monate für 15 Minuten auftritt, hat keine therapeutischen Konsequenzen.

## 7.5 Ventrikuläre Rhythmusstörungen

**Kammertachykardien** (ab 20 ventrikulären Extrasystolen in Serie) können auf eine schwere Herzerkrankung hinweisen und haben daher auch diagnostische Konsequenzen. Sie müssen immer unterbrochen werden. Manchmal ist bereits der Karotisdruckversuch erfolgreich! Ist der Patient kreislaufstabil, wird Ajmalin empfohlen (1 mg/kg KG über 5 min). Bei instabilem Kreislauf gibt man 300 mg Amiodaron und wendet die synchronisierte elektrische Kardioversion an (R-Zacken-getriggert). Ist bei einer Tachykardie der 1. Herzton unterschiedlich laut, handelt es sich meistens um eine Kammertachykardie mit AV-Dissoziation. Der Sonderfall „torsades de pointes" kommt bei Verlängerungen der QT-Zeit vor. Ursachen: angeboren, Hypoparathyreoidismus, Lithium, trizyklische Antidepressiva, Antiarrhythmika der Klassen I und III (Chinidin, Ajmalin, Disopyramid, Amiodaron, Sotalol), Diabetes mellitus Typ 2, Clarithromycin, Hirndruck, Hypothermie, K- und Mg-Mangel, Hypothyreose.

Nach Kammerflimmern ohne Zusammenhang mit einem akuten Myokardinfarkt und bei symptomatischen ventrikulären Tachykardien besteht die Indikation zur Implantation eines Defibrillators. In der Hälfte der Fälle muss zusätzlich antiarrhythmisch behandelt werden. Wenn nichts mehr hilft, versuchen einige Kardiologen es mit Magnesium.

Inwieweit symptomatische ventrikuläre Extrasystolen bei Herzgesunden eine Indikation für Betablocker darstellen, hängt vom Leidensdruck ab. Auch höhergradige ventrikuläre Extrasystolien sind nur bei schweren kardialen Grunderkrankungen behandlungspflichtig. Ob asymptomatische komplexe ventrikuläre Rhythmusstörungen nach Myokardinfarkt eine Therapie-Indikation darstellen, ist umstritten. Klasse-I- und -III-Antiarrhythmika können die Prognose nicht verbessern, wohl aber Betablocker (Klasse II). Da diese ohnehin eine häufige Therapie der koronaren Herzkrankheit auch ohne nachgewiesene Rhythmusstörungen darstellen, ist die Diskussion m. E. müßig.

## 7.6 Blöcke und Bradykardien – Schrittmacherindikationen

**Die erste Frage betrifft die Symptomatik:** Schwindel, Synkopen, Luftnot, Stenokardien. Nicht selten wird die Bradykardie zufällig bei der Untersuchung oder im EKG entdeckt. Eine Bradykardie/Bradyarrhythmie oder ein AV-Block I. und II. Grades (Typ Mobitz I) ohne Symptomatik stellen keine Therapieindikation dar.

**Die zweite Frage gilt bradykardisierenden Medikamenten:** Digitalis, Betablocker, Verapamil, Diltiazem und Antiarrhythmika, allen voran das Amiodaron, sollen bei den Behandelten die Herzfrequenz nicht unter 50/min senken. Häufig bessern sich Bradykardie, Blockbild und Symptomatik nach Absetzen der bradykardisierenden Substanz.

**Die dritte Frage ist die nach der Grundkrankheit:** Herzinsuffizienz, Kardiomyopathie, koronare Herzkrankheit, Vitien, Lungenemphysem. Gelegentlich wird eine konsequente Behandlung des Grundleidens erst nach Schrittmacherimplantation möglich.

Diese 3 Fragen müssen Sie bereits in der Notaufnahme stellen, weil das diagnostische und therapeutische Konzept von ihrer Beantwortung abhängt (Abb. 7.**2**).

Die wesentlichen Probleme in der Reihenfolge ihrer Häufigkeit sind:
- **AV-Blockierungen:** In der Notaufnahme von Bedeutung ist der AV-Block III. Grades und sein Vorläufer, der AV-Block II. Grades Typ Mobitz II. Beim AV-Block III. Grades kann es immer unerwartet zu Asystolien kommen. Dabei spielt keine Rolle, ob er permanent oder intermittierend ist. Auskultatorisch können Sie bei einer Bradykardie den AV-Block III. Grades oft an der wechselnden Lautstärke des 1. Herztons erkennen.
- **Syndrom des kranken Sinusknotens:** Hier findet sich eine bunte Mischung aus Bradykardien, Tachykardien, Vorhofflimmern und -flattern, sinuatrialem Block, Sinusbradykardie und -stillstand mit Ersatzrhythmen oder Asystolien (Pausen).

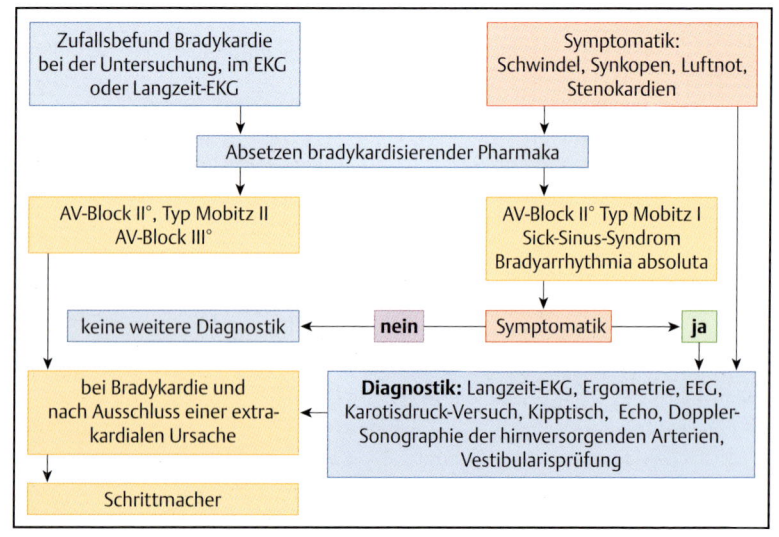

Abb. 7.**2** Schrittmacherindikationen (Quelle: Langenfeld 1992, S. 1564).

- **Bradyarrhythmie bei Vorhofflimmern:** Bei asymptomatischen Patienten besteht in der Regel keine notfallmäßige Schrittmacherindikation. Nimmt der Patient ein Digitalis-Präparat, müssen Sie bei klinischem Verdacht eine Intoxikation ausschließen, in jedem Fall aber den Spiegel bestimmen. Ob eine Schrittmacherimplantation sinnvoll ist oder es sich um eine Medikamentenüberdosierung handelt, kann meistens die periphere Station in aller Ruhe klären.
- **Hypersensitiver Karotissinus:** Dies Syndrom hat neben dem Frequenz- auch einen Blutdruckaspekt. Definitionsgemäß hat der Druck auf den Karotissinus einen Frequenzabfall von 50 % oder eine Asystolie von mindestens 3 Sekunden zur Folge. Es kann aber auch nur ein Druckabfall von 50 mmHg und mehr auftreten. In diesem Fall ist ein Schrittmacher wenig hilfreich.

Wird die Schrittmacherindikation schon in der Notaufnahme gestellt, hängt es von der Dringlichkeit und den logistischen Bedingungen ab, ob Sie erst eine passagere Sonde legen oder gleich einen permanenten Pacer. Sinusbradykardien sprechen gut auf Atropin, AV-Blockierungen auf Orciprenalin an. Wenn alle Stricke reißen, können Sie Adrenalin versuchen. Und vergessen Sie den externen Schrittmacher nicht, den Ihr Defibrillator bereithält!

## 7.7 Schrittmacherkomplikationen

**Schrittmacher-Rasen** erkennen Sie bei einem Pacer-Patienten mit regelmäßiger Tachykardie im EKG.

Ist die Tachykardie unregelmäßig, handelt es sich meistens um ein Zweikammer-System (DDD) und neu aufgetretenes Vorhofflimmern bzw. -flattern. Dann muss in einen anderen Stimulationsmodus umprogrammiert werden (VVI).

**Sog. „Sensing-Defekte"** sind nicht selten Zufallsbefunde im EKG. Stellen Sie diese Diagnose aber mit Zurückhaltung! Die Pacer-Technik gewährt sich selbst einen relativ großen Toleranzspielraum. Wenn spät einfallende Eigenaktionen des Patienten vom Aggregat nicht rechtzeitig erkannt werden, ist das keineswegs immer pathologisch. Schweigen Sie also dem Patienten gegenüber, wenn Sie kein Fachmann sind und sich nicht absolut sicher fühlen! So ersparen Sie dem Patienten unnötige Panik und sich selbst eine Blamage.

**Synkopen.** Wenn Synkopen die Schrittmacher-Indikation waren und diese auch nach der Implantation im Sitzen oder Stehen auftreten, kann es sich um „neurokardiogene Synkopen" handeln (siehe Kapitel 13, S. 254).

**Störfaktoren.** Viele Schrittmacher-Patienten kommen mit mehr oder weniger berechtigten Sorgen in die Notaufnahme, weil die Medien Berichte über Störfaktoren ihres lebensrettenden Pacers gebracht haben.

**Was den Schrittmacher stören kann:** Elektrorasierer, Modeschmuck, der von Magneten an der Bluse festgehalten wird, Lautsprecherboxen (Mindestabstand 20 cm), Bohrmaschinen, wenn sie gegen die Brust gehalten werden, Hörkissen mit Magneten, Diebstahl-Warnanlagen in Kaufhäusern, C- und D-Netz-Handys, wenn sie weniger als 25 cm vom Schrittmacher entfernt getragen werden, Mikrowellenherde unter 50 cm Abstand vom Pacer, Ballonfahrten (wegen der starken Radarfelder).

**Wovon keine Gefahr ausgeht:** Autogurt, Autozündung, Verkehrsradar (wegen der niedrigen Energie), Trockenhauben, Alarmanlagen, Funkuhren, Bildschirm-Arbeitsplätze, E-Netz-Handys, normale Flugreisen, Sicherheitskontrolle an Flughäfen (es piept nur).

## Literatur

Alboni P, Botto GL, Baldi N. Outpatient treatment of recent-onset atrial fibrillation with the "pill-in-the-pocket" approach. N Engl J Med 2004; 351: 2384–2391

Hylek EM, Evans-Molina C, Shea C et al. Major hemorrhage and tolerability of warfarin in the first year of therapy among elderly patients with atrial fibrillation. Circulation 2007; 115: 2689–2696

Kirchhof B, Breithardt G. Vorhofflimmern – eine Standortbestimmung. Vorkommen, Mechanismen und klinische Präsentation. Klinikarzt 2008; 37: 66–70

Langenfeld H. Diagnostik bradykarder Herzrhythmusstörungen. Dtsch Med Wschr 1992; 117: 1563–1566

Lewalter T, Nitschmann S. Therapieziel beim Vorhofflimmern herzinsuffizienter Patienten. Internist 2009; 50: 101–103

Lutomsky B, Willems S, Meinertz T. Prävention von Schlaganfällen bei Vorhofflimmern – Antithrombotische Therapie. Klinikarzt 2008; 37: 89–94

Meinertz T, Willems S. Die Behandlung von Vorhofflimmern im Alltag. Internist 2008; 49: 1437–1445

Mende L, Böhm R, Regenthal R et al. Hyperdynamer Kreislaufstillstand nach Ingestion von Ecstasy. Anästhesiol Intensivmed Notfallmed Schmerzther 2005; 40: 762–765

van Walraven C, Hart RG, Wells GA et al. A clinical prediction rule to identify patients with atrial fibrillation and low risk for stroke while taking aspirin. Arch Intern Med 2003; 163: 936–943

# 8 Strategien bei Patienten mit abdominellen Beschwerden

*Albrecht Francke*

▶**Ersteinschätzung:** Diagnostik und Notfalltherapie ▶ **Peritonitis** ▶ **Ileus, Verwachsungsbauch, Obstipation und Pseudoobstruktion** ▶ **Gastrointestinale Blutung:** Schockraum und Transfusionsmanagement ▶ **Gastroenteritis und Enterokolitis** ▶ **Oberbauchschmerzen:** Refluxkrankheit – Ulkuskrankheit – Gallensteine – Pankreatitis ▶ **Unterbauchschmerzen:** Appendizitis – Divertikulitis – Adnexitis der Frau, Uteruserkrankungen – Adnexitis des Mannes, Hodenerkrankungen – Leistenschmerzen – Harnwegsinfekt und Harnverhalt ▶ **Rektum und Anus** ▶ **Bauchaortenaneurysma** ▶ **Mesenterialinfarkt** ▶ **Ureterkolik** ▶ **Stumpfes Bauchtrauma** ▶ **Psychosomatische Aspekte** ▶ **Fälle und Fallstricke**

## 8.1 Ersteinschätzung

Was ist ein akuter Bauch? Antworten auf diese Frage werden extrem unterschiedlich ausfallen, je nachdem, ob Sie den Patienten selbst, seine besorgte Mutter, die Rezeptionsschwester, Ihren Oberarzt, den Chirurgen oder einen Anästhesisten fragen. Die Palette der Symptomatik reicht vom Patienten nach einer frischen Ulkusperforation mit irrsinnigen Schmerzen und bretthartem Bauch, bei dem Sie kaum eine ausführliche Anamnese erheben können, bis hin zum besorgten Hyopochonder, der nach längerem Suchen die Stelle am rechten Unterbauch findet, die vor 2 Stunden geschmerzt hat. Tatsache ist, dass der Patient Hilfe sucht. Also empfindet er sein Bauchproblem als akut und Sie werden sich darum kümmern. Was haben Sie zu erwarten?

**Was ist entscheidend für die Triage (Tab. 8.1)?** Sie wird im Alltag der Notaufnahme kaum so ablaufen, dass die akademische Reihenfolge von Anamnese, Beschwerdebild und Untersuchung zur Diagnose führt, sondern Sie hören sich die akute Problematik an, während Sie den Bauch bereits abtasten. Bei der Sonographie vervollständigen Sie die Anamnese und werden sich in wenigen Minuten ein Bild von der möglichen Diagnose und der Dringlichkeit des Falles machen. Da es sich um eine begrenzte Zahl von Erkrankungen handelt, die

# Schmerzintensität

Tabelle 8.1 Triage des „akuten Bauches".

| Vorgeschichte | Schmerzcharakter | Palpation | Verdacht | Diagnostik |
|---|---|---|---|---|
| akutes Ereignis, Ulkus, Divertikel bekannt? | unerträglich, gleich bleibend | bretthartter Bauch | Perforation eines Hohlorgans | Röntgen Abdomen |
| akuter Beginn, Gallensteine, Alkohol | heftig, gürtelförmig, evtl. krampfartig | Abwehrspannung, meistens nicht hart | Pankreatitis | Sonographie, CT, Lipase Blutgasanalyse |
| akuter Beginn, Vorhofflimmern, Mitralstenose | zunächst heftig, symptomarmes Intervall, Peritonitis | Abwehrspannung, anfangs nicht hart | Mesenterialinfarkt | Sonographie, CT, Laktatbestimmung, Blutgasanalyse |
| akuter oder schleichender Beginn | Flanken-, Rücken-, Bauchschmerzen, oft wie Lumbago | pulsierender Tumor, evtl. Schockzeichen | rupturierendes Bauchaortenaneurysma | Sonographie, CT |
| akut rezidivierend, evtl. Ikterus, Fieber, Hämaturie | heftig bis unerträglich, in Intervallen, krampfartig, Koliken, evtl. lokale Peritonitis | Bauch weich, Oberbauch, Flanke, Ureterverlauf druckschmerzhaft, evtl. Gallenblasenhydrops | Uretersteine, Gallensteine, Cholezystitis, Cholangitis | Sonographie, Cholostaseparameter, ERCP, MRCP, CT, Urinsediment |
| schleichender Beginn, Stuhlverhalt nicht obligat | Krämpfe, wechselnde Heftigkeit, später Dauerschmerz | gebläht, anfangs weich, später Abwehrspannung | Ileus | Röntgen Abdomen, Sonographie, CT |

| | | | | |
|---|---|---|---|---|
| Folgekrankheit einer nicht erkannten oder unzureichend behandelten Organerkrankung | zunehmender Dauerschmerz, wird immer unerträglicher, lokal, später ubiquitär, Schmerzen bei Erschütterungen (Gehen, Bett fährt über Unebenheiten) | zuerst lokale Abwehrspannung, Klopf- und Loslass-Schmerz, kontralateral, Douglas-Druckschmerz | Peritonitis | wenn nicht gleich Operation, Sonographie, CT von Grundkrankheit abhängig: Perforation, Ileus, Divertikulitis, Appendizitis usw. |
| zunehmende Unterbauchschmerzen, evtl. Fieber | zunehmender Dauerschmerz, lokal betont, Anziehen der Beine als Schonhaltung | lokale Abwehrspannung, bei Blut im Bauch diffus, siehe Peritonitis! | Appendizitis, Adnexitis, Divertikulitis, Ileitis, Extrauteringravidität, Ovarialzysten | Sonographie, auch transvaginal, CT, β-HCG, Blutbild |
| Zusammenhang mit bestimmter Mahlzeit | Tenesmen, Krämpfe, Durchfall, Erbrechen | Bauch weich, ubiquitärer Druckschmerz | Gastroenteritis | Sonographie, Stuhlkulturen, Serologie |
| blande beginnend oder akut bei Einklemmen | Leistenschmerz, ggf. mit Ausstrahlung in Hüfte und Rücken | Bauch weich, Druckschmerz, Hernie tastbar | Leistenhernie, Diskusprolaps, Koxitis, Psoas-, Spritzenabszess | Sonographie, CT, Hüftgelenkpunktion, MRT |
| lokal begrenzte Beschwerden | einschießend oder langsam wachsend | lokale Resistenzen, Druckschmerz | Leberabszess, Zystenruptur, Nieren- und Milzinfarkt, Tumor | Sonographie, CT, MRT, gezieltes Labor |

mit unterschiedlicher Häufigkeit immer wieder vorkommen, werden Sie sehr bald merken, dass Ihre Erfahrung exponentiell wächst. Trotzdem sollten Sie nie einen akuten Bauch alleine beurteilen. Er ist die klassische Aufgabe interdisziplinärer Zusammenarbeit von Internisten und Chirurgen, ggf. auch Frauenärzten und Urologen. Die gemeinsame Beurteilung eines Bauches hat auch einen kollegialen Vorteil, den Sie nicht unterschätzen sollten: Haben Sie und die anderen sich geirrt, dann sitzen alle im selben Boot und niemand nörgelt besserwisserisch: „Hätten Sie mich gerufen, dann wäre das nicht passiert!"

**Ein paar Überlegungen zur Diagnostik:**
- Es wird immer als eine Selbstverständlichkeit vorausgesetzt, dass jeder neue Patient ganz ausgezogen und komplett untersucht wird. Ich halte das für scheinheilig! Im Ambulanzbetrieb eines arbeitsreichen Bereitschaftsdienstes wird man diese Vorgabe bei vielen Bagatellfällen relativieren.
- Machen Sie aber bei den Patienten mit abdominellen Problemen keine Abstriche! Untersuchen Sie jeden ohne Ausnahme rektal! Sollte es dabei z. B. bei jungen Frauen emotionale Probleme geben, können Sie Kolleginnen um Hilfe bitten. Es genügt auch, wenn *einer* rektal untersucht. Will der Chirurg darauf nicht verzichten, überlassen Sie es ihm!
- Achten Sie auf die Stuhlfarbe! Ist Blut am Fingerling? Hat der Patient Teerstuhl? Oder nimmt er nur Eisentabletten? Wenn ja, warum? Ist er chronisch anämisch? Kennt man die Ursache? Vielleicht führen diese Überlegungen Sie auf die Spur des Kolontumors, der die Beschwerden verursacht.
- Schicken Sie nicht jede junge Frau mit unklaren Unterbauchschmerzen kritiklos zum Gynäkologen! Jungfrauen mögen das nicht und der Kollege kann und will sie auch nicht einer gynäkologischen Untersuchung unterziehen. Eine Frau ohne Sexualpartner hat praktisch nie eine Adnexitis!
- Und bei älteren Patientinnen, die nach guter deutscher Tradition häufig ihre Totaloperation schon hinter sich haben, wird der Frauenarzt sich fragen, *was* er denn noch untersuchen soll.
- Nehmen Sie bei abdominellen Problemen immer Blut ab! Sie brauchen nicht jedes Mal die ganze internistische Routine, aber Blutbild und CRP sollten dabei sein. Blutgruppe und Gerinnung auf Verdacht zu bestimmen, ist ein teurer Luxus und im Bereitschaftsdienst auch unkollegial der MTA gegenüber. Möchten Sie sich und dem Patienten die mehrfache Venenpunktion ersparen, so können Sie die entsprechenden Röhrchen bei Bedarf später ins Labor schicken oder verwerfen.

> **Wonach fragen Sie das Labor?** Nach Hämoglobin und Hämatokrit bei Anämie und Blutungsverdacht, nach Entzündungszeichen, bei Galleproblemen nach den Cholestaseparametern und der Lipase, beim Mesenterialinfarkt nach D-Dimeren, Laktat und den Blutgasen, nach einer Hämaturie, einer Schwangerschaft und bei allen schwerer Kranken nach Elektrolyten, Kreatinin und Harnstoff-N. Und das war es schon!

- Die Sonographie ist praktisch immer aufschlussreich und belastet den Patienten nicht.
- Beim Röntgen bin ich zurückhaltender, weil die Abdomenübersicht keine geringe Strahlenbelastung hat und der Gonadenschutz schwierig ist. Ist der Bauch trotz aller Schmerzen weich und Sie haben bei der Sonographie keine Pendelperistaltik gesehen, ist die Abdomenübersicht vermutlich überflüssig.

> **Wonach fragen Sie das Röntgenbild?** Nach freier Luft unter dem Zwerchfell oder in Linksseitenlage bei Verdacht auf Perforation, nach Spiegeln, wenn es um einen Ileus geht, nach der Weite der Darmschlingen bei einer Pseudoobstruktion und nach Steinschatten. Und das war es schon wieder. Alles andere sehen Sie sonographisch oder im CT besser!

- Ein brettharter peritonitischer Bauch gehört m. E. fast immer ohne weitere Diagnostik operiert.
- Beim Mesenterialinfarkt und Aortenaneurysma beseitigt man Unsicherheiten am schnellsten im CT. Auch die Appendizitis kann man da sehen oder ausschließen, bevor man einen unschuldigen Wurmfortsatz entfernt, dem der kollegiale Pathologe dann „mäßige Zeichen der chronischen Entzündung" attestiert. Bei der Divertikulitis ist ein CT die Methode der Wahl und beim Verdacht auf Ureterkonkrement kommt das native CT zuerst, die Abdomenübersicht erst nach dem Steinnachweis (Dobry u. Danuser 2009).
- Die Leistenhernien und den Hüftgelenkserguss erkennen Sie bei der Ultraschalluntersuchung.

### Ein paar Überlegungen zur Notfalltherapie:
- Auch hier müssen Sie von Fall zu Fall einen altehrwürdigen Grundsatz relativieren, dass man nämlich beim unklaren Bauchschmerz das Krankheitsbild nicht durch unkritische Analgesie verschleiern darf. Unkritisch nicht! Aber wenn es dem Patienten kritisch schlecht geht, müssen Sie handeln, auch wenn es noch keine Diagnose gibt.
- Bei einer vermutlichen Nierenkolik keine Analgetika zu geben, weil sie noch nicht gesichert ist, halte ich für zynisch!

- Das Gleiche gilt für einen Patienten mit fortgeschrittener Peritonitis, wenn Sie z. B. auf den Chirurgen warten müssen. Besteht dieser darauf, den Kranken vor der Schmerzbekämpfung zu untersuchen, dann muss er eben alles stehen und liegen lassen und sofort kommen!
- Rupturierendes Bauchaortenaneurysma und massive obere gastrointestinale Blutung zählen zu den am meisten gefürchteten Notfällen überhaupt. Nutzen Sie jede Sekunde für wohl organisierte logistische Maßnahmen.

## 8.2  Peritonitis

Die Peritonitis ist in der Notaufnahme eine unspezifische klinische Diagnose mit einer spezifischen Symptomatik. Sie kann lokalisiert sein und damit einen Hinweis auf das erkrankte Organ geben oder in fortgeschrittenem Stadium das gesamte Abdomen erfassen. Fast immer ist sie sekundär, d. h. Folge einer intraabdominellen Erkrankung. Selten kommt es bei Sepsis, Tuberkulose und Aszites zur primär bakteriellen Peritonitis. Die Diagnose stellt man dann durch Punktion. Als Systemerkrankungen, die dem klinischen Bild einer Peritonitis zugrunde liegen können, seien der Lupus erythematodes und die Pseudoperitonitis diabetica genannt. In der Regel ist die Peritonitis aber Folge einer nicht oder nicht rechtzeitig erkannten abdominellen Organ-Erkrankung, nämlich:
- Hohlorgan-Peforation: Ulkus, Divertikel, Fremdkörper, pseudomembranöse Kolitis, Pseudoobstruktion des Kolons (freie Luft im Röntgenbild);
- Appendizitis, Divertikulitis, Cholezystitis, Abszesse, Enteritis, Kolitis, Phlegmonen, nekrotisierende Pankreatitis;
- Perforation von flüssigkeitsgefüllten Organen: Gallenblase, Gallengang, Hämangiome, Zysten, Pseudozysten (freie Flüssigkeit im Ultraschallbild);
- intraabdominelle Blutungen (Extrauteringravidität, Bauchaortenaneurysma, Gefäßprothesen-Arrosion, iatrogen nach Eingriffen);
- Mesenterialinfarkt;
- Ileus.

**Symptomatik:** Dauerschmerz mit tendenziell zunehmender Intensität, reflektorische Bauchdeckenspannung (Abwehrspannung), Loslass-Schmerz, Douglas-Druckschmerz, Erschütterungsschmerz (z. B. Husten, Würgen, Arzt stößt gegen das Bett, Transport über Unebenheiten), Fieber und Leukozytose, in fortgeschrittenem Stadium bretthartem Bauch.

Auch wenn den Schmerzen keine Peritonitis zugrunde liegt, hat der Patient Angst vor der Palpation. Er wehrt mehr oder weniger ab. Verwechseln Sie Abwehrverhalten nicht mit Abwehrspannung! Die oben beschriebenen Symptome sind sehr charakteristisch und lassen sich durch Ablenkungsmanöver kaum beeinflussen. Ganz anders beim Abwehrverhalten: Ballen der Fäuste, Zusammenbeißen der Zähne und ein spannendes Gespräch machen den vermeintlich peritonitischen Bauch weich und die Quelle der Schmerzen lokalisierbar.

> Die Peritonitis bedeutet fast immer eine notfallmäßige Operationsindikation!

## 8.3 Ileus, Verwachsungsbauch, Obstipation und Pseudoobstruktion

Die kausale Behandlung des paralytischen Ileus ist die der Grundkrankheit, z. B. Pankreatitis, Elektrolytentgleisung, Opiat-Nebenwirkung. Beim mechanischen Ileus müssen Sie nach der Diagnose dafür sorgen, dass die Ursache beseitigt wird.

### Kompletter mechanischer Ileus

Episodische krampfartige Schmerzen und Erbrechen können schon Tage bestehen und den Patienten erst bei zunehmender Heftigkeit in die Klinik treiben. Sie palpieren den geblähten, aber eindrückbaren Bauch und vielleicht tasten Sie bereits einen Tumor oder prästenotische Darmwalzen. Im Ultraschall finden Sie weit gestellte Darmschlingen mit Pendelperistaltik. Oft sieht man dazwischen extraluminale Flüssigkeitszwickel und gelegentlich schon die Ursache, z. B. den Tumor oder eine eingeklemmte Hernie. Das Röntgenbild mit aufgestellten Darmschlingen und intraluminalen Flüssigkeitsspiegeln ist fast immer eindeutig (Abb. 8.1). Damit haben Sie die Diagnose gestellt und können den Chirurgen rufen.

Bei voroperierten Patienten wird er Verwachsungen vermuten und eine Adhäsiolyse anstreben. Bei nicht operierten Patienten führe ich gleich ein CT durch, weil meistens eine Raumforderung dahinter steckt. Auch seltenere Ursachen wie Abszesse, Bezoare und innere Hernien können im CT identifiziert werden. Der Chirurg weiß dann, was ihn bei offenem Bauch erwartet und kann sich darauf einstellen. Handelt es sich um ein bereits metastasiertes Tumorleiden, das nicht kurativ operiert werden kann, wird er eine geeignete palliative Technik wählen.

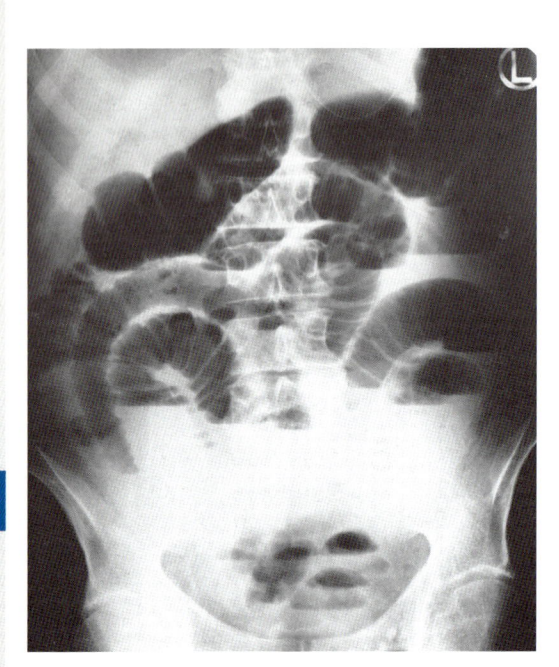

Abb. 8.1 Dünndarmileus nach Embolie der A. mesenterica superior. Abdomenleeraufnahme im Stehen. Geblähte Dünndarmschlingen mit Sekretspiegel. Einzelne Sekretspiegel auch im kleinen Becken. Kolonmeteorismus (Quelle: Bücheler 2005, S. 554).

### Verwachsungsbauch und Subileus

Die Neigung zu Verwachsungen nach operativen Eingriffen ist individuell sehr unterschiedlich. Bei durchgemachter schwerer Peritonitis nach zahlreichen Lavage-Maßnahmen mit „Reißverschluss" kommen sie natürlich häufiger vor als nach minimalinvasiven Eingriffen. Verwachsungsbeschwerden wird der Chirurg zunächst lieber konservativ behandeln. Gelingt dies nicht, zeigt das CT möglicherweise, wo das Problem liegt und wie groß der Kalibersprung an der Bride ist. Das dazu verabreichte wasserlösliche Kontrastmittel kann abführend und damit auch therapeutisch wirken. Als „Ultima Ratio" bleibt die diagnostische Laparoskopie (Criblez et al. 2009).

### Chronische Obstipation

Die chronische Obstipation ist schwer zu objektivieren, übt aber einen großen Leidensdruck aus. Als normal gelten Stuhlfrequenzen zwischen 3 × täglich und 3 × wöchentlich sowie eine Transitzeit der Nahrung durch den Verdauungstrakt von 24–60 Stunden (Evans et al. 1992). Von einer akuten Obstipation spricht man, wenn die Beschwerden nicht länger als ein halbes Jahr bestehen. Sie ist meistens leicht durch aktuelle Faktoren zu erklären. Das Vorliegen einer chronischen Obstipation wird durch die Rom-III-Kriterien definiert. Stark vereinfacht geht es um eine Stuhlfrequenz unter 3 pro Woche, die quälend erschwerte Defäkation und das ständige Gefühl, nicht vollständig entleert zu sein (Koch et al. 1997). Die Ursachen sind vielfältig, die Diagnostik z. T. aufwendig und die therapeutischen Konsequenzen reichen von der einfachen Beratung über ein Biofeedback-Training und z. T. komplexe medikamentöse Behandlungen bis hin zu operativen Eingriffen und zur subtotalen Kolektomie (Andresen u. Layer 2008).

**Pseudoobstruktion.** Bei alten, immobilen Patienten, die beispielsweise im Pflegeheim nicht genügend zum Trinken angehalten werden, kommt es gelegentlich zu einer erheblichen Verhärtung des Stuhls, der im Extremfall manuell ausgeräumt werden muss. Liegt bereits eine Passagebehinderung mit prästenotischer Blähung des Kolons vor, kann sich eine „Pseudoobstruktion" mit Perforationsgefahr entwickeln. Definitionsgemäß sieht man bei der Abdomen-Übersichtsaufnahme Darmschlingen mit einem Durchmesser von 10 cm und mehr. Die Therapie besteht in einer koloskopischen Absaugung.

**Triage bei Obstipation.** In der ZNA haben Sie es mit 3 Fragenkomplexen zu tun und ggf. daraus Konsequenzen zu ziehen:
1. Besteht akuter Handlungsbedarf und wenn ja, welcher? (OP, koloskopische Absaugung, digitale Ausräumung des Rektums, Klistier, Schwenkeinlauf, Abführmittel oral).
2. Handelt es sich um eine sekundäre Obstipation (medikamentös, mechanisch, endokrinologisch, neurologisch, strukturell? Können nach Sonographie, Röntgen und Laborkontrolle von Schilddrüsen-Parametern, Kortisol, $HbA_{1c}$, Elektrolyten, Nierenwerten und Entzündungsparametern die weitere Diagnostik (Koloskopie, CT) und Betreuung ambulant erfolgen oder ist eine stationäre Aufnahme sinnvoll?
3. Handelt es sich um eine idiopathische Obstipation? Kann die Ausschlussdiagnostik (Koloskopie) ambulant zugemutet werden? Ist weitere Diagnostik indiziert (Kolontransitzeit, Hinton-Test, anorektale Manometrie)? Wer sollte diese wann und wo durchführen?

Das Ergebnis dieser „Obstipations-Triage" wird bei Ihren Patienten eine enorme individuelle Streuung aufweisen und die Konsequenzen sind entsprechend vielseitig (Schmidt et al. 2008).

## 8.4 Gastrointestinale Blutung

### ■ Obere gastrointestinale Blutung

Eine obere gastrointestinale Blutung vermuten Sie bei Hämatemesis und/oder Teerstuhl. Ob Ösophagusvarizen, ein Mallory-Weiss-Syndrom, Magen, Duodenum, Jejunum oder Ileum die Blutungsquelle sind, interessiert Sie zunächst nur peripher. Bei starker Blutung und/oder bereits bestehender Anämie legen Sie zwei großlumige venöse Zugänge, veranlassen die Bereitstellung von Blutkonserven, geben Volumen, Protonenpumpen-Hemmer und organisieren die notfallmäßige Endoskopie zur Diagnostik und Blutstillung. Anschließend gelangt der Patient auf eine normale, die IMC-Station oder in den OP.

Was aber, wenn die spiegelnden Kollegen nichts finden? Dann ist der unklare Patient nicht klar geworden und die Triage misslungen. Sie müssen neu überlegen und nach meiner Erfahrung stellen sich immer dieselben 3 Fragen:
1. Ist es überhaupt eine obere gastrointestinale Blutung?
2. Liegt die Blutungsquelle außerhalb der Reichweite des Gastroskops?
3. Hat der Kollege vielleicht etwas übersehen?

**Ad 1:** Gelegentlich verschlucken Patienten, die aus dem Nasen-Rachen-Raum bluten, viel Blut. Dies können sie erbrechen und/oder als Teerstuhl entleeren. Hinterfragen Sie erneut die Anamnese! Fragen Sie nach Nasenbluten vor Stunden oder Tagen! Auch eine untere gastrointestinale Blutung kann gelegentlich zu Teerstuhl führen, wenn das Blut lange im Darm verbleibt und oxidiert wird.

**Ad 2:** Divertikel, Polypen, Tumoren und Angiodysplasien des Dünndarms sind eine diagnostische Herausforderung, die Sie wohl oder übel der gastroenterologischen Fachabteilung überlassen müssen. In der Notaufnahme entscheiden Sie nur, ob der Patient verlegt werden kann. Dies geht immer dann nicht, wenn die Blutung so stark ist, dass Sie gezwungen sind, die Quelle mit allen Mitteln umgehend zu finden und zu stopfen. In diesem Fall gibt es zunächst 2 Möglichkeiten der weiterführenden Diagnostik: Angiographie und Szintigraphie. Beide sind nur sinnvoll, wenn die Blutung ausreichend stark ist. Die Szintigraphie hat 2 Nachteile: Sie bedarf einer gewissen Vorbereitung (Bereitstellung markierter Erythrozyten) und dauert lange. Außerhalb der Regelarbeitszeit Ihrer nuklearmedizinischen Abteilung wird das schwierig. Angiographieren Sie lieber gleich! Selbst wenn die Blutungsquelle in ihrer Struktur nicht vollständig geklärt werden kann, genügt dem Chirurgen ihre ungefähre Lokalisation für den rettenden Eingriff.

Eine dritte Möglichkeit ist die sofortige Laparotomie mit intraoperativer Endoskopie. Diesen Weg wird man immer dann beschreiten, wenn der Patient auch unter Massiv-Transfusionen nicht zu stabilisieren ist und die Blutungsquelle unklar bleibt.

**Ad 3:** So etwas kommt vor. Lassen Sie sich wegen falsch verstandener Kollegialität nicht davon abhalten, auf einer Wiederholung der Endoskopie zu bestehen!

Besondere Aufmerksamkeit verlangen Patienten mit Prothesen der Bauchaorta, wenn sie eine obere gastrointestinale Blutung haben. Sollte die Prothese im retroperitonealen Teil des Duodenums zu einer Arrosion geführt haben, kann es direkt aus der Aorta ins Duodenum bluten. Es ist gar nicht immer so einfach, diese Läsion bei der Endoskopie zu finden. Mit sinkendem Blutdruck verschließt sich die Leckage gelegentlich wie bei einem Ventil-Mechanismus, geht aber wieder auf, wenn Sie ordentlich Volumen substituieren.

**Bemerkungen zum Schockraummanagement.** Die obere gastrointestinale Blutung ist ein Notfall mit unberechenbarer Dynamik. Es kann auch bei scheinbar stabilem Patienten jederzeit zu einer dramatischen Verschlechterung kommen. Deshalb sind vorsorgliche Maßnahmen und Schnelligkeit von entscheidender Bedeutung. Beachten Sie Folgendes:
- Bei instabilem und/oder stark blutendem Patienten Anästhesisten und Chirurgen hinzuziehen.
- Keine Zeit mit einem zentralen Zugang verschwenden. 2 großlumige Zugänge (G 14) sind völlig ausreichend.
- Bei mit Cumarinen antikoagulierten Patienten PPSB geben.
- Kurzinfusion mit Pantoprazol, dem Endoskopiker Laktulose bereitstellen.
- Gastroskopie beginnen, wenn Blutkonserven vorhanden sind (Zeit mit Blutgruppenlabor absprechen).
- Bei stabilem Patienten Gastroskopie in der Endoskopie, ggf. mit Anästhesie-Stand-by.
- Bei instabilem Patienten Gastroskopie im Schockraum.
- Der ZNA-Arzt bleibt bis zur definitiven Versorgung beim Patienten und ist während der Endoskopie dabei. Er ist für den Nachschub von Blutkonserven verantwortlich und sorgt ggf. für die Vorbereitung einer Operation.

> Der ZNA-Arzt ist der Case-Manager der Patienten.

**Bemerkungen zum Transfusionsmanagement.** Idealerweise hat der Notarzt seinen NEF-Fahrer mit Blutröhrchen vorausgeschickt und Ihr Blutgruppen-Labor kann schon Konserven kreuzen, bevor der Patient da ist. In lebensbedrohlichen Situationen ungekreuztes blutgruppengleiches Blut bzw. bei noch nicht bekannter Blutgruppe Null-negativ transfundieren! Dabei ist zu beachten, ob ein Patient aus anderen Gründen an eine Anämie adaptiert ist und durch unkritische Transfusionen in eine zu große Volumenbelastung mit konsekutiver Linksherzdekompensation getrieben werden kann.

Es empfiehlt sich, zwischen ZNA und Blutgruppenlabor feste Absprachen zu treffen, damit in der Akutsituation keine Zeit mit überflüssigen Diskussionen verschwendet wird. Zum Beispiel:

- **Unverzüglich:** Lebensgefahr! Sofortige Transfusion notwendig. Die Blutgruppe ist nicht bekannt. Null-negative Konserven ungekreuzt geben! Bereitstellungsdauer der Konserven: maximal 1 Minute. Ausgabe: 3 Blutkonserven.
- **Sofort nach Blutgruppenbestimmung:** Es kann nicht 60 Minuten gewartet werden! Gabe von ungekreuzten Untergruppen-gleichen Konserven (die Blutgruppe liegt bereits vor oder wird im Schnelltest bestimmt). Bereitstellungsdauer maximal 10 Minuten. Dies ist serologisch suboptimal; die Blutbank kreuzt die Konserven später nach.
- **Aufgeschobene Dringlichkeit:** Cito-Kreuzung von Untergruppen-gleichen Konserven. Bereitstellungsdauer maximal 60 Minuten. Serologisch für den Patienten optimal.

## Untere intestinale Blutung

Die untere intestinale Blutung ist im Allgemeinen weniger brisant als die obere. Aber vergewissern Sie sich erst, *dass* es keine obere gastrointestinale Blutung ist! Bei Teerstuhl weiß auch der Anfänger, dass die Blutungsquelle im oberen Gastrointestinaltrakt liegt. Bei dunkelrotem Blut kommen Enteritis, Kolitis, Polypen, Tumoren, Divertikel, Angiodysplasien und Hämorrhoiden infrage. Faustregel: je heller das Blut desto distaler die Blutung. Aber passen Sie auf, dass Sie diese Faustregel nicht auf den Holzweg führt! Bei einer spritzenden oberen gastrointestinalen Blutung kann das rektal abgehende Blut rot oder sogar hellrot sein. Die Passage durch den Darm ist beschleunigt und die Zeit reicht zur Oxidation nicht aus. Eine solche Blutung ist nicht nur brisant, sie kann in kürzester Zeit zum hämorrhagischen Schock führen.

> Veranlassen Sie beim geringsten Zweifel auch bei dunkel- oder hellroten rektalen Blutabgängen zuerst eine Ösophagogastroduodenoskopie!

Im Übrigen können auch Divertikel und Angiodysplasien stark bluten. Blutungen aus Kolondivertikeln kommen oft spontan zu Stillstand. Sie haben dann Zeit. Dünndarmdivertikel sind tückischer (Friebe et al. 2001). Entzündliche

Darmerkrankungen, ischämische, Strahlen- und pseudomembranöse Kolitis lassen sich anamnestisch und klinisch ausreichend sicher vermuten. Sie können so gut wie immer der elektiven Diagnostik zugeführt werden und sind kein Problem der Notaufnahme.

Welche Diagnostik ist bei unterer gastrointestinaler Blutung in der Notaufnahme indiziert? Wenn Tastbefund, Anamnese und Klinik keine sichere Diagnose ermöglichen, bevorzuge ich eine Rektosigmoidoskopie. Zur Vorbereitung genügt ein Einlauf. Evtl. sieht man blutende innere Hämorrhoiden, eine Divertikulose oder Polypen bzw. Tumoren. Oft gelingt wenigstens die Aussage: Die Quelle muss oberhalb von so und soviel cm liegen. Dann bereitet die IMC-Station den Patienten unter Kreislauf- und Hämatokrit-Kontrollen in aller Ruhe auf die Ileokoloskopie vor.

## 8.5 Gastroenteritis und Enterokolitis

Immer wieder werden Sie in der Notaufnahme mit Patienten konfrontiert, die wegen Durchfällen mit und ohne Schmerzen, mit und ohne Erbrechen kommen oder sogar eingewiesen wurden, Beschwerden, die für Sie selbst vielleicht Anlass wären, zu Hause zu bleiben, um niemanden anzustecken. Das stimmt zwar meistens, seien Sie aber nicht allzu streng!
- Die Menschen sind unterschiedlich, auch ihre Schmerztoleranz und Angstschwelle.
- Schmerzen bei Salmonellen-, Shigellen- oder Campylobakter-Enteritis können recht heftig sein.
- Virus-Enteritiden wachsen sich nicht selten zu einem schweren Krankheitsbild aus.
- Diabetiker verlieren schnell die Kontrolle über ihren Zuckerstoffwechsel.
- Nicht nur alte Menschen würden manchmal ohne Infusionstherapie austrocknen.

Bei Epidemien muss nicht jeder Patient in einem Einzelzimmer liegen. Gleichartig Erkrankte kann man gemeinsam unterbringen. Treten sie in Pflegeheimen auf, wird sich der Rettungsdienst bemühen, die Epidemie nicht ins Klinikum zu tragen. Er kann, evtl. mit Unterstützung der Krankenhausärzte, eine Behandlung vor Ort durchführen.

Bei Morbus Crohn und der Colitis ulcerosa führen Sie die typische Anamnese, die chronischen Durchfälle mit und ohne Schleim- oder Blutabgänge schnell auf die richtige Spur. Eine kürzlich erfolgte Antibiotika-Behandlung kann Hinweis auf eine pseudomembranöse Kolitis sein.

## 8.6 Oberbauchschmerzen

### ■ Refluxkrankheit

Wegen Sodbrennen, Schluckbeschwerden und Regurgitationen wird Sie in der Notaufnahme selten jemand aufsuchen. Die Problematik der Refluxkrankheit ist so lange eine Domäne niedergelassener Ärzte, bis sich die Frage nach einer operativen Fundoplikatio stellt. Aber auch dann erhält der Patient einen elektiven Vorstellungs- und/oder Operationstermin. So kommt es, dass Sie praktisch immer im Rahmen der Differenzialdiagnostik auf diese Problematik stoßen, wenn Sie bei dem Patienten wegen retrosternaler Schmerzen einen Herzinfarkt und eine signifikante koronare Herzkrankheit ausgeschlossen haben. Sie können die Überwachungszeit nutzen und schon probatorisch Protonenpumpen-Hemmer verabreichen um zu sehen, ob sie helfen. Ist das der Fall, beraten Sie den Patienten entsprechend und verweisen ihn zur weiterführenden Endoskopie, Manometrie und ggf. pH-Metrie an ambulante Einrichtungen. Vielleicht gibt es an Ihrer Klinik eine entsprechende Fachsprechstunde. Dann können Sie das Schicksal des Patienten verfolgen, wenn Sie Interesse haben. Ich schlage Ihnen das nicht nur aus allgemeinen Gründen vor, sondern weil die minimalinvasive chirurgische Behandlung der Refluxkrankheit eine gewisse Versager- und Komplikationsrate hat. Und dann ist die Notaufnahme wieder gefordert. Kommt nämlich ein solcher Patient, weil er nicht mehr ordentlich schlucken kann, so sollten Sie wissen, dass der Mageneingang nach Fundoplikatio zu eng sein kann und bougiert werden muss. Und bei Therapie-Versagern können Sie die Dosis des Protonenpumpen-Hemmers verdoppeln und den Patienten dadurch oft beschwerdefrei machen.

### ■ Ulkuskrankheit

Operative Verfahren sind unter dem Siegeszug immer besserer Medikamente erheblich zurückgegangen. Ulkusschmerzen behandelt der niedergelassene Kollege. So werden Sie die Ulkuskrankheit in der Notaufnahme im Wesentlichen bei 2 Komplikationen erleben: bei der oberen gastrointestinalen Blutung und Ulkusperforation. Die Perforation hat eine so dramatische Klinik, dass Sie schnell das Richtige vermuten, Schmerzmittel geben, Blutgruppe, Blutbild, Gerinnung und Elektrolyte abnehmen, eine Infusion anhängen, das Röntgenbild im Stehen oder in Linksseitenlage veranlassen (Abb. 8.2) und beim Nachweis freier Luft Chirurg und Anästhesisten rufen.

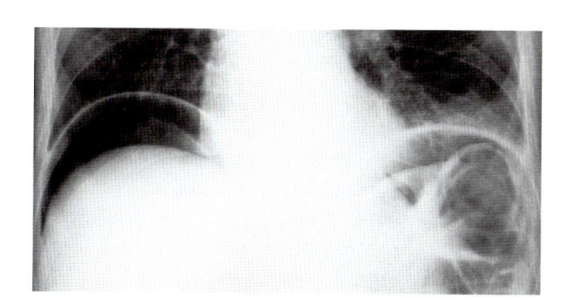

Abb. 8.2 Freie Luft unter dem Zwerchfell in der Abdomenübersicht im Stehen (Quelle: Bücheler 2005, S. 541).

### Gallensteine

Die Gallenkolik ist keine schwierige Diagnose. Eine Sonographie untermauert sie in wenigen Minuten. Wenn dies nicht auf Anhieb gelingt, lagern Sie den Patienten auf die linke Seite und sonographieren ihn auch im Stehen! Achten Sie auf die Dicke der Gallenblasenwand und messen Sie den Ductus choledochus aus! Sind Steine da, ist eine Blutentnahme obligatorisch zur Bestimmung von Transaminasen, Cholestaseparametern, Lipase, CRP und Blutbild. Entscheidend ist die Alkalische Phosphatase.

- Bei biliärer Pankreatitis, Ikterus, Cholestase und/oder Erweiterung des Gallengangs ist eine ERCP indiziert, um Choledochuskonkremente zu suchen und ggf. gleich zu extrahieren. Ist der Patient septisch (Fieber, Leukozytose), muss das innerhalb von 12 Stunden geschehen, ansonsten innerhalb von 24 Stunden.
- Lokale Abwehrspannung und eine dicke weiße Gallenblasenwand im Ultraschall (Murphy-Zeichen) sowie erhöhte Entzündungsparameter sind charakteristisch für eine Cholezystitis, die operiert werden muss.
- Ein tastbarer und/oder sonographisch im Längsdurchmesser mehr als 10 cm messender Gallenblasenhydrops spricht für einen Zystikusverschluss, der ebenfalls eine Operationsindikation darstellt.
- Gedeckt perforierte Gallenblasen sind sonographisch manchmal von Karzinomen schwer zu unterscheiden. Dann empfehle ich Ihnen ein CT.

Für das therapeutische Konzept in der Notaufnahme sind folgende Fragen maßgeblich:
- Schmerzen stark? Dann beschleunigte Operationsindikation!
- Klinik blande? Zunächst komplette Diagnostik und elektive Operation.
- Cholezystitis und/oder Cholangitis? Antibiotika! Besonders *vor* der ERCP!
- Biliäre Pankreatitis? ERCP innerhalb von 24 Stunden, Operation nach Abklingen der Pankreatitis.

## Pankreatitis

Für den Notaufnahme-Arzt ist die akademische Einteilung in akute, rezidivierende und chronische Pankreatitiden nur eine relative Hilfe. Der Patient kommt als Notfall, wenn er Schmerzen hat. Die Hyperlipasämie und Pankreasinsuffizienz bei chronischer Pankreatitis sind elektive Probleme.

Die akute Pankreatitis kommt ganz überwiegend bei Gallengangerkrankungen und Alkoholabusus vor. Alle weiteren Ursachen (Antiepileptika, Zytostatika, Immunsuppressiva, HIV, Mumps, post-ERCP, Hypertriglyzeridämie, Bauchtraumen, hereditär, Sjögren-Syndrom, Tumoren, penetrierende Ulzera, primärer Hyperparathyreoidismus, Alpha-1-Antitrypsin-Mangel) sind zwar interessant und oft nicht in ihrer Pathogenese bekannt, fallen aber quantitativ kaum ins Gewicht. Medikamenteninduzierte Pankreatitiden können forensische Fragen aufwerfen (Rösch u. Deppert 2008). Die Symptomatik setzt akut ein, häufig aus Wohlbefinden heraus. Schmerzen und Palpationsbefund gemahnen manchmal an eine Hohlorganperforation oder Peritonitis. Die Schmerzausbreitung ist gürtelförmig. Manchmal ergibt sich die Diagnose erst aus dem Labor. Lassen Sie auch das Prokalzitonin bestimmen. Es erleichtert die Indikation zur antibiotischen Behandlung.

**Rationelle Bildgebung:**
- Sonographie: Gallensteine? Gallengänge erweitert? Pankreasödem? Aszites? Freie Flüssigkeit? Nekrosen? Tumor?
- Röntgen-Thorax: Erguss, Stauung, ARDS?

Gelingt mit der Sonographie keine ausreichend sichere Beurteilung oder liegt eine schwere Pankreatitis vor: CT von Thorax und Abdomen mit Kontrastmittel. Bei biliärer Pankreatitis ERCP (s. o.).

**Schwere Pankreatitis:** Wenn von den folgenden Kriterien mehr als 3 erfüllt sind, wird von einer schweren Pankreatitis ausgegangen:
- Alter > 55 Jahre,
- Lungenauskultation pathologisch,
- Fieber,
- Hypotonie,
- Tachykardie,
- Nekrosen,
- $pO_2$ erniedrigt,
- Leukozyten > 15 Gpt/l,
- Glukose > 11 mmol/l,
- ASAT > 4,2 µmol/l,

- LDH > 5,8 µmol/l,
- Kreatinin > 180 µmol/l,
- Bilirubin > 68 µmol/l,
- CRP > 120 mg/l,
- Ca < 1,9 mmol/l.

**Soforttherapie:** In der ZNA werden Sie neben der Diagnostik mit Analgesie (z. B. Kurzinfusion von Piritramid oder auch eine thorakale Periduralanalgesie), Pantoprazol und Infusionstherapie beginnen. Alles Weitere übernimmt die IMC- oder Intensivstation (Rünzi et al. 2000).

## 8.7 Unterbauchschmerzen

### Appendizitis

Die Appendizitis stellt bei Diagnostik und Operationsindikation immer dann kein Problem dar, wenn alles passt: Schmerzen rechts, lokale Peritonitis, Abwehrspannung, kontralateraler Loslassschmerz, Douglas-Druckschmerz, Temperaturdifferenz, Leukozytose und im Ultraschall Kokarde mit freier Flüssigkeit. Und sollte es sich zu allem Überfluss noch um einen Mann handeln, wäre die Sache klar.

So ist es aber nie! Immer fehlt etwas. Meistens ist ein Teil der Symptomatik atypisch und 3 Ärzte haben 5 Meinungen. Wenn die Erfahrenen ehrlich zum medizinischen Nachwuchs sind, dann werden sie zugeben müssen, dass sich bei keinem anderen so häufigen Krankheitsbild in Deutschland derartig viele verschiedene Weltanschauungen im Umgang mit den betroffenen Patienten niederschlagen. Das führt dazu, dass im Extremfall einzelne Chirurgen nahezu alle Verdachtsfälle operieren, weil das am sichersten sei, und andere nur bei eindeutiger Peritonitis zum Messer greifen. Auch der „goldene Mittelweg" einer explorativen Laparoskopie bei unklaren rechtsseitigen Unterbauchschmerzen von jüngeren Frauen konnte in einer Studie von Morino et al. bezüglich von Beschwerden, Verlauf und Prognose keinen Unterschied gegenüber der reinen Beobachtung aufzeigen (Morino et al. 2006). Ich habe im Laufe der Jahre dazu eine – zugegeben ausgesprochen subjektive – Weltanschauung entwickelt. Sie besteht aus 3 Grundsätzen:

1. Das Primat hat die *Klinik!*
2. Es gibt nur eine *akute* Appendizitis!
3. Im Zweifel nicht operieren, sondern *abwarten!*

**Ad 1:** Nicht Laborwerte oder Sonographiebilder untermauern die Operationsindikation, sondern der klinische Befund, auch dann, wenn alles Übrige atypisch ist.

**Ad 2:** Eine Appendizitis ist akut, wird nicht besser und verschwindet auch nicht wieder. Subakute, chronische und chronisch rezidivierende Appendizitiden gibt es nicht.

**Ad 3:** Verschwinden die Beschwerden dauerhaft, dann war es keine Appendizitis. Man muss nach alternativen Diagnosen fahnden!

### ◼ Divertikulitis

Die Divertikulitis wird immer häufiger. Ob das an der verbesserten Diagnostik, der modernen Ernährung oder beidem liegt, ist Ihnen in der Notaufnahme relativ gleichgültig. Wichtig ist aber, dass Sie auch bei jungen Menschen daran denken. Sind die Schmerzen für einen medial gelegenen Appendix zu weit links und handelt es sich um einen Mann, kommt man schnell auf die richtige Idee. Bei Frauen müssen Sie u. a. an eine Adnexitis denken. Im Sonogramm können Sie manchmal Kokarden und freie Flüssigkeit sehen. Die diagnostische Methode der Wahl ist das CT. Die Schmerzen sind blande bis unerträglich. Die Patienten können ihre Divertikulitis schon Monate mit sich herumtragen. Es kommen lokale und ausgedehnte Peritonitiden vor und die Divertikel können perforieren. Eine gedeckte Perforation und Abszesse sieht man im CT. Reichlich freie Luft im Bauch führt zur typischen Symptomatik.

### ◼ Adnexitis der Frau, Uteruserkrankungen

Bei Frauen ist der Gynäkologe fast immer mit von der Partie, solange die Unterbauchschmerzen unklar sind. Mit der transvaginalen Sonographie kann er Wesentliches zur Differenzialdiagnostik beitragen. Infrage kommen Adnexitiden, Ovarialzysten und ihre Komplikationen, Extrauteringraviditäten, Schwangerschaftskomplikationen, Dysmenorrhöen, Uterus myomatosus und Infektionen.
Für die Notaufnahme wesentlich sind:
- die Differenzialdiagnose Appendizitis versus rechtsseitige Adnexitis,
- die Unterscheidung einer genitalen Infektion vom Harnwegsinfekt mittels Katheterurin,
- das Erkennen einer Extrauteringravidität durch Schwangerschaftstest und Sonographie (machen Sie bei Patientinnen in gebärfähigem Alter immer beides!).

## Adnexitis des Mannes, Hodenerkrankungen

Akute Urethritis, Epidymoorchitis und Prostatitis sind klar definierte Infektionskrankheiten und verursachen eine lokalisationstypische Schmerzsymptomatik. Ihre suffiziente antibiotische Behandlung dient nicht nur der kausalen Therapie und Schmerzlinderung, sondern auch der Vorbeugung von Fertilitätsstörungen. Ob bei postinfektiösen Gewebeschäden immunologische Reaktionen eine Rolle spielen, ist nur für die Vasektomie gesichert (Diemer u. Gralla 2008).

In der ZNA können Sie dem Urologen bei der Infektionsdiagnostik mittels einer 4-Gläser-Probe zuarbeiten, alles Weitere ist Sache der Fachabteilung. Eine Sonderstellung nimmt das sog. „Prostatitis-Syndrom" ein. Es spielt bei der Differenzialdiagnose von Beckenschmerzen eine Rolle, hat chronischen Charakter und ist somit kein Problem der ZNA.

Vergessen Sie die Hoden nicht! Liegen beide im Skrotum? Sind sie schmerzhaft? Wie ist die Konsistenz? Die Hodentorsion ist ein dramatisches Krankheitsbild und wird nicht selten verkannt, weil die Schmerzausbreitung dem entwicklungsgeschichtlichen Deszensus der Keimdrüsen folgt. Man kann es sich aber merken: Sie entspricht genau der beim Quetschen der Hoden im Skrotum.

> Das verzögerte Erkennen einer Hodentorsion hat fast immer dieselben beiden Ursachen: Es wurde nicht sorgfältig untersucht oder die Schmerzausbreitung führte auf die falsche Spur (Leiste, Unterbauch). Die Folge ist nicht selten tragisch, nämlich der Verlust eines Hodens.

Die schmerzhafte Schwellung und Rötung bei Epididymitis kann erheblich sein. Tumoren sind hart und höckerig. Die Hydrozele ist prallelastisch und man kann sie mit einer Taschenlampe durchleuchten.

## Leistenschmerzen

Eine sichtbare oder tastbare Hernie stellt kein Problem dar. Manchmal sieht man sie erst im Ultraschall. Häufig wird auch geröntgt, um Darmluft unterhalb des Leistenbandes nachzuweisen. Ein indirektes Zeichen im Röntgenbild ist der Ileus, wenn die Hernie eingeklemmt ist. Aber das haben Sie vorher schon klinisch festgestellt! Leistenhernien werden oft reponiert. Bei Schenkelhernien gelingt das in der Regel nicht.

Denken Sie bei unklaren Leistenschmerzen auch an 2 seltene, aber wichtige Differenzialdiagnosen: Koxitis und hoher lumbaler Bandscheibenprolaps L1/

L 2. Die Koxitis führt immer zu einem erheblichen Palpationsschmerz in der Leistenbeuge. Wenn Sie eine Hernie mittels Ultraschall suchen, achten Sie auf einen Erguss im Hüftgelenk! Ein solcher muss umgehend punktiert und der bakteriologischen Diagnostik zugeführt werden. Der hohe Diskusprolaps ist selten, hat aber eine Schmerzausbreitung in die Leiste, so dass seine Diagnose oft sehr spät gestellt wird.

### ■ Harnwegsinfekt

Hinter Schmerzen in der Mitte des Unterbauchs kann eine Zystitis oder Zystopyelitis stecken. Die Pyelonephritis geht mit hohem Fieber und Schmerzen im Nierenlager einher. Sie ist ein schweres Krankheitsbild und muss in der Regel stationär behandelt werden.

Der unkomplizierte Harnwegsinfekt der Frau ist ein ambulantes Problem. Die Diagnose sollten Sie anhand des Katheterurins stellen. Zur Behandlung reicht eine einmalige Antibiotikagabe.

Beim Mann müssen Sie wegen der unterschiedlichen Anatomie hinter dem (seltenen) Harnwegsinfekt immer eine begünstigende Ursache vermuten und diese suchen (z. B. angeborene Missbildungen, Überlaufblase, Steine, neurogene Blasenentleerungsstörung usw.). Hier genügt ein sachgerecht gewonnener Mittelstrahlurin für die Untersuchung. Haben Sie einen Harnverhalt ausgeschlossen und geht es dem Patienten nicht schlecht, verweisen Sie ihn zur Diagnostik an einen niedergelassenen Urologen.

> Perkutieren und sonographieren Sie ggf. die Harnblase! Schon mancher schmerzhafte „Unterbauchtumor" konnte mittels Katheter abgelassen werden.

### ■ Rektale und anale Schmerzen

Die rektale Untersuchung ist auch bei blanden abdominellen Beschwerden obligatorisch. Bei Ihrem ersten Versuch werden Sie beim Mann die Prostata und bei einer Frau die Portio möglicherweise für eine Raumforderung halten, von der zweiten Untersuchung an nicht mehr. Die gesunde Prostata ist prallelastisch und glatt. Bei Prostatitis schmerzt sie, das Karzinom ist höckerig und hart. Rektumpolypen oder Tumoren schmerzen selbst nicht. Bei empfindlichen Raumforderungen im Analbereich handelt es sich meistens um hypertrophierte Papillen (Papillitis hypertrophicans, „Katzenzahn") oder komplizierte Hämorrhoiden. Am schmerzhaftesten ist die Analfissur. Sie führt zum Stuhlverhalt, weil die Patienten Angst vor der Defäkation haben und aus Scham lange zögern, Hilfe zu suchen. Digitale Untersuchung und Proktoskopie sind meistens nur in Vollnarkose möglich, wobei man die Verödungstherapie gleich anschließen kann. Zwei Dinge, auf die Sie von selbst kommen müssen, weil die Patienten sie gerne verschweigen, sind rektale Fremdkörper und Verletzungen durch Analverkehr.

Bedenken Sie bei der Inspektion der Analregion und der rektalen Untersuchung, dass dieser Bereich noch wesentlich stärker tabuisiert und deshalb von Schamgefühl geschützt wird als das Genitale. Dies gilt umso mehr, je jünger der Patient ist – eine Herausforderung an Ihr Taktgefühl!

## 8.8 Bauchaortenaneurysma

Das asymptomatische Bauchaortenaneurysma ist oft eine Zufallsentdeckung bei der Palpation, beim Sonographieren oder im CT. Ist es nicht breiter als 4,5 cm, sollte man es nur regelmäßig kontrollieren. 5 cm breite oder größere asymptomatische Bauchaortenaneurysmen stellen eine elektive Operationsindikation dar.

Das symptomatische, rupturierende oder rupturierte Bauchaortenaneurysma ist der Schrecken des Schockraums. Das Leben des Patienten hängt ab von einer effektiven Schockbekämpfung, schnell verfügbaren Massentransfusionen, einer blitzschnellen Diagnostik und Vorbereitung der Operation. Ich möchte Ihnen das darstellen, indem ich der Rettungskette folge:

**Der Rettungsdienst** hat im wahrsten Sinne des Wortes eine Schlüsselrolle. Schon der Verdacht auf ein symptomatisches Bauchaortenaneurysma ist bereits die halbe Rettung. Warum?
- Weil die Symptomatik in aller Regel anders gedeutet wird: Lumbago, Nierenkolik, akutes Abdomen, Diskusprolaps.
- Weil die Rettungsassistenten einen Notarzt nachfordern.
- Weil dieser den NEF-Fahrer mit Blutröhrchen für Blutgruppe und Kreuzblut mit großer Geschwindigkeit voraus in die Blutbank schickt.
- Weil die Rettungsleitstelle über das rote Telefon das Schockraumteam alarmiert, der CT reserviert, der Gefäßchirurg freigestellt und ein Operationssaal vorbereitet wird.
- Weil der Notarzt auf Tempo dringt, zwei großlumige Zugänge legt, Volumen infundiert und den systolischen Blutdruck bei 90 mmHg hält.

**Der Notarzt** hat glücklicherweise den richtigen Verdacht. Es bleibt natürlich ein Verdacht, weil unsere Rettungsfahrzeuge noch nicht mit Ultraschallgeräten ausgerüstet sind. Ich werde nicht müde, auf Kongressen und Notärztetagen immer wieder das Ultraschallgerät auf dem Auto zu fordern, werde aber häufiger ausgelacht als beklatscht, was angemessener wäre. Die Geräte sind inzwischen so klein, dass sie in eine Kitteltasche passen, und die wenigen Diagnosen, auf die es im Rettungsdienst ankommt, sind leicht zu stellen und alle brisant.

Der Notarzt muss neben den oben aufgezählten Dingen noch etwas sehr Wichtiges tun: Er muss die geeignete Zielklinik aussuchen und informieren. Nicht jedes deutsche Krankenhaus, das an der Notfallversorgung teilnimmt, ist in der Lage, ein Bauchaortenaneurysma zu operieren. Das muss der Notarzt wissen.

> Beim rupturierenden Bauchaortenaneurysma hält oft die Abwehrspannung der Bauchmuskulatur das platzende Gefäß gerade noch zusammen. Deshalb ist größtmögliche Zurückhaltung mit der Analgosedierung geboten! Die Intubation sollte im Idealfall erst auf dem OP-Tisch erfolgen, wenn der Chirurg schnittbereit am gewaschenen Bauch steht. Muss früher intubiert werden, sollte man auf die Relaxation verzichten.

**Im Schockraum** muss ein eingespieltes Team bereit stehen. Stabilisierung der Vitalfunktionen, Diagnostik, Bluttransfusionen und OP-Vorbereitung erfolgen gleichzeitig. Bei kritischem Zustand des Patienten wird der Chirurg schon nach sonographischer Sicherung der Diagnose (Abb. 8.3) die OP-Indikation stellen.

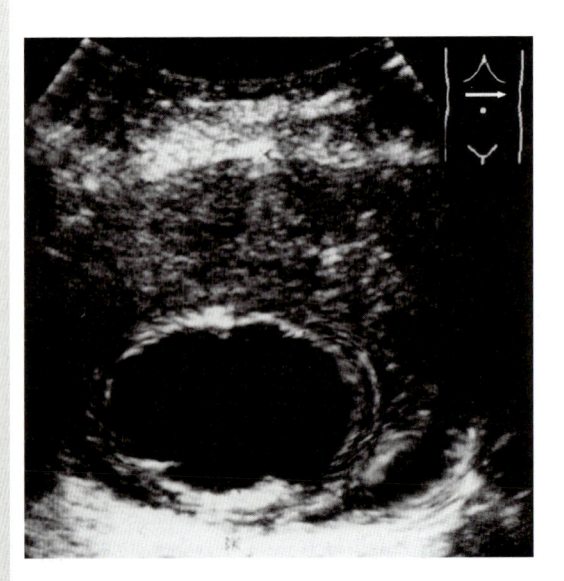

Abb. 8.3 Rupturiertes, thrombosiertes Bauchaortenaneurysma (eigene Untersuchung, Asklepios Klinik Altona 1998).

Ist der Patient stabil, hat man Zeit für ein CT. Meistens werden flankierende Maßnahmen während des Transports in den OP fortgesetzt. Sie können sich als ZNA-Arzt sehr verdient machen, wenn Sie sich um die Blutkonserven und Frischplasma kümmern. Wenn der Patient schließlich im OP ist, denken Sie bitte auch daran, mit den Angehörigen zu sprechen.

## 8.9 Mesenterialinfarkt

Die Symptomatik eines Mesenterialinfarkts ist etwas tückisch, weil sie oft nach dem akuten abdominellen Ereignis wieder rückläufig ist und Schmerzen erst wieder nach einem symptomfreien Intervall auftreten, wenn sich die Peritonitis entwickelt. Bei älteren gefäßkranken Patienten oder solchen mit Klappenvitien und Vorhofflimmern sollten Sie bei unklaren akuten abdominellen Schmerzen immer das Laktat und die D-Dimere bestimmen. Dann sind Sie bezüglich des Mesenterialinfarkts auf der sicheren Seite. In der Sonographie sehen Sie evtl. freie Flüssigkeit, atypische Darmschlingen oder die Zeichen eines paralytischen Ileus. Die frühzeitige Diagnostik und eine zeitgerechte Embolektomie gelingen nur selten. Meist muss der Chirurg größere nekrotische Darmabschnitte resezieren, was immer problematisch ist, weil die Patienten alt und polymorbide sind. Venöse Verschlüsse kommen vor, sind aber selten. Die diagnostische Methode der Wahl für beides ist das CT.

## 8.10 Ureterkolik

Ureterkoliken tun meistens so höllisch weh, dass Sie vor jeder Diagnostik den Patienten erst einmal analgetisch und spasmolytisch behandeln müssen. Der Schmerz ist heftigen Wehen vergleichbar, der Mechanismus ist ja auch ähnlich. Oft kommen Sie mit Novaminsulfon und Butylscopolaminiumbromid hoch dosiert als Infusion aus. Gelegentlich ist zusätzlich ein Opiat erforderlich. Ich bevorzuge Piritramid als Kurzinfusion. Ist der Patient so weit schmerzfrei, dass er ruhig liegt und koordiniert atmet, können Sie mit der Diagnostik beginnen:
- Bei Männern Mittelstrahl-, bei Frauen Katheterurin.
- Sonographie: Aufstau auf der symptomatischen Seite (Abb. 8.**4**)? (Ausschluss eines Bauchaortenaneurysmas!)

Bei klinischem Verdacht sollten Sie auch dann ein Nativ-CT veranlassen, wenn sonographisch kein Aufstau zu sehen ist. Seine Sensitivität ist deutlich höher (Dobry u. Hanuser 2009). Ist der Stein im CT zu sehen, benötigt man zur Planung einer ESWL die Abdomen-Leeraufnahme. Ein Infusionsurogramm in der

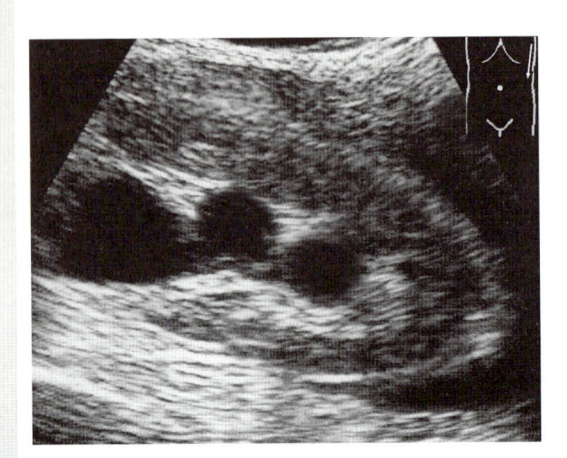

Abb. 8.4 Aufstau des Kelchsystems der linken Niere (eigene Untersuchung, Asklepios Klinik Altona 1998).

Akutphase ist riskant, denn es kommt leicht zu Rupturen. Ob die weitere Behandlung mit reichlich Flüssigkeit und Bewegung ausreicht oder ein Doppel-J-Katheter gelegt werden muss, überlassen Sie dem Urologen.

> Bestehen Entzündungszeichen, diagnostizieren und behandeln Sie den Patienten schnell! Eine Urosepsis ist ein potenziell lebensbedrohliches Krankheitsbild.

## 8.11 Stumpfes Bauchtrauma

Stumpfe Gewalteinwirkung auf den Bauch erfolgt häufig bei Verkehrsunfällen (Aufprallen auf das Lenkrad, bei Radfahrern auf den Lenker, Stürze, Überrollen, Einklemmungen) oder bei Schlägereien (Fußtritte) und im Sport (Boxen, Fußball). Dezelerationstraumen bei Stürzen aus großer Höhe führen fast immer zu inneren Organverletzungen.

Kommt der Patient unmittelbar nach dem Ereignis in die Notaufnahme, ergeben sich im Allgemeinen keine diagnostischen Probleme. Alles, was der Unfallhergang vermuten lässt, wird untersucht. Die Sonographie macht zu Recht den Anfang (Abb. 8.5).

Gefährlicher sind die zweizeitigen Komplikationen. Der Patient kommt mit unklaren Bauchschmerzen und hat das vor 2 Tagen vorgefallene Trauma vergessen oder bringt es seinerseits nicht mit den jetzigen Beschwerden in Zusammenhang. Die entscheidende Nachfrage von Ihnen kommt dann, wenn Sie im Ultraschall freie Flüssigkeit sehen. Der Schmerz bei einer Leberruptur

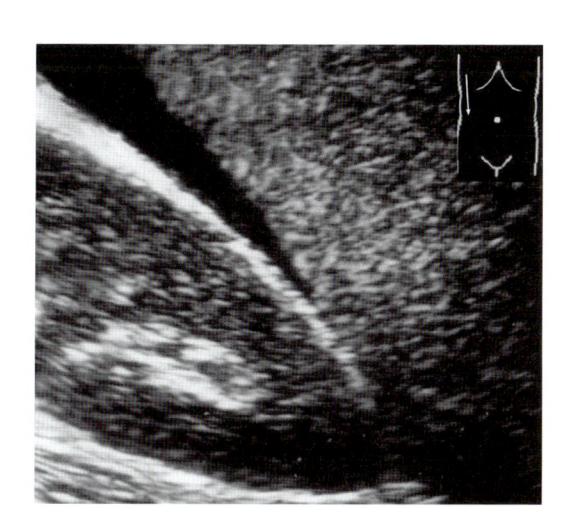

Abb. 8.5 Freie Flüssigkeit zwischen Leber und Niere (eigene Untersuchung, Asklepios Klinik Altona 1998).

strahlt oft in die rechte, der bei einer Milzruptur in die linke Schulter aus. Wenn ein traumatisches Ereignis vorausgegangen ist, abdominelle Beschwerden bestehen und Sie bei der Diagnostik nichts finden, schicken Sie den Patienten nicht leichtfertig weg. Beobachten Sie ihn einige Zeit und wiederholen Sie die Sonographie und Blutbildkontrollen. Im Zweifel sollten Sie ein CT veranlassen. Gerade jüngere Menschen tolerieren einen Blutverlust sehr lange und wenn sie dann schließlich dekompensieren und in den hämorrhagischen Schock geraten, muss gar nicht so selten wenige Minuten später reanimiert werden.

## 8.12 Psychosomatische Aspekte

Über die Psychosomatik gastroenterologischer Erkrankungen gibt es eine umfangreiche Literatur. Ich möchte mich hier auf das beschränken, was in der Notaufnahme relevant ist. Es ist weder Ihre Aufgabe, die flankierende Psychotherapie des Kolitis-Patienten und der schon mehrfach operierten Frau mit Morbus Crohn zu reaktivieren oder neu in die Wege zu leiten, noch zu entscheiden, welchen Anteil Helicobacter jejuni und welchen der Stress am Arbeitsplatz an der Ulkusgenese eines Mannes mit oberer gastrointestinaler Blutung hat. Darum kümmern sich Wissenschaftler und die Kollegen auf Station. Kritischer ist die Situation allerdings bei einer Minderjährigen mit ausgeprägter Bulimie oder dem lebensgefährlichen Krankheitsbild einer weit fortge-

schrittenen Anorexia nervosa. Doch auch hier wird sich Ihre psychische Zuwendung darauf beschränken, die junge Patientin zu motivieren, freiwillig die lebensrettenden parenteralen Ernährungsmaßnahmen zuzulassen. Um das Seelische geht es dann sehr viel später, wenn der Körper gerettet und der Widerstand der neurotisch gestörten Seele gebrochen ist. Sie sollten sich ganz pragmatisch nur mit 2 Problemen auseinandersetzen:
- mit der Anfälligkeit des Gastrointestinaltrakts für funktionelle Störungen und
- Ihrer eigenen Rolle im Spannungsfeld zwischen Patient, Symptomatik und Arzt.

Seelisches hat über die Drehscheibe limbisches System – Sympathikus – Parasympathikus einen enormen Einfluss auf die Funktionalität des Gastrointestinaltrakts. Wird diese unangemessen heftig oder mangelhaft aktiviert, können Beschwerden entstehen, für die es bei der morphologischen Diagnostik kein Korrelat gibt. Hypersalivation, Mundtrockenheit, Inappetenz, Schluckstörungen, Globusgefühl, Erbrechen, krampfartige Schmerzen bei der Peristaltik, häufiger Stuhldrang, Durchfälle, Verstopfung, Schmerzen beim Stuhlgang sollen als Beispiele genügen. Reizmagen und Colon irritabile haben es zu eigenen Diagnosen gebracht. Das „Reizdarm-Syndrom" wird heute durch die Rome-III-Kriterien definiert (Spiller et al. 2007). Danach müssen Bauchschmerzen und Unwohlsein länger als ein halbes Jahr bestehen, im letzten Vierteljahr mindestens an 3 Tagen monatlich aufgetreten sein und mit 2 der 3 folgenden Kriterien einhergehen: Besserung nach Stuhlgang, Änderung der Stuhlfrequenz bei Beschwerdebeginn und Formveränderungen des Stuhls von Anfang an.

> Kein morphologisches Korrelat heißt also nicht, dass der Patient sich die Schmerzen einbildet! Sie sind genau so real wie die Beschwerden bei Erkrankungen *mit* morphologischem Befund.

Nehmen Sie den Patienten ernst und kommunizieren Sie ihm das! Versuchen Sie, ihm die funktionellen Zusammenhänge zu erklären, und bauen Sie darauf Ihre Ratschläge über Ernährung, Tagesrhythmus, Stressbewältigung und Aufmerksamkeitszuwendung dem Körperlichen gegenüber auf. Er darf auf keinen Fall das Gefühl behalten, als eingebildeter Kranker abgestempelt zu sein. Sonst treiben Sie ihn in einen ähnlichen Teufelskreis wie den Herzneurotiker. Und ebenfalls wie beim Herzneurotiker muss vor der Beratung einmal eine konsequente Ausschlussdiagnostik erfolgt sein.

Noch verhängnisvoller können gut gemeinte, aber unprofessionelle ärztliche Verhaltensweisen sein, wenn sie in eine nicht indizierte Operation münden.

Die Appendektomie bei jungen Mädchen unter der Diagnose chronische, chronisch rezidivierende oder subakute Appendizitis bei fehlenden morphologischen Befunden und normalen Entzündungsparametern meist durch jüngere männliche Chirurgen ist ein derartiges Drama (Hontschik 1994). Die Kontrolle von Übertragungsmechanismen ist für den Psychotherapeuten eine Selbstverständlichkeit. Aber prinzipiell stellt sich das Problem für alle therapeutisch Tätigen. Auch der Notaufnahmearzt tut gut daran zu lernen, sich im Dialog mit Patienten und Angehörigen nicht vor den falschen Karren spannen zu lassen, nur damit sie zufrieden sind. Oft ist es besser für den Patienten, wenn man ihm diesen „Gefallen" gerade *nicht* tut, auch wenn man sich dadurch Unbequemlichkeiten und Ärger einhandelt.

## 8.13 Fälle und Fallstricke

Die Appendizitis hängt an besonders vielen Fallstricken. Auf seltene Differenzialdiagnosen wie die Koxitis habe ich schon hingewiesen. Hier noch einige lehrreiche Kasuistiken:

### Beispiel 1:

Nach Suizidversuch wurde eine 59-jährige Frau intubiert und beatmet eingeliefert. Barbiturat-Intoxikation Stadium 4. Eine Hämoperfusion oder Dialyse war indiziert. Die Angehörigen verwiesen auf ein Patienten-Testament. Die Frau habe einen inoperablen Kolontumor und wolle wegen der seit über einem Jahr bestehenden Schmerzen und des Anus praeter nicht mehr leben. Der Notaufnahme-Arzt fragte nicht etwa vorwurfsvoll, warum man dann die Feuerwehr überhaupt gerufen habe, sondern hatte angesichts des guten Allgemeinzustandes der Patientin und der Anamnese-Dauer Zweifel an einem malignen Prozess. Er telefonierte mit dem Vorkrankenhaus, erzwang das Vorlesen des OP-Berichts und erfuhr die negative Histologie. Die Hämoperfusion wurde durchgeführt. 3 Wochen später verließ die Frau beschwerdefrei und ohne Anus praeter die Klinik. Sie hatte einen Divertikulitis-Konglomerattumor, den der erste Chirurg als Karzinom angesehen und für inoperabel gehalten hatte.

### Beispiel 2:

Der mitgebrachte Urin eines jungen Mannes mit kolikartigen Bauchschmerzen war schon makroskopisch dunkelrot, so dass auf eine Sonographie verzichtet und gleich ein CT veranlasst wurde. Als der Patient erfuhr, er habe aber keinen Ureterstein, rastete er aus und richtete im Röntgenraum erheblichen Sachschaden an. Es handelte sich um eine anamnestisch noch nicht bekannte Porphyrie.

### Beispiel 3:

Fieber und heftige rechtsseitige Oberbauchschmerzen führten trotz fehlenden Steinnachweises zur Diagnose „Cholezystitis". Im präoperativen Röntgenbild des Thorax sah man die basale rechtsseitige Pleuropneumonie.

### Beispiel 4:

Bei einem anderen Patienten bestanden neben Fieber und Schmerzen ein Ikterus, Cholestase, Transaminasen- und LDH-Erhöhung. Sonographisch sah man ein großes Solitärkonkrement der Gallenblase. Der Ductus choledochus war schlank, auch in der ERCP fand sich kein Stein im Gang. Der Patient wurde operiert und brauchte wegen einer durch Mononukleose bedingten Gerinnungsstörung postoperativ mehr als 50 Blutkonserven.

### Beispiel 5:

Eine junge Afrikanerin kam zum dritten Mal mit starken Bauchschmerzen und reichlich Aszites in die Notaufnahme. Das Beschwerdebild hielt jeweils 2–3 Tage an und war dann spontan abgeklungen. Die Ursache hatte man trotz umfangreicher Diagnostik nicht gefunden. Wieder punktierte man den Aszites und schickte ihn ins Labor. Die MTA bestimmte am Multi-Analyser Kreatinin und Harnstoff-N mit, was er auch ohne Anforderung tat, druckte beide Werte aber versehentlich aus. Bei der entnommenen Flüssigkeit handelte sich um Urin, also nicht um Aszites, sondern ein Urinom. Ursache war ein rezidivierender Deszensus mit Abklemmen der Ureteren.

### Beispiel 6:

Ein alter Mann kam mit Schmerzen unterhalb des rechten Rippenbogens. Sonographisch und im Labor fand sich kein wegweisender Befund. Eine stationäre Aufnahme lehnte er ab. Er habe genau an der Stelle schon einmal eine Divertikulitis gehabt und er glaube, jetzt wieder eine zu haben. Es wurde ein ambulanter CT-Termin nach dem bevorstehenden Wochenende vereinbart. Am Wochenende kam er wieder. Er halte die Schmerzen nicht mehr aus. Sie seien besonders heftig, wenn er einatme. Das CT wird vorgezogen und es findet sich eine rechtsseitige zentrale Lungenembolie.

### Beispiel 7:

Bei einem Taxifahrer mit angeblich heftigen Leistenschmerzen rechts wurde beim Ultraschall, bei der Palpation und im Labor nichts gefunden. Der Mann war erstaunt. Der Schmerz sei wie ein Blitz beim Aussteigen aus dem Auto bei ihm eingeschlagen. Mehr als halbherzig wurde ein CT mit der Frage nach Divertikulitis veranlasst. Divertikel lagen aber nicht vor. Der Patient ging verzweifelt nach Hause, wurde aber wenige Stunden später von der Klink angerufen: Der Radiologen-Chef hatte den hohen Bandscheibenvorfall L1/L2 gesehen.

## Literatur

Andresen V, Layer P. Obstipation. Med Welt 2008; 12: 503–506

Bücheler E. Akutes Abdomen. In: Bücheler E, Lackner K-J, Thelen M. Einführung in die Radiologie. Diagnostik und Interventionen. 11. Aufl. Stuttgart: Thieme; 2005: 540–555

Criblez D, Treumann T, Metzger J. Bildgebung bei unspezifischen Abdominalbeschwerden. Therapeut Umschau 2009; 66: 25–30

Diemer T, Gralla O. Adnexitis beim Mann. Urologe 2008; 47: 1573–1578

Dobry E, Danuser H. Bildgebung der Niere und Harnwege. Therapeut Umschau 2009; 66: 39–42

Evans RC, Kamm MA, Hinton JM et al. The normal range and simple diagram for recording whole gut transit time. Int J Colorect Dis 1992; 7: 15–17

Friebe M, Allerödder HP, Lüder J et al. Akute Gastrointestinalblutung bei ausgeprägter Dünndarmdivertikulose. Dtsch Med Wschr 2001; 126: 944–946

Hontschik B. Lebenskrise und chirurgischer Eingriff. In: von Uexküll T: Integrierte Psychosomatische Medizin in Praxis und Klinik. 3. Aufl. Stuttgart: Schattauer; 1994: 53–62

Koch A, Voderholzer WA, Klauser AG et al. Symptoms in chronic constipation. Dig Colon Rectum 1997; 40: 902–906

Morino M, Pellegrino L, Castagna E et al. Acute non-specific abdominal pain: A randomized, controlled trial comparing early laparoscopy versus clinical observation. Ann Surg 2006; 244: 881–886

Rösch W, Deppert K. Akute Pankreatitis – medikamenteninduziert? Hess Ärztebl 2008; 6: 381–384

Rünzi M, Layer P, Büchler MW et al. Therapie der akuten Pankreatitis. Grundlagen der Chirurgie G 93, Beilage zu: Mitteilungen der Dt. Ges. f. Chirurgie, 29. Jg., Nr. 4, Stuttgart, 2000

Schmidt KJ, Büning J, Homann N. Chronische Obstipation. Med Welt 2008; 12: 507–510

Spiller R, Aziz Q, Creed F et al. Guidelines on the irritable bowel syndrome: mechanisms and practical management. Gut 2007; 56: 1770–1798

# 9 Strategien bei Patienten mit geschwollenen, überwärmten und kalten Extremitäten

*Albrecht Francke*

> ▶ **Ersteinschätzung** ▶ **Tiefe Venenthrombose:** Diagnostik – Therapie – Antikoagulation – Ambulant oder stationär? ▶ **Akute arterielle Ischämien:** Periphere Embolien – Aortendissektion – Raynaud-Syndrom ▶ **Ödeme:** Generalisierte Ödeme – Phleb-, Lymph-, Lipödem – lokale Ödeme ▶ **Fälle und Fallstricke**

## 9.1 Ersteinschätzung

Die hier angesprochene Symptomatik betrifft in der Notaufnahme hauptsächlich periphere Verschlüsse von Venen oder Arterien. Die Befunde sind meistens einseitig und die Unterscheidung der kalten, weißen Extremität durch arteriellen Verschluss von der livide verfärbten, ödematösen und überwärmten Extremität bei einer Phlebothrombose ist einfach. Gelegentlich haben Sie es aber auch mit beidseitigen, lokalisierten oder generalisierten Ödemen zu tun. Chronisch vorbestehende Ödeme sind im Allgemeinen nicht der Grund für die notfallmäßige Einlieferung, sondern Begleiterscheinungen anderer Krankheiten. Akut aufgetretene Ödeme können aber durchaus eine Notfallindikation darstellen. Manche Patienten leiden auch an ungeklärten Ödemen und erhoffen sich von jeder neuen ärztlichen Konsultation, dass endlich jemand die richtige Idee hat.

## 9.2 Tiefe Venenthrombose

Die tiefe Becken- und/oder Beinvenenthrombose ist das häufigste Problem aus diesem Formenkreis. Einweisungen wegen des Verdachts bei einseitig angeschwollenem Bein werden Sie nahezu täglich erleben. Es empfiehlt sich daher, die Diagnostik nach einem festen Schema abzuarbeiten. Armvenenthrombosen sind sehr viel seltener und wegen der geringeren Lungenembolierate auch weniger gefährlich.

Das Ergebnis Ihrer Untersuchungen hat deshalb nicht nur therapeutische Konsequenzen, sondern auch eine erhebliche prognostische Bedeutung: Zum einen ist bei der tiefen Becken- und Beinvenenthrombose die Gefahr einer Lungenembolie groß, zum anderen hängt das Ausmaß einer bleibenden venösen Insuffizienz im Sinne des postthrombotischen Syndroms vom frühzeitigen Beginn der Therapie ab.

Nach Anamnese und klinischer Untersuchung können Sie z. B. folgendermaßen vorgehen:

### ■ Erster Schritt: Bestimmung der klinischen Wahrscheinlichkeit und der D-Dimere

**Die Wahrscheinlichkeit** einer tiefen Venenthrombose ist groß, wenn 2 oder mehr der folgenden klinischen Faktoren wirksam sind:
- maligne Grunderkrankung,
- Immobilisation der Beine,
- Bettruhe mehr als 3 Tage,
- Operation in den letzten 12 Wochen,
- schmerzhafte Induration im Venenverlauf,
- Schwellung des ganzen Beines,
- Unterschenkel-Umfangsdifferenz von mehr als 3 cm,
- eindrückbares Ödem,
- Kollateralvenen,
- frühere Thrombosen.

Nach Wells et al. zählt jedes dieser Kriterien 1 Punkt (Wells et al. 2003). Gibt es eine gleich wahrscheinliche Alternativdiagnose, werden 2 Punkte abgezogen. Bei einem Wert von 2 und mehr Punkten ist die Wahrscheinlichkeit einer tiefen Venenthrombose groß, unter 2 Punkten gering.

**Der D-Dimer-Test** ist zwar nicht sonderlich spezifisch, besitzt aber eine hohe Sensitivität. Sie können damit keine Thrombose beweisen, sie aber mit großer Sicherheit ausschließen. Erhöhte D-Dimere finden sich z. B. auch bei Traumata, Operationen, Blutungen, Schwangerschaft, Entzündungen und Tumoren.

Die Kombination von geringer klinischer Wahrscheinlichkeit mit einem negativen D-Dimer-Test erlaubt den Ausschluss einer tiefen Venenthrombose.

### ■ Zweiter Schritt: Kompressions- und farbkodierte Duplex-Sonographie

Bei großer klinischer Wahrscheinlichkeit und/oder positivem D-Dimer-Test kann ein geübter Untersucher mittels Ultraschall eine tiefe Thrombose mit hinreichender Sicherheit beweisen oder ausschließen. Die Sonographie ist auch zur Differenzialdiagnostik geeignet und kann Baker-Zysten, Muskelrisse und Raumforderungen erkennen. Bei negativem Ergebnis erhöht sich die Sicherheit noch geringfügig, wenn man die Untersuchung nach einer Woche wiederholt.

### Dritter Schritt: Phlebographie, CT, MRT

Die Phlebographie gilt heute eigentlich als obsolet. Bei schlechten Untersuchungsbedingungen oder Unsicherheiten, deren Gründe vielfältig sein können, wird man in Einzelfällen aber auf sie zurückgreifen. Sie beweist eine tiefe Thrombose oder schließt sie sicher aus. Ggf. kann man das Ausmaß einer V.-cava-Thrombose und/oder Raumforderungen, die den venösen Abfluss behindern, mittels CT untersuchen. Bei tiefen Armvenenthrombosen hat sich beim Verdacht auf ein Thoracic-Inlet-Syndrom neben der konventionellen auch die MR-Phlebographie bewährt (Frank u. Reinhart 2009).

### Vierter Schritt: Umfelddiagnostik

Bei idiopathischen Thrombosen, jugendlichen Patienten, familiärer Häufung, Rezidiven, Auftreten trotz therapeutischer Antikoagulation und bei Einnahme von Ovulationshemmern sollten Sie eine Thrombophilie-Diagnostik veranlassen. Denken Sie daran, das Blut dafür *vor* der ersten Heparingabe zu entnehmen! Bei idiopathischen Thrombosen ist ggf. auch eine Tumorsuche indiziert. Das ist natürlich nicht Ihre Aufgabe in der ZNA. Sie müssen aber im Arztbericht darauf hinweisen, wenn Sie den Patienten nicht stationär aufnehmen.

### Fünfter Schritt: Therapie

Die Antikoagulation muss sofort nach Diagnosestellung beginnen, also schon in der ZNA, um den Patienten vor einer Lungenembolie zu schützen und einem postthrombotischen Syndrom vorzubeugen.

Mittel der Wahl sind niedermolekulare Heparine in therapeutischer Dosierung subkutan (bei Niereninsuffizienz Dosis reduzieren!). Gleichzeitig wird mit der oralen Gabe von Vitamin-K-Antagonisten begonnen und die Heparinisierung so lange fortgesetzt, bis der INR-Zielwert von 2,0–3,0 erreicht ist. Bei Kontraindikationen gegen eine orale Antikoagulation oder noch geplanter invasiver Diagnostik muss die Therapie mit niedermolekularen Heparinen fortgesetzt werden.

Um eine Heparin-induzierte Thrombopenie Typ II zu erkennen, sollten ab einer Therapiedauer von einer Woche Thrombozyten-Kontrollen erfolgen. Ist eine HIT II schon bekannt oder wird sie neu entdeckt, stehen Heparinoide wie Danaparoid oder Lepirudin zur Verfügung.

Viele Patienten werden Sie nach der Dauer der Antikoagulanzientherapie fragen. Ist es die erste Thrombose und war der Risikofaktor nur zeitweise wirksam, werden 3 Monate empfohlen. Bei idiopathischer Thrombose oder Thrombophilie sind es 6–12 Monate, bei kombinierter Thrombophilie oder Antiphospholipid-Syndrom 12 Monate. Bei rezidivierenden Thromboembolien und/oder malignen Grunderkrankungen wird lebenslang antikoaguliert.

Wenn Sie das alles besprochen haben, verschreiben Sie dem Patienten noch einen Kompressionsstrumpf und klären ihn über die Notwendigkeit „kontrollierten Gehens" auf. Das sind 3-mal täglich 20–30 Minuten, die er zusätzlich zum normalen Tagesablauf bewusst spazieren gehen soll. Aus kosmetischen Gründen möchten viele Patienten Kompressionsstrümpfe für beide Beine.

### ■ Sechster Schritt: Ambulant oder stationär?

Jetzt müssen Sie möglicherweise mit überholten Traditionen brechen. Für eine Immobilisierung von Patienten mit unkomplizierten tiefen Venenthrombosen gibt es keine Indikation und die ambulante Betreuung ist nicht schwierig (Heidenreich et al. 2009). Bettruhe nützt selbst Patienten mit Lungenembolie ohne Einschränkung der rechtsventrikulären Funktion gar nichts! Der Thrombose-Patient soll spazieren gehen und nicht im Bett liegen. Auch morphologische Auffälligkeiten wie z. B. frei flottierende Thrombusanteile sind belanglos.

Eine stationäre Aufnahme ist nur noch bei besonderen Komplikationen indiziert:
- Wenn eine den Thrombus beseitigende Maßnahme (Lyse, Thrombektomie) in Betracht kommt, z. B. bei Phlegmasie oder jungen Patienten mit ausgedehntem Befund und kurzer Anamnese. Der Nutzen dieser Maßnahmen ist nicht gesichert. Nutzen und Risiko bedürfen einer sorgfältigen Abwägung, an der die Patienten umfassend beteiligt werden müssen.
- Wenn die Beinschwellung so schmerzhaft ist, dass eine Ruhigstellung erforderlich ist.
- Wenn Begleiterkrankungen und/oder ein schlechter Allgemeinzustand des Patienten dazu zwingen.
- Wenn davon ausgegangen werden muss, dass die ambulante Betreuung im Hinblick auf die Heparingabe und Einstellung der oralen Antikoagulation nicht gewährleistet ist.

- Wenn die Umfelddiagnostik aus plausiblen Gründen nur stationär erfolgen kann.
- Wenn ein Cava-Filter zeitweise oder auf Dauer indiziert ist, z. B. bei Kontraindikationen gegen die Antikoagulation und rezidivierenden Lungenembolien.

## 9.3 Akute arterielle Ischämien

Patienten mit langsam progredienter peripherer arterieller Verschlusskrankheit sind in der Regel in ambulanter Behandlung und kommen erst zu elektiven Eingriffen ins Krankenhaus. Sie tauchen deshalb in der Notaufnahme nur dann auf, wenn sie ambulant nicht ärztlich betreut werden und Komplikationen wie Ulzera, Nekrosen oder Schmerzen sie dazu zwingen. Das sind meistens Menschen aus sozialen Randgruppen, deren Lokalbefunde so erheblich sind, dass Diagnostik und Therapie ohnehin stationär erfolgen müssen.

Häufiger kommen dagegen Patienten mit den Symptomen einer akuten peripheren Ischämie in die ZNA. Die Unterscheidung peripherer arterieller Embolien von vasospastischen Ischämien aus dem Formenkreis des Raynaud-Syndroms ist im Allgemeinen nicht schwer, die Diagnose einer Aortendissektion oder eines Leriche-Syndroms auch nicht, wenn man nur daran denkt.

### ■ Periphere arterielle Embolien

Periphere arterielle Embolien lassen das Versorgungsgebiet distal des Verschlusses abblassen. Es wird weiß, kalt und schmerzt erheblich. Die Diagnose vermuten Sie nach Klinik und Pulsstatus und sichern sie mittels Duplex-Sonographie und/oder Angiographie.

Bevor Sie den Patienten der Therapie (PTA, lokale Lyse, Embolektomie) zuführen, sollten Sie sich kurz Gedanken über die Ursache machen. Bei Patienten mit fortgeschrittener Arteriosklerose können überall Plaques zur Emboliequelle werden und der Thrombus vorbestehende Stenosen ganz verschließen. Möglicherweise lässt sich das Problem dann durch eine Kombination von lokaler Lyse und PTA beheben.

Bei Vorhofflimmern, Mitralstenose oder Shuntvitien empfehle ich Ihnen, sich unbedingt die Zeit für ein Echokardiogramm zu nehmen. Finden sich kardiale Thromben, die jederzeit erneute Embolien verursachen können, sollte der Herzchirurg hinzugezogen werden.

## Aortendissektion

Die Aortendissektion erkennen Sie bei klinischem Verdacht gelegentlich schon mit Ihrem Ultraschallgerät. Akuter Schmerz im Aortenverlauf, Seitendifferenzen des Pulsstatus, Pulslosigkeit beider Beine und/oder ein verdächtiges Diastolikum über der Ausflussbahn sollten Sie zu einer sofortigen Computertomographie veranlassen. Für die richtige therapeutische Strategie ist nämlich entscheidend, ob die Aortenklappe mit betroffen ist und ein notfallmäßiger kardiochirurgischer Eingriff erfolgen muss, ein Stent genügt oder konservativ abgewartet werden sollte, weil die invasive Therapie wichtige Organdurchblutungen gefährden würde (siehe auch Kapitel 6, S. 123 ff).

## Raynaud-Syndrom

Das Raynaud-Syndrom steht für eine Symptomatik mit rezidivierenden Ischämien der Finger und einem Vasospasmus der Digitalarterien. Häufig sind die Daumen ausgespart. Manchmal sind nur einzelne Finger betroffen (Digitus mortuus), seltener auch Füße, Akren, Stirn und Kinn. Es kann sporadisch ohne klinische Relevanz verlaufen, schwere vasokonstriktorische Krisen ohne Gewebeschädigung verursachen, aber auch Ulzerationen, Gangränbildung und dauerhafte Arbeitsunfähigkeit.

Die Ischämien dauern etwa 15–30 Minuten, beginnen mit der Weißfärbung, gefolgt von einer Zyanose (Sauerstoffausschöpfung) und gehen in eine postischämische reaktive Hyperämie (rot) über. Dieses weiß-blau-rote Farbenspiel führte zu dem Begriff „Trikolore-Phänomen". Die primäre Form wird als Morbus Raynaud bezeichnet, kommt bei Frauen doppelt so häufig vor wie bei Männern und ist überdurchschnittlich häufig mit konstitutioneller Hypotonie und Migräne assoziiert. Die Erkrankung beginnt häufig in der Pubertät.

Sekundäre Formen des Raynaud-Syndroms haben sehr unterschiedliche Ursachen: mechanisch (Presslufthammer, Motorrad), chemisch (Betablocker, Ergotamin, Nikotin, PVC, Karzinoid, Phäochromozytom), hämatologisch (Polyzytämie, Thrombozytose, Kälteagglutinine, Kryoglobuline, Paraproteine), angiologisch (Thoracic-Outlet-Syndrom, Arteriosklerose, Takayasu-Krankheit, Kollagenosen, Thrombangitis obliterans).

Diagnostik und Therapie sind komplex. In der ZNA genügt es, wenn Sie den Verdacht durch Anamnese und Klinik untermauern können und die ambulante oder stationäre Diagnostik veranlassen. (Dornberg 1994).

## 9.4 Ödeme

### ■ Generalisierte Ödeme

Generalisierte Ödeme können sich bei der überwiegend aufrechten Körperhaltung des Menschen besonders auf die Beine auswirken. Sie kommen bei Allergien, Rechtsherzinsuffizienz, Eiweißmangel infolge eines nephrotischen Syndroms, Lebererkrankungen oder enteralen Eiweißverlusts, bei Nephritis, Myxödem, Sklerodermie und Diabetes mellitus vor, können medikamentöse Nebenwirkungen sein (Kalziumantagonisten) und auf Enzymdefekten beruhen. Beim hereditären angioneurotischen Ödem liegt ein c1-Esterase-Inhibitor-Mangel vor. Die Patienten haben rezidivierende Phasen mit generalisierten Ödemen und sind besonders durch ein Larynxödem vital bedroht. Die nicht hereditäre Form, das „Capillary-Leak-Syndrom" führt zu rezidivierenden Schockzuständen durch intravasalen Flüssigkeitsmangel.

### ■ Periphere und lokale Ödeme

Periphere und lokale Ödeme kommen u. a. als Phlebödem, Lymphödem und Lipödem vor.

**Phlebödeme** sind im Stehen livide, lassen sich eindrücken, können verhärten, pigmentiert und lokal druckdolent sein sowie zu Ulzerationen führen. Sie finden sich besonders am Unterschenkel und Knöchel. Außer im Rahmen eines postthrombotischen Syndroms kommen sie bei Varizen, Insuffizienzen der Venenklappen, Angiodysplasien, arteriovenösen Fisteln und mechanischen Abflussbehinderungen vor.

**Lymphödeme** sind blass, derb, lassen sich aber eindrücken, sind indolent, beziehen Fußrücken und Zehen mit ein und neigen zu Hyperkeratosen. Primäre Formen sind hereditär, sekundäre entstehen durch operative Eingriffe und maligne Raumforderungen. Als Komplikation entwickelt sich häufig ein Erysipel.

**Lipödeme** sind blass, weich, lassen sich nicht eindrücken und sind in ihrer gesamten Ausdehnung druckdolent. Das Lipödem betrifft auch die Innenseite von Knie und Oberschenkel und die Hüften, ist immer doppelseitig und spart Fußrücken und Zehen aus. Es kommt familiär gehäuft vor und befällt fast nur Frauen.

Man unterscheidet darüber hinaus lokale Ödeme infolge von Traumen, Morbus Sudeck, Ischämien, entzündlichen und allergischen Prozessen sowie artefizielle und idiopathische Ödeme (Bollinger u. Franzeck 1992).

## 9.5 Fälle und Fallstricke

**Beispiel 1:**

Eine junge Krankenschwester litt seit Monaten an einem Ödem des linken Unterschenkels, das einem Lymphödem ähnlich, aber von der Ausdehnung und dem scharf begrenzten Beginn am mittleren Unterschenkel her absolut untypisch war. Umfangreiche ambulante Diagnostik hatte zu keiner Diagnose geführt, weshalb die Klinikeinweisung erfolgte. Der Aufnahmearzt hatte eine Idee und gab der Station einen Tipp. Daraufhin kam die Nachtschwester in der zweiten Nachthälfte in das Zimmer, zog die Vorhänge gerade und nahm unversehens die Bettdecke, scheinbar um sie zurechtzuschütteln. Das Bein war in der Mitte der Wade mit einem Stauschlauch abgebunden.

**Beispiel 2:**

Ein 70-jähriger Mann hatte schon mehrfach tiefe Beinvenenthrombosen und 2 Lungenembolien gehabt. Obwohl die Antikoagulanzientherapie suffizient war, kam er erneut mit einer schmerzhaften Schwellung des rechten Unterschenkels in die Notaufnahme. Die D-Dimere waren erhöht. Die Duplex-Sonographie konnte keine Thrombose nachweisen, wohl aber eine diffuse Einblutung aus einer Baker-Zyste, was zu einem Compartment-Syndrom geführt hatte.

**Beispiel 3:**

Ein 37-jähriger Mann lag nach einem Vorderwandinfarkt auf der Intensivstation. In der zweiten Nacht entwickelte er eine schmerzhafte Beinschwellung. Man ging von einer tiefen Venenthrombose aus und heparinisierte ihn. Der Arzt der Tagschicht sah das anders und konnte dopplersonographisch einen arteriellen Verschluss in der Beckenetage nachweisen. Der Patient wurde operiert, entwickelte aber in der vierten Nacht dieselbe Symptomatik erneut. Erst jetzt wurde echokardiographiert und der große wandständige Thrombus im Bereich der Infarktnarbe gesehen. Den zweiten Eingriff an Herz und Becken gleichzeitig überlebte der junge Mann nicht.

**Beispiel 4:**

Ein Jura-Student stellte sich selbst abends mit einem ödematösen linken Arm vor. Die Schwellung begann unterhalb der Schulter und bezog alle Finger mit ein. Der junge Mann verspürte keine Schmerzen. Die D-Dimere waren stark erhöht, dopplersonographisch fand sich eine Armvenenthrombose, die in der V. subclavia begann. Vorangegangene Thrombosen gab es nicht. Dem Aufnahmearzt fiel bei der Anamnese auf, dass der Patient immer von gestern als Sonntag sprach, obwohl bereits Dienstag war. Im weiteren Gespräch stellte sich heraus, dass man die Promotion eines Kommilitonen ausgiebig begossen hatte. Unser Student hatte so ordentlich getankt, dass er einen ganzen Tag und eine weitere Nacht verschlief. Auf die Frage, wie er zu liegen pflege, demonstrierte er Bauchlage mit dem linken Arm unter dem Kopf.

### Beispiel 5:

Ein 24-jähriger Sportstudent wurde von seinem Institutsleiter zu einem Sportarzt geschickt, weil er regelmäßig bei Leichtathletik und Ballspielen über Schmerzen in der rechten Wade klagte, die nachließen, wenn er sich hinsetzte. Der Lehrer war beunruhigt, denn er hielt den Studenten für motiviert und keinesfalls für einen Drückeberger. Der Sportarzt führte eine Laufbandbelastung durch und fand zu seiner großen Überraschung eine reproduzierbare Gehstrecke von 75 m. Er schickte den Patienten zur Diagnostik in die Notaufnahme. Der Pulsstatus war unauffällig. Da die Beschwerden aber glaubhaft geschildert wurden, führte man die Doppler-Sonographie unter aktiver Plantarflexion und maximaler Dorsalextension durch. Der Verdacht auf ein „Entrapment-Syndrom" der Arteria poplitea konnte danach angiographisch bestätigt werden. Es handelte sich um den sog. Typ IV, wobei ein aberrant verlaufender Musculus popliteus mit seinen fibrotendinösen Zügeln die A. poplitea einengte (Hinkelmann et al. 2000).

## ■ Literatur

Bollinger A, Franzeck UK. Das dicke Bein. Dtsch Med Wschr 1992; 117: 541–548
Dornberg M. Das Raynaud-Syndrom. Herz Kreisl 1994; 26: 200–203
Frank U, Reinhart WH. Bildgebung von Arterien und Venen. Therapeut Umschau 2009; 66: 43–49
Heidenreich C, Hohmann V, Bramlage P. Ambulante Behandlung tiefer Beinvenenthrombosen mit Enoxaparin. Med Klin 2009; 104: 20–27
Hinkelmann J, Hiemer W, Strauss A et al. Das Entrapment-Syndrom der Arteria poplitea. Dtsch Med Wschr 2000; 125: 633–636
Wells PS, Anderson DR, Roger M. Evaluation of D-dimer in the diagnosis of suspected deep vein thrombosis. N Engl J Med 2003; 349: 1227–1235

# 10 Strategien bei Patienten mit Kopfschmerzen und Schwindel
*Andreas Thie*

> ▶ **Akute Kopfschmerzen:** Ersteinschätzung: Primär oder sekundär – Gefährlich oder harmlos – Ambulant oder stationär? ▶ **Sekundärer Kopfschmerz:** Hirninfarkte – Dissektionen – Blutungen – Thrombosen – Meningoenzephalitiden – Riesenzellarteriitis – Hypertensive Krise ▶ **Primärer Kopfschmerz** ▶ **Akut exazerbierte chronische Kopfschmerzen**: Warum sie gerade heute Nacht geklärt werden müssen ▶ **Schwindel:** Ersteinschätzung: Was beschreibt eigentlich der Patient? ▶ **Schwindelursachen:** Neurologisch – Otologisch – Internistisch – Orthopädisch – Psychiatrisch? ▶ **Häufige Ursachen der „echten" Vertigo und ihre Behandlung** ▶ **Fälle und Fallstricke**

In diesem Kapitel werden Kopfschmerzen und Schwindel besprochen – 2 Probleme, die in der ZNA (wie in der Allgemeinpraxis) sehr häufig vorkommen, nicht selten auch gemeinsam geklagt werden und bei denen es darauf ankommt, häufige harmlose (wenn auch lästige) Beschwerden von ernsthaften, evtl. sogar lebensbedrohlichen zu unterscheiden.

## 10.1 Ersteinschätzung bei akuten Kopfschmerzen

In der Ersteinschätzung sind folgende Fragen zu klären:
- Liegt ein primäres Kopfschmerzsyndrom vor, das bereits bekannt ist, also geklärt und diagnostiziert wurde? Hierzu zählen z. B. Migräneattacken, akute Spannungskopfschmerzen, Cluster-Kopfschmerzen.
- Gibt es Hinweise, dass die Kopfschmerzen Leitsymptom einer anderen, vielleicht gravierenden (neurologischen) Erkrankung sind?
- Wirkt der Patient krank? Allerdings muss man bedenken, dass auch lebensbedrohliche Erkrankungen, insbesondere eine „kleine" intrakranielle Aneurysmablutung, den Patienten nicht sehr beeinträchtigen müssen.
- Was kann man klinisch klären und bedarf es einer erweiterten Diagnostik?
- Kann der Patient ambulant behandelt werden oder ist er stationär aufzunehmen?

## Anamnese

Patienten mit wiederholten bzw. regelmäßigen Kopfschmerzattacken sind häufig bereits zuvor untersucht worden und wissen daher, dass sie an Migräne oder Spannungskopfschmerzen leiden. Sie kommen in die ZNA, weil sie mit ihrer üblichen Medikation aktuell nicht ausreichend beschwerdefrei geworden oder weil ihnen die Medikamente ausgegangen sind.

Differenzialdiagnostische Schwierigkeiten kann es geben, wenn ein Patient mit bekannter Migräne *ohne* Aura erstmals auch neurologische Symptome wie Seh-, Sprach-, Gefühlsstörungen oder Lähmungen bemerkt. Typisch für eine migränöse Aura sind visuelle Symptome in Form von positiven Skotomen (z. B. ein Flimmern oder Zickzacklinien, sog. Fortifikationsspektra), die sich zudem bewegen oder im Gesichtsfeld zunehmend ausbreiten. Wenn mehrere Symptome auftreten, also z. B. Seh- und Gefühlsstörungen, so geschieht das häufig nicht gleichzeitig, sondern hintereinander („march of symptoms"). Diese Beschwerden halten insgesamt mindestens 5 Minuten an und sind meist nach spätestens einer Stunde verschwunden, in der Regel bevor die Kopfschmerzen einsetzen. Im Zweifelsfall ist der Patient stationär zu untersuchen. Das gilt auch für alle Patienten mit bekanntem primärem Kopfschmerzsyndrom, die plötzlich für sie ungewöhnliche, andere oder sehr viel heftigere Kopfschmerzen erleiden.

## Klinische Untersuchung

Bei der allgemeinen und der neurologischen (inkl. psychopathologischen) Beurteilung ist auf folgende Einzelheiten zu achten:
- Blutdruck,
- Körpertemperatur,
- Horner-Syndrom (siehe Karotisdissektion),
- Gesichtsfeldstörung (siehe Posteriorinfarkt),
- Augenbewegungen: Nystagmus, sakkadierte Blickfolgebewegungen (siehe Kleinhirnaffektion),
- Nackenbeweglichkeit: eingeschränkte Beugung, aber freiere Rotation bei Meningismus im Gegensatz zur gleichfalls eingeschränkten Rotation bzw. komplexen oder asymmetrischen Bewegungseinschränkungen bei HWS-Funktionsstörungen.

> **Welcher Patient sollte stationär aufgenommen werden?**
> - Jeder akute, heftige und ungewöhnliche Kopfschmerz,
> - jeder Kopfschmerz mit neurologischen Ausfällen bzw. Begleitsymptomen (Ausnahme: bekannte Migräne mit Aura) und
> - jeder schwerkranke Patient
>
> gehören in die stationäre Diagnostik.

## 10.2 Sekundäre Kopfschmerzen

Die Klassifikation der International Headache Society (IHS 2003) zählt über 150 Hauptdiagnosen für sekundäre Kopfschmerzen auf. Für praktische Zwecke und unter Berücksichtigung der Häufigkeiten lassen sich diese in folgende Gruppen unterteilen:
- gefäßabhängige Erkrankungen: intrakranielle Blutungen und Infarkte, Venenthrombosen,
- Entzündungen: Meningitis und Enzephalitis, Sinusitis und andere lokale oder systemische Infekte,
- andere (z. B. hypertensive Krise).

### ■ Kopfschmerzen bei Hirninfarkten

Hirninfarkte sind häufige Erkrankungen und kommen nicht nur bei älteren Menschen vor. Klinik und Behandlung werden in Kapitel 11 beschrieben. Im Folgenden finden sich einige Aspekte zu ihrer Assoziation mit Kopfschmerzen:
- Die Inzidenz der Kopfschmerzen ist abhängig von Ursache, Lage und Größe des Infarkts (25–40 %).
- Kopfschmerzen treten bei > 80 % der Dissektionen auf,
- bei 50–60 % der Posteriorinfarkte,
- selten (< 5 %) bei Lakunen (mikrovaskulären Infarkten).
- Sie sind häufig Leitsymptom bei Kleinhirninfarkten.

Dabei sind die Kopfschmerzen uni- oder bilateral bzw. diffus und meist nicht pulsierend. Sie treten gleichzeitig mit oder aber verzögert nach den neurologischen Ausfällen auf, müssen also nicht „schlagartig" mit dabei sein.

**Dissektionen** der hirnversorgenden Arterien treten spontan, traumatisch oder bei alltäglichen Aktivitäten auf und sind eine der wichtigsten Hirninfarktursachen bei jüngeren Menschen (bei über 60-Jährigen sind sie rar). Dabei ist in der Regel der extrakranielle Abschnitt der A. carotis interna oder der A. vertebralis – schädelbasisnah mit möglicher Ausbreitung nach kaudal – betroffen. Die Dissektion ist meist schmerzhaft. Bei Karotisdissektionen klagen über 80 % der Patienten über Schmerzen, davon 60–75 % über Kopf- und 20–30 % über Hals- bzw. Nackenschmerzen, ein- oder beidseitig. Daneben findet sich bei 50–60 % ein ipsilaterales Horner-Syndrom. Vertebralisdissektionen produzieren zunächst ebenfalls lediglich Kopf- oder Nackenschmerzen, was zu erheblichen differenzialdiagnostischen Problemen führen kann. Erst mit einer Latenz von Minuten, Stunden, Tagen oder selten auch Wochen treten dann evtl. Symptome eines Hirninfarkts dazu, meist bedingt durch einen von der beschädigten Gefäßwand ausgehenden Embolus. Die Verdachtsdiagnose lässt sich durch eine Ultraschalluntersuchung der Hirngefäße erhärten und kernspintomographisch beweisen (Wandhämatom, typische Morphologie der Stenose/des Verschlusses).

**Hirninfarkte im Versorgungsgebiet der A. cerebri posterior** sind insgesamt relativ selten (5 % aller Hirninfarkte), gehen aber häufig mit ipsilateralen Kopfschmerzen als Leitsymptom einher. Typischerweise liegen die Infarkte im distalen Versorgungsgebiet des Gefäßes, so dass meist auch Gesichtsfeldausfälle (ohne positive Skotome!) bestehen. Da diese vom Patienten nicht immer selbst bemerkt werden, ist die fingerperimetrische Prüfung des Gesichtsfeldes obligat.

**Kleinhirninfarkte und -blutungen** können sich durch folgende Aspekte zu erkennen geben:
- Leitsymptome sind Kopfschmerzen (okzipital oder frontal!) *und*
- Schwindel;
- Nystagmus (vorzugsweise horizontal, bevorzugt nach einer Seite);
- sakkadierte (ruckartige) Blickfolgebewegungen;
- halbseitige Koordinationsstörungen;
- Dysarthrie.

Nur selten findet sich ein komplettes zerebelläres Syndrom, so dass bei der Angabe von „Kopfschmerz" und „Schwindel" immer an eine Kleinhirnaffektion gedacht werden und nach Feinzeichen wie einem Nystagmus gesucht werden sollte.

## Kopfschmerzen bei Hirnblutungen

Hirnblutungen führen häufig zu Kopfschmerzen:
- bei < 50 % bereits initial,
- bei 2 Dritteln entwickeln sie sich allmählich über 5–30 Minuten,
- überwiegend aus körperlicher Aktivität (selten im Schlaf),
- begleitet von neurologischen Ausfällen,
- mit Eintrübung bei großen Blutungen.

**Spontane Subarachnoidalblutungen durch Ruptur eines Hirnbasisaneurysmas** sind lebensbedrohliche Erkrankungen, die bei geringer oder atypischer Symptomatik übersehen werden können. Bevorzugtes Erkrankungsalter ist die 5. und 6. Lebensdekade. Nicht verfehlen sollte man die Diagnose bei typischer Klinik:
- meist akuter, heftiger, ungewohnter, nackenbetonter Kopfschmerz,
- bei > 50 % mit Übelkeit und Erbrechen einhergehend,
- häufig initiale Ohnmacht,
- Vorsicht: Nackensteife oder Lichtscheu entwickeln sich erst nach Stunden.
- Bei ca. 10 % treten initial epileptische Anfälle auf.

Neurologische Ausfälle, außer Hirnnervenstörungen (meist Okulomotorius- oder Abduzensparese), treten nur bei begleitenden intrazerebralen oder intraventrikulären Blutungen (in jeweils 20–30 %) auf. Manche schwer betroffene Patienten kommen als „unklares Koma" in die Klinik (siehe Kap. 14). Geringe „Leckageblutungen" (sog. „warning leaks") können zu akuten, aber nur mäßigen Kopfschmerzattacken führen, die auch nicht zwangsläufig nackenbetont sein müssen.

> Im Zweifelsfall und bei jedem Verdacht: CCT veranlassen, bei 95 % gelingt der Blutungsnachweis am Ereignistag (Abb. 10.1). Aber: Ein unauffälliges CCT schließt eine Subarachnoidalblutung nicht aus!

Liegt die vermutete Blutung länger zurück, reduziert sich die Sensitivität dieser Methode, am 3. Tag nach Blutung beträgt die Nachweiswahrscheinlichkeit 70–75 %. Bei begründetem Verdacht und fehlender Blutung im CCT sollte eine Lumbalpunktion erfolgen. Mit dieser Methode lässt sich eine Blutung ausschließen bzw. noch etwa 14 Tage nachweisen. Der Patient gehört dann in eine neurochirurgische Klinik und auf die Intensivstation!

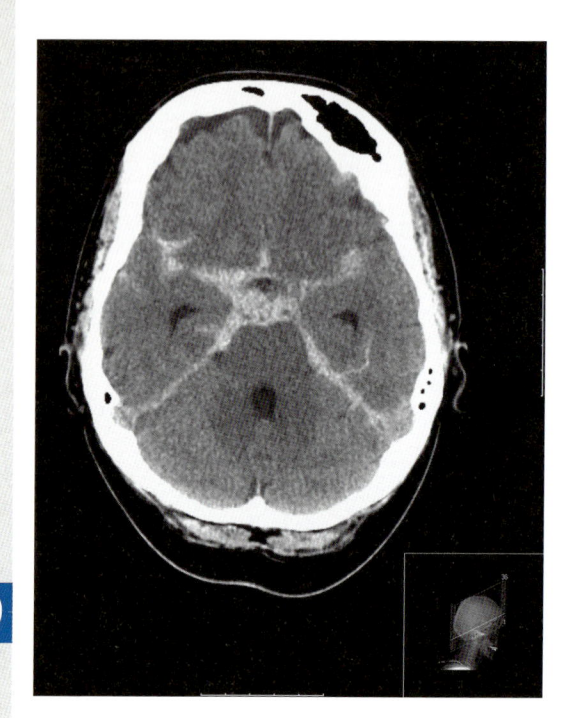

Abb. 10.1 Spontane Subarachnoidalblutung durch Ruptur eines Hirnbasisaneurysmas (mit freundlicher Genehmigung von W. Neumann, Radiolog. Praxen am Klinikum Itzehoe).

### ■ Kopfschmerzen bei anderen intrakraniellen Hämatomen und Thrombosen

Einige intrakranielle Erkrankungen führen eher zu subakuten Kopfschmerzen:

**Das chronische subdurale Hämatom** ist meist eine Erkrankung des höheren Lebensalters, wobei sich die Symptomatik in der Regel schleichend und recht uncharakteristisch entwickelt und ein Trauma nicht immer erinnerlich ist:
- Bei 80 % bestehen Kopfschmerzen.
- Auf begleitende „Feinzeichen" achten: Wesensänderung, Antriebsstörung, Gangunsicherheit etc. (Fremdanamnese!).
- Epileptische Anfälle?
- Akute Exazerbation möglich (Einblutung).
- Körperliche Seitenzeichen beachten: einseitig positives Babinski-Phänomen, asymmetrisch abgeschwächte Bauchhautreflexe etc.

Ein CCT oder kraniales MRT sind diagnostisch beweisend, eine operative Entlastung häufig notwendig.

**Hirnvenen- oder Sinusthrombosen** kommen in jedem Lebensalter vor, insbesondere auch bei jüngeren Menschen. Typischerweise sind sie kombiniert mit Kopfschmerzen und epileptischen Anfällen:
- Kopfschmerzen (subakut) in 80–90 % der Fälle,
- epileptische Anfälle initial bei 15 % (im Verlauf bei bis zu 50 %),
- fokale neurologische Ausfälle bei 15 % (im Verlauf bei bis zu 50 %),
- Bewusstseinsstörungen bei 50 % im Verlauf,
- Papillenödem.

Die zerebrale Bildgebung zeigt – in typischen Fällen – ein fokales (oder generalisiertes) Hirnödem, bedingt durch die venöse Stauung; mit der MR-Angiographie lassen sich die großen venösen Blutleiter direkt darstellen. Leider wird die Erkrankung gerade bei atypischen Verläufen nicht selten übersehen.

### Kopfschmerzen bei entzündlichen bzw. infektiösen Erkrankungen

Kopfschmerzen bei entzündlichen bzw. infektiösen Erkrankungen können ebenso wie Gliederschmerzen bei jedem banalen Virusinfekt vorkommen. Dabei fehlen gelegentlich katarrhalische Symptome. Eine (noch undiagnostizierte) eitrige Tonsillitis mit ausgeprägten Hals- und Nackenschmerzen führt Patienten nicht selten mit dem Verdacht auf eine Meningitis in die ZNA. Sinusitiden sind regelmäßig mit Kopfschmerzen, Fieber und Inappetenz assoziiert – und leider nicht immer mit einem Schnupfen. Achten Sie auf die Druckempfindlichkeit der Trigeminusaustrittspunkte, einen Klopfschmerz über der betroffenen Nebenhöhle oder eine Verstärkung der Kopfschmerzen beim Kopfsenken.

Bei Patienten mit Fieber und Kopfschmerzen stellt sich die Frage nach einer Erkrankung der Meningen oder des Gehirns, wobei sich diese Unterscheidung im Wesentlichen auf das Vorhandensein von meningealen Reizsymptomen (Nackensteife, Übelkeit, Lichtscheu) bezieht. Die Ursachen bestimmen entscheidend die Schwere der Erkrankung und deren Prognose. Insofern geht es nicht nur um die Diagnose per se, sondern auch um die ätiologische Klärung. Zu unterscheiden sind virale, bakterielle und parasitäre Erreger, wobei zur Eingrenzung der wahrscheinlichen Ursache u. a. der Immunstatus des Patienten von Bedeutung ist (maligne Erkrankung, HIV-Infektion, chronischer Alkoholabusus etc.). Fragen Sie den Patienten auch nach einer möglichen Exposition: Fernreisen, Tierkontakte, Zeckenbiss, Erkrankungen in der Umgebung usw.

**Virale Meningoenzephalitiden** führen meist zu gemäßigteren Erkrankungen als bakterielle. Eine Ausnahme bildet die Herpes-simplex-Enzephalitis, die vor Einführung der virustatischen Therapie mit einer hohen Letalität einherging. Andererseits verlaufen manche bakterielle Meningitiden ohne dramatische Symptome, z. B. bei der Neuroborreliose, wobei die meningitischen Symptome sogar fehlen können und stattdessen radikuläre Schmerzen oder eine periphere Fazialisparese im Vordergrund stehen.

Die typische Virus-Meningoenzephalitis präsentiert sich mit Fieber und Kopfschmerzen:
- Fieber bei > 90 %,
- Kopfschmerz bei 80 %,
- Bewusstseinsstörung oder psychische Symptome bei 80–95 % mit schwerer Virusenzephalitis,
- neurologische Ausfälle bei Hirnbeteiligung,
- epileptische Anfälle.

**Bakterielle Meningoenzephalitiden** sind häufig schwer verlaufende, lebensbedrohliche Erkrankungen, wobei im Erwachsenenalter Meningokokken, Pneumokokken und seltener Listerien als häufigste Erreger in Frage kommen.

Die Symptomatik kann mit einer nur kurzen Prodromalphase perakut einsetzen:
- Fieber, Kopfschmerz, Bewusstseinstrübung und Malaise sind häufig,
- Hirnnervenausfälle in 10–20 %, epileptische Anfälle in bis zu 40 %,
- Kernig- oder Brudzinski-Zeichen bei ca. 50 %,
- bei Meningokokken (insbesondere bei jungen Menschen): Sepsiszeichen meist vor Meningismus, Vigilanzminderung, Hautblutungen!

Die Diagnose wird durch die Liquoruntersuchung gesichert. Bei Verdacht auf eine bakterielle Meningitis und schwer krankem bzw. somnolentem Patienten oder dem Vorliegen neurologischer Ausfälle ist vor der Lumbalpunktion (mit Mundschutz!) eine zerebrale Bildgebung notwendig. Insgesamt sollte aber die Diagnostik den Therapiebeginn nicht verzögern! Bei begründetem Verdacht auf eine bakterielle Meningitis sollten vor oder mit der ersten Antibiotikagabe 10 mg Dexamethason i. v. appliziert werden, an den folgenden 4 Tagen 4 × 10 mg/d. Diese Therapie senkt die Letalität allerdings nur bei Pneumokokkenerkrankungen. Umgebungsprophylaxe bei Meningokokkeninfektion nicht vergessen!

**Riesenzellarteriitis.** Bei Menschen über 50 Jahren mit subakuten Kopfschmerzen ist an eine Riesenzellarteriitis bzw. Arteriitis temporalis zu denken, wenn zudem folgende Befunde vorliegen:

- prominente oder druckdolente Kopfhautarterien,
- beschleunigte BSG oder erhöhtes CRP,
- leichte Anämie,
- Inappetenz, Krankheitsgefühl,
- Muskelschmerzen (Polymyalgia rheumatica),
- Beschwerden bei der Kieferöffnung,
- (wiederholte) monokuläre Sehstörungen bzw. Amaurosis fugax.

Bei typischer Konstellation mag auf eine Temporalisbiopsie verzichtet werden können; ich persönlich bevorzuge die Biopsie (innerhalb von spätestens 14 Tagen nach Beginn einer hoch dosierten Kortisontherapie) zur Diagnosesicherung (leider gelingt diese auch damit nicht bei allen Patienten), da eine längerfristige Kortisontherapie zu erwarten ist – mit den bekannten Begleiteffekten und notwendigen Prophylaxemaßnahmen.

### Kopfschmerzen bei stark erhöhtem Blutdruck

Hypertensive Krisen gehen meist mit Kopfschmerzen, aber auch mit Unwohlsein, Übelkeit, Sehstörungen (Verschwommensehen) und gelegentlich mit Wahrnehmungs-, Sprach- oder Sprechstörungen oder leichten Halbseitensymptomen einher. Nach Senkung des Blutdrucks sollten sich diese Symptome rasch zurückbilden. Bei protrahierten (oder primär ausgeprägten) neurologischen Symptomen sollte eine bildgebende Diagnostik erfolgen (CCT), da umgekehrt bei akuten Schlaganfällen der Blutdruck meist erhöht ist (siehe Kap. 11).

## 10.3 Primäre Kopfschmerzen

Migräne und Spannungskopfschmerzen bzw. Kopfschmerzen bei Funktionsstörungen der HWS oder Kopfgelenke sind häufig (Goebel 2004). Nicht selten sind auch medikamentös induzierte Kopfschmerzen (bei chronischen Kopfschmerzsyndromen), so dass immer an die Medikamentenanamnese gedacht werden muss. Bei Migräne und Spannungskopfschmerzen sollten Sie den Patienten fragen, was ihm normalerweise hilft, wie er sich während seiner üblichen Attacken verhält und warum das gängige Vorgehen seiner Meinung nach aktuell nicht hilft.

Nichtopioidanalgetika (ASS, Paracetamol) und nichtsteroidale Antirheumatika (Ibuprofen, Naproxen, Diclofenac) helfen bei leichten bis mittelschweren Migräneattacken (und bei episodischen Spannungskopfschmerzen), evtl. mit

Vorbehandlung durch ein Antiemetikum wie Metoclopramid oder Domperidon. Ansonsten sind Triptane Mittel der ersten Wahl bei Migränekopfschmerzattacken unter Beachtung der Kontraindikationen. Gegen die migränöse Aura gibt es bislang keine effektive Behandlung. In dieser Phase sollten Triptane nicht eingesetzt werden.

Bei der Attacke eines Cluster-Kopfschmerzes hilft vielen Patienten die Inhalation von 100% Sauerstoff über die Gesichtsmaske (7–15 l/min über 15–20 Minuten), alternativ können parenteral verfügbare Triptane angewandt werden. Sinnvoll ist die Einleitung einer medikamentösen Rezidivprophylaxe, z. B. mit Verapamil.

## 10.4 Akut exazerbierte chronische Kopfschmerzen

Namhafte Experten in den internationalen Fachgesellschaften bemühen sich seit vielen Jahren um die Klassifikation und Beschreibung, die pathogenetische Klärung und bestmögliche Therapie von chronischen, häufig, ja kontinuierlich oder täglich auftretenden Kopfschmerzen. Wenige dieser Patienten fallen in die Kategorie der Hemicrania continua, die auf Indometacin reagiert. Häufiger werden Sie es mit Patienten zu tun haben, deren Beschwerden man als chronische Spannungskopfschmerzen bezeichnen könnte, häufig auch mit Hinweisen auf einen medikamentös induzierten Kopfschmerz aufgrund des regelmäßigen Gebrauchs von Schmerzmitteln, evtl. auch von Triptanen. Warum also kommen die Patienten ausgerechnet in Ihrem Dienst? Einige der möglichen Gründe sind bereits oben angeführt (s. S. 188). Manchmal setzt sich eine Migräneattacke auf einen chronischen Kopfschmerz, manchmal verstärkt sich akut eine chronische HWS-Funktionsstörung bzw. verschlechtert sich eine chronische Verspannung perikranialer bzw. nuchaler Muskeln. Gelegentlich liegen anscheinend psychische oder soziale Gründe für den aktuellen Besuch im Krankenhaus vor.

Der Umgang mit exazerbierten chronischen Schmerzen ist „die Kunst der Fuge" und kann hier nicht erschöpfend erörtert werden. Ihre Therapie wird – je nach Einschätzung der Lage – überwiegend gesprächstherapeutisch (wenn Sie einen guten Zugang zum Patienten finden und ihm das Gefühl geben, ihn ernst zu nehmen), medikamentös (von Pfefferminzöl auf die Schläfen bis zum einfachen Analgetikum) oder physiotherapeutisch sein (wenn Sie z. B. über manualtherapeutische Erfahrungen verfügen). Gelegentlich hilft das Aufzeigen einer möglichen Anlaufstelle zur weiteren Behandlung.

## 10.5 Ersteinschätzung bei Schwindel – oder: Was beschreibt eigentlich der Patient?

Klagen über Schwindel sind häufig, äußerst vieldeutig und ursächlich vielfältig. Daher ist es essentiell, sich nicht mit dem Stichwort „Schwindel" zufrieden zu geben und daraufhin alle möglichen (konsiliarischen und technischen) Untersuchungen zu veranlassen, sondern zunächst einer systematischen Analyse zu folgen.

### ■ Anamnese

Die ersten Fragen sind:
- Was bezeichnet der Patient mit Schwindel? Welches Gefühl will er beschreiben? Wie ist also sein subjektives Erleben?
- Handelt es sich um ein akutes, subakutes oder chronisches (evtl. akut exazerbiertes) Problem?
- Geht es um einen attackenhaft auftretenden, episodischen oder Dauerschwindel?

Unter „Schwindel" mag sich eine Benommenheit, ein Ohnmachtsgefühl, eine „Schwummrigkeit" oder „Duseligkeit", ein Drehgefühl, die Angst zu fallen oder schlicht eine Unsicherheit auf den Beinen und vieles andere mehr verbergen.

Bereits anamnestisch soll damit der „echte" oder „gerichtete" oder „systematische" Schwindel (engl. „vertigo") von einem „ungerichteten" bzw. „diffusen" bzw. „unsystematischen" Schwindelgefühl (engl. „dizziness") unterschieden werden. In der Praxis ist das nicht so einfach, da Patienten ihr Erleben nicht immer gut beschreiben können. Damit müssen wir uns auch auf die Schilderung von Begleitsymptomen, das Vorliegen von klinischen Zeichen und damit das „Gesamtbild" stützen. Der Patient könnte neurologisch, otologisch, internistisch, orthopädisch oder psychiatrisch krank sein.

Ähnlich wie bei der Analyse von Kopfschmerzen geht es letztlich um die Klärung folgender Fragen:
- Liegt eine Störung im Gleichgewichtssystem im engeren Sinn vor?
- Gibt es Hinweise, dass der Schwindel Leitsymptom einer gravierenden intrakraniellen Erkrankung ist?
- Besteht eine andere – nichtvestibuläre – relevante Erkrankung?
- Wirkt der Patient leicht oder schwer krank?
- Was kann man klinisch klären und bedarf es einer erweiterten Diagnostik?
- Kann der Patient ambulant behandelt werden oder ist er stationär aufzunehmen?

Unter einem Schwindel kann generell eine Wahrnehmungsstörung verstanden werden, unter einer Vertigo im engeren Sinn eine Art Bewegungsillusion, meist ein Drehgefühl. Vertigo entsteht, wenn in den verschiedenen *Komponenten des räumlichen Orientierungssystems* eine Störung vorliegt, die zu einem Ungleichgewicht bzw. einem „mismatch" der Informationen führt. Diese Komponenten sind:
- Gleichgewichtssystem: Gleichgewichtsorgan im Innenohr, N. vestibularis, zentrale Verbindungen,
- visuelles System: Augen und zentrale Verbindungen,
- Lagesinnorgane: z. B. Dehnungsrezeptoren in der tiefen Nackenmuskulatur.

Schwindelmechanismen können dann sein:
- ungewohnte (unadaptierte) Reizung des intakten Systems (z. B. Bewegungskrankheit): physiologischer Reizschwindel;
- pathologischer Läsionsschwindel: z. B. Eigenbewegungsmeldung des Vestibularorgans ohne Korrelat des visuellen und sensiblen Systems.

Bei einem Vertigo-Syndrom liegt häufig eine Kombination von Symptomen vor, die durch Beteiligung verschiedener funktioneller Systeme und anatomischer Strukturen hervorgerufen wird:
- Schwindel – Wahrnehmung – Kortex,
- Übelkeit – Vegetativum – z. B. limbisches System, Brechzentrum im Hirnstamm,
- Nystagmus – Blickstabilisierung – Hirnstamm,
- Ataxie – Haltungsregulation – Rückenmark.

**Die Anamnese sollte also erfragen:**
1. Art des Schwindels (Drehen, Schwanken, Auf und ab vs. Benommenheit etc.);
2. Dauer: Attacken- vs. Dauerschwindel;
3. Auslösbarkeit/Verstärkung: Lage/Lageänderung, bestimmte Situationen;
4. „Bilderlaufen" (Oszillopsien) bzw. „Verschwommensehen";
5. Übelkeit oder andere Zeichen der vegetativen Dysregulation;
6. „Drall" oder Fallneigung zu einer bestimmten Seite, Stand- und Gangunsicherheit;
7. Begleitsymptome: otologisch (insbesondere Hörminderung oder Tinnitus), neurologisch, Kopfschmerzen;
8. psychische und soziale Symptome oder Folgen.

Allein die Dauer des Vertigo lässt Rückschlüsse auf mögliche Ursachen zu:
- Sekunden bis Minuten: benigner paroxysmaler Lagerungsschwindel, Vestibularisparoxysmie, Hirnstamm-TIA, Perilymphfistel, Migräne;

- Stunden bis Tage: Morbus Menière, Neuropathia vestibularis, Hirnstamm-TIA, Migräne;
- Tage bis Wochen: Hirnstamm- und Kleinhirnläsionen, phobischer Schwindel;
- Monate bis Jahre: Psychogener Schwindel.

### Klinische Untersuchung

Neben der Inspektion mit Überprüfung des Allgemeinzustands und der Kreislaufparameter sollten insbesondere folgende Fragen geklärt werden:
- Spontan- oder Blickrichtungsnystagmus (Frenzel-Brille)?
- Nystagmus bei den Lagerungsproben (s. u.)?
- „Drall" (Abweichen) bzw. Ataxie (Unsicherheit) beim Stehen (Romberg-Versuch) oder Gehen (insbesondere beim Blind- oder Seiltänzergang), im Unterberger-Tretversuch oder im Barany'schen Zeigeversuch?
- Weitere neurologische Zeichen?
- Hörminderung?

Ein aktuelles Schwindelgefühl ohne Nystagmus ist nur ausnahmsweise mit einer „echten" Vertigo assoziiert, ein anhaltendes, kaum veränderliches Schwindelgefühl über Wochen bis Jahre ist häufig Hinweis für eine psychische Ursache. Ein hartnäckiger ungerichteter Schwindel kann Ausdruck einer Störung der Nackenmuskulatur – häufig in Verbindung mit einem Kopf- oder Nackenschmerz – im Rahmen eines funktionellen HWS-Syndroms sein.

## 10.6 Schwindelformen und -ursachen

Die Ursachen der Vertigo können otologischer oder neurologischer Natur sein bzw. „peripher" oder „zentral". Davon abzugrenzen sind insbesondere psychogene Schwindelformen.

### Peripherer Schwindel

Ein peripherer Schwindel kommt durch die akute Schädigung eines Gleichgewichtsorgans *oder* des N. vestibularis zustande und geht mit folgenden Symptomen einher:
- akuter heftiger Drehschwindel (zur kranken Seite),
- rotatorischer horizontaler Nystagmus in eine Richtung (zur gesunden Seite),

- Fallneigung in die andere Richtung (zur kranken Seite),
- Übelkeit und Erbrechen.
- Der Spontannystagmus ist seitenkonstant und verschwindet meist nach 12–24 Stunden.

Achten Sie auch auf begleitende otologische (Tinnitus, Hörminderung, Druckgefühl im Ohr, Schmerz) oder Hirnnerven-Symptome (V, VII).

> Bei langsam progredienten unilateralen Störungen tritt kein Schwindel auf wegen zentraler Kompensation. Deshalb führen langsam wachsende Kleinhirnbrückenwinkeltumoren nicht zu Schwindelattacken, schnell wachsende dagegen schon, weil die andauernde Veränderung (Reduktion) des unilateralen vestibulären Tonus die zentrale Kompensation überfordert.

Eine Sonderform des peripheren Schwindels ist der benigne paroxysmale Lagerungsschwindel, der nicht mit einem peripheren Ausfall einhergeht, daher andere Beschwerden und Befunde erzeugt und gern falsch gedeutet wird. Dabei ist er klinisch meist prompt zu diagnostizieren und zu behandeln und aufgrund seiner Häufigkeit so wichtig, dass ihm ein eigener Abschnitt gewidmet ist (s. S. 202 ff).

### ■ Zentraler Schwindel

Ein zentraler Schwindel (durch eine Hirnstamm- oder Kleinhirnaffektion) kann ein peripheres Syndrom imitieren, aber sich auch bei folgenden Befunden vermuten lassen:
- Nystagmus wechselt mit der Blickrichtung;
- pathologischer Fixations-Suppressions-Test;
- Vorliegen eines Upbeat- oder Downbeat-Nystagmus;
- Übelkeit evtl. wenig prominent;
- Gangunsicherheit evtl. ausgeprägter;
- weitere (zentrale, insbesondere zerebelläre) neurologische Symptome vorhanden;
- Dauer: Minuten bis Wochen.

### ■ Psychogener Schwindel

Psychogener Schwindel kommt in verschiedenen Formen vor und viele Schwindelformen können, abhängig von der Persönlichkeit des Patienten, von einer starken psychischen Reaktion begleitet sein, nicht zuletzt weil sie subjektiv sehr unangenehm sind. Das erschwert uns nicht selten die klinische Diagnose, da wir „den Wald vor lauter Bäumen" (Symptomen) nicht mehr sehen.

**Ein wichtiges Syndrom ist der phobische Schwankschwindel:**
- Schwankschwindel mit Stand- und Gangunsicherheit,
- typische situationsabhängige Auslösefaktoren,
- zunehmende Vermeidungshaltung,
- normaler klinischer Befund,
- Therapie: Verhaltenstherapie.

Der Patient beschreibt einen chronischen, langsam zunehmenden Schwindel mit dem Gefühl zu fallen, so dass er ständig Halt suchen müsse, in der Wohnung damit halbwegs zurechtkäme, aber sich immer weniger aus dem Haus wage. Es ginge ihm besser, wenn er sich bei einer Begleitperson nur etwas einhaken könne, dann sei auch das Überqueren von Straßen oder freien Plätzen möglich.

## 10.7 Häufige Schwindelformen und ihre Behandlung

In der ZNA werden Sie häufig Patienten mit einem akuten peripheren Schwindel (Neuropathia vestibularis, Morbus Menière), einem benignen paroxysmalen Lagerungsschwindel, phobischem Schwankschwindel und bestimmten zentralen Schwindelsyndromen, meist im Rahmen eines Kleinhirn- oder Hirnstamminfarkts, sehen (Brandt et al. 2004). Nach meiner Erfahrung sind auch andere Formen des psychogenen bzw. somatoformen Schwindels und ein (unsystematischer) Schwindel bei Funktionsstörungen der HWS häufig. Diese auch „zervikogener Schwindel" genannte Symptomatik ist insbesondere unter Neurologen strittig. (Eine Zusatzausbildung in Manueller Medizin lässt einen das Problem etwas gelassener und pragmatischer sehen…)

### ■ Neuropathia (Neuritis) vestibularis

Der akute Vestibularisausfall ergibt das typische Bild eines peripheren Schwindels (einseitiger Ausfall erzeugt Tonusdifferenz der Labyrinthe):
- rotatorischer horizontaler Spontannystagmus zur Gegenseite,
- Fallneigung zur betroffenen Seite,
- Übelkeit und Erbrechen,

- HNO: kalorische Untererregbarkeit der betroffenen Seite,
- Rückbildung über 1–3 Wochen.

Der Erkrankungsgipfel liegt in der 4.–6. Dekade. Die Therapie erfolgt mit Antivertiginosa und einem Schwindeltraining.

Es gibt Hinweise auf eine entzündliche bzw. parainfektiöse, Herpes-simplex-assoziierte Genese dieser Erkrankung und einen positiven Kortisoneffekt auf die Wiederherstellung der Funktion (ohne Effekt für Valaciclovir), wenn die Behandlung innerhalb der ersten Tage begonnen wird. Bei der insgesamt guten Spontanprognose ist diese Therapieoption m. E. nur ausnahmsweise sinnvoll.

### ■ Morbus Menière

Die Attacken eines Morbus Menière ähneln einem akuten Vestibularisausfall, allerdings liegt vor der Ausfallphase eine Reizphase, so dass zunächst das betroffene Labyrinth überaktiv ist und sich damit die Charakteristika von Schwindelrichtung und Fallneigung initial umkehren. Zudem wiederholen sich diese Attacken und es treten im Intervall, in der Attacke oder im früheren oder weiteren Verlauf auch otologische Symptome im betroffenen Ohr auf.

Kennzeichnend für einen Morbus Menière sind:
- fluktuierende ipsilaterale Hörstörung/Tinnitus, Druckgefühl auf dem betroffenen Ohr,
- Drehschwindel mit peripherem Syndrom,
- kalorische Untererregbarkeit bei der Vestibularisprüfung, Hypakusis im Intervall.

In der Attacke helfen Antivertiginosa, zur Prophylaxe eignet sich Betahistin. Bei 80–90 % der Betroffenen sistiert der Morbus Menière nach 5 Jahren. Mögliche Ursachen sind ein Endolymphhydrops mit Ruptur in den Perilymphraum und eine $K^+$-induzierte Depolarisation des VIII. Hirnnervs.

### ■ Benigner paroxysmaler Lagerungsschwindel (BPLS)

Ein sehr häufiges Problem stellt der BPLS dar (von Brevern u. Lempert 2004). Leider werden die Beschwerden spontan nicht immer typisch geschildert. Meist erfährt man aber zumindest beim Nachfragen, dass kurze Schwindelattacken bei Lagewechseln auftreten, auch z. B. im Liegen beim Herumdrehen! Der Patient kann sich insgesamt unsicher auf den Beinen fühlen, nicht zuletzt auch aus Angst vor weiteren Anfällen. Patienten kommen manchmal bei den ersten Attacken, manchmal erst wenn diese Attacken über Tage oder Wochen anhalten – und sie auch schon eine Odyssee über Hausarzt, HNO-Arzt, Neurologen, Orthopäden, CCT oder MRT („alles o. B.") hinter sich haben. Einige Patienten berichten auch über frühere (selbst limitierende) ähnliche Attacken vor Monaten oder Jahren.

Als Ursache nimmt man an, dass sich in einem der Bogengänge „Partikel" befinden („Kanalolithiasis"), die bewegungsaktiviert zirkulieren und das feine Sinnesepithel irritieren. Meist ist der (rechte bzw. linke) **hintere Bogengang** betroffen (dessen Syndrom von einer entsprechenden Affektion des kontralateralen vorderen Bogengangs imitiert werden kann). Die Folgen sind:

- kurzer Drehschwindel, der bei Lagewechsel mit wenigen Sekunden Latenz einsetzt,
- kaum Übelkeit,
- rotatorischer Nystagmus zum unten liegenden (betroffenen) Ohr,
- gegenläufiger Nystagmus beim Aufrichten,
- Habituation.

Die Testung erfolgt durch Lagerungsproben (z. B. nach Dix und Hallpike): Man rekliniert und rotiert den Kopf des Patienten jeweils um ca. 45 Grad und bewegt den Patienten rasch nach hinten, so dass der Kopf über dem Rand der Untersuchungsliege hängt. Mit einigen Sekunden Latenz setzt subjektiv der Schwindel ein, während man einen rotatorischen Nystagmus zum unten liegenden betroffenen Ohr sieht, der maximal 20–30 Sekunden anhält. Beim Aufrichten verspürt der Patient gelegentlich einen erneuten kurzen Schwindel (zur Gegenseite), während ein gegenläufiger Nystagmus auftritt. Bei wiederholten Prüfungen werden Schwindel und Nystagmus immer geringer (Habituation). Die Lagerung zur anderen Seite ist unauffällig.

Meist tritt der BPLS ohne besondere Umstände auf, prädisponierend können u. a. eine stattgehabte Neuropathia vestibularis oder ein blandes Schädeltrauma sein.

Die Behandlung kann prompt erfolgen: Durch sog. „Befreiungsmanöver" sollen die Partikel in den natürlichen „Abfluss" befördert werden. Am effektivsten ist wahrscheinlich das Epley-Manöver mit einer primären Erfolgsquote von ca. 60 %, bei wiederholten Anwendungen von fast 100 %. Dabei wird der Kopf des Patienten aus der o. g. primären Lagerungsposition um 90 Grad in die Gegenrichtung und danach zusammen mit dem Körper weiter bis 105 Grad gedreht. Schließlich wird der Patient mit noch gedrehtem Kopf aufgerichtet. In jeder Position wird der Patient mindestens 30 Sekunden (m. E. besser 2–3 Minuten) belassen, damit die Partikel „sedimentieren" können. Wenn ein wiederholtes Epley-Manöver nicht effektiv ist, gibt es alternative Manöver. Außerdem sollte das Manöver auch zur Gegenseite erfolgen, um eine Affektion des kontralateralen vorderen Bogengangs zu behandeln. Nach dem Manöver sollten Sie nicht sofort eine Kontrolluntersuchung durchführen, weil sonst die Partikel prompt wieder zurück ins Labyrinth gelangen könnten.

Eine Sonderform ist die Kanalolithiasis des **horizontalen Bogengangs;** charakteristisch dafür sind:
- Drehschwindel im Liegen bei Kopfdrehung,
- horizontaler Nystagmus mit Schlagrichtung zum jeweils unten liegenden Ohr (deutlicher zur betroffenen Seite),
- kaum Latenz, länger anhaltend (< 1 Minute).

Zur Behandlung führen Sie das „Barbecue"-Befreiungsmanöver durch: Der Kopf des Patienten wird im Liegen in Schritten von jeweils 90 Grad um insgesamt 270 Grad um die Körperachse zum gesunden Ohr gedreht.

### Bilaterale Vestibulopathie

Symmetrisch bilaterale Erkrankungen (z. B. entzündliche oder toxische Prozesse) können einen Schwankschwindel in Verbindung mit Gangunsicherheit erzeugen, außerdem ein Verschwommensehen beim Gehen oder bei Kopfbewegungen und eine gestörte Raumwahrnehmung, insbesondere bei Dunkelheit. Die Ursache ist meist unklar; als Auslöser in Betracht kommen Medikamente, z. B. Aminoglykosid-Antibiotika, Entzündungen (Meningitis) oder ein Morbus Menière.

### Vestibularisparoxysmie

Ursache der Vestibularisparoxysmie ist eine Kompression des 8. Hirnnervs am Austritt aus dem Hirnstamm durch Gefäßschlingen. An dieses Krankheitsbild ist zu denken, wenn folgende Kriterien erfüllt sind:
- kurze Schwindelattacken von Sekunden bis Minuten,
- Abhängigkeit von bestimmten Kopfpositionen,
- Hörminderung/Tinnitus bei den Attacken oder im Intervall (selten),
- neurophysiologisch messbare Defizite (Vestibularisprüfung, FAEP),
- Besserung durch Carbamazepin.

### Basiläre Migräne

Eine schwierige Diagnose ist die der basilären Migräne. Bedacht werden kann diese (klinische) Entität, wenn wiederholte typische Migränekopfschmerzattacken mit entsprechenden Begleitsymptomen und einer „basilären" Aura inklusive Schwindel oder anderen Hirnstammsymptomen auftreten.

### ■ Schwindel infolge von Gefäßerkrankungen

Unter den Ursachen eines akuten zentralen Schwindels sind – wegen ihrer Häufigkeit und den therapeutischen Konsequenzen – vornehmlich gefäßabhängige Erkrankungen zu bedenken (siehe Kap. 11). Selten ist ein *isolierter* Schwindel Symptom eines Schlaganfalls. Wenn ein Schwindel sukzessive von anderen zentralnervösen Symptomen gefolgt wird (z. B. Augenbewegungsstörungen, Lähmungen der Extremitäten, Sprech- oder Schluckstörungen) ist u. a. eine **Basilaristhrombose** differenzialdiagnostisch auszuschließen.

Bei bestimmten Hirnstamm- und Kleinhirninfarkten kann es zu einem Schwindel mit parallel auftretenden weiteren Symptomen kommen. Ein Beispiel ist das **Wallenberg-Syndrom**, das sich im Rahmen eines dorsolateralen Infarkts der Medulla oblongata entwickelt und häufig auf dem Boden eines ipsilateralen Verschlusses der A. vertebralis entsteht. Nicht alle der folgenden Symptome sind in jedem Fall komplett vorhanden (!):
- Schwindel plus Fallneigung zur betroffenen Seite,
- gekreuzte dissoziierte Sensibilitätsstörung (Hypalgesie: ipsilateral im Gesicht, kontralateral am Körper),
- ipsilaterales Horner-Syndrom,
- ipsilaterale Dystaxie der Extremitäten,
- keine Paresen!

An einen **Kleinhirninfarkt** ist bei folgender Konstellation zu denken:
- akuter Beginn,
- Symptome länger anhaltend,
- Schwindel mit Übelkeit und Erbrechen,
- Kopfschmerzen,
- evtl. Fallneigung zur betroffenen Seite (Stand- und Gangataxie),
- evtl. Nystagmus und sakkadierte (ruckartige) langsame Blickfolgebewegungen der Augen,
- evtl. weitere zerebelläre Symptome (Dysarthrie, ipsilaterale Dystaxie der Extremitäten).

Ein **ungerichtetes Schwindelgefühl** kann durch eine Fülle unterschiedlicher Ursachen entstehen:
- Kreislaufstörungen: orthostatische Hypotension, vasovagale Reaktion, Herzrhythmusstörungen u. a.

- psychosomatische Störungen: Hyperventilation, Panikattacke, Agoraphobie u. a.
- metabolische Störungen: Exsikkose, Hypoglykämie, Hypokapnie, Anämie u. a.
- Intoxikationen und Störwirkungen: Alkohol, Drogen, viele Medikamente,
- Funktionsstörungen der HWS bzw. der Nackenmuskulatur.

Spezielle Lehrbücher (Brandt et al. 2004) führen diverse Ursachen für die jeweiligen Schwindelphänomene und weitere Störungen auf, wobei die Abklärung seltener Erkrankungen in der Regel einen otologischen oder neurologischen Facharzt erfordert.

## 10.8 Fälle und Fallstricke

### Beispiel 1:

Eine 45-jährige niedergelassene Allgemeinärztin klagte über eine Zunahme ihrer chronischen Nackenschmerzen in Verbindung mit kurzen Drehschwindelattacken (nach rechts?) bei manchen Bewegungen, Unwohlsein, Missempfindungen im Gesicht und vermehrter Müdigkeit. Ein HNO-Arzt in der ZNA hatte einen unauffälligen Befund erhoben und insgesamt, inklusive der kalorischen Vestibularisprüfung, „einen otogenen Schwindel ausgeschlossen". Die Neurologin fand allenfalls diskret sakkadierte Blickfolgebewegungen beim Rechtsblick (bei Kontrolle nicht reproduzierbar) und veranlasste wegen der vermuteten Hirnstamm- oder Kleinhirnaffektion in Verbindung mit den Nackenschmerzen eine MR-Angiographie, die keinen Nachweis einer Vertebralisdissektion ergab. Auch das Hirnparenchym stellte sich im MR unauffällig dar. Im Liquor fanden sich keine Entzündungszeichen. Wegen angegebener Stressbelastung und zunehmend instabiler Stimmung wurde eine psychogene Symptomatik vermutet. Bei dem erst nach 3 Tagen durchgeführten Dix-Hallpike-Manöver zeigte sich rechts der typische Befund eines paroxysmalen Lagerungsschwindels; das Epley-Manöver befreite die Patientin von den Schwindelattacken. Irrtümlich war davon ausgegangen worden, dass der HNO-Arzt beim „Ausschluss eines otogenen Schwindels" die Lagerungsproben mit negativem Befund bereits durchgeführt hatte. Schmerzen und Missempfindungen erklärten sich mit der chronischen und jetzt in diesem Rahmen exazerbierten HWS-Funktionsstörung.

### Beispiel 2:

Bei einem 43-jährigen bislang beschwerdefreien Kraftfahrzeugschlosser begannen am Wochenende recht akut holozephale mäßig starke Kopfschmerzen, die sich bis zum Dienstag steigerten und mit einer gewissen Müdigkeit und schnellen Erschöpfbarkeit einhergingen, so dass der Patient von seinem Hausarzt stationär eingewiesen wurde. In der ZNA war er klinisch (auch neurologisch) unauffällig. Ein CCT erbrachte keine Besonderheiten, in der venösen MR-Angiographie stellte sich der Sinus sagittalis inferior nicht dar. Der Liquor war schwach blutig tingiert, fraglich artefiziell. Unter der Annahme einer Sinusvenenthrombose wurde der Patient mit Heparin voll antikoaguliert. Erst die dann einige Tage später erneut auftretenden, jetzt heftigen Kopfschmerzen führten zur Diagnose einer Subarachnoidalblutung und zum Nachweis eines zweizeitig rupturierten Hirnbasisaneurysmas.

**Merke:** 1. Der Sinus sagittalis inferior stellt sich auch bei Gesunden nicht immer zuverlässig dar. 2. Eine kleine Subarachnoidalblutung muss sich, insbesondere nach einigen Tagen, nicht im CCT zeigen.

### Beispiel 3:

Ein 55-jähriger Lehrer, der schon mehrfach mit letztlich ungeklärten Symptomen in der ZNA aufgetaucht war, kam nachts um 4 Uhr und berichtete über neu aufgetretene Hemikranien rechts, die ihn in den letzten Wochen fast jede Nacht heftig quälten. Dabei fühle sich die rechte Stirn kühl an und die „Augen tränten". Auf dem Weg ins Krankenhaus seien die Beschwerden spontan verschwunden; normalerweise dauerten sie länger, etwa 1 bis 1½ Stunden. Der klinische Befund und das CCT waren unauffällig; der Patient wurde entlassen. In der nächsten Nacht kam er wieder, dieses Mal mit noch bestehenden Symptomen. Dabei fielen ein lediglich rechtsseitiges Augentränen und ein ipsilaterales Horner-Syndrom auf. Die Schmerzen sistierten unter der Inhalation reinen Sauerstoffs. Die Diagnose eines Cluster-Kopfschmerzes wurde gestellt und eine prophylaktische Therapie mit Verapamil begonnen. Zudem wurde dem Patienten geraten, das Zigarettenrauchen und den regelmäßigen abendlichen Weinkonsum einzustellen.

### Beispiel 4:

Eine 78-jährige Patientin mit einer langen (hausärztlichen) Liste von Erkrankungen wie „KHK, arterielle Hypertonie, COPD, Osteoporose, Diabetes mellitus mit Polyneuropathie, chronisches LWS-Syndrom, Depression" klagte über zunehmenden Schwindel und Gangunsicherheit in den letzten Tagen, so dass sie auch bereits mehrfach gestürzt wäre. Zudem sei ihr übel und benommen. Im klinischen Befund zeigten sich ein ausgeprägter Blickrichtungsnystagmus horizontal, ein schlecht artikuliertes Sprechen und eine deutliche Stand- und Gangunsicherheit mit unsystematischer Fallneigung. Ein CCT und die Labordiagnostik waren nicht wegweisend pathologisch. Auf der langen Medikamentenliste stand u. a. Carbamazepin 3 × 200 mg. Auf Nachfragen gab die Patientin an, dieses Medikament erst seit 2 Tagen wegen der – vermeintlich neuropathischen – Schmerzen in den Beinen einzunehmen, allerdings gleich in der genannten Dosis. Nach Absetzen des Carbamazepins war die Symptomatik prompt rückläufig.

## Literatur

Brandt T, Dieterich M, Strupp M. Vertigo. Leitsymptom Schwindel. Darmstadt: Steinkopff; 2004

von Brevern M, Lempert T. Benigner paroxysmaler Lagerungsschwindel. Nervenarzt 2004; 75: 1027–1036

Goebel H. Die Kopfschmerzen. 2. Aufl. Berlin: Springer; 2004

Kopfschmerzklassifikationskomitee der International Headache Society (IHS). Die Internationale Klassifikation von Kopfschmerzen. ICHD-II. 2. Aufl. Nervenheilkunde 2003; 22: 531–670

# 11 Strategien bei Patienten mit Schlaganfall

*Andreas Thie*

> ▶ **Ersteinschätzung:** Typische und ungewöhnliche Symptome – Was ist rasch zu klären? – Diagnostik ▶ **Hirninfarkt:** Das Zeitfenster beim ischämischen Insult – ▶ **Thrombolyse:** Indikationen – Kontraindikationen – Risiken – Durchführung ▶ **Sonderfall Basilaristhrombose** ▶ **Stroke Units**: Segen oder Profilneurose? ▶ **Pathomechanismen der zerebralen Ischämie:** Makro- und Mikroangiopathien – Kardiale Embolien – Progredienter oder raumfordernder Hirninfarkt ▶ **Was ist eine TIA?** ▶ **Frühe Sekundärprävention** ▶ **Blitze aus heiterem Himmel:** Intrakranielle Blutungen ▶ **Fälle und Fallstricke**

## 11.1 Ersteinschätzung

Selbst wenn Sie nicht Neurologe sind oder werden wollen und damit die Neurologie nicht „stroke by stroke" – wie es der berühmte zeitgenössische Bostoner Neurologe Miller Fisher formulierte – lernen möchten, werden Sie viele Schlaganfälle während Ihrer Zeit in der ZNA sehen. Das liegt daran, dass Schlaganfälle so häufig sind: die dritthäufigste Todesursache in unserer Bevölkerung und die häufigste Ursache für Behinderung im Erwachsenenalter. Schlaganfälle sind die häufigsten Erkrankungen in der stationären Akutneurologie!

Allerdings werden Sie auch viele Patienten mit der Verdachts- oder Einweisungsdiagnose „Apoplex" sehen, die alles mögliche andere haben. Es gibt kaum ein Symptom, was nicht Anlass für diese Einweisung wäre: Kribbelmissempfindungen mit oder ohne Schmerzen an jedem erdenklichen Körperteil bei Jungen und Alten, eine „Verwirrtheit" bei älteren Menschen, die Verdeutlichung bereits bestehender neurologischer Symptome im Rahmen von Exsikkose oder Infekten und vieles andere mehr. Allerdings gibt es auch die umgekehrten Beispiele: Eine sensorische Dysphasie wird als Verwirrtheit gedeutet, eine Gesichtsfeldstörung durch einen Hirninfarkt übersehen. Daher soll das vorliegende Kapitel helfen, Unklarheiten zu beseitigen und ein rationales Vorgehen zu unterstützen. Viele Laien haben mittlerweile verstanden, dass Schlaganfälle Notfälle sind. Das ist unbedingt positiv zu bewerten! Da sie dadurch rascher ihren Hausarzt kontaktieren oder direkt in die Klinik kommen, vergrößert sich allerdings auch die Zahl der Patienten, die Sie differenzialdiagnostisch untersuchen müssen.

An einen Schlaganfall denkt man bei akut auftretenden hirnlokalen Symptomen, denen eine vaskuläre Ursache zugrunde liegen könnte. Dabei tritt nicht jeder Schlaganfall buchstäblich schlagartig auf: Manche Symptome entwickeln sich schrittweise oder fluktuierend über Minuten, Stunden oder gar Tage – was in gewissem Maß den Pathomechanismus bereits klinisch eingrenzen lässt. Es geht also um folgende Fragen: Könnte ein „zerebrovaskuläres Ereignis" vorliegen? Falls ja, was ist dessen mögliche Ursache?

**Folgende Erkrankungskategorien kommen in Betracht:**
- zerebrale Ischämie mit noch bestehenden oder flüchtigen (transitorische ischämische Attacke „TIA") Symptomen,
- Hirnblutung,
- Subarachnoidalblutung (SAB),
- Hirn- oder Sinusvenenthrombose.

Die letzten beiden Erkrankungsgruppen werden in Kapitel 10 behandelt, da bei ihnen Kopfschmerzen häufig das Leitsymptom darstellen.

Grundsätzlich lässt sich die Differenzialdiagnose „Hirnischämie oder Hirnblutung" klinisch nicht mit hinreichender Sicherheit klären, so dass hierfür immer eine zerebrale Bildgebung notwendig ist. Die A-priori-Wahrscheinlichkeit liegt bei 4 : 1 zugunsten der Ischämie. Große Infarkte und Hirnblutungen gehen häufig mit Kopfschmerzen einher. Ihre klinischen Symptome hängen von der Lage und der Größe des betroffenen Hirnareals ab. Bei Verschlüssen großer Hirnarterien oder deren Äste kommt es meist zu typischen Symptomkombinationen, also Syndromen, die das zu versorgende Gefäßterritorium reflektieren.

**Mögliche Symptome eines Schlaganfalls (abhängig vom Stromgebiet) sind:**
- Amaurosis fugax bzw. monokuläre Sehstörung,
- Sprachstörung (Dysphasie),
- ein- oder beidseitige Paresen,
- ein- oder beidseitige Sensibilitätsstörungen (besonders vieldeutig!),
- halbseitiger Gesichtsfeldausfall,
- Doppelbilder,
- Sprech- oder Schluckstörung,
- Gleichgewichts- oder Koordinationsstörung,
- Schwindel (besonders vieldeutig, vgl. Kap. 10).

Die Liste ist naturgemäß nicht vollständig und bezeichnet die meist vordergründigen Symptome.

**Ungewöhnliche Symptome für einen Schlaganfall sind dagegen:**
- isolierte Bewusstseinsstörung/Ohnmacht,
- isolierter Schwindel,
- isolierte Verwirrtheit/Desorientiertheit,
- isolierte Kopfschmerzen,
- Extremitätenschmerzen,
- Zonen- oder fleckförmige Gefühlsstörungen,
- Hörminderung/Tinnitus,
- Halluzinationen,
- allgemeine Schwäche/Hinfälligkeit.

Die Erkenntnisse über den Pathomechanismus verschiedener Schlaganfallformen und die modernen Möglichkeiten deren Diagnostik und gezielter Therapie (Diener et al. 2004) sowie die darin begründete Notwendigkeit des raschen Handels haben wesentlich zur Beschleunigung des Managements sowie zur Intensivierung der Untersuchung und Behandlung von potenziellen Schlaganfallpatienten in der Initialphase beigetragen. Damit ist einerseits der Neurologe in das Behandlungsteam der Akutmedizin in der ZNA mit wesentlichen Zeitanteilen zurückgekehrt und andererseits – aufgrund der differenzierten Fragen und häufig multimorbiden Patienten – eine echte interdisziplinäre Betreuung dieser Patienten entstanden.

**Was ist rasch zu klären?**
- Schlaganfall möglich?
- Falls ja, Ischämie oder Blutung?
- Falls Ischämie, kommt eine Thrombolysetherapie in Betracht?
- Falls Blutung, gibt es Hinweise auf eine Aneurysmablutung oder ist der Patient durch die Raumforderung akut vital gefährdet (was in beiden Fällen eine prompte neurochirurgische und intensivmedizinische Betreuung erforderte)?
- Ergeben sich bereits anamnestisch, klinisch oder durch die initiale apparative Diagnostik differenzierte Hinweise auf den wahrscheinlichen Pathomechanismus?

**Diagnostik:**
- akut: Anamnese und klinische Untersuchung sowie
- Labor (Blutbild, Gerinnung, Glukose, Harnstoff/Kreatinin, Elektrolyte, CRP) und

- EKG;
- anschließend zügig: zerebrale Bildgebung (CCT, ggf. cMRT);
- möglichst bald: Doppler-/Duplexuntersuchung der extra- und intrakraniellen Hirngefäße (diese soll aber die ggf. indizierte Thrombolysetherapie nicht verzögern!);
- optional: Echokardiographie (bei V. a. Endokarditis oder intrakavitären Thrombus) und Nativ-Röntgen des Thorax (bei V. a. Lungenerkrankung oder Herzinsuffizienz);
- bei V. a. SAB und negativem CCT: Liquoruntersuchung (vgl. Kap. 10);
- bei gegebener Differenzialdiagnose: EEG (epileptischer Anfall?), Liquor (Enzephalitis?);
- mit der Zeit: Überprüfung der Risikofaktoren.

Ein Ablaufschema zu den einzelnen diagnostischen Schritten aus dem Klinikum Itzehoe zeigt Tab. 11.**1**.

Sofern nicht die Vitalparameter bedroht sind (dann Intensivstation) oder sich neurochirurgische Therapieoptionen ergeben, erfolgt die anschließende Akutbehandlung auf einer Spezialstation für Schlaganfälle, der sog. Stroke Unit.

## 11.2 Hirninfarkt

### ■ Systemische Thrombolysetherapie

Während man vor noch nicht allzu langer Zeit Patienten mit „Apoplex" ohne große Eile und ohne differenzierte Diagnostik mit einer Elektrolyt- oder Kolloidinfusion in ein beliebiges Krankenzimmer gelegt hat, erfordert heutzutage die adäquate Behandlung erhebliche Zeit und Ressourcen, um die Möglichkeiten der modernen Medizin für den Patienten auch nutzbar zu machen.

Wenn sich in der initialen Bildgebung (in den meisten Kliniken und Situationen wird das ein CCT sein) keine Hirnblutung dargestellt hat und weitere Voraussetzungen erfüllt sind, ergibt sich die Indikation für eine systemische Thrombolysebehandlung mit Alteplase (rt-PA), die derzeit einzige wissenschaftlich belegte medikamentöse Akuttherapie des Hirninfarktes. Da diese Therapie mit großen Chancen, aber auch deutlichen Risiken behaftet ist, sind die Indikation und die Gegenanzeigen sorgfältig zu beachten. In den Zulassungsstudien galt als maßgeblicher Einschlussparameter ein Therapiebeginn innerhalb von 3 Stunden nach Einsetzen der Symptome. Die vermutete Ursache der Ischämie oder die Größe eines sich im CCT ggf. bereits abzeichnenden Infarktareals spielte bei den Zulassungsstudien hingegen keine Rolle. Mittlerweile gibt es Hinweise, dass auch ein Therapiebeginn innerhalb von

Tabelle 11.1 Behandlung von Schlaganfällen auf der interdisziplinären Notaufnahme.

| Nr. | Aktivität | Verantwortlich | Zeit |
| --- | --- | --- | --- |
| 01 | Entgegennahme des Patienten, administrative Aufnahme, Messung der Vitalparameter, Arzt rufen | Pflegepersonal | 10 min |
| 02 | Verdachtsdiagnose „Schlaganfall"<br>• ja → Neurologe<br>• nein → anderen Arzt | Pflegepersonal | 2–5 min |
| 03 | kurze Anamnese und Untersuchung | Neurologe | 15 min |
| bei potenzieller Lyseindikation folgendes Procedere zeitlich straffen: | | | |
| 04 | Schlaganfall: „ja"<br>Information Pflegepersonal<br>Information Oberarzt Neurologie (Lyse?!) | Neurologe | 5 min |
| 05 | Information an Internisten<br>Information an Radiologie (CCT) | Pflegepersonal | 5 min |
| 06 | Braunüle, Blutentnahme<br>Ergänzende Anamnese + Untersuchung | Neurologe | 15 min |
| 07 | EKG ableiten | Pflegepersonal | 5 min |
| 08 | Untersuchung<br>EKG befunden | Internist | 15 min |
| 09 | CCT | Transportdienst<br>Radiologie | 30 min |
| 10 | CCT ansehen<br>OA Neurologie anrufen (Lyse?!) | Radiologe + Neurologe<br>Neurologe | 5 min |
| 11 | Entscheidung über Procedere | Neurologe<br>Internist | 5 min |
| 12 | • Lyse → ja/nein<br>• OP bei Hirnblutung → ja/nein<br>• falls weder Lyse noch OP:<br>  – Röntgen-Thorax → ja/nein<br>  – Doppler-Sonographie sofort → ja/nein | Neurologe<br>Neurologe<br>Internist<br>Radiologe<br>Neurologe | |
| 13 | Verlegung in die Stroke Unit | | |

3–4,5 Stunden unter bestimmten Bedingungen vertretbar und profitabel sein kann. Dabei handelt es sich (noch) um einen individuellen Heilversuch (Hacke et al. 2008). In manchen Kliniken werden „Schlaganfall-MRT" eingesetzt mit speziellen Sequenzen (Diffusions- und Perfusionswichtung) zur Darstellung der vermeintlichen „Penumbra" (minderdurchblutetes Hirngewebe, das noch potenziell erholungsfähig wäre) und damit zur Unterstützung der Lyseindikation – unabhängig vom Symptombeginn.

> „Time is brain": Je früher ein zerebraler Gefäßverschluss behandelt wird, umso aussichtsreicher ist die Erholung des Hirngewebes bzw. des Patienten!

**Indikationen.** Die aktuelle europäische Zulassung für die systemische Lysetherapie enthält folgende Kriterien:
- klinische Diagnose eines Hirninfarkts,
- Therapiebeginn innerhalb von 3 Stunden nach Symptombeginn,
- Alter ≥ 18 und ≤ 80 Jahre,
- intrakranielle Blutung durch Bildgebung ausgeschlossen,
- spezielle Erfahrung des Behandlers in neurologischer Intensivmedizin.

Die Indikation betrifft alle Gefäßterritorien (auch das hintere Stromgebiet). Eine Vorbehandlung mit Acetylsalicylsäure (ASS) stellt keine Gegenindikation dar. Das neurologische Defizit sollte mindestens 4 Punkte auf der Schlaganfallskala des National Institutes of Health der USA (NIHSS; Goldstein et al. 1989) betragen, aber nicht über 25 Punkte. Damit sollte mehr als nur eine geringe Hemiparese vorliegen und der Patient andererseits nicht schwerst beeinträchtigt sein. Eine schwere Aphasie ergibt ebenfalls eine Indikation.

**Kontraindikationen.** Zahlreiche Ausschlusskriterien oder Einschränkungen sind zu beachten:

**In der Anamnese:**
- unklarer Symptombeginn (wenn Beschwerden beim Aufwachen bemerkt werden, zählt als Beginn die Einschlafzeit bzw. der letzte symptomfreie Zeitpunkt!),
- Beginn der neurologischen Symptomatik > 3 Stunden vor Lyse (Heilversuch bis 4,5 Stunden, s. o.),
- kürzlicher Schlaganfall innerhalb der letzten 3 Monate,
- Schlaganfall in der Anamnese (egal wann) *und* Diabetes mellitus!
- Zustand nach aneurysmatischer SAB oder Verdacht auf SAB trotz unauffälligem CCT,
- neurochirurgische Operation vor < 3 Monaten,
- florides Ulcus duodeni, Ösophagusvarizen oder Aortenaneurysma,

- gastrointestinale oder urogenitale Blutung (< 21 Tage),
- andere Erkrankungen mit erhöhtem Blutungsrisiko: schwere Lebererkrankung, akute Pankreatitis, fortgeschrittenes Malignom, hämorrhagische Retinopathie, hämorrhagische Diathese etc.,
- aktueller Verdacht auf oder vorherige Perikarditis oder Myokarditis (< 3 Monate),
- Heparin- oder Marcumar-Vorbehandlung (wenn INR > 1,6 bzw. PTT verlängert > 1,5-fach),
- schwere konsumierende Erkrankung oder fortgeschrittene Demenz,
- große Operation oder schweres Trauma (auch Schädel-Hirn-Trauma) in den letzten 3 Monaten,
- vorherige arterielle Punktion an nicht komprimierbarer Stelle (< 7 Tage),
- Zustand nach äußerer Herzmassage < 10 Tage,
- epileptischer Anfall bei Beginn der Symptome (bzw. in den letzten 6 Stunden).

**Im aktuellen Befund:**
- fixierte Blickdeviation bei Hemiplegie,
- Sopor oder Koma,
- (fast) komplette Remission vor Lysebeginn,
- Hinweise auf Endokarditis,
- nicht beherrschbarer arterieller Hypertonus (RR syst. > 180 mmHg, diast. > 110 mmHg) trotz Therapie (s. u.),
- Blutungsneigung (INR > 1,6, PTT verlängert > 50 Sekunden) oder Thrombozyten < 100 000 /mm$^3$,
- Glukose < 50 mg/dl oder > 400 mg/dl,
- Blutung im CCT,
- intrazerebraler Tumor, SAB, AV-Malformation, Hirnbasisaneurysma.

**Vielerorts werden auch folgende Ausschlusskriterien mit berücksichtigt:**
- frische Hypodensität > 1/3 Mediaterritorium bzw. ausgedehnte frühe Ischämiezeichen im CCT (wegen der Gefahr der sekundären Einblutung),
- nachgewiesener Verschluss der intrakraniellen Karotisbifurkation – „Karotis-T" – (wegen Wirkungslosigkeit der Therapie).

**Fakultative Ausschlusskriterien und Aspekte sind:**
- Alter > 80 Jahre bzw. < 18 Jahre („biologisches Alter"),
- NIHSS < 5, NIHSS > 25,
- Besserung bei Mediasyndrom und nachgewiesenem Mediaverschluss ist oft nur passager: trotzdem Lyse!
- lakunäres Syndrom: relative Kontraindikation,

- Schwangerschaft, 30 Tage nach Entbindung,
- intrazerebrale Blutung in der Anamnese (wann?),
- Liquorpunktion in den letzten (3–)7 Tagen,
- i. m. Spritze < 6 Stunden vor dem Ereignis.

**Risiken.** In den Lysestudien war statistisch kein Unterschied in der Letalität zwischen Verum und Placebo festzustellen. Das Hirnblutungsrisiko allgemein beträgt 1/17 (und ist damit 6-mal höher als ohne Lyse). Man muss 3,5–9 Patienten (abhängig vom Lysebeginn) mit einer Lyse behandeln, damit ein schweres Defizit verhindert wird.

### Präklinische Therapie bzw. Therapie vor der Lyse:
- Kreislauftherapie = Hirntherapie: keine exzessive bzw. sofortige RR-Senkung!
- Bei arterieller Hypertonie ab anhaltend systolisch > 220 mmHg oder diastolisch > 120 mmHg Versuch der Blutdrucksenkung mit Urapidil (12,5 mg i. v.), keine zentral vasodilatatorisch wirksamen Substanzen geben.
- Bei arterieller Hypotonie ab systolisch < 130 mmHg Volumen (HAES 6 %), ab systolisch < 110 mmHg ggf. Katecholaminperfusor (Ursache?).
- Sauerstoff-Gabe (2–4 Liter), wenn Sättigung < 95 %, Pulsoxymetrie verwenden, keine Zurückhaltung bei Intubation und Beatmung.
- Blutzucker messen! Frühzeitige Normoglykämie anstreben.
- Bei Körpertemperatur > 38,5 °C 500–1000 mg Paracetamol geben.
- Bei Exsikkose Volumen ersetzen.
- Kein ASS ohne Bildgebung verabreichen.
- Nicht trinken lassen ohne Schlucktestung.

### Vorbereitung der systemischen Thrombolyse auf der ZNA.
### Innerhalb von 15 Minuten müssen erfolgen:
- Notfall-Labor (insbesondere Blutbild, Gerinnung = INR und PTT, Elektrolyte, Blutzucker) und 2 periphere Zugänge, mögl. Blutgruppe/Kreuzblut,
- Anamnese (Symptombeginn) und neurologische Untersuchung mit NIHSS (+ Dokumentation),
- Monitoring von RR, Puls, Temperatur, $O_2$-Sättigung,
- EKG (evtl. später),
- Bettruhe, Patient nüchtern lassen!
- ggf. Stabilisierung nach ABC-Regel,
- falls RR > 185/110 mmHg, vorsichtige RR-Senkung mit Urapidil i. v. 12,5–25 mg (2,5–5 ml) maximal alle 2 Minuten als Bolus, danach ggf. Perfusor.

**Innerhalb von weiteren 30 Minuten:**
- CCT ohne Kontrastmittel,
- Aufklärung des Patienten bzw. der Angehörigen; falls möglich, Unterschrift einholen,
- transurethraler Blasenkatheter, wenn ohne Zeitverzögerung möglich.

**Vermieden werden müssen:**
- gerinnungshemmende Medikamente,
- „Routine-Röntgen-Thorax",
- zu rasche Blutdrucksenkung,
- zentrale Venenkatheter,
- arterielle Zugänge oder Magensonden vor der Lyse (ab 3 Stunden nach der Lyse möglich),
- i. m. Spritzen,
- Sonographie vor Lysebeginn da Zeitverzögerung (außer bei speziellen Fragestellungen).

**Durchführung der Lyse auf der Stroke Unit.**
**Dosierungsschema von Alteplase (Actilyse):** 0,9 mg rt-PA/kg KG i. v. (maximal 90 mg) – nicht schütteln! 10 % der Gesamtdosis als Bolus über 1 Minute, Restdosis über 60 Minuten über den Perfusor verabreichen.

**Nach Beginn der Lyse:**
- Blutdruck systolisch zwischen 110 und 180 mmHg,
- EKG, falls noch nicht durchgeführt,
- extrakranielle und transkranielle Doppler-/Duplexsonographie,
- Überwachung von RR, Puls, $O_2$-Sättigung,
- Dokumentation alle 15 Minuten über 2 Stunden, danach alle 30 Minuten über weitere 6 Stunden, danach stündlich,
- Blutdruck- und Fiebersenkung (s. o.),
- engmaschige klinische Überwachung während/nach der Lyse; bei Verschlechterung (auch Vigilanz) sofort Lyse-Stopp und CCT-Kontrolle.

**Nach der Lyse:**
- Anlage eines Blasenkatheters (nur, wenn unbedingt notwendig und sehr vorsichtig),
- Bettruhe über mindestens 24 Stunden,
- in den ersten 24 Stunden nach Beginn der Lyse **keine** Thrombozytenaggregationshemmer oder Heparin i. v., Low-Dose-Heparin s. c. nur bei dringender Indikation!
- NIHSS und CCT oder cMRT-Kontrolle nach 24 Stunden.

## ■ Sonderfall Basilaristhrombose

Der akute oder progrediente Verschluss der A. basilaris ist ein lebensbedrohliches Krankheitsbild. Symptome können unspezifisch mit Schwindel oder wie ein Hemisphäreninfarkt mit einer Hemiparese beginnen und sich über Minuten, Stunden oder Tage zunehmend entwickeln. Beim Vollbild der Erkrankung ist der Patient meist komatös und tetraplegisch. Solange dieses Stadium nicht schon mehrere (maximal 4) Stunden bestanden hat, ist eine wirkungsvolle Therapie möglich.

Behandlung der Wahl wäre eine lokale (intraarterielle) Lyse, die aber ein diesbezüglich kompetentes Team, meist in einer neuroradiologischen Abteilung, voraussetzt. Steht aus logistischen oder Zeitgründen diese Behandlung nicht zur Verfügung, sollte eine systemische Thrombolyse durchgeführt werden. Eine solche ist unter Umständen auch noch viele Stunden nach Symptombeginn (insbesondere wenn dieser schrittweise und zunächst mit geringen Defiziten einsetzte) zu erwägen. Ansonsten gelten die gleichen Regeln wie im vorderen Stromgebiet; allerdings ist die sehr ungünstige Spontanprognose bei Abwägen der Kontraindikationen zu bedenken! Der Patient hat oft nicht mehr viel zu verlieren.

## ■ Stroke Unit

Spezialstationen zur Überwachung und Behandlung von Schlaganfallpatienten sind vielerorts national und international etabliert. Sie haben in verschiedenen Ländern ihren Nutzen – mittlerweile auch vielfältig wissenschaftlich evaluiert – bewiesen hinsichtlich der Reduktion von Behinderung und Letalität sowie der Verkürzung des Krankenhausaufenthaltes in der frühen Phase (3 Monate) nach dem Insult und im Langzeitverlauf von 5 Jahren. Dabei sind „feste Stationen" dem Einsatz von mobilen „Stroke Teams" überlegen.

**Stroke Units nutzen folgende Aspekte:**
- Zentralisierung von Patienten,
- spezielle Ausbildung des ärztlichen, pflegerischen und therapeutischen Personals,
- standardisierte Konzepte für Diagnostik, Therapie, Krankengymnastik, Sprachtherapie und Schlucktestung, Ergotherapie, Rehabilitation.

**Im Einzelnen werden folgende Ziele verfolgt:**
- Durchführung der Thrombolysetherapie,
- rasche und differenzierte Klärung der Pathogenese des Schlaganfalls,

- kontinuierliches Monitoring von prognostisch relevanten Parametern (Blutdruck, Herzfrequenz/EKG, Körpertemperatur, Atemfrequenz und Sauerstoffsättigung, Blutzucker) inklusive der Erfassung von relevanten Herzrhythmusstörungen (z. B. intermittierendes Vorhofflimmern) und der Durchführung einer entsprechenden Basistherapie,
- Vermeidung von typischen Komplikationen wie der Aspirationspneumonie,
- früh einsetzende rehabilitative Behandlung.

**Die Basistherapie kann bereits in der ZNA beginnen und umfasst:**
- hoch normale Blutdruckeinstellung,
- Normoglykämie,
- Normothermie,
- optimale Oxygenierung,
- Thromboseprophylaxe.

### Pathomechanismen der zerebralen Ischämie

Bei der Entstehung einer zerebralen Ischämie sind 3 Mechanismen zu unterscheiden, die in Abhängigkeit von der untersuchten Population jeweils etwa ein Drittel der Patienten betreffen und ebenfalls unterschiedliche Ursachen haben können:
1. zerebrale Makroangiopathie: bei Atherosklerose, Dissektion, evtl. Vaskulitis mit resultierender arterioarterieller Embolie, selten hämodynamische Insuffizienz,
2. zerebrale Mikroangiopathie: typischerweise bei Hypertonie oder Diabetes, seltener „idiopathisch" (aus unklarer Urasche), hereditär (CADASIL), evtl. bei Vaskulitis,
3. kardiale Embolie: am häufigsten bei Vorhofflimmern (50 %), auch bei Klappenerkrankungen, Endokarditis, Wandbewegungsstörungen bei Kardiomyopathie oder Zustand nach Herzinfarkt u. a.

**Zerebrale Makroangiopathien,** d. h. Erkrankungen der großen hirnversorgenden Arterien, z. B. Stenosen der Abgänge der A. carotis interna oder der A. vertebralis (intrakranielle Gefäßabschnitte sind seltener betroffen), werden in aller Regel über einen embolischen Mechanismus symptomatisch, d. h. durch abgesprengte Thromben oder Plaquematerial, die ein intrakranielles Gefäß verschließen. Dabei ist die Emboliegefahr einer Stenose umso größer, je höher der Stenosegrad bereits ist oder falls eine rasche Progredienz der Stenose (auch bis zum kompletten Verschluss) vorgelegen hat. Auch von bereits verschlossenen Gefäßen kann es, wenn auch selten bei chronischen Verschlüssen, noch Embolien geben.

Eine hämodynamisch bedingte Symptomatik bei einem Verschluss der A. carotis interna oder der A. vertebralis kommt selten vor, da dieser in der Regel durch Kollateralen kompensiert wird. Nur wenn diese Kompensation durch multifokale Gefäßveränderungen oder anatomische Besonderheiten versagt (so ist der Circulus arteriosus Willisii an der Hirnbasis nur bei knapp über 50 % der Menschen komplett angelegt) oder eine markante Kreislaufdepression stattfindet, wird der Patient symptomatisch.

**Zerebrale Mikroangiopathien,** in ihrer Pathologie heterogen, kommen in der Praxis häufig vor, meist bei Patienten mit chronischem Bluthochdruck. Insbesondere bei unbehandeltem Hypertonus sieht man z. T. ausgeprägte und ausgedehnte Veränderungen in der Bildgebung.

Nicht selten weisen Patienten Befunde einer zerebralen Mikro- *und* Makroangiopathie auf oder zusätzlich ein chronisches Vorhofflimmern, so dass sich konkurrierende potenzielle Ursachen für den aktuellen Hirninfarkt ergeben. Dann können die klinischen und radiologischen Befunde bei der Einschätzung des relevanten Pathomechanismus hilfreich sein.

**Bei jüngeren Patienten** sind spezielle Schlaganfallursachen zu bedenken, etwa Gefäßdissektionen, die häufig mit Kopf-, Nacken- oder Halsschmerzen einhergehen (vgl. Kap. 10) oder auch eine Thrombophilie, z. B. bei jungen Frauen mit Fehlgeburten in der Anamnese und einer leicht verlängerten PTT (Cardiolipin-Antikörper-Syndrom).

**Typische Symptome.** Klinisch lassen die Symptome (das Syndrom) und deren Entwicklung gewisse Rückschlüsse auf die vermutliche Pathogenese zu. So produzieren kleine („mikrovaskuläre") Hirninfarkte, sog. Lakunen, die regelhaft tief im Hirnparenchym liegen, häufig typische („subkortikale") Syndrome, z. B. eine isolierte Hemiparese, eine sensomotorische Halbseitenstörung, eine isolierte Hemihypästhesie, eine „ataktische Hemiparese" (d. h. wenig Parese, deutlichere Hemiataxie) oder ein „Dysarthria-clumsy hand-Syndrom" (Dysarthrie mit Ungeschicklichkeit einer Hand) (Fisher 1982).

Embolische Infarkte in die Großhirnhemisphären bieten häufiger typische „kortikale" Symptome, z. B. eine initiale Blickwendung (zur Herdseite) in Verbindung mit einer kontralateralen Hemiparese oder neuropsychologische Symptome, insbesondere Aphasie, Apraxie oder Neglect. Embolien führen in der Regel zu einer abrupt während der Alltagsaktivitäten des Patienten einsetzenden Symptomatik, die zunächst stabil bleibt und sich dann in unterschiedlichem Tempo – ggf. mit persistierenden Ausfällen – rückentwickeln kann.

Mikrovaskuläre Ischämien nehmen nicht selten einen fluktuierenden oder schrittweise fortschreitenden Verlauf, ggf. auch über Tage, und sind damit eine häufige Ursache eines „progressive stroke" (Caplan 1993). Andererseits wachen viele (ältere und häufig chronisch dehydrierte) Patienten mit den Symptomen auf, bei denen es vermutlich bei ungenügender (abendlicher) Trinkmenge, nächtlicher Blutdruckabsenkung und vorhandener Mikroangiopathie zur entsprechenden Klinik gekommen ist. Eine ähnliche klinische Entwicklung der Symptome weisen meist auch Patienten mit einer Makroangiopathie und hämodynamischer Insuffizienz auf. Gerade Patienten mit einer generalisierten zerebralen Mikroangiopathie können zudem Hinweise für einen chronischen kognitiven Abbau bieten.

**Radiologische Befunde.** Das im CCT oder cMRT erkennbare aktuelle Infarktmuster kann Hinweise auf die Pathogenese liefern. Dabei ist anzumerken, dass sich im CCT akute ischämische Veränderungen je nach Zeitpunkt der Untersuchung (innerhalb der ersten 3–6 Stunden), Größe und Lage (z. B. im Hirnstamm) nicht unbedingt erkennen lassen. Ansonsten führen Hirnembolien zu sog. Territorialinfarkten durch Verschluss eines großen Gefäßes oder einer seiner Äste entsprechend dem „Versorgungsterritorium" (Abb. 11.**1**), mikrovaskuläre Ischämien zu sog. Lakunen, kleinen, 1–1,5 cm messenden subkortikalen Läsionen (Abb. 11.**2**). Natürlich kommen auch „kleine Embolien" vor oder das Muster kann vieldeutig sein. Hämodynamisch bedingte Läsionsmuster vermutet man beim Vorliegen

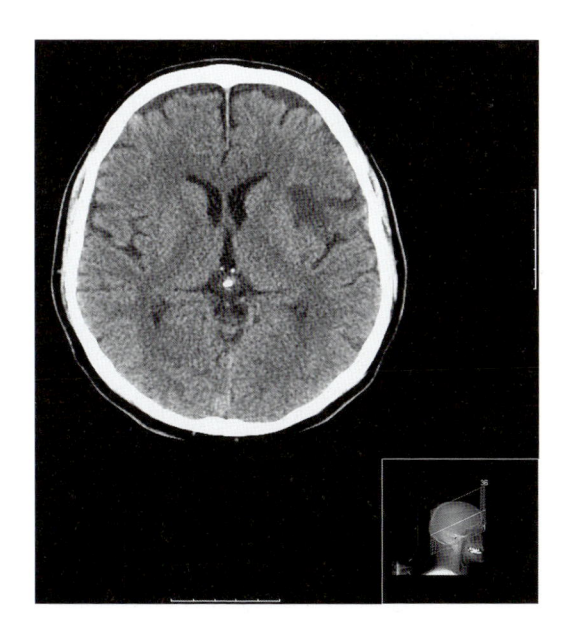

Abb. 11.**1** Territorialinfarkt im Stromgebiet der vorderen Mediaäste links (mit freundlicher Genehmigung von W. Neumann, Radiolog. Praxen am Klinikum Itzehoe).

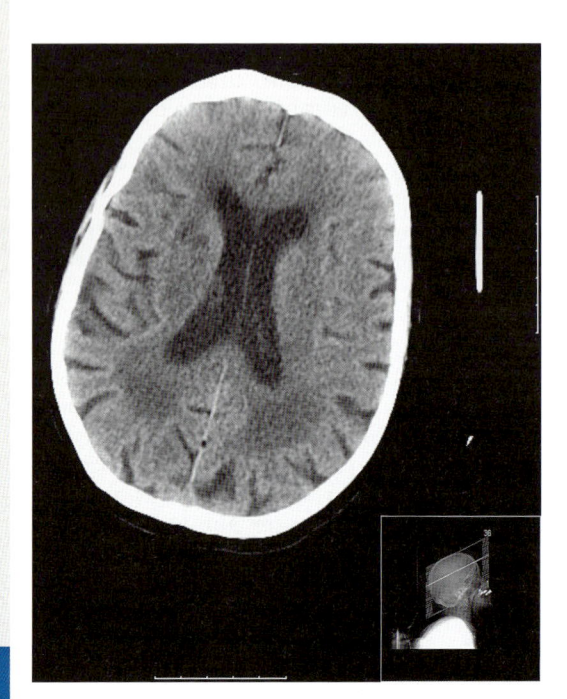

Abb. 11.2 Lakunärer Infarkt im vorderen Schenkel der Capsula interna rechts, daneben ausgeprägte periventrikuläre Dichteminderungen als Ausdruck einer mikrovaskulären Enzephalopathie (mit freundlicher Genehmigung von W. Neumann, Radiolog. Praxen am Klinikum Itzehoe).

von Grenzzonen- oder Endstrominfarkten (Ringelstein u. Weiller 1990), was sich dann in der angiologischen Diagnostik aber nicht immer bestätigen muss. Unter Umständen sind in der Bildgebung auch bereits ältere (ggf. klinisch stumme) Läsionen zu sehen, die etwas über die Erkrankung des Patienten verraten.

**Progredienter Hirninfarkt (progressive stroke).** Einer sich über Stunden oder Tage schrittweise progredient entwickelnden (stereotypen) Symptomatik liegt meist ein mikrovaskulärer Mechanismus zugrunde. Therapeutisch kann man versuchen, eine Stabilisierung durch Volumengabe und Einstellung eines hoch normalen Blutdrucks zu erreichen.

Von einer hochgradigen extrakraniellen Stenose können wiederholt kleine Embolien ausgehen, so dass es bei einer Karotisstenose am Abgang dann sowohl zu ipsilateralen monokulären (Amaurosis fugax, Zentralarterienverschluss) oder zu stereotypen bzw. unterschiedlichen kontralateralen Hemisphärensymptomen kommen kann. Rezidivierende kardiale Embolien betreffen selten immer dasselbe Stromgebiet und produzieren daher eher unterschiedliche Symptome. Manche Emboliequellen können die Antikoagulation des Patienten erfordern, wobei diese Option nicht gesichert ist und insbesondere bei einer hochgradigen zerebralen atherosklerotischen Makroangiopathie nicht empfohlen werden kann. Bei (extrakraniellen) Karotis- oder Vertebralisdissektionen ist die Antikoagulation vertretbar, ebenso bei manchen kardialen Embolien, z. B. bei Vorhofflimmern. Bei einem großen akuten Hirninfarkt ist aufgrund der Einblutungsgefahr immer Vorsicht geboten. Die Diskussion der möglichen Indikationen einer frühen Antikoagulation sprengt den Rahmen dieses Buches. Es ist derzeit eine kompetente Einzelfallentscheidung notwendig. Ebenso erfordert die differenzialdiagnostische Abklärung des progredienten Schlaganfalls eine neurologische Expertise und Stroke-Unit-Behandlung.

**Großer raumfordernder Hirninfarkt.** Wenn sich bereits in der frühen Bildgebung, passend zum klinischen Syndrom, ein großer (potenziell „maligner") Mediainfarkt oder aber ein ausgedehnter Kleinhirninfarkt andeutet, ist, selbst wenn der Patient noch wach und relativ wenig beeinträchtigt wirkt, die engmaschige klinische Überwachung auf der Stroke Unit oder Intensivstation indiziert mit neurochirurgischem „Stand-by", damit vor Auftreten eines vital bedrohlichen Hirnödems ggf. eine neurochirurgische Intervention (Dekompression bei supratentoriellem Infarkt, Kleinhirnresektion oder Shuntanlage bei Kleinhirninfarkt) erfolgen kann.

## Transitorisch ischämische Attacke (TIA)

**Was ist eine TIA?**
- ursächlich eine fokale, also umschriebene Minderdurchblutung des Gehirns mit
- passageren zerebralen Symptomen,
- maximale Dauer 24 Stunden,
- oder eine retinale Minderperfusion mit einer flüchtigen Blindheit (Amaurosis fugax).

> Daher ist die Ohnmacht (Synkope) keine TIA, sondern eine globale Minderperfusion des Gehirns!

Obwohl die TIA seit 40 Jahren von „Schlaganfällen" differenziert wird, liegen ihr dieselben Ursachen zugrunde und man findet häufig Hirninfarkte in der Bildgebung.

**Dauer der TIA:**
- im Karotis-Stromgebiet im Mittel 14 Minuten, 90 % unter 1 Stunde,
- im Vertebralis-Gebiet im Mittel 8 Minuten, 90 % unter 2 Stunden,

- bei der Hälfte der Patienten unter 30 Minuten.
- Wenn die Symptome über 1 Stunde anhalten, bleiben sie bei 90 % dann über 24 Stunden bestehen.
- Wenn die Symptome 45–60 Minuten anhalten, finden sich Infarkte im CCT bei > 80 % der Patienten.

**Warum bestehen nur passagere Symptome?**
- spontane Lyse eines Embolus,
- Fragmentierung eines Embolus,
- Änderung der hämodynamischen Parameter (z. B. Blutdruck) bei Mikro- oder Makroangiopathie,
- Rekrutierung von Kollateralen.

**Weshalb ist eine TIA gefährlich bzw. wie hoch ist das „Schlaganfallrisiko" nach einer TIA?**
- 5 % entwickeln innerhalb von 48 Stunden,
- 8 % innerhalb von 7 Tagen,
- 11,5 % innerhalb von 30 Tagen,
- 17 % innerhalb von 90 Tagen und
- 14 % innerhalb eines Jahres einen Schlaganfall.
- 10–20 % der Schlaganfälle werden von einer TIA angekündigt.

Nach neueren Daten ist sogar noch von einem höheren Risiko auszugehen (Rothwell et al. 2005): 17 % der TIA wurden am Tag des Schlaganfalls, 9 % einen Tag vor dem Schlaganfall diagnostiziert, bei 43 % der Patienten lag weniger als 1 Woche zwischen TIA und Schlaganfall.

**Risiko-Stratifizierung anhand des ABCD-Scores.** Das individuelle Schlaganfallrisiko lässt sich nach dem ABCD-Score bestimmen (Rothwell et al. 2005):

- **A**lter ≥ 60 Jahre — 1 Punkt
- **B**lutdruck (aktuell): ≥ 140 mmHg syst. oder ≥ 90 mmHg diast. — 1 Punkt
- **C**(K)linische Symptome:
- einseitige Parese — 2 Punkte
- Sprachstörung ohne Parese — 1 Punkt
- andere Symptome — 0 Punkte
- **D**auer der Symptome:
- ≥ 60 Minuten — 2 Punkte
- 10–59 Minuten — 1 Punkt
- < 10 Minuten — 0 Punkte

Bei 5–6 Punkten besteht ein sehr hohes Schlaganfallrisiko innerhalb von 7 Tagen.

**Differenzialdiagnose der TIA.** Bei flüchtigen neurologischen Symptomen kommt eine Reihe anderer Möglichkeiten in Betracht, die klinisch und ggf. apparativ unterschieden werden müssen:
- fokale epileptische Anfälle (mit oder ohne Toddsche Parese u. a.),
- Migräne mit Aura, isolierte Migräneaura,
- subdurales Hämatom (selten),
- Enzephalitis/entzündliche ZNS-Erkrankungen (selten),
- periphere Nervenirritationen,
- Sinusthrombose,
- Hypoglykämie,
- otologische Erkrankungen,
- Kreislaufdysregulation,
- Hyperventilation und andere psychische Funktionsstörungen.

**TIA – Was ist zu tun?**

> Die TIA ist ein zerebrovaskulärer Notfall, der genauso abgeklärt, überwacht und behandelt werden muss, wie ein Schlaganfall mit länger anhaltenden Symptomen!

Deshalb gehören Patienten mit dem begründeten Verdacht auf eine TIA stationär aufgenommen.

### Frühe Sekundärprävention

Bei jedem Patienten mit einem Hirninfarkt oder einer TIA (nach Ausschluss einer intrakraniellen Blutung) besteht die Indikation für eine Sekundärprävention mit ASS 100–300 mg. Bei Unverträglichkeit von ASS ist die Gabe von Clopidogrel 75 mg p. o. vertretbar. Die Behandlung kann gemäß der Ergebnisse der weiteren Diagnostik im stationären Verlauf modifiziert werden.

## 11.3 Hirnblutung

Hirnblutungen finden sich bei rund 20 % der Schlaganfälle. Klinisch sind die Patienten, wie bereits erwähnt, nicht sicher von solchen mit ischämischen Insulten zu unterscheiden, auch wenn Kopfschmerzen oder eine Bewusstseinsstörung (Eintrübung) aufgrund der primär bereits raumfordernden Wirkung von Hirnblutungen häufiger sind. In der zerebralen Bildgebung, speziell im CCT, sind intrazerebrale Hämatome unmittelbar zu erkennen (Abb. 11.**3**).

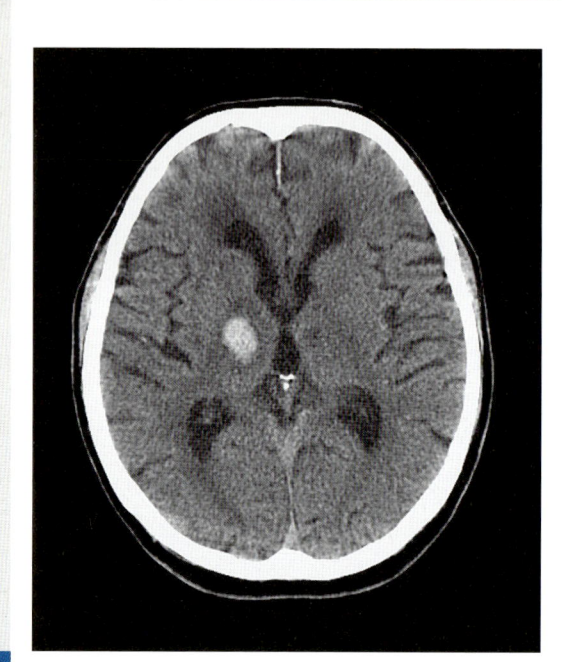

Abb. 11.3 Kleine Thalamusblutung rechts (mit freundlicher Genehmigung von W. Neumann, Radiolog. Praxen am Klinikum Itzehoe).

### Ursachen

Bei den meisten (> 80 %) Patienten im höheren Lebensalter liegt eine hypertone Blutung vor. Diese ist vorzugsweise im Bereich der Stammganglien (Putamen, Nucleus caudatus, Thalamus) lokalisiert, kann aber auch kortexnäher einen der Hirnlappen („lobäre Blutung"), das Kleinhirn oder den Hirnstamm betreffen. Seltener finden sich bei älteren Menschen atypische, z. T. ausgedehnte, kortexnahe, auch multifokale Blutungen im Rahmen einer zerebralen Amyloidangiopathie. Bei jüngeren und sehr jungen Patienten (Altersgipfel 2.–3. Dekade) liegen häufiger Blutungen aus einer Gefäßmissbildung (AV-Malformation) vor. Hirnbasisaneurysmata bluten primär subarachnoidal, in 20–30 % der Fälle aber auch intrazerebral (Altersgipfel 5.–6. Dekade).

Nur selten werden sich differenzialdiagnostische Probleme ergeben, wenn z. B. der Patient erst Tage nach Auftreten der Symptomatik zur Diagnostik kommt, das subarachnoidale Blut im CCT bereits verschwunden, das intrazerebrale Hämatom aber noch sichtbar ist. Subarachnoidales Blut wird relativ schnell aus den basalen Liquorräumen resorbiert (vgl. Kap. 10).

> Aneurysmablutungen sind lebensbedrohlich und gehören umgehend in eine neurochirurgische und intensivmedizinische Betreuung.

In jedem Lebensalter sind Gerinnungsstörungen, insbesondere iatrogene (Antikoagulation), zu bedenken.

### ■ Therapeutische Prinzipien in der ZNA

Neben der Frage nach der Ursache ist zu überlegen, ob der Patient aus therapeutischen Gründen umgehend in eine neurochirurgische Klinik zu verlegen ist. Dies ist angezeigt, wenn die Notwendigkeit einer Liquorableitung besteht, weil das Hämatom zu einer Störung der Liquorzirkulation geführt hat oder zu führen droht (begleitende intraventrikuläre Blutung, Kompression der Ventrikel, bereits sichtbare Ventrikelerweiterung?). Eine weitere Indikation für eine rasche Verlegung in die Neurochirurgie ist die Ursachenklärung und möglichst gezielte Behandlung bei zu vermutenden Gefäßmissbildungen.

In allen Fällen geht es initial um die Frage, ob durch die blutungsbedingte intrakranielle Raumforderung eine akute vitale Bedrohung besteht. Die Operation zwecks Evakuation des Hämatoms wäre dann potenziell lebensrettend. An den bereits eingetretenen neurologischen Ausfällen änderte eine Operation ansonsten nichts. Für größere Kleinhirnblutungen gelten ähnliche Therapieprinzipien wie bei raumfordernden Kleinhirninfarkten (s. o.).

Im Zweifelsfall sind alle Patienten zunächst engmaschig klinisch auf der Stroke Unit oder Intensivstation zu überwachen, um eine Eintrübung des Patienten oder Progredienz der neurologischen Symptomatik, aber auch relevante Schwankungen der Vitalparameter nicht zu übersehen und ggf. eine spätere neurochirurgische Intervention zu veranlassen.

## 11.4 Fälle und Fallstricke

**Beispiel 1:**

Eine rüstige 78-Jährige, die lediglich wegen eines arteriellen Hypertonus behandelt war, wurde mit einer mäßiggradigen Hemiparese rechts sowie Artikulationsstörung in einem auswärtigen Krankenhaus aufgenommen. Das CCT, 5 Stunden nach Beginn der Symptomatik, zeigte keine Auffälligkeiten. Unter der Annahme eines mikrovaskulär bedingten Hirninfarktes erfolgte die Behandlung mit ASS 100 mg und die Überwachung auf einer Normalstation. In den folgenden Stunden kam es zunächst zu einer Verstärkung der Paresen rechts, dann auch zum Auftreten einer komplexen Augenbewegungsstörung, schließlich, etwa 12 Stunden nach den Initialsymptomen, zu einer Parese auch der linken Extremitäten und einer zunehmenden Eintrübung. Aufgrund fehlender Erfahrung mit der Thrombolyse wurde die Patientin zur Weiterbehandlung in eine Neurologische Universitätsklinik verlegt. Die Diagnostik dort erbrachte einen Basilarisverschluss, der mittels lokaler (intraarterieller) Thrombolyse beseitigt werden konnte. Die Patientin erholte sich aber nur partiell von ihren schweren Defiziten.

### Beispiel 2:

Wegen einer akuten Schwäche seines linken Beins ohne begleitende Schmerzen oder Sensibilitätsstörungen suchte ein 69-jähriger, schlanker Mann mit bekannter KHK zunächst seinen Hausarzt, dann einen Orthopäden auf. Das rasch durchgeführte MRT der LWS erbrachte keine Erklärung der Beschwerden, insbesondere keinen Bandscheibenvorfall. Wegen fehlender Verbesserung der Symptome begab sich der Patient 8 Tage später in die ZNA, wo sich klinisch eine zentrale Monoparese des Beins sowie eine diskrete Dysdiadochokinese links und durchgehend linksbetonte MDR an Armen und Beinen zeigten. Die weitere Diagnostik bestätigte einen Hirninfarkt im Versorgungsgebiet der A. cerebri anterior rechts sowie ein neu aufgetretenes Vorhofflimmern.

### Beispiel 3:

Ein 56-jähriger adipöser Fuhrunternehmer mit metabolischem Syndrom kam mit einer akuten leichten Hemiparese links etwa 2 Stunden nach deren Beginn in die Klinik. Das CCT war unauffällig, das EKG zeigte einen Sinusrhythmus. Der Patient erhielt ASS 100 mg und verblieb aus Platzmangel in der ZNA, wo sich die Parese am Folgetag akut verschlechterte. Die Duplexsonographie zeigte eine hochgradige Karotisstenose und einen Teilinfarkt der vorderen und mittleren Mediaäste rechts. Weitere 6 Stunden später kam es zu einem Blutdruckanstieg sowie zur Eintrübung des Patienten. Die weitere CCT-Kontrolle mit CT-Angiographie erbrachte nunmehr eine Infarzierung auch der hinteren Mediaäste, einen Teilinfarkt der A. cerebri anterior rechts sowie einen ipsilateralen Karotisverschluss. Aufgrund der ausgedehnten Infarzierung mit sich andeutendem großen Hirnödem wurde der Patient zur operativen Dekompressionsbehandlung in eine Neurochirurgische Klinik verlegt.

### ■ Literatur

Caplan LR. Stroke. A clinical approach. 2$^{nd}$ edition. Boston: Butterworth-Heinemann; 1993: 67–98

Diener HC, Hacke W, Forsting M, Hrsg. Schlaganfall. Stuttgart: Thieme; 2004

Fisher CM. Lacunar strokes and infarcts: a review. Neurology 1982; 32: 871–876

Goldstein LB, Bertels C, Davis JN. Interrater reliability of the NIH stroke scale. Arch Neurol 1989; 46: 660–662

Hacke W, Kaste M, Bluhmki E et al. Thrombolysis with alteplase 3 to 4.5 hours after acute ischemic stroke. N Engl J Med 2008; 359: 1317–1329

Ringelstein EB, Weiller C. Hirninfarktmuster im Computertomogramm. Nervenarzt 1990; 61: 462–471

Rothwell PM, Giles MF, Flossmann E et al. A simple score to identify individuals at high early risk of stroke after transient ischaemic attack. Lancet 2005; 366: 29–36

# 12 Strategien bei Patienten mit Rückenschmerzen

*Andreas Thie und Albrecht Francke*

> ▶ **Ersteinschätzung:** akute und chronische Schmerzen – Zuständigkeit und Differenzialdiagnostik ▶ **Muskelverspannungen** ▶ **Wurzelreizsyndrome und Diskusprolaps** ▶ **Spinalstenose** ▶ **Spinale Meningitis und Spondylodiszitis** ▶ **Ossäre Prozesse:** Osteoporose und Osteomalazie – Metastasen ▶ **Morbus Bechterew und andere Arthritiden** ▶ **Querschnittsyndrome** ▶ **Psychosomatische Aspekte:** Chronische Schmerzsyndrome – Der sekundäre Krankheitsgewinn ▶ **Fälle und Fallstricke**

## 12.1 Ersteinschätzung

Rückenschmerzen sind häufig. Sie werden in der ZNA täglich mit ihnen konfrontiert. Bei über 90 % liegt eine mechanische Ursache vor. Nur in ca. 3 % der Fälle handelt es sich um entzündliche, rheumatologische, maligne oder innere Erkrankungen. Die Ersteinschätzung ist gelegentlich schwierig. Nur bei maximal 20 % der Patienten lassen sich morphologisch pathologische Befunde erheben (Ziswiler u. Hämmerle 2005). Unklare Rückenschmerzen sind eine Herausforderung an die interdisziplinäre Zusammenarbeit in der ZNA. Neurologischer, internistischer, urologischer und chirurgischer Sachverstand sind gefragt.

Bei der Ersteinschätzung spielen 2 Dimensionen eine Rolle: Brisanz und Zuständigkeit. Handelt es sich um ein akutes und möglicherweise bedrohliches Krankheitsbild oder um ein prognostisch günstigeres Schmerzsyndrom? Welcher Facharzt soll sich um den Patienten kümmern? Kommt er nach einem Trauma, womöglich vom Rettungsdienst auf der Vakuummatratze gebracht, ist das weitere Vorgehen klar definiert. Bei kolikartigen oder heftig anhaltenden Rückenschmerzen ist der ZNA-Arzt gut beraten, wenn er möglichst schnell sonographiert. Das rupturierende Bauchaortenaneurysma und die Aortendissektion sind nur die brisantesten Differenzialdiagnosen.

**Die Frage der Zuständigkeit** ist nicht immer schnell zu beantworten:

- Rein lokale Schmerzen lassen an verschiedene interne, urologische oder chirurgisch-orthopädische Probleme denken, vom reinen Muskelhartspann bis zur Wirbelkörperfraktur.
- Bewegungsabhängige Schmerzen sprechen für eine Ursache im Bewegungsapparat einschließlich der Wirbelsäule. Bei anamnestischen Hinweisen oder klinischem Verdacht und unter Berücksichtigung des Lebensalters muss ein Frakturausschluss erfolgen.
- Neurologische Reiz- oder Ausfallserscheinungen mit Schmerzausstrahlung oder Sensibilitätsstörungen wie Kribbeln und Taubheit entsprechend einem Dermatom, Lähmungen an den Beinen und vegetative Ausfälle, insbesondere Störungen der Miktion sind Sache des Neurologen. Die Schmerzintensität kann bei Erhöhung des intraabdominellen Drucks durch Husten und Pressen zunehmen.
- Ebenfalls für den Neurologen wichtig sind Traumen, Kontakte zu Haustieren, Fernreisen und Zeckenbisse in der Vorgeschichte.
- Bei Allgemeinsymptomatik mit Fieber, Mattigkeit, Gelenkschmerzen, Übelkeit und psychischen Auffälligkeiten kommen sowohl interne Ursachen als auch entzündliche spinale Erkrankungen infrage.
- Finden sich klinisch oder laborchemisch Entzündungszeichen, müssen Sie auch an infizierte Harnstauungsnieren, eine spinale Meningitis oder eine Spondylitis/Spondylodiszitis denken.
- Segmentale Hautveränderungen weisen auf einen Zoster hin. Internist und Neurologe müssen sich dann einigen, wer sich um den Patienten kümmert.

**Lokale oder übertragene Schmerzen?** 80–90 % aller Erwachsenen erleiden wenigstens einmal Rückenschmerzen in ihrem Leben. Lokale Kreuzschmerzen können generell durch verschiedene Strukturen hervorgerufen werden: Bänder und Facettgelenke, das Periost der Wirbel, paravertebrale Muskeln und Faszien, Blutgefäße, den Anulus fibrosus der Bandscheiben sowie Meningen und Nervenwurzeln.

Neben rein lokalen finden sich auch übertragene Schmerzen, z. B. bei Erkrankungen der inneren Organe, der Gelenke oder bei Muskeltriggerpunktsyndromen. Schmerzausstrahlungen sind typisch für Affektionen der Nervenwurzeln, es gibt aber auch pseudoradikuläre Syndrome bei Affektionen der Gelenke und bei Muskeltriggerpunkten.

**Womit müssen Sie rechnen?** (modifiziert nach Deyo u. Weinstein 2001)
- **Mechanische Ursachen (97 %):** Muskelverspannungen, degenerative Veränderungen von Bandscheiben und Facettgelenken, Bandscheibenvorfälle, Spinalkanalstenosen, osteoporotische Kompressionsfrakturen, Spondylolisthesis, angeborene Wirbelsäulenerkrankungen.

- **Nichtmechanische spinale Ursachen (1 %):** Neoplasien (multiples Myelom, Wirbelmetastasen etc.), Infektionen (Spondylodiszitis, spinale Meningitis, intra- oder paraspinale Abszesse, Zoster), Arthritiden (Morbus Bechterew, psoriatische Arthritis, Reiter-Syndrom etc.), Morbus Scheuermann, Morbus Paget.
- **Interne Ursachen (2 %):** Erkrankungen der Beckenorgane, Nierenerkrankungen (Nephrolithiasis, Pyelonephritis, Stauungsniere), Aortenaneurysma/-dissektion, gastrointestinale Erkrankungen (Pankreatitis, Cholezystitis/-lithiasis, penetrierende Ulzera), Herzinfarkte.

Das Alter des Patienten ist im Einzelfall mit zu berücksichtigen: Krebserkrankungen, osteoporotische Kompressionsfrakturen, Spinalkanalstenosen und Aortenaneurysmen werden mit zunehmendem Alter häufiger.

> Mit Abstand die allerhäufigste Ursache sind myofasziale Funktionsstörungen (80–90 %), also letztlich Muskelverspannungen, nicht aber „Verschleißerscheinungen" der Wirbelsäule oder Bandscheibenvorfälle!

In vielen Arztpraxen oder Notaufnahmen ist dann von „unspezifischen" Kreuzschmerzen die Rede, was daran liegen könnte, dass Patienten nicht komplett (unter Missachtung des Bewegungsapparates) untersucht werden.

**Untersuchung.** In der ZNA sollten Sie bei der körperlichen Untersuchung möglichst klären, was eigentlich weh tut! Zur Untersuchung gehören:
- die Inspektion und Palpation wesentlicher Teile des Bewegungsapparates (siehe folgende Seite), darunter auch die Prüfung der passiven Beweglichkeit von Hüft- und Kniegelenken,
- die Inspektion der Haut,
- die Prüfung von Kraft und Sensibilität (mindestens auf Berührungs- und leichte Schmerzreize) an den Beinen sowie in der sog. Reithose,
- die Prüfung des Quadriceps-(QR-) und Triceps-surae-(TSR-)Reflexes, des Babinski-Phänomens und des Stehens und Gehens (auch auf Fersen und Zehenspitzen).

> Bei unspezifischen Rückenschmerzen sehen die Leitlinien keine Bildgebung vor. Dennoch werden 80 % der Patienten mittels Röntgen, CT oder MRT untersucht. Die Strahlenbelastung einer konventionellen LWS-Röntgenaufnahme entspricht 65, ein LWS-CT ca. 300 Thoraxaufnahmen.

## 12.2 Muskelverspannungen

Muskelverspannungen kommen in jedem Lebensalter vor, besonders gern aber im „aktiven" Lebensalter zwischen dem 30. und 50. Lebensjahr, bei beiden Geschlechtern gleichermaßen. Betroffen sind häufig Menschen mit sitzender Tätigkeit oder Arbeiter, die schwer heben, Vibrationen ausgesetzt sind oder einseitige Tätigkeiten ausüben, z. B. am Fließband. Als Risikofaktoren gelten auch Übergewicht, Fehlhaltungen und schlechte körperliche Kondition.

Muskelschmerzen sind meist schlecht lokalisierbar, oft zonenförmig, von krampfartigem, drückendem oder reißendem Charakter, bei bestimmten Bewegungen zunehmend und affektiv belastend. Viele Patienten (und Ärzte) können sich nicht vorstellen, wie schmerzhaft ein (akuter) Muskelhartspann sein kann! Daher kommt dann schnell der Ruf nach einer bildgebenden Diagnostik, obwohl der klinische Befund für eine Muskelaffektion spricht.

Muskelschmerzen werden durch die Erregung von Schmerzrezeptoren in der Muskulatur ausgelöst, welche wiederum sensible Nervenzellen im Rückenmark aktivieren. Durch Ausbreitung dieser Irritation auf spinaler Ebene kommt es zur Schmerzübertragung sowie zur zentralen Hemmung der Motoneurone schmerzhafter Muskeln. Reflektorische Muskelverspannungen entstehen in der Regel durch Affektionen von Strukturen des Bewegungsapparates (einem anderen Muskel oder einem Gelenk).

### Diagnostik

Bereits beim Entkleiden oder anderen Spontanbewegungen des Patienten kann eine Bewegungseinschränkung auffallen. Bei der Inspektion und Palpation mit hüftbreit auseinander stehenden Beinen lassen sich die Körperhaltung, Verformungen der Wirbelsäule, die Form der Rautengrube, Höhe der Beckenkämme (bzw. der Spinae iliacae anterior und posterior superior beidseits), prominente Muskelwülste und Bewegungseinschränkungen der Wirbelsäule beim Rumpfbeugen und -seitneigen erkennen. Scheinbare Beinlängendifferenzen sind häufig auf Beckenverwringungen (d. h. Verdrehungen der Beckenschaufeln gegeneinander) zurückzuführen.

Im Liegen (wenn möglich in Rücken-, Seit- und Bauchlage) sind einzelne Muskeln oder Muskelgruppen, Wirbelsäulensegmente und Gelenke manuell beurteilbar. Bei der Palpation schmerzhafter Muskeln ist auf sog. **Muskeltriggerpunkte** zu achten. Hierunter versteht man punktförmige tastbare Verhärtungen im Muskel, die sowohl bei der Palpation als auch spontan und vermehrt bei Bewegung schmerzen können. Neben dem umschriebenen lokalen Schmerz haben solche Patienten häufig auch Schmerzen am Ansatz oder Ursprung des betroffenen Muskels sowie übertragene Schmerzen (Travell u. Simonds 2000). So ist z. B. der M. piriformis ein häufig schmerzhafter Gesäßmuskel mit typischen Triggerpunkten und Schmerzausstrahlung in die Hinterseite des Oberschenkels, was leicht mit einem radikulären Schmerz zu verwechseln ist.

**Typische Befunde** beim myogenen Schmerz sind aber zunächst die umschriebene Lokalisation, die Verstärkung bei Palpation und bei entsprechender Bewegung, die Tonusvermehrung der betroffenen Muskeln und die Bewegungseinschränkung.

### Therapie

Beim akuten myogenen Rückenschmerz ist das Ziel der Therapie, den Patienten möglichst schmerzfrei zu machen. Hierfür stehen nichtsteroidale entzündungshemmende (z. B. Acetylsalicylsäure, Diclofenac, Ibuprofen, Naproxen) und andere nichtopioide Analgetika (z. B. Flupirtin), muskelentspannende Medikamente (z. B. Tetrazepam, Tolperison) und notfalls auch Opioide zur Verfügung.

Bei der physikalischen Therapie werden Wärmeanwendungen häufig als angenehm empfunden. Bei einer akuten heftigen Lumbago sind physiotherapeutische Maßnahmen initial meist nur begrenzt möglich, bei leichter Besserung oder geringer ausgeprägten Beschwerden kann eine Krankengymnastik mit manueller Therapie zur Symptomlinderung führen. Bettruhe ist kurzfristig bei heftigen Beschwerden gelegentlich sinnvoll, auch eine Stufenbettlagerung, wenn diese Maßnahmen schmerzlindernd wirken. Eine möglichst rasche Mobilisation führt mittel- und langfristig zu einem deutlich besseren Ergebnis als längere Bettruhe.

Die Spontanprognose (ohne jede spezifische Maßnahme) ist günstig, allerdings sind Rezidive nicht selten. Eine krankengymnastische Behandlung verbessert das Langzeitergebnis nicht, kann aber helfen, Rezidiven vorzubeugen.

## 12.3 Wurzelreizsyndrome und Diskusprolaps

Irritationen der Nervenwurzeln sind meist mechanisch, selten entzündlich bedingt. Unter den mechanischen Ursachen finden sich sowohl Bandscheibenvorfälle als auch knöcherne oder ligamentäre Veränderungen, die zu einer direkten Wurzelkompression oder Einengungen der Neuroforamina führen. Natürlich können im Prinzip auch akute oder chronische intraspinale Raumforderungen (Blutungen, Abszesse, solide Tumoren) die Ursache sein.

**Leitsymptome** einer Wurzelirritation oder -läsion sind Schmerzen und Sensibilitätsstörungen (Parästhesien oder Ausfälle, Hypalgesie häufiger als Hypästhesie) im entsprechenden Dermatom (Abb. 12.1) sowie ggf. Lähmungen der von der Wurzel versorgten Muskeln. Husten und Pressen oder eine mechanische Dehnung der Wurzel bei Prüfung des Lasègue-Zeichens (für die unteren Lendenwurzeln) oder des umgekehrten Lasègue (Hüftstreckung in Seitenlage für die oberen Lendenwurzeln) können die Schmerzen verstärken. Bei Schädigung der Cauda equina, z. B. durch einen medialen lumbalen Bandscheibenvorfall, treten Sensibilitätsstörungen perianal und in der „Reithose", eine schlaffe Paraparese und Blasenentleerungsstörungen auf.

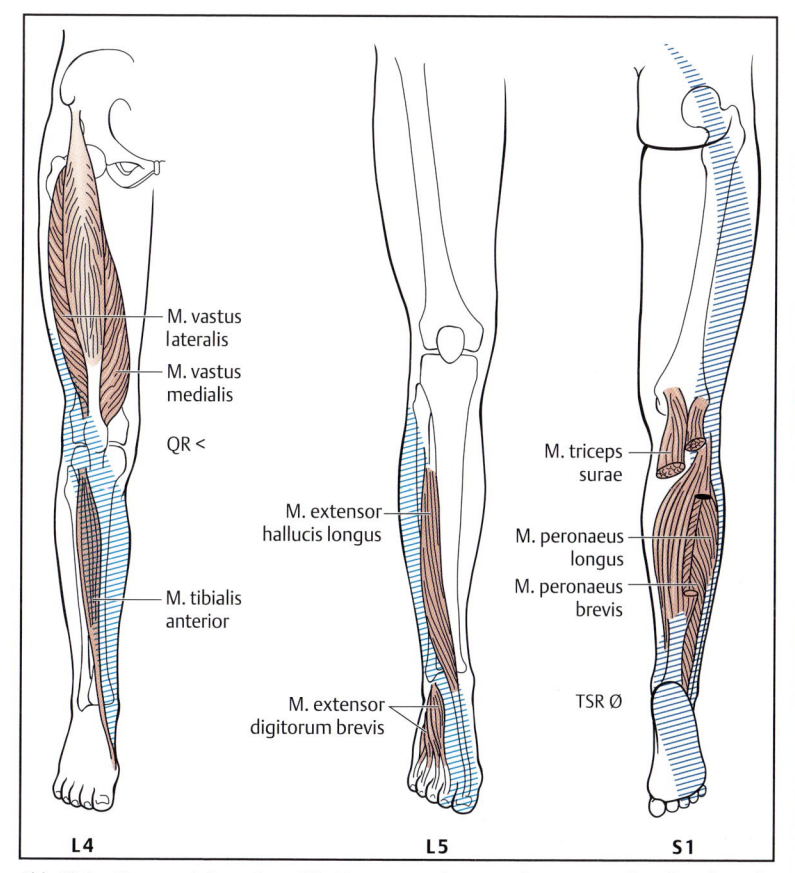

Abb. 12.1 Kennmuskeln und sensible Versorgung der Wurzeln L4, L5 und S1 (Quelle: Bähr u. Frotscher – nach Mumenthaler und Schliack – 2009).

**Die weitaus häufigsten lumbalen Irritationen** betreffen die Wurzeln L 5 und S 1, danach L 4, entsprechend betreffen Lähmungen vorzugsweise die Großzehenhebung (L 5), die Fußsenkung (S 1) sowie die Kniestreckung (L 4); abgeschwächte Kennreflexe sind der TSR (S 1) und der QR (L 4).

**Bandscheibenvorfälle** kommen am häufigsten in den beweglichsten Abschnitten der Wirbelsäule, also der LWS sowie der HWS, vor und sind selten in der BWS. Wenn lediglich radikuläre Schmerzen oder Parästhesien vorhanden sind, entspricht die Behandlung der in Kapitel 12.2 genannten Vorgehensweise. Wenn motorische oder vegetative Ausfälle dazu kommen, ist eine bildgebende Diagnostik (Abb. 12.**2**) indiziert, wobei das MRT meist bessere Bilder liefert.

Bei einem akuten Bandscheibenvorfall mit deutlichen Lähmungen oder Blasenstörungen ist die kurzfristige operative Behandlung in einer Klinik für Neuro- oder Wirbelsäulenchirurgie indiziert.

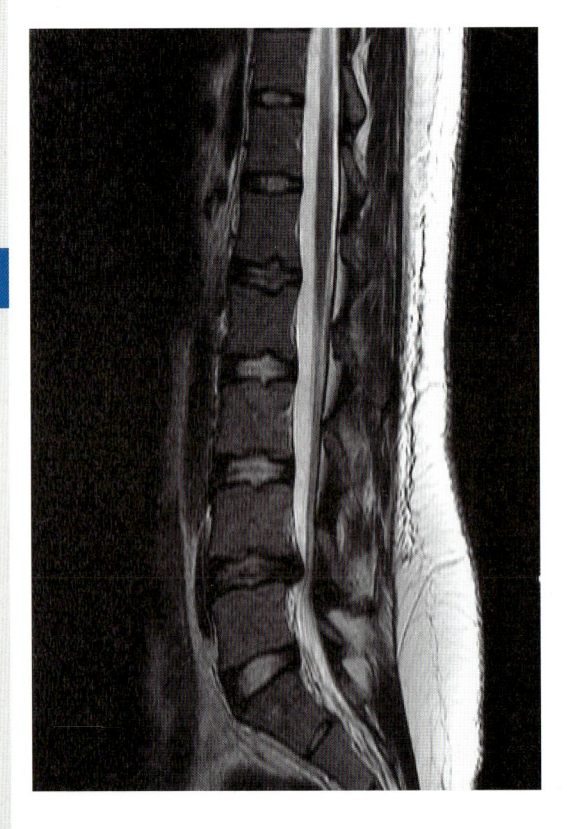

Abb. 12.**2** Subligamentärer Bandscheibenvorfall in Höhe LWK 4/5 (mit freundlicher Genehmigung von W. Neumann, Radiolog. Praxen am Klinikum Itzehoe).

**Infektiöse Prozesse.** Selten sind Wurzelreizsyndrome auf Entzündungen zurückzuführen. So entwickeln 15 % der unbehandelten Infizierten mit einer **Borreliose** Stadium 1 neurologische Symptome, meist 3–4 Wochen nach der Infektion. 40–50 % erinnern sich an den Zeckenstich; bei 10–20 % ist ein Erythema migrans noch vorhanden. 80–90 % dieser (Neuro-)Borreliose-Fälle im Stadium 2 leiden an einer Meningoradikulitis (Bannwarth-Syndrom). Dabei kommt es zu z. T. sehr heftigen lokalen, oft brennenden Rückenschmerzen mit nicht immer typischer radikulärer Ausstrahlung, auch mit Sensibilitätsstörungen. Entzündungszeichen im Blut fehlen. Bei ausgeprägter klinischer Beeinträchtigung und unauffälliger Bildgebung ist die Liquoruntersuchung wegweisend mit Pleozytose, Eiweißvermehrung und positivem Antikörperbefund. Die Behandlung besteht in 2 g Ceftriaxon i. v. über 14 (– 21) Tage.

Ein ähnliches Bild kann ein **Herpes zoster**, auch ohne die typischen Effloreszenzen (!), auslösen. Die diagnostischen Schritte sind entsprechend. Die Behandlung erfolgt mit Aciclovir i. v., alternativ Valaciclovir oral.

## 12.4 Spinalstenose

Manche Menschen mit einem engen lumbalen Spinalkanal, meist durch Verdickung der Ligamenta flava und der Facettgelenke, entwickeln Symptome einer Wurzelirritation vornehmlich beim Gehen mit ausstrahlenden Schmerzen und Parästhesien in den Beinen, die sich nicht immer auf ein bestimmtes Dermatom beziehen lassen. Beim Innehalten bessern sich die Beschwerden, daher auch der Begriff „Claudicatio spinalis". Fahrradfahren ist im Gegensatz zur peripheren arteriellen Verschlusskrankheit häufig besser möglich, Beugung der LWS (z. B. im Sitzen) wird als angenehm empfunden.

Diese Beschwerden sind chronischer Natur und rechtfertigen eine physiotherapeutische sowie eigene Übungsbehandlung. Elektive operative Verfahren sind im Einzelfall zu erwägen.

## 12.5 Spinale Meningitis, Spondylodiszitis und andere Infektionen

Wenn zu einem lokalen Rückenschmerz mit oder ohne radikuläre Symptome klinische (Fieber, Inappetenz, reduzierter Allgemeinzustand) oder laborchemische Entzündungszeichen treten, ist an eine intraspinale Entzündung wie spinale Meningitis, Spondylodiszitis oder einen para- bzw. epiduralen Abszess, zu denken. Zu den Risikogruppen gehören Menschen mit Immunschwäche, Alkoholkranke und i. v. Drogenabhängige.

Die körperliche Untersuchung zeigt häufig eine deutliche Klopf- oder Druckdolenz des Wirbelsäulensegments oder der paravertebralen Weichteile, aber dies sind unzuverlässige Zeichen. Im Zweifelsfall sind eine fachärztliche neurologische Untersuchung, ein spinales MRT (Abb. 12.3) und eine Liquoruntersuchung zu veranlassen. Gelegentlich findet sich in der Anamnese eine stattgehabte lokale Injektion (paravertebrales „Quaddeln" wegen Kreuzschmerzen), Periduralanästhesie oder Wirbelsäulenoperation!

> Bei Verdacht auf Spondylodiszitis reicht eine konventionelle Röntgenaufnahme nicht aus. Auch im CT sieht man erst nach 3–5 Wochen abweichende Befunde. Methode der Wahl ist das MRT (Pennecamp 2009).

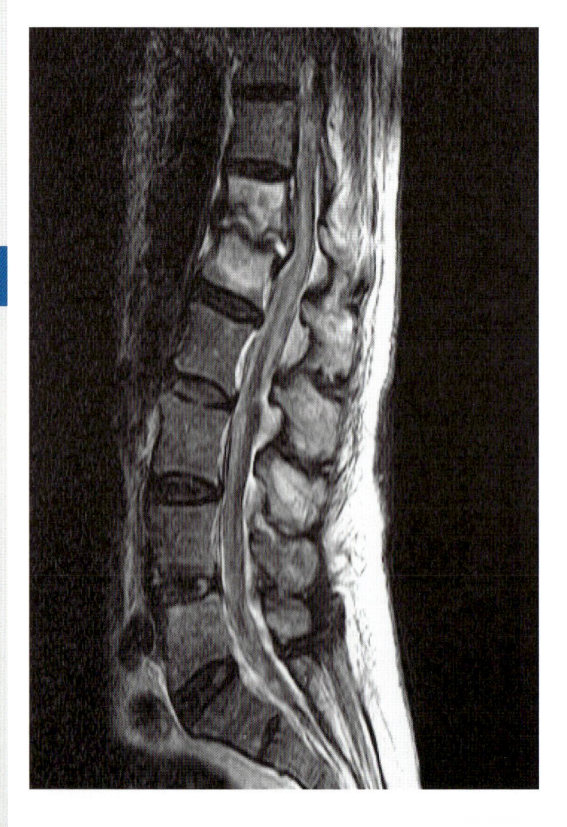

Abb. 12.**3** Spondylodiszitis bei BWK 12 und LWK 1 mit epiduralem Abszess im MRT (mit freundlicher Genehmigung von W. Neumann, Radiolog. Praxen am Klinikum Itzehoe).

## 12.6 Ossäre Prozesse

Auch ohne vorangegangenes Trauma können Wirbelkörperfrakturen bei akuten wie chronischen Rückenschmerzen eine Rolle spielen. Hinweise auf eine Osteoporose, Osteomalazie oder stärkere degenerative Veränderungen ergeben sich aus Alter, Geschlecht und Anamnese der Patienten. Bei klinischem Verdacht sollten Sie sich mit dem Radiologen über die am besten geeignete bildgebende Diagnostik beraten. Diese hat bezüglich der möglichen Therapie durchaus Konsequenzen. Insbesondere CT-gesteuerte minimalinvasive Stabilisierungsmaßnahmen gewinnen neben der kausalen und einer qualifizierten Schmerztherapie zunehmend an Bedeutung (Thomé 2009).

**Knochenmetastasen.** Akute und/oder chronische Rückenschmerzen bei Spontanfrakturen bzw. Raumforderungen durch maligne Prozesse können den Patienten primär in die ZNA führen und hier ersten Anlass zur systematischen Diagnostik geben. Als Primärtumoren kommen bei Knochenmetastasen hauptsächlich Prostata-, Mamma- und Bronchialkarzinome sowie maligne Melanome infrage. Das Plasmozytom, Nieren-, Blasen- und Schilddrüsenkarzinome sowie Lymphome, Sarkome spielen eine geringere Rolle. Symptomatisch führend ist der Schmerz. Bei ausgedehnter Knochenmetastasierung kommt es gelegentlich zur Hyperkalzämie mit der entsprechenden Symptomatik (Obstipation, Übelkeit, Erbrechen, Polyurie, Polydipsie, Exsikkose, Muskelschwäche, Somnolenz, Koma). Im EKG findet man eine verlängerte QT-Zeit. Labormäßig muss neben dem Kalzium immer auch das Albumin bestimmt werde, weil es für die Verteilung in ionisiertes und Gesamt-Kalzium entscheidend ist. Mit Salmcalcitonin, Mitramycin und Chodronsäure stehen potente und z. T. schnell wirksame Therapeutika zur Verfügung. Zur genaueren Diagnostik werden Sie solche Patienten in der Regel stationär aufnehmen.

**Der Morbus Paget** ist im osteolytischen Frühstadium radiologisch schwer zu erkennen. Röntgenaufnahmen vom knöchernen Skelett sollten Sie immer mit dem Radiologen gemeinsam beurteilen.

## 12.7 Morbus Bechterew und andere Arthritiden

Die Spondylitis ankylosans (Morbus Bechterew) ist aus diesem Formenkreis am bekanntesten. Sie befällt überwiegend junge Männer, gilt als typische Spondylarthropathie und ist serologisch durch das HLA-B27 zu identifizieren.

Sie beginnt als Sakroileitis und kann durch Destruktionen und ausgedehnte Längsbandverkalkungen die gesamte Wirbelsäule versteifen.

Handelt es sich bei chronischen Rückenschmerzen vorwiegend um Myalgien, kommen bei der Differenzialdiagnostik auch alle Erkrankungen des rheumatischen Formenkreises in Betracht, die mit einer Myopathie einhergehen. Bei der Psoriasis arthropathica, dem Morbus Crohn und der Colitis ulcerosa kann es zu Spondylitiden oder zur Sakroileitis kommen. Letztere erkennen Sie in der Beckenübersicht an den typischen Sklerosierungen der Iliosakralfugen.

Ähnlich wie beim Reiter-Syndrom sind auch Shigellen-, Salmonellen-, Yersinien- und Clamydien-Infektionen mit reaktiven Arthritiden assoziiert, die mit Spondylarthropathien einhergehen können. Manche dieser Krankheitsbilder weisen typische Hautveränderungen auf (Psoriasis, Erythema nodosum), die Ihnen die Verdachtsdiagnose erleichtern. Die weiterführende serologische Diagnostik werden Sie in der Regel der peripheren Station überlassen.

## 12.8 Akute Querschnittsyndrome

„Über einem akuten Querschnittsyndrom darf die Sonne nicht untergehen..." ohne dass es abgeklärt und wenn möglich behandelt wurde! Dieses alte neurologische Diktum gilt noch immer. Allerdings stellen sich akute und subakute Transversalsyndrome klinisch und ätiologisch sehr heterogen dar. Von einer über Tage zunehmenden, von den Beinen bis zum Rumpf aufsteigenden reinen Sensibilitätsstörung bei manchen Myelitiden bis zum akuten Rückenschmerz mit rasch auftretenden Lähmungen in den Beinen und Miktionsstörungen durch eine Wirbelkörperfraktur beim Prostatakarzinom gibt es ein breites Spektrum. Entsprechend sind bei neurologischen Ausfällen in Verbindung mit Rückenschmerzen stets die fachneurologische Untersuchung und weitere Abklärung notwendig.

## 12.9 Psychosomatische Aspekte

Die meisten akuten Rückenschmerzen, z. B. bei Lumbago, neigen zur Spontanremission. Nur bei 10 % halten sie länger als ein Vierteljahr an. Als psychosoziale Risikofaktoren („yellow flags") für die Chronifizierung gelten eine Anamnese mit rezidivierenden Rückenschmerzen, mehrere Schmerzlokalisationen, Nikotin-, Alkohol- und Drogenkonsum, Unzufriedenheit am Arbeitsplatz, ungünstige soziale Lebensbedingungen, Rentenbegehren, Migranten- und finanzielle Probleme (Ziswiler u. Hämmerle 2005). Solche Patienten füllen die Wartezimmer und Kurkliniken, werden immer wieder lange krankgeschrieben, häufigen und oft nur kurz wirksamen Physiotherapien unterzogen und schließlich vorzeitig berentet. Volkswirtschaftlich ist das ein enormer Verlust, der die rein medizinischen Kosten um das Doppelte übersteigt. Deshalb wird die Forschung darüber stark gefördert, sogar die psychosomatische (Stadler u. Spieß 2009). Entsprechend umfangreich ist die Literatur. Darin werden zahllose psychosoziale Faktoren mehr beschrieben als bewiesen. Überforderung, unbefriedigter Ehrgeiz, der Versuch, Liebe durch Leistung zu erlangen, Inkongruenz von innerer und äußerer Haltung, mangelnde geistige und seelische Flexibilität, Entfremdung, erzwungene Subordination und vieles mehr werden angeschuldigt.

Auf der ZNA stehen diese Probleme nicht im Vordergrund. Da Sie den Patienten in der Regel nicht kennen, müssen Sie lernen, ihn auch bei der körperlichen Untersuchung ganzheitlich einzuschätzen. Urteilen Sie aber nicht vorschnell! Auch grotesk anmutende Zwangshaltungen sind nicht immer Ausdruck einer Aggravation. Erzwingen Sie nicht jede Kraftprüfung und bewegen Sie den Patienten vor allem nicht ruckartig durch! Es gibt aber einige Hinweise auf nicht organische Mechanismen bei der Entstehung von Rückenschmerzen (Ziswiler u. Hämmerle 2005):

- Empfindlichkeit: oberflächliche Schmerzausbreitung bei Hautberührung und ausgedehnter Schmerz in der Tiefe.
- Scheinmanöver: Kreuzschmerz durch leichten Druck auf den Schädel beim stehenden Patienten oder bei gleichzeitiger Rotation von Becken und Schultergürtel.
- Ablenkung: Positives Lasègue-Zeichen im Liegen, aber problemlos ausführbarer Langsitz.
- Überreaktion: Schonhaltungen, schmerzverzerrtes Gesicht, Stöhnen, Reiben der Haut usw.
- Neuroanatomie: Die Schwäche mehrerer Muskeln und Sensibilitätsstörungen sind neuroanatomisch nicht plausibel.

**Drei Dinge werden Sie immer wieder bestätigen können:**
1. Die objektiven Befunde wie Röntgenbilder, CT, MRT und Neurostatus korrelieren nicht mit der Intensität der geklagten Schmerzen. Oft haben Patienten mit sehr viel stärkeren morphologischen Befunden keinerlei Beschwerden. Degenerative Veränderungen und (asymptomatische) Bandscheibenvorfälle finden sich auch schon bei jungen Menschen. Ein Befund in der Bildgebung, egal ob er für die Schmerzen relevant ist, kann zur „Fehlsteuerung" des Patienten und zur Verfestigung der Beschwerden beitragen. Sie hören dann auch Sätze wie „Mein Kreuz ist kaputt" oder „Ich habe ja 3 Bandscheibenvorfälle".
2. Der Schmerz erzeugt Angst vor der schmerzhaften Bewegung und der Patient trachtet danach, diese zu vermeiden. Es entsteht ein konditionierender Teufelskreis, der schließlich auch normale körperliche Aktivität mit Angst

besetzt. Schließlich resultiert eine weitgehende Immobilisierung (Pfingsten 2009).
3. Zur Chronifizierung des Schmerzsyndroms trägt der sekundäre Krankheitsgewinn bei, den der Patient daraus zieht: Schonung, Zuwendung, Mitleid, Senkung der Leistungsanforderung, Entschuldigung von Versagen, Krankschreibung, Kur, Berentung.

Jede Therapie ist willkommen, führt aber selten dauerhaft zur Beschwerdefreiheit, weil der sekundäre Krankheitsgewinn dann entfiele. Und an den kann man sich recht schnell gewöhnen. Wir glauben nicht, dass solche Patienten die Schmerzen vorschützen. Sie alle haben irgendwelche objektiven Befunde und nachvollziehbare Beschwerden. Das Problem der Chronifizierung besteht in dem, was der Einzelne daraus macht, wofür er es braucht und wie er damit umgeht. Deshalb muss eine kausale Therapie versuchen, den sekundären Krankheitsgewinn zu beseitigen oder noch besser überflüssig zu machen. Eine solche Therapie ist komplex (Hildebrandt et al. 2003, Pöhlmann et al. 2009). Sie schließt im Idealfall Analgesie, Physiotherapie, psychosoziale Beratung, Verhaltenstherapie und beruflich adaptiertes Körpertraining ein. Es ist kein Zufall, dass die Krankenkassen diese Therapieformen kreiert haben und ihren Mitgliedern anbieten, müssen sie doch die Hauptlast der Kosten für Behandlung, Arbeitsausfall und Heilverfahren tragen. Erkundigen Sie sich, wer eine solche Therapie in Ihrem Einzugsbereich durchführt und binden Sie die betreffenden Patienten dort ein.

## 12.10 Fälle und Fallstricke

**Beispiel 1:**

Eine Studentin hatte 2 Tage zuvor an einer Demonstration teilgenommen und war von Polizisten rüde behandelt worden. Wegen Rückenschmerzen suchte sie ein Krankenhaus auf. Die Wirbelsäule wurde ohne Blutentnahme geröntgt. Es gab keine Fraktur. Die junge Frau wurde nach Hause geschickt. Die Schmerzen nahmen zu und strahlten in den Bauch aus. Sie ging in ein anderes Krankenhaus. Man dachte an eine zweizeitige Milzruptur und fand sonographisch freie Flüssigkeit. Da sie kreislaufstabil war, sollte noch ein CT gemacht werden. Davor wurde β-HCG bestimmt. Es war positiv. Blutungsquelle war eine Extrauteringravidität.

**Beispiel 2:**

Eine 30-jährige Frau wurde mit der Verdachtsdiagnose Bandscheibenvorfall eingewiesen. Sie konnte sich im Wartebereich kaum aufrecht halten und stand mit schmerzverzerrtem Gesicht gebückt am Tresen. Vor einer Woche habe sie das schon einmal gehabt. Da sei sie an den Tropf gekommen und es sei besser geworden. Der ZNA-Arzt fand das Schmerzmaximum im BWS-Bereich zwischen den Schulterblättern. Neurologische Ausfälle bestanden nicht. Die junge Frau zog auch im Liegen die Beine an, weil die Schmerzen dann geringer waren. Deshalb palpierte der Kollege zunächst den Bauch und sonographierte, bevor er den Neurologen rief. Es fand sich ein Gallenblasenhydrops durch einen steinbedingten Zystikusverschluss. Postoperativ war die Patientin beschwerdefrei.

### Beispiel 3:

Ein 54-jähriger Mann war mit seinem PKW von der Fahrbahn abgekommen und im Straßengraben gelandet. Er musste reanimiert werden. Der Notärztin fiel bei ihrer Ankunft auf, dass der PKW relativ wenig beschädigt war. Der Patient hatte Kammerflimmern. Das EKG zeigte nach der Defibrillation das Bild eines Hinterwandinfarkts. Auf der Suche nach der Krankenkassen-Chipkarte fanden die Rettungsassistenten in der Brieftasche eine Überweisung zum Orthopäden wegen „neu aufgetretener therapieresistenter Rückenschmerzen".

### Beispiel 4:

Ein 62-jähriger Mann wurde von einem Urologen eingewiesen, weil er bei heftigen, akut aufgetretenen Flankenschmerzen sonographisch einen Nierenaufstau beidseits gesehen hatte. Während der Patient vor dem Ultraschall-Raum wartete, wurde er plötzlich kaltschweißig und verdrehte die Augen. Der anfänglich normale Blutdruck war kaum noch messbar. Das Sonographiegerät wurde auf den Flur geholt. Es handelte sich um ein Bauchaortenaneurysma.

### Beispiel 5:

Eine 73-jährige Frau erkrankte subakut mit lokalen Schmerzen in der mittleren LWS, die über Tage zunahmen und zu einer deutlichen Bewegungseinschränkung führten. Sie wirkte schmerzgeplagt, zeigte aber keine neurologischen Ausfälle. Die „routinemäßig abgenommenen", einige Stunden später eintreffenden Laborwerte fanden am betreffenden Sonntag keine Beachtung, erst am nächsten Tag wurden die deutlich erhöhten Entzündungsparameter „entdeckt". Im MRT fand sich ein großer epiduraler Abszess; die Patientin wurde operiert.

### ■ Literatur

Bähr M, Frotscher M. Neurologisch-topische Diagnostik. 9. Aufl. Stuttgart: Thieme; 2009
Deyo RA, Weinstein JN. Low back pain. N Engl J Med 2001; 344: 363–370
Hildebrandt J, Pfingsten M et al. GRIP – Das Manual. Berlin: Congress-Verlag; 2003

Pennekamp W. Chronischer Rückenschmerz. Radiologische Differenzialdiagnostik bei degenerativen Veränderungen der Wirbelsäule. Anästhesiol Intensivmed Notfallmed Schmerzther 2009; 1: 32–37

Pfingsten M. Chronischer Rückenschmerz. Interdisziplinäre Diagnostik und Therapie. Anästhesiol Intensivmed Notfallmed Schmerzther 2009; 1: 40–45

Pöhlmann K, Tonhauser T, Joraschky P et al. Die Multimodale Schmerztherapie. Schmerz 2009; 23: 40–46

Stadler P, Spieß E. Arbeit – Psyche – Rückenschmerzen. Einflussfaktoren und Präventionsmöglichkeiten. Arbeitsmed Sozialmed Umweltmed 2009; 44 (2): 68–76

Thomé C. Chronischer Rückenschmerz. Operative Therapieansätze bei chronischen Rückenschmerzen. Anästhesiol Intensivmed Notfallmed Schmerzther 2009; 1: 48–53

Travell JG, Simonds DG. Handbuch der Muskel-Triggerpunkte. Untere Extremität. München–Jena: Urban & Fischer; 2000

Ziswiler H, Hämmerle G. Rückenschmerzen. In: Villiger PM, Seitze M. Rheumatologie in Kürze. 2. Aufl. Stuttgart: Thieme; 2005: 160–179

# 13 Das Phänomen der Synkope

*Albrecht Francke und Andreas Thie*

> ▶ **Ersteinschätzung:** Anamnese und Befunde – Aufnahmeindikation – Zuständigkeit – Differenzialdiagnostik ▶ **Neurologisch bedingte „Synkopen":** Generalisierte Grand Mal-Anfälle – Fokale Anfälle – Status epilepticus ▶ **Kardiovaskuläre Synkopen:** Situationssynkopen – Hypersensitiver Karotissinus – Vagovasale Synkopen – Orthostatische Synkopen – Kardiale Synkopen: ischämisch, mechanisch, arrhythmogen ▶ **Psychogene Synkopen** ▶ **Fälle und Fallstricke**

## 13.1 Ersteinschätzung

6 % aller Notfallpatienten der ZNA kommen nach einer Synkope. Darunter versteht man einen – meist nur Minuten anhaltenden – Bewusstseinsverlust infolge einer globalen zerebralen Minderdurchblutung. Meist hat sie kardiovaskuläre Ursachen. Andere Gründe für kurze Bewusstlosigkeiten sind zu differenzieren: Hirnstammischämien, epileptische und dissoziative (psychogene) Anfälle und (seltener) metabolische Ursachen. Ein plötzlicher Tonusverlust der Beine ohne Bewusstlosigkeit („drop attacks") gilt nicht als Synkope. Das werden Sie bei der Anamnese gleich zu Beginn abgrenzen.

Genau wie bei Rückenschmerzen müssen Sie nicht nur die Dringlichkeit und Aufnahmeindikation einschätzen, sondern auch festlegen, ob der Neurologe oder der Internist zuständig ist oder sich beide eine Zeit lang gemeinsam um den Patienten kümmern müssen. Sowohl kardiovaskuläre Synkopen als auch epileptische Anfälle gibt es mit unterschiedlicher Phänomenologie. Bestimmte Symptome können aber bei beiden Störungen auftreten. So kommt es auch bei einer kardiovaskulären Synkope nicht selten zu kurzen Verkrampfungen oder rhythmischen Zuckungen der Extremitätenmuskulatur („konvulsive Synkope") und Urinabgang, und manche epileptische Anfälle laufen ganz ohne Konvulsionen ab. Gemeinsam ist den meisten Synkopen und einigen Formen epileptischer Anfälle die zeitlich begrenzte Bewusstseinsstörung.

## ■ Anamnese

Die Ersteinschätzung ist für den Aufnahmearzt besonders schwierig, weil er die Synkope nicht selbst beobachten konnte. Unschätzbaren Wert hat hier eine sorgfältig erhobene Fremdanamnese. Besondere Bedeutung kommt dabei den Mitarbeitern des Rettungsdienstes zu. Sie sind geschult, Augenzeugen genau nach dem Ablauf, der Dauer und zeitlichen Entwicklung der Symptome und – falls möglich – nach der Vorgeschichte zu fragen: Ob es Hinweise gibt auf frühere epileptische Anfälle, stattgehabte oder chronische Hirnerkrankungen oder sich entwickelnde neurologische Symptome wie z. B. Kopfschmerzen, Wesensveränderungen, Lähmungen und Bewegungsstörungen. Dasselbe gilt für kardiale Vorerkrankungen.

Wichtig ist eine komplette Medikamentenanamnese mit besonderem Augenmerk auf bradykardisierende, antihypertensive und solche Pharmaka, die eine Verlängerung der QT-Zeit bewirken.

Neurologische Ausfälle während oder nach der Synkope, z. B. eine noch persistierende Sprachstörung oder Hemiparese, sprechen für eine primär intrakranielle bzw. epileptische Ursache. Anhaltende Desorientiertheit ist nach zerebralen Krampfanfällen zwar häufig, aber unspezifisch.

## ■ Klinische Untersuchung

**Wegweisend** sind tachykarde und bradykarde Herzrhythmusstörungen, Zeichen der Herzinsuffizienz, pathologische Herzgeräusche (Aortenstenose, hypertrophe obstruktive Kardiomyopathie), Stenosegeräusche über den Karotiden und neurologische Befunde. Ein Zungenbiss ist unspezifisch, aber häufiger bei epileptischen (Grand-Mal-)Anfällen.

**Blutdruck.** Bei unklaren Synkopen sollten Sie den Blutdruck im Liegen und Stehen messen, um ggf. eine orthostatische Hypotonie zu identifizieren.

**EKG.** Folgende Abweichungen können Hinweise auf eine kardiale Synkope sein: AV-Block III. und II. Grades (Typ Mobitz II), QRS-Dauer > 120 ms, bifaszikulärer Block, sinuatrialer Block, verkürzte PQ- und verlängerte QT-Zeit, Sinusbradykardie < 40/min und alle Zeichen einer koronaren Herzkrankheit.

**Labor.** Je unklarer die Synkope ist, desto breiter angelegt werden Sie Labordiagnostik betreiben. Die Erhöhung des Prolaktins ist zwar unspezifisch, kann aber einer von mehreren Hinweisen auf einen stattgehabten Krampfanfall sein. Die myokardspezifischen Parameter sind obligatorisch. Vergessen Sie die D-Dimere nicht! Bei 20 % der Lungenembolien ist die Synkope der einzige klinische Hinweis.

## ■ Aufnahmeindikation

Bei der Indikation zur stationären Aufnahme werden Sie die direkten Auswirkungen des Bewusstseinsverlusts (z. B. Verletzungen, Fahrtüchtigkeit) und die vermutete Grundkrankheit mit ihrer Prognose berücksichtigen. So haben synkopierte Patienten mit nicht kardial bedingten Synkopen eine deutlich bessere Prognose (Ein-Jahres-Mortalität 0–12 %) als solche mit einer kardialen Grunderkrankung (Ein-Jahres-Mortalität 18–45 %) (Seidl et al. 2001). Patienten nach einer gesicherten orthostatischen oder vasovagalen Synkope und solche mit einem bekannten zerebralen Anfallsleiden, die keiner Neueinstellung bedürfen, werden Sie dagegen größtenteils der Betreuung durch niedergelassene Kollegen zuführen.

## ■ Neurologe oder Internist? – Differenzialdiagnostik

Diese Frage ist gleichbedeutend mit der Differenzialdiagnose zerebrales Anfallsgeschehen oder kardiovaskuläre Synkope und kann nur beantwortet werden, wenn der Aufnahmearzt das jeweils Charakteristische von großen und kleinen epileptischen Anfällen einerseits und Situations-, orthostatischen, vagovasalen und kardialen Synkopen andererseits kennt. Psychogene Synkopen sind selten.

### Was spricht für einen stattgehabten „Grand-Mal-Anfall"?
- Typische Auslöser sind selten im Gegensatz zu kardiovaskulären Synkopen.
- Der Anfall beginnt meist abrupt ohne wesentliche Prodromi (außer bei sekundär generalisierten Anfällen). Gelegentlich wird eine Aura berichtet, z. B. mit unbestimmter Angst, Geruchsempfindungen, Déjà-vu-Erlebnis.
- Die Dauer der Bewusstlosigkeit beträgt mindestens 1–2 Minuten – und diese kommen gerade den Angehörigen lang vor.
- Der Patient ist nicht abrupt (innerhalb von ½ bis 1 Minute) wieder wach, sondern es folgt eine protrahierte Aufwachphase, obwohl Atmung und Kreislauf stabil sind und es keine Hinweise auf eine längere Hypoxiezeit gibt. Ggf. schläft er nach der eigentlichen Bewusstlosigkeit.
- Während der Attacke wurden motorische Phänomene beobachtet: Verkrampfungen oder kräftige rhythmische Zuckungen der Gesichts- oder Extremitätenmuskulatur. Auch bei kardiovaskulären Synkopen sind motorische Phänomene häufig, halten allerdings nur kurz an (unter 30 Sekunden) und sind meist asynchron und schwächer ausgeprägt.

- Eine Zyanose oder Rötung des Gesichts ist naturgemäß unspezifisch, spricht aber eher für einen Grand-Mal-Anfall als für eine kardiovaskuläre Synkope. Bei dieser sind die Patienten meist blass.
- Ein lateraler Zungenbiss; bei kardiovaskulären Synkopen sind Zungenbisse seltener.
- Urinabgang ist ebenfalls unspezifisch, kommt bei Grand-Mal-Anfällen aber häufiger vor als bei kardiovaskulären Synkopen.

**Was spricht für einen stattgehabten „kleinen" Anfall (komplex-fokaler Anfall oder Absence)?**
- Eine kurze „Abwesenheit", besonders wenn sie mit Fehlhandlungen, Verhaltensauffälligkeiten oder geringen motorischen (z. B. umschriebenes Zucken von Gesicht oder Hand) oder vegetativen Zeichen (z. B. Speichelfluss, Einnässen) begleitet wird, ist typisch für komplex-fokale Anfälle.
- Das Lebensalter (Schulkind) und wiederholte kurze stereotype Attacken einer „Abwesenheit" ohne Sturz sprechen für Absencen (Fremdanamnese der Eltern).

**Was spricht für eine Situationssynkope?**
- unmittelbarer zeitlicher Zusammenhang mit Erbrechen, Miktion, Stuhlgang, Niesen, Husten oder Schmerzen
- oder mit Pressatmung (z. B. Oboe-Spielen)
- oder nach körperlicher Belastung.

**Was spricht für eine orthostatische Synkope?**
- zeitlicher Zusammenhang mit Aufstehen oder Lagewechsel,
- kurze Dauer, sofort wieder klar,
- initiales Schwarzwerden vor den Augen, Blässe, Schweißausbruch, Gähnen,
- vermuteter Volumenmangel (z. B. Exsikkose älterer Menschen, Durchfälle, Fieber, Krampfadern),
- vermuteter Einfluss antihypertensiver Medikamente.

**Was spricht für eine vagovasale Synkope?**
- zeitlicher Zusammenhang mit starken Emotionen (z. B. Angst)
- oder Schmerzen (z. B. Zahnarzt, Blutentnahme)
- oder unerwarteten Gerüchen und Geräuschen
- oder längerem Stehen, besonders bei Anspannung (Pop-Konzerte).
- initiales Schwarzwerden vor den Augen, Blässe, Schweißausbruch, Gähnen,
- kurze Dauer, sofort wieder klar.

**Was spricht für einen hypersensitiven Karotissinus?**
- Zusammenhang mit Kopfbewegungen
- oder Druck auf den Karotissinus (z. B. Rasieren, Massage).

**Was spricht für eine kardiale Synkope?**
- zeitlicher Zusammenhang mit EKG-Veränderungen, die auf eine Koronarinsuffizienz hinweisen,
- brady- oder tachykarde Rhythmusstörungen,
- Reizleitungsstörungen,
- eine positive Familienanamnese mit QT-Syndromen oder Brugada-Syndrom und Einnahme von Medikamenten, die eine QT-Zeit-Verlängerung bewirken,
- Herzschrittmacher-Dysfunktionen,
- der zeitliche Zusammenhang mit körperlicher Belastung und Herzgeräusche, die für eine Obstruktion der Ausflussbahn sprechen.

**Was spricht für eine Lungenembolie?**
- Thrombosen,
- vorangegangene Operationen, Geburten, Transkontinentalflüge, lange Autofahrten.
- Auch wenn gar nichts dafür spricht, immer daran denken!

**Was spricht für eine psychogene Synkope?**
- häufige Synkopen ohne Verletzungen,
- herzgesunde junge Patienten,
- theatralischer Charakter, geeignetes Publikum,
- psychiatrische Auffälligkeiten.

In den meisten Fällen gelingt es innerhalb kurzer Zeit, eine ausreichend sichere Verdachtsdiagnose zu stellen. In den anderen muss die interdisziplinäre Zusammenarbeit fortgesetzt werden, gelegentlich auch noch auf Station. Versprechen Sie dem Patienten, den Sie stationär aufnehmen, nicht zu viel: Bis zu 37 % aller Synkopen bleiben trotz umfangreicher Diagnostik ursächlich ungeklärt (Baedecker et al. 1987).

## 13.2 Neurologisch bedingte „Synkopen"

Zwei Mechanismen sind zu bedenken: die primäre Durchblutungsstörung des Hirnstamms, die immer mit weiteren neurologischen Symptomen einhergeht (siehe Kap. 11 und 14), und epileptische Anfälle.

## ◼ Grand-Mal-Anfall oder komplex-fokaler epileptischer Anfall?

**Generalisierte tonisch-klonische (Grand-Mal-)Anfälle** führen in der Regel zu einer abrupten Bewusstlosigkeit mit Verkrampfung der Muskulatur, Hinstürzen, geöffneten Augen und Mydriasis. Dabei kommt es zu einem Atemstillstand mit Zyanose. An vegetativen Zeichen bestehen eine Tachykardie, Blutdruckerhöhung, Schwitzen und bronchiale Hypersekretion. Nach wenigen Sekunden folgt die klonische Phase mit repetitiven, meist rhythmischen Flexorenspasmen. Am Ende des 1–2 Minuten dauernden Anfalls steht eine atonische Phase der gesamten Muskulatur, in der es ggf. zum Harn- oder Stuhlabgang kommt. Im Anschluss schlafen die Patienten oder kommen langsam wieder zu sich, was 5–45 Minuten dauern kann.

Für das Ereignis besteht eine Amnesie; an den Folgen (diffuse Kopf- und Muskelschmerzen, Zungenbiss) merken viele – erfahrene – Patienten, dass ein Anfall aufgetreten ist. Gelegentlich kommt es zu Verletzungen durch den Sturz oder die massive Muskelverkrampfung; auch durch letztere sind Frakturen möglich!

**Komplex-fokale epileptische Anfälle,** die mit Bewusstseinsstörungen einhergehen, sind – ebenso wie „einfach-fokale" (ohne Bewusstseinsstörung) – im Erwachsenenalter häufiger als generalisierte, im Gegenteil zum Kindesalter. Oft beginnen komplex-fokale Anfälle mit oroalimentären Automatismen (Schmatzen, Kauen, Schlucken), dann können unverständliche verbale Äußerungen und manuelle Automatismen (Nesteln) hinzutreten, das Ganze in Verbindung mit einem kurzen Innehalten und Starren. Die Reorientierung benötigt meist einige Minuten. Je nach Ort des epileptischen Fokus können andere Symptome vorhanden sein.

## ◼ Ursachen

Ursachen epileptischer Anfälle im Erwachsenenalter sind vielfältig. Während bei fokalen Anfällen in der Regel von einer hirnlokalen Schädigung (ggf. einer Narbe nach früherer Läsion) auszugehen ist, können primär generalisierte Anfälle sowohl auf eine primär zerebrale als auch auf eine primär extrazerebrale Ursache hinweisen (z. B. Hypoglykämie) bzw. bei metabolischen Enzephalopathien (siehe Kap. 14) auftreten. Häufig sind Grand-Mal-Anfälle bei Alkoholkranken, meist im relativen Alkoholentzug. Fokale Anfälle lassen auch bei diesen eine strukturelle Hirnschädigung vermuten, die – soweit noch nicht bekannt – abgeklärt werden sollte (vgl. Kap. 15).

## Evaluation

Die Evaluation nach dem ersten Anfall soll klären, ob es sich überhaupt um einen epileptischen Anfall gehandelt hat, warum er aufgetreten ist und ob eine Behandlungsnotwendigkeit besteht.

Provozierende Faktoren wie Schlafmangel und Alkoholgenuss oder eine (relative) Entzugssituation bei chronischem Alkohol- oder Medikamentenkonsum und akute Infekte sind ebenso zu erfragen wie relevante Vorerkrankungen (nicht nur des Gehirns, sondern auch solche, die das Gehirn schädigen können). Weitere zerebrale Symptome in der aktuellen Anamnese oder neurologische (auch nur kurzzeitig postiktal nachweisbare) Auffälligkeiten bei der klinischen Untersuchung, eine protrahierte Bewusstseinsstörung oder anhaltende psychische Veränderungen sowie Hinweise auf eine gravierende Allgemeinerkrankung lassen an einen symptomatischen Anfall denken, der weiter stationär abgeklärt werden sollte.

Ein Laborscreening erfasst metabolische Abweichungen, ebenso den Alkoholspiegel und ggf. Medikamente oder Drogen (siehe Kap. 15 und 16). Die CK kann nach einem Grand Mal-Anfall deutlich ansteigen (bis > 1000 U/l).

Das kraniale MRT (in der Akutphase ist für viele Fragen zunächst ein CCT akzeptabel und nützlich) kann strukturelle Hirnveränderungen zeigen. Im EEG finden sich – auch im Intervall – evtl. epileptische Graphoelemente, die eine Zuordnung des Anfalls erlauben.

Die Liquoruntersuchung ist indiziert vornehmlich bei Verdacht auf eine Meningitis, Enzephalitis, Subarachnoidalblutung, Meningeosis carcinomatosa, ggf. nach Durchführung der kranialen Bildgebung.

Bei einem einzelnen epileptischen Anfall ohne neurologische Auffälligkeiten und ohne sonstige Hinweise für eine symptomatische Genese ist nach den Leitlinien der Deutschen Gesellschaft für Neurologie die ambulante weitere Abklärung möglich (Diener u. Putzki 2008).

## Therapie

**Eine (Dauer-)Behandlung nach dem ersten (auch unprovozierten) Anfall** ist nicht zwingend erforderlich, kann aber bei besonderen Aspekten erwogen werden, z. B. bei hohem Rezidivrisiko, akuter oder chronischer Hirnerkrankung oder besonderer beruflicher oder sozialer Exposition des Patienten (und Behandlungswunsch). Die Langzeitprognose wird vom sofortigen Therapiebeginn nicht signifikant beeinflusst.

**Eine Behandlung nach jedem aufgetretenen Anfall,** also z. B. die Gabe eines Benzodiazepins nach stattgehabtem Grand-Mal-Anfall zur Vorbeugung eines weiteren, ist nicht effektiv und daher nicht indiziert. Bei wiederholten Anfällen, auch in der Akutphase, sollte eine Dauertherapie, evtl. zeitlich begrenzt, begonnen werden.

Bei bekanntem epileptischen Anfallsleiden stellt sich die Frage, warum aktuell (oder in letzter Zeit) Anfälle aufgetreten sind: Ist der Patient generell nicht anfallsfrei (zeigt aber keine Zunahme der Frequenz), hat er die Medikation nicht eingenommen, ist der Medikamentenspiegel gesunken (z. B. durch zusätzliche Einnahme eines anderen Medikaments mit resultierender Interaktion) oder liegen Provokationsfaktoren vor, z. B. ein akuter Infekt. In dieser Situation ist die Bestimmung des Antikonvulsivumspiegels sinnvoll.

### Therapie beim Status epilepticus

> Der Status generalisierter tonisch-klonischer Anfälle (Grand-Mal-Anfall bzw. Anfallsserie von über 5 Min. Dauer ohne zwischenzeitliche klinische oder elektronenzephalographische Normalisierung) ist ein akuter lebensbedrohlicher Notfall, der einer sofortigen Therapie bedarf.

Bei bekannter Epilepsie kann nach Legen eines i. v. Zugangs und möglichst auch Blutentnahme (u. a. Bestimmung des Antikonvulsivumspiegels) sofort mit der unten beschriebenen Therapie begonnen werden. Bei Erstmanifestation von epileptischen Anfällen ist ein initiales Laborscreening notwendig (BZ, BSG, BB, CRP, Elektrolyte, Leberenzyme, CK), nach Stabilisierung eine weitere differenzierte Labordiagnostik, außerdem sobald wie möglich die Fremdanamnese und ein Notfall-CCT. Danach erfolgt die elektive neurologische Diagnostik (s. o.).

**Allgemeine Maßnahmen (soweit nicht schon vom Notarzt vorgenommen):**
- Blutzucker-Bestimmung, Legen eines stabilen i. v. Zugangs, 0,9 % Natriumchlorid-Lösung, Kreislaufüberwachung, Pulsoxymetrie,
- Gabe von Thiamin 100 mg i. v. bei Verdacht auf Alkohol-assoziierten Status epilepticus,
- Gabe von Glukose 40 % 60 ml i. v. bei Verdacht auf oder im BZ-Stix nachgewiesener Hypoglykämie,
- Sauerstoffinsufflation über Maske bei Zyanose, ggf. Intubation und Beatmung,
- symptomatische Temperatursenkung bei > 37,5 ° C, initial mit 1 g Paracetamol i. v.

**Initiale medikamentöse antikonvulsive Therapie:**
- Lorazepam 0,1 mg/kg i. v. (2 mg/min, ggf. wiederholen bis max. 10 mg), alternativ (falls unerfahren im Umgang mit Lorazepam):
- Diazepam 0,25 mg/kg i. v. (5 mg/min, ggf. wiederholen bis max. 30 mg), alternativ:
- Clonazepam 1–2 mg i. v. (0,5 mg/min, ggf. wiederholen bis max. ca. 6 mg).

Lorazepam hat in Studien Vorteile gegenüber Diazepam gezeigt, zum Clonazepam gibt es weniger Daten.
  Bei Nichtverfügbarkeit eines i. v. Zugangs: Diazepam als Rektiole 10–20 mg rektal, ggf. wiederholt. Notfalls ist auch Midazolam i. m. 0,2 mg/kg möglich.

**Bei Unwirksamkeit der Benzodiazepine:**
- Über einen separaten i. v. Zugang Phenytoin-Infusionskonzentrat 15–20 mg/kg i. v. (50 mg/min über 5 Minuten, Rest über 20–30 Minuten – Infusionsgeschwindigkeit beachten! –, max. 30 mg/kg).

**Bei Unwirksamkeit oder Kontraindikationen gegen Phenytoin:**
- Valproat 20–30 mg/kg i. v. als Bolus, ggf. wiederholen, danach max. 6 mg/kg/h im Perfusor.
- Als weitere Alternative: Phenobarbital 20 mg/kg i. v. (100 mg/min, höhere Dosis nur unter Intensivmonitoring).

Bei weiterem Therapieversagen ist die intensivmedizinische Behandlung mit Thiopental, Midazolam oder Propofol unter EEG-Monitoring obligat.

**Therapie bei fokalen Anfällen.** Ein konvulsiver oder nichtkonvulsiver Status einfach- oder komplex-fokaler Anfälle ist primär nicht lebensbedrohlich, so dass hier die Therapie auf baldige Wiederherstellung der Funktion und die Vermeidung von Folgeschäden zielt. Die therapeutischen Schritte entsprechen den o. g., d. h., auch hierbei finden zunächst Benzodiazepine Verwendung. Ein nichtkonvulsiver Status komplex-fokaler Anfälle kann sich als unklare Bewusstseinsstörung präsentieren (siehe Kap. 14); diagnostisch ist das EEG (und gelegentlich das Ansprechen, also Aufklaren, auf eine ex juvantibus erfolgte Benzodiazepingabe).

## 13.3 Kardiovaskuläre Synkopen

### Neurokardiogene Synkopen

**Situationssynkopen** sind keine Indikation für eine stationäre Aufnahme. Die betroffenen Patienten bedürfen lediglich einer Beratung.

**Vagovasale Synkopen.** Die Patienten müssen in der Regel auch nicht stationär abgeklärt werden. Nur wenn die Synkopen häufig auftreten, eine erhöhte Verletzungsgefahr besteht oder die Diagnose unsicher ist, empfiehlt sich bei jungen Patienten (bis 40 Jahre), wenn kardiale und neurologische Erkrankungen ausgeschlossen sind, eine Kipptisch-Untersuchung, die mit gewisser Einschränkung auch therapeutische Ansätze erlaubt (Ector et al. 1998). Gehen den Synkopen Prodromi voraus, können die Patienten auch lernen, durch bestimmte Körperhaltungen und Muskelanspannung den Bewusstseinsverlust zu verhindern (Krediet et al. 2002).

**Hypersensitiver Karotissinus.** Bei älteren Patienten (ab 40 Jahren) wird eher ein hypersensitiver Karotissinus vermutet und der Karotisdruckversuch empfohlen. Vorher müssen Sie die Karotiden auskultieren. Bei Verdacht auf eine Stenose ist der Karotisdruckversuch kontraindiziert. Sie sollten dann erst eine Duplex-Sonographie veranlassen. Der Karotisdruckversuch wird unter laufender EKG-Kontrolle am liegenden Patienten durchgeführt. Dabei soll nicht nur Druck ausgeübt, sondern auch 5–10 Sekunden lang massiert werden. Das Ergebnis ist positiv, wenn eine Asystolie von mindestens 3 Sekunden oder ein Blutdruckabfall auf 50 oder weniger mmHg erfolgen. Letzterer ist aber nur invasiv messbar und relativ unspezifisch. In der ZNA spielt das keine Rolle. Patienten mit Synkopen durch einen hypersensitiven Karotissinus werden mit einem Schrittmacher versorgt.

### Orthostatische Synkopen

Die Patienten sind während der Synkope hypoton. Ist das nicht objektiviert worden, sollten Sie den Blutdruck im Liegen (5 Minuten) und nach 1 und 3 Minuten im Stehen messen (bei weiter abfallendem Blutdruck wird entsprechend weiter kontrolliert). Als orthostatische Hypotension gilt ein Abfall des systolischen Blutdrucks um > 20 mmHg oder auf < 90 mmHg. Die meisten dieser Patienten können Sie nach Hause schicken, einige bessern sich nach Flüssigkeitsinfusionen, nur wenige werden Sie wegen des Verdachts auf „Overtreatment" einer arteriellen Hypertonie oder Volumenmangel aufgrund behandlungsbedürftiger Erkrankungen wie Blutungen, Enteritiden oder Nebennierenrinden-Insuffizienz stationär aufnehmen. Es kommt durchaus vor, dass Sie zu Patienten, deren Ersteinschätzung zur Diagnose „orthostatische Synkope" geführt hat, sekundär erneut den Neurologen hinzuziehen, wenn nämlich der Verdacht auf eine „autonome Dysregulation" z. B. im Rahmen eines Morbus Parkinson entsteht. Im Prinzip kann jede Polyneuropathie, auch bei internistischen Erkrankungen, eine autonome Beteiligung aufweisen.

### Kardiale Synkopen

Kardiale Synkopen führen wegen ihrer schlechten Prognose fast immer zur stationären Aufnahme. Es gibt 3 ätiologisch unterschiedliche Gruppen.

**Ischämie getriggerte Synkopen** vermuten Sie wegen der klinischen Beschwerden (typische Angina pectoris) oder erkennen Sie an entsprechenden EKG-Veränderungen und sollten zur invasiven Diagnostik Anlass geben: im Rahmen eines akuten Myokardinfarkts sofort, ansonsten umgehend. Am besten bitten Sie den zuständigen Kardiologen darum, sich den Patienten in der ZNA anzusehen und das Vorgehen festzulegen. Bei atypischen Beschwerden und fehlenden EKG-Veränderungen wird er gelegentlich ein Echokardiogramm und eine Ergometrie bzw. eine Stressechokardiographie durchführen, bevor er sich zur Koronarangiographie entschließt. Ich persönlich würde bei Patienten nach Synkopen, die thorakale Schmerzen haben, immer eine koronare Herzkrankheit beweisen oder ausschließen, also angiographieren.

**Mechanische Ursachen** wie die Aortenstenose, die hypertrophe obstruktive Kardiomyopathie und Myxome: Bei entsprechenden Geräuschbefunden werden Sie eine Echokardiographie veranlassen und die Patienten der invasiven Diagnostik und ggf. Therapie zuführen.

**Arrhythmogene Synkopen** müssen bei folgenden EKG-Veränderungen vermutet werden:
- AV-Block II. Grades (Typ Mobitz II), AV-Block III. Grades, sinuatrialer Block, Links- und Rechtsschenkelblock im Wechsel,
- Sinusbradykardie < 40/min, Sinusknoten-Stillstand > 3 Sekunden, Schrittmacherfehlfunktionen mit Pausen, Bradyarrhythmie,
- paroxysmale ventrikuläre oder supraventrikuläre Tachykardien mit hoher Frequenz.

Gelegentlich ergibt sich eine sofortige Schrittmacher-Indikation (z. B. AV-Block III. Grades und keine bradykardisierende Medikation). Dann rufen Sie gleich den dafür zuständigen Kardiologen. Die meisten dieser Patienten werden Sie aber zum EKG-Monitoring auf Ihre Intermediate-Care-Einheit verlegen, wo die weitere Diagnostik (Echokardiogramm, elektrophysiologische Untersuchung) erfolgt. Langzeit-EKG-Ableitungen über 24 oder 48 Stunden tragen erfahrungsgemäß wenig zur Identifizierung einer arrhythmogenen Synkope bei (Kapoor 1992). Implantierbare Ereignis-Rekorder scheinen vielversprechender zu sein (Krahn et al. 2002).

Unabhängig von dieser vordergründig rhythmologischen Betrachtungsweise sollten Sie sich immer Gedanken über die Grunderkrankung und besonders die linksventrikuläre Funktion bei synkopierten Patienten machen. Sind Sie unsicher bei der Ersteinschätzung und im Zweifel über die stationäre Aufnahmeindikation, veranlassen Sie ein Echokardiogramm!

> Patienten, deren linksventrikuläre Funktion stark eingeschränkt ist (EF < 20 %), haben nach einer Synkope eine Ein-Jahres-Mortalität von 45 %. Die Indikation zur Implantation eines Schrittmachers/Defibrillators (ICD) sollte großzügig gestellt werden.

## 13.4 Psychogene Synkopen

Psychogene Synkopen sind selten und bezüglich des klinischen Erscheinungsbildes genauso vielseitig wie psychogene Anfälle überhaupt. Die Patienten sind meistens psychiatrisch auffällig, so dass der Verdacht nahe liegt. Sie verletzen sich während der scheinbaren Bewusstseinsstörung nur selten. Hinweise auf eine kardiale Erkrankung fehlen. Bedenken Sie aber, bevor Sie einen Patienten zum Psychiater schicken, dass häufige kardiovaskuläre Synkopen oder epileptische Anfälle ihrerseits zu sekundären psychiatrischen Störungen führen können. Nehmen Sie deshalb auch bei vordergründiger psychiatrischer Symptomatik immer eine komplette Ersteinschätzung vor!

## 13.5 Fälle und Fallstricke

**Beispiel 1:**

Eine 34-jährige hochleistungsfähige Triathletin kam nach 6 Synkopen an einem Tag mit Schürfwunden und Prellungen in die Notaufnahme. Seit einem Jahr waren rezidivierend Palpitationen mit unregelmäßigem schnellem Puls aufgetreten. Es wurde die Diagnose eines intermittierenden Vorhofflimmerns gestellt und mit Disopyramid behandelt. In den darauf folgenden 2 Wochen erlitt die junge Frau 15 weitere Synkopen. Die daraufhin eingeleitete Diagnostik in einem großen Klinikum blieb ergebnislos und die Patientin wurde mit einem externen Event-Rekorder entlassen. Nach 3 Wochen ereignete sich wieder eine Synkope. Der Freund aktivierte den Rekorder und es konnte eine polymorphe ventrikuläre Tachykardie identifiziert werden. Die kardiale Diagnostik einschließlich rechtsventrikulärer Myokardbiopsie blieb zunächst ohne Befund. Erst ein Ajmalin-Test zeigte die für das Brugada-Syndrom typischen ST-Hebungen in $V_1$ und $V_2$. Es wurde ein ICD implantiert. In den nächsten 2 Monaten kam es zu einer Entladung bei polymorpher ventrikulärer Tachykardie mit Synkope (Carsson et al. 2000).

### Beispiel 2:

Ein 36-jähriger bisher gesunder Mann erlitt auf einer Party eine Synkope mit 1 Minute Bewusstseinsverlust, Einnässen und Einkoten ohne Krampfanfall. Alkohol hatte er nicht getrunken. In der Notaufnahme betrug der systolische Blutdruck 65 mmHg. Es wurde eine Basisdiagnostik einschließlich Karotisdruckversuch durchgeführt. Sie blieb ergebnislos und der Patient wurde mit der Diagnose vagovasale Synkope entlassen. 6 Wochen später wurde er mit Kopfschmerzen, Schwindel, Übelkeit sowie einem Erythem im Gesicht und am Schultergürtel erneut eingeliefert. Die umfangreiche internistisch-neurologische Diagnostik einschließlich Bestimmung der Hydroxyindolessigsäure erklärte die Beschwerden nicht. Ein halbes Jahr später bekam der Patient während der Arbeit Parästhesien an den Händen, eine Rötung von Gesicht und Stamm, Kopfdruck und wurde bewusstlos. Der Notarzt konnte keinen Blutdruck messen und musste bei einer Sauerstoffsättigung von 50 % intubieren. Nach Volumengabe normalisierten sich die Befunde und der Mann wurde nach 2 Tagen ohne Diagnose entlassen. Nach weiteren 2 Tagen wiederholte sich genau dasselbe. Der jetzt eingesetzte Notarzt dachte an ein anaphylaktisches Ereignis und behandelte mit Kortikosteroiden und Antihistaminika, woraufhin der Patient sich sofort besserte. Die allergologische Diagnostik führte einen Zusammenhang mit dem Genuss von Bananen zutage und schließlich zur Diagnose einer Latex-Sensibilisierung mit den bekannten Kreuzallergien. Der Mann wurde diätetisch beraten, mit einem Allergiepass und einem medikamentösen Notfallset ausgestattet (Woltsche-Kahr u. Kränke 1997).

### Beispiel 3:

Eine 29-jährige Frau wurde seit Jahren wegen eines zerebralen Anfallsleidens behandelt. Bemerkenswert war, dass die generalisierten Krampfanfälle vor allem bei körperlicher Belastung auftraten. Während einer Radtour passierte es wieder und die Patientin stürzte auf den Schädel. Einen Helm trug sie nicht. Obwohl die junge Frau auf ihre bekannte Epilepsie pochte und nach Hause wollte, überredete sie der vorsichtige Aufnahmearzt, sich wegen des Schädel-Hirn-Traumas I. Grades bis zum Folgetag überwachen zu lassen. Auf der Wachstation wurde sie routinemäßig an den EKG-Monitor angeschlossen. Nachts alarmierte dieser, während die Patientin schlief. Auf dem Monitor war eine hochfrequente ventrikuläre Tachykardie vom Typ „Torsade de pointes" zu sehen, die spontan sistierte. Die weitere Diagnostik ergab ein QT-Syndrom mit Verlängerung der QT-Zeit unter Belastung. Eine familiäre Häufung konnte nicht gefunden werden. Der Fall ereignete sich 1988. Damals behandelte man solche Patienten mit Betablockern, die eine QT-Zeit-Verkürzung bewirken. Über den weiteren Verlauf ist uns nichts bekannt (Bartels 1988).

### Beispiel 4:

Ein junges Mädchen war in der Schule ohnmächtig geworden. Sie war noch etwas blass um die Nase, fühlte sich nach einer Ruhepause aber besser. Systolischer Blutdruck im Liegen 110 mmHg, Puls 94 /min. Als der Notaufnahme-Arzt ihr den Bericht gab und sie verabschieden wollte, kollabierte sie erneut und der Oberarzt wurde informiert. Sonographisch war der Bauch voller Blut. Von der Schwangerschaft hatte sie nichts gewusst.

## ■ Literatur

Baedeker W, Stein H, Theiss W et al. Unklare Synkopen: Diagnostik, Verlaufsbeobachtung und Schrittmachertherapie. Dtsch Med Wschr 1987; 112: 128–134

Bartels O. Kasuistik, vorgetragen auf der 16. Nervenärztlichen Fortbildungsveranstaltung 1988 in Erlangen

Carsson J, Erdogan A, Rolf A et al. 34-jährige Triathletin mit rezidivierenden Synkopen. Dtsch Med Wschr 2000; 125: 1074–1078

Diener HC, Putzki N, Hrsg. Leitlinien für Diagnostik und Therapie in der Neurologie. Stuttgart: Thieme; 2008: 2–28

Ector H, Reybrouck T, Heidbuchel H et al. Tilt training: a new treatment for recurrent neurocardiogenic syncope or severe orthostatic intolerance. PACE 1998; 21: 193–196

Kapoor W. Evaluation and management of the patient with syncope. J Am Med Ass 1992; 268: 2553–2560

Krahn A, Klein G, Fitzpatrick A et al. The role of empiric pacing in unexplained syncope. Predicting the outcome of patients undergoing prolonged monitoring. PACE 2002; 25: 37–41

Krediet C, van Dijk N, Linzer M et al. Management of vagovasal syncope: controlling or aborting faints by leg crossing and muscle tensing. Circulation 2002; 106: 1684–1649

Seidl A, Schuchert A, Tebbenjohanns J et al. Kommentar zu den Leitlinien zur Diagnostik und Therapie von Synkopen der Europäischen Gesellschaft für Kardiologie 2001. Hrsg. Deutsche Gesellschaft für Kardiologie, Herz- und Kreislaufforschung

Woltsche-Kahr I, Kränke B. Rezidivierende Bewusstseinsverluste bei anaphylaktischen Reaktionen. Dtsch Med Wschr 1997; 122: 747–750

# 14 Der somnolente Patient

*Andreas Thie und Albrecht Francke*

> ▶ **Vorbemerkungen** ▶ **Klinisches Einmaleins, Ersteinschätzung und Diagnostik** ▶ **Ursachen:** Neurologische Ursachen: Supra- und infratentorielle Läsionen – Spezifische Intoxikationen – Endokrinologische Ursachen: Hypo- und Hyperglykämie, Hypophysenvorderlappen-Insuffizienz, Thyreotoxikose, Myxödem, Morbus Addison – Metabolische und respiratorische Ursachen: Leberkoma, Urämie, Hyperkapnie, Posthypoxische Enzephalopathie – Iatrogene Ursachen – Psychogenes Koma ▶ **Fälle und Fallstricke**

## 14.1 Vorbemerkungen

Zwei Komponenten bestimmen unser bewusstes Verhalten: die Wachheit (Vigilanz/"arousal") und der „Inhalt" des Bewusstseins, also die Summe der kognitiven und affektiven mentalen Funktionen. In diesem Kapitel werden die Störungen der Vigilanz behandelt, d. h. die pathologische Schläfrigkeit. Wir unterscheiden:

1. **Somnolenz:** reduzierte Wachheit, vermehrte Schläfrigkeit, Verlangsamung, kurze Aufmerksamkeitsspanne nach Weckreizen oder Ansprache.
2. **Sopor** (engl.: „stupor"): tiefschlafähnlicher Zustand, aus dem der Patient nur durch kräftige (Schmerz-) Reize kurzzeitig erweckbar ist.
3. **Koma:** auf äußere Reize areaktiver, tiefschlafähnlicher Zustand mit geschlossenen Augen.

Das sog. aufsteigende retikuläre System (die Formatio reticularis) sorgt für unsere Wachheit. Diese Struktur, die sich von der Medulla oblongata tief im zentralen Grau bis zum Zwischenhirn, dem Übergang vom Hirnstamm zum Großhirn, erstreckt, muss *beidseitig* strukturell oder funktionell geschädigt werden, damit wir eintrüben! Damit ist erklärt, dass ein einseitiger Großhirninfarkt allein nicht zum Koma führt.

## 14.2 Klinisches Einmaleins: Was ist zu klären?

Zwei Neurologen aus New York, Fred Plum und Jerome Posner, haben vor über 40 Jahren erstmals ihr Standardwerk über die Ursachen und die Beurteilung von komatösen Patienten publiziert (Plum u. Posner 1980). Gemäß ihrer Überlegungen (und ihnen zu Ehren) möchten wir in diesem Abschnitt die Kategorien und klinischen Befunde gliedern. Folgende Fragen sind zu klären:
- Ist die Störung „organisch" oder psychogen bzw. „funktionell"?
- Falls organisch, ist sie durch eine fokale, umschriebene oder diffuse zerebrale Schädigung bedingt?
- Wird der Zustand des Patienten besser, ist er konstant oder progredient schlechter?
- Was ist der spezifische pathologische Prozess, der das Koma verursacht?
- Gibt es eine konservative oder operative Therapie?

Aufgrund der anatomischen Vorgaben sind 2 grundsätzliche Pathomechanismen zu bedenken:
1. direkte Depression beider Großhirnhemisphären (und zumeist auch teilweise des Hirnstamms) durch diffuse oder multifokale Schädigung und
2. direkte bilaterale Schädigung der aktivierenden Strukturen im Hirnstamm.

**Entsprechende Krankheiten fallen damit in folgende Kategorien:**
- supratentorielle Raumforderungen, die einen Effekt auf tiefliegende dienzephale Strukturen ausüben, welche wiederum beide Hemisphären beeinflussen;
- infratentorielle Läsionen oder Raumforderungen, die direkt die aktivierenden Systeme im Hirnstamm beeinträchtigen;
- metabolische oder toxische Störungen, die die Hirnfunktion diffuser schädigen;
- psychogene Bewusstseinsstörungen.

**Folgende klinische Parameter sind nützlich für die Beurteilung des Patienten:**
- Bewusstseinsstadium = die Tiefe der Bewusstlosigkeit (siehe Vorbemerkungen),
- Atmungsmuster,
- Größe und Reagibilität der Pupillen,
- spontane und reflektorische Augenbewegungen,
- Bewegungsmuster der Skelettmuskulatur.

## 14.3 Klinische Ersteinschätzung

Nach einer kurzen Information durch den Rettungsdienst oder die Angehörigen über die Entwicklung der Beschwerden und die Umstände des Auffindens des Patienten sind die Vitalparameter und die Tiefe der Bewusstseinsstörung zu prüfen. Bei gestörten Schutzreflexen komatöser Patienten sind Intubation und maschinelle Beatmung indiziert. Also: Blutdruck, Puls und Atmung kontrollieren.

### ■ Auf einen Blick

Wirkt der Patient allgemein krank, dehydriert, fieberhaft oder hypotherm, zeigt er äußere Verletzungszeichen, strömt er einen charakteristischen (Mund-)Geruch aus (z. B. nach Leber)? Ein auffallend niedriger Blutdruck kann auf eine primäre oder sekundäre Kreislaufdepression, eine exzessive arterielle Hypertonie z. B. auf ein primär intrakranielles Geschehen mit entsprechender adrenerger Aktivierung hinweisen. Eine Bradykardie kann zwar kardialer Genese, aber auch Ausdruck einer intrakraniellen Druckerhöhung sein (Cushing-Reflex).

### ■ Bestimmung wichtiger klinischer Parameter

Nach der Sicherung der Vitalfunktionen wird Blut abgenommen und ein EKG geschrieben. Dann folgt eine kurze neurologische Untersuchung zur Bestimmung der o. g. klinischen Parameter:

**Wie weit ist der Patient weg?** Reaktion auf Ansprache: laut genug reden, wiederholt auffordern, die Augen zu öffnen, ansonsten laut in die Hände klatschen: Öffnet der Patient kurz die Augen, wendet er sich zu/ab, dann ist er (nur) somnolent.

**Prüfung auf Schmerzreize:** Nacheinander mit dem Stiel des Reflexhammers quer auf das Nagelbett eines Fingers bzw. der Großzehen beidseits drücken (notfalls mit dem Kugelschreiber o. ä.) und die Weck- und motorische Reaktion (s. u.) beachten. Die Nagelschmerzprobe ist relativ atraumatisch und effektiv. Sie sollten aber vorab die Stärke des Drucks an sich selbst ausprobieren!

**Findet sich ein auffälliges Atemmuster?** Die in Abb. 14.1 aufgeführten Atemmuster sind zwar theoretisch möglich, lassen sich in der Praxis – auch mit Atemfühlern – aber nur selten fassen, mit Ausnahme der Cheyne-Stokes-Atmung und vielleicht noch der neurogenen Hyperventilation. Das mag daran

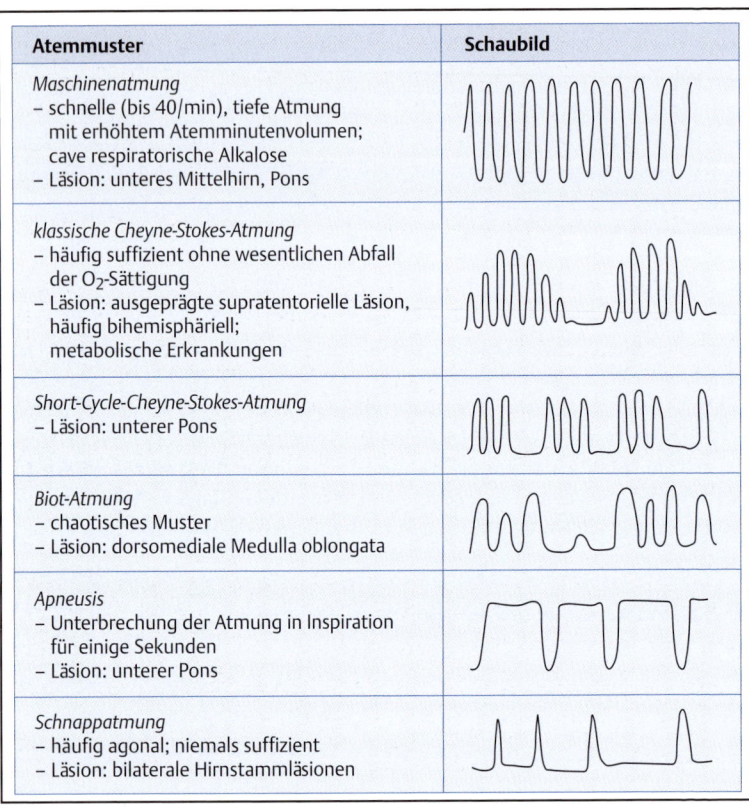

| Atemmuster | Schaubild |
|---|---|
| *Maschinenatmung*<br>– schnelle (bis 40/min), tiefe Atmung mit erhöhtem Atemminutenvolumen; cave respiratorische Alkalose<br>– Läsion: unteres Mittelhirn, Pons | |
| *klassische Cheyne-Stokes-Atmung*<br>– häufig suffizient ohne wesentlichen Abfall der $O_2$-Sättigung<br>– Läsion: ausgeprägte supratentorielle Läsion, häufig bihemisphäriell; metabolische Erkrankungen | |
| *Short-Cycle-Cheyne-Stokes-Atmung*<br>– Läsion: unterer Pons | |
| *Biot-Atmung*<br>– chaotisches Muster<br>– Läsion: dorsomediale Medulla oblongata | |
| *Apneusis*<br>– Unterbrechung der Atmung in Inspiration für einige Sekunden<br>– Läsion: unterer Pons | |
| *Schnappatmung*<br>– häufig agonal; niemals suffizient<br>– Läsion: bilaterale Hirnstammläsionen | |

Abb. 14.1 Typische Atemmuster und ihre Läsionsorte (Quelle: Bltsch 2004).

liegen, dass schwerkranke Patienten mit ausgeprägten Hirnstammschäden auch ateminsuffizient sind bzw. aufgrund ihres Gesamtbefindens häufig bereits intubiert und maschinell beatmet in die Klinik kommen. Wenn sie dann auch noch sediert wurden, lässt sich eine sinnvolle neurologische Einschätzung meist nicht mehr durchführen.

**Wie groß und reagibel sind die Pupillen?** Bei einem bewusstlosen Menschen sind die Augen geschlossen. Zur Beurteilung der Pupillen und der Augen überhaupt werden die Lider passiv gehoben. Kneift der Patient die Augen dabei aktiv zusammen? Dann ist er nicht sehr tief bewusstlos oder psychogen komatös. Geachtet wird auf die Größe (unter Berücksichtigung der Umgebungshelligkeit!) und die Form der Pupillen, ggf. ein spontanes Pupillenspiel ohne Änderung der Beleuchtung („Hippus pupillae") sowie die direkte und konsensuelle Reaktion auf Licht (Tab. 14.1). Normalerweise sind Pupillen etwa kreisrund; ovale Pupillen kommen bei Hirnstammläsionen (im Pons) vor. Nicht selten sieht man unrunde oder defekte Pupillen nach Augenoperationen. Um die Lichtreaktion auch bei engen Pupillen beurteilen zu können, empfiehlt sich eine helle Taschenlampe und eine Taschenlupe.

Eine Anisokorie kommt auch bei Gesunden häufig vor, meist diskret und nur bei geringer Beleuchtung deutlich. Die Frage bei einer vermeintlich pathologischen Anisokorie ist: Welche Pupille ist gestört? Wenn die größere Pupille auch vermindert auf Licht reagiert (sowohl direkt als auch konsensuell), weist das auf eine (beginnende) Schädigung des N. oculomotorius bzw. seiner vegetativen Fasern hin. Wenn die kleinere Pupille auf Licht reagiert, aber gleichseitig auch eine verschmälerte Lidspalte durch „Hängen" des Oberlids besteht (Ptosis), könnte ein Horner-Syndrom vorliegen durch Schädigung der sympathischen Nervenfasern, die das Auge versorgen. Dieses kommt durch eine zentrale (z. B. Hirnstamm-)Läsion oder eine periphere Irritation der Fasern z. B. am Hals vor (Trauma, Karotisdissektion, iatrogen nach versuchter Anlage eines Jugularis-interna-Katheters).

> Die Pupillengröße wird von Medikamenten, die auf den Sympathikus oder Parasympathikus wirken, beeinflusst: Opiate sind parasympathomimetisch und machen die Pupillen eng, Anticholinergika (viele Psychopharmaka) und Sympathomimetika (z. B. Amphetamine) machen die Pupillen weit.

**Wie ist die spontane Augenposition, gibt es spontane oder reflektorische Augenbewegungen?** Spontanes Blinzeln oder Lidschlag setzt eine intakte pontine Formatio reticularis voraus. Nach Anheben der Lider wird die spontane Augenposition erkennbar. Normalerweise stehen die Bulbi in Mittelstellung oder

Tabelle 14.1 Typische Befunde der Pupillen.

| Pupillen | Läsionsort/Ursache |
| --- | --- |
| klein, reaktiv | Dienzephalon, auch bei diffuser Schädigung (z. B. metabolische Enzephalopathie) |
| groß, lichtstarr, evtl. Hippus pupillae | Mittelhirn-Haube |
| groß, lichtstarr (z. B. einseitig) | N. oculomotorius |
| mittelweit, lichtstarr | Mittelhirn |
| Stecknadelkopf-klein („pin point") | Pons |

leichter Divergenz. Ein leichtes „Pendeln" der Bulbi in der Horizontalen („Bulbuswandern") zeigt, dass der Patient nicht psychogen bewusstlos ist und wichtige Strukturen im Hirnstamm intakt sein müssen. Eine konstante Blickwendung zu einer Seite, ein Spontannystagmus, ausgeprägte Fehlstellungen der Bulbi oder divergente sowie vertikale spontane Bulbusbewegungen weisen auf primäre Läsionen des Hirnstamms oder Großhirns hin.

Reflektorisch lassen sich die Bulbusbewegungen am einfachsten durch das „Puppenkopfmanöver" (den okulozephalen Reflex, OCR) prüfen. Dabei wird der Kopf (ggf. nach Ausschluss einer Verletzung der HWS) abrupt – aber vorsichtig – zur Seite bzw. vor und zurück gedreht. Im tiefen Koma drehen die Bulbi mit und bleiben in dieser Endposition; in der Somnolenz drehen die Bulbi kurz mit und wandern dann in Richtung der Ausgangsposition (also gegen die Drehrichtung) = OCR positiv.

Der Kornealreflex ist nur dann nützlich, wenn er einseitig kräftig und auf der anderen Seite nicht erhältlich ist, dann kann er auf eine strukturelle bzw. primäre Hirnschädigung hinweisen.

Im tiefen (metabolischen) Koma verschwinden der Kornealreflex ebenso wie der OCR und die Pupillenreaktion auf Licht.

### Zusammenfassung:
- bei wachen Patienten: Bulbi in Mittelstellung, keine unwillkürlichen Bewegungen, OCR negativ;
- Bewusstlose mit diffuser oder bihemisphärieller Schädigung (ohne direkte Läsion der „Augenbahnen") ohne tiefes Koma: Bulbi in Mittelstellung oder leichter Divergenz, leichtes horizontales Bulbuswandern, OCR positiv;
- in den meisten metabolischen Komata (Ausnahme z. B. Barbiturat-Hypnotika-Intoxikation): OCR zunächst lebhaft, im Verlauf bis zum Ausfall verzögert, im tiefen Koma Bulbi immobil in Mittelstellung;
- Bewusstlose mit Großhirnschädigung (unter Einbeziehung des frontalen Augenfeldes): Blickdeviation zur Herdseite, evtl. mit gleichgerichtetem Nystagmus, OCR meist positiv;
- Mittelhirn-Läsionen: Bulbi im Mittelstellung oder leicht divergent, starr, Reaktion im OCR hängt von Läsionsort und -größe ab;
- laterale Blickwendung mit positivem OCR: Großhirnschädigung; bei infratentorieller bzw. pontiner Läsion: Blickwendung vom Herd weg; OCR lässt Bulbi nicht über die Mittellinie gelangen;
- Blickdeviation nach unten: Mittelhirn-Kompression (nicht -Destruktion) oder diffuse Hirnschädigung (z. B. metabolisch); falls OCR die Bulbi über die Mittellinie nach oben bringt: vermutlich metabolische Ursache;
- wesentliche Divergenz der Bulbi (lateral oder schräg): strukturelle Hirnstammläsion.

**Gibt es spontane oder reflektorische Bewegungen der Extremitäten?** Auf spontane Bewegungen und ihre Symmetrie ist zu achten, da relativ differenzierte Bewegungen, z. B. ein bilaterales Nesteln der Hände, eine Intaktheit der zentralen motorischen Bahnen anzeigt. Die unten genannten pathologischen Bewegungsmuster können sowohl spontan als auch auf akustische, taktile oder Schmerzreize auftreten.

Die normale motorische Reaktion (auch beim Wachen) auf einen Schmerzreiz ist die gezielte Abwehr: Man zieht das betreffende Körperteil zurück. Andere Reaktionen können als pathologisch gelten. Als ungezielte Abwehr bezeichnet man eine ungerichtete Bewegung, z. B. eine Massenbewegung des Armes. Charakteristisch sind Beuge- bzw. Strecksynergien bei Schädigungen des oberen bzw. des mittleren Hirnstamms. Dabei kommt es zu einer Beugung der Arme und Handgelenke oder einer Streckung der Arme mit Innenrotation. Bei beiden Mustern werden die Beine in der Regel gestreckt.

> Spontane Streckmechanismen werden häufig als tonischer epileptischer Anfall verkannt!

**Die Glasgow Coma Scale (GCS)** wurde von den Neurochirurgen Teasdale und Jennett ursprünglich zur Beurteilung traumatisierter Patienten entwickelt (Teasdale u. Jennett 1974). Bei einem Score von 7 oder darunter gilt der Patient als schwer geschädigt (mögliche Punktzahl 3 bis 15, Tab. 14.2). Die GCS wird allerdings vielerorts auch bei nichttraumatischen Bewusstseinsstörungen eingesetzt und gilt z. B. auf Intensivstationen als ein quantitativer Verlaufsparameter.

**Was spricht für eine primär zerebrale Ursache, was dagegen?** Die Häufigkeiten der verschiedenen Ursachen, also die sog. „A-priori-Wahrscheinlichkeiten", sind zu bedenken (Tab. 14.3).

Asymmetrische neurologische Zeichen sind Hinweise auf eine primäre intrakranielle Ursache, also eine Anisokorie bzw. asymmetrische Pupillenreaktion auf Licht, ein einseitig abgeschwächter Kornealreflex, eine wesentliche Fehlstellung der Bulbi oder eine seitendifferente motorische Reaktion auf Schmerzreize.

Bei metabolischen oder toxischen Komata verschwinden die Hirnstammreflexe sukzessive bei zunehmender Eintrübung, aber in der Regel symmetrisch, zunächst OCR und Kornealreflex, später auch die Pupillenreaktion auf Licht. Auf dem Weg zur Eintrübung können aber auch neurologische Symptome auftreten, z. B. epileptische (Grand-Mal-)Anfälle, ein Tremor, eine Asterixis (ruckartiges Absinken der Arme im Vorhalteversuch) oder Myoklonien.

Tabelle 14.2 Glasgow Coma Scale.

| Augenöffnen | spontan | 4 |
|---|---|---|
| | auf Ansprache | 3 |
| | auf Schmerzreiz | 2 |
| | kein Augenöffnen | 1 |
| verbale Antwort | orientiert | 5 |
| | verwirrt | 4 |
| | inadäquat | 3 |
| | unverständlich | 2 |
| | keine | 1 |
| beste motorische Antwort | auf Aufforderung | 6 |
| | gezielte Abwehr | 5 |
| | ungezielte Abwehr | 4 |
| | Beugemechanismen | 3 |
| | Streckmechanismen | 2 |
| | keine Reaktion | 1 |

Tabelle 14.3 Ursache von Bewusstseinsstörungen (nicht verunfallte Patienten).

| exogene Intoxikationen | 33–39 % |
|---|---|
| zerebrovaskuläre Ursachen | 23–30 % |
| entzündliche ZNS-Erkrankungen | 7–11 % |
| postischämisch anoxisch | 5,5–20 % |
| hepatische Enzephalopathie | 3–6 % |
| Niereninsuffizienz | 3–4 % |
| Diabetes | 6–7,5 % |
| thyreotoxisch | 0–1 % |
| hypophysär | 0–1 % |

## 14.3 Klinische Ersteinschätzung

Im Rahmen einer Hypoglykämie treten gelegentlich auch qualitative Bewusstseinsstörungen, z. B. ein Erregungszustand oder Desorientiertheit, sowie asymmetrische Bewegungsstörungen auf.

> Hypoglykämien können asymmetrische und z. T. bizarr anmutende Symptome verursachen.

### ■ Laboruntersuchungen

Eine Hypoglykämie sollte rasch (bereits prästationär) ausgeschlossen werden; im Zweifelsfall ist Glukose i. v. zu geben.

Relevante Laborparameter (im Serum, soweit nicht anders erwähnt): Glukose, Blutbild, Elektrolyte (Na, K, Ca, Mg, Cl), Harnstoff, Kreatinin, Leberenzy-

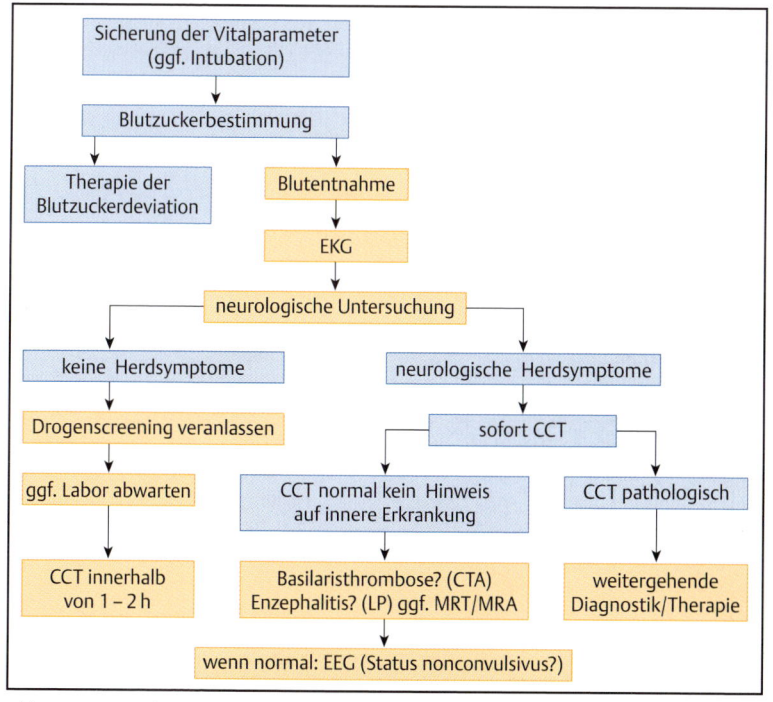

Abb. 14.2 Prozedere bei unklarem Koma (Quelle: Bitsch 2004).

me, CK, Gerinnungsstatus, venöse/arterielle Blutgasanalyse, Ammoniak, Alkohol, Drogenscreening (im Serum und Urin). Bei entsprechendem Verdacht: TSH basal, freies $T_3/T_4$, Cortisol basal.

### ■ Prozedere bei unklarem Koma

Bei der neurologischen Untersuchung suchen Sie nach Herd- oder Seitensymptomen. Daraus ergibt sich das weitere diagnostische Prozedere, ob also eine primär intrakranielle oder aber andere Ursache wahrscheinlicher ist (Haupt et al. 2005) (Abb. 14.**2**).

## 14.4 Neurologische Ursachen

### ■ Supratentorielle Ursachen

**Einseitige Großhirnschädigung.** Akute oder subakute Schädigungen einer Großhirnhemisphäre bewirken primär asymmetrische neurologische Symptome, z. B. eine Hemiparese, Einschränkung des Gesichtsfeldes, Sprachstörung oder andere neuropsychologische Auffälligkeiten (Neglect, Apraxie), ggf. auch affektive oder kognitive Symptome oder fokale (auch sekundär generalisierende) epileptische Anfälle. Erst durch die Schädigung der kontralateralen Hemisphäre kommt es zu einer zunehmenden Eintrübung (s. S. 259). Dieses kann rasch erfolgen, wie z. B. bei einer großen Hirnblutung, die selbst erheblich raumfordernd wirkt, oder aber 1–2 Tage dauern, wie meist bei einem großen Mediainfarkt, bei dem erst ein massives Hirnödem entstehen muss.

Bei rascher Eintrübung ist die Entwicklung der Symptome möglichst fremdanamnestisch zu ermitteln. Durch Schwellung der betreffenden Hirnhälfte kommt es zu einer Verschiebung der Mittellinienstrukturen und des oberen Hirnstamms, schließlich zu einer oberen Einklemmung mit Herniation des Temporallappens in den Tentoriumschlitz (Abb. 14.**3**). Klinisch äußert sich diese Entwicklung in einer progredienten Bewusstlosigkeit bis zum tiefen Koma, einer zunächst nur ipsilateral weiten, lichtstarren Pupille durch periphere Läsion des N. oculomotorius (bei bilateraler Mittelhirnschädigung dann beidseitiger Mydriasis) und evtl. spontanen Strecksynergien ein- oder beidseits.

Ursächlich stehen ischämische oder hämorrhagische Schlaganfälle im Vordergrund (siehe Kap. 11), traumatische Schädigungen (Hirnkontusion, epidurale Blutungen, akute oder chronische subdurale Hämatome, siehe auch Kap. 5 und 10), seltener Enzephalitiden.

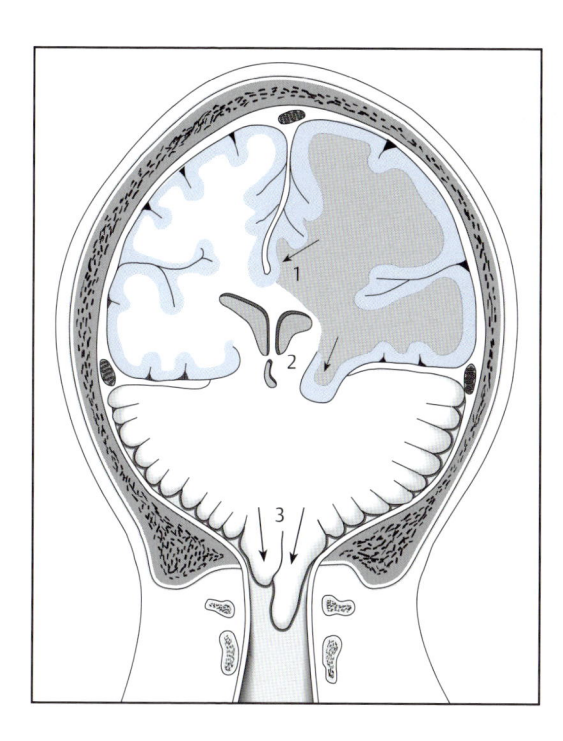

Abb. 14.3 Massenverschiebungen bei unilateraler supratentorieller Raumforderung. 1 = Herniation unter der Falx cerebri; 2 = transtentorielle Herniation; 3 = foraminale Herniation (Quelle: Prange 2004).

**Bilaterale Großhirnschädigung.** Die bilaterale primäre Hemisphärenschädigung entsteht durch eine Schädel-Hirn-Verletzung mit beidseitigen Kontusionen, epi- bzw. subduralen Hämatomen oder sog. diffus axonaler Schädigung, einer ausgeprägten Subarachnoidalblutung nach Ruptur eines Hirnbasisaneurysmas, einer Meningoenzephalitis, ausgedehnten Sinus- bzw. Hirnvenenthrombosen und natürlich bei bilateralen Schlaganfällen.

Eine relativ symmetrische massive Schwellung beider Großhirnhemisphären kann zu einer Massenverschiebung beider Temporallappen in den Tentoriumschlitz führen, so dass sich parallel oder schnell hintereinander beide Pupillen erweitern. Dieses ausgeprägte bilaterale Hirnödem ist nicht selten bei einem schweren Schädel-Hirn-Trauma oder einer Aneurysmablutung, aber auch – sekundär – nach prolongierter Hypoxie.

Diagnostische Schwierigkeiten kann bei unklarem Koma und fehlenden neurologischen Herd- oder Seitenzeichen die Erkennung einer spontanen Subarachnoidalblutung bereiten. Ein Meningismus fehlt meistens oder entwickelt sich erst später. Daher gehört eine zerebrale Bildgebung und – falls negativ – eine anschließende Lumbalpunktion, in die Evaluation von solchen Patienten (siehe Kap. 10). Hingegen verraten sich akute Meningoenzephalitiden meist durch klinische oder laborchemische Entzündungszeichen oder auch eine Prodromalphase mit Unwohlsein, Fieber und Kopfschmerzen (siehe Kap. 10), evtl. auch epileptischen Anfällen.

Eine unklare Bewusstlosigkeit kann gelegentlich auch durch einen nichtkonvulsiven Status epilepticus verursacht werden, wobei der Patient bewusstlos, motorisch aber unauffällig sein kann. Ein EEG klärt diese Genese.

### ■ Infratentorielle Ursachen

**Basilaristhrombosen oder -embolien** entwickeln sich teils abrupt, teils über Stunden bis zu Tagen. Zu Beginn kann ein recht uncharakteristischer Schwindel oder Unwohlsein bestehen, dann aber treten neurologische Symptome auf, die einerseits die Hirnnerven (Doppelbilder, Sprech- oder Schluckstörungen, gerichteter Schwindel), andererseits die langen Bahnen (Hemi- oder Tetraparese, halb- oder beidseitige Koordinationsstörungen) – in Verbindung mit einer Eintrübung – in unterschiedlichen Kombinationen betreffen können (siehe Kap. 11).

Ähnlich kann eine **Hirnstammenzephalitis** verlaufen; nicht immer finden sich dabei – insbesondere initial – eindeutige Entzündungszeichen.

Akute Hirnstammsymptome in Verbindung mit einer Bewusstseinsstörung kann auch die **zentrale pontine Myelinolyse** verursachen, deren klassische Symptome (Bewusstseinsstörung, Augenmuskellähmungen, Tetraparese) aber leider nicht die Regel sind. Es gibt ein buntes Beschwerdebild; die Patienten können asymptomatisch oder schwer krank sein. Diese Demyelinisierung des Hirnstamms (selten supratentoriell) kommt vor allem bei Alkoholkranken oder Mangelernährten nach zu raschem Ausgleich einer Hyponatriämie vor.

> Der Ausgleich einer Hyponatriämie sollte langsam und sorgfältig kontrolliert erfolgen und pro Stunde nicht mehr als 0,6 mmol/l bzw. 12 mmol/l in 24 Stunden betragen.

## 14.5 Strategien bei Patienten mit spezifischen Intoxikationen

Die häufigste spezifische Intoxikation betrifft den Alkohol. Wegen der besonderen Problematik aller Drogen im Hinblick auf die Zusammenarbeit mit der Psychiatrie haben wir Alkohol und Drogen ein eigenes, nämlich das nächste Kapitel gewidmet.

Die Anzahl von potenziell toxischen Substanzen in unserer Umwelt ist unübersehbar groß. Aggregatzustand des Gifts, Eintrittsmodus in den Organismus, Zeitpunkt, Dauer und Ausmaß der Einwirkung, Alter und Gewicht des Patienten sowie dessen klinischer Zustand sind nur die wichtigsten Faktoren, die für die Sofortmaßnahmen in der ZNA maßgeblich sind. Es ist weder dem Rahmen dieses Buchs noch der Handbibliothek einer ZNA und schon gar nicht Ihrem aktiven Gedächtnis zuzumuten, ständig für Diagnostik und Notfallbehandlung jeder nur denkbaren Intoxikation mit Ihrem Fachwissen und den Ressourcen der ZNA gerüstet zu sein. Bei Ersteinschätzung und Basismaßnahmen ist das kein Problem und versteht sich von selbst. Bei der Lösung der speziellen Problematik eines individuellen Patienten mit einer ganz bestimmten Intoxikation hilft Ihnen die Giftinformationszentrale, mit der Ihre ZNA zusammenarbeitet. Häufig hat der Rettungsdienst schon bedeutsame Vorarbeit geleistet, Medikamentenpackungen sichergestellt, fremdanamnestische Informationen eingeholt, Erstmaßnahmen wie Dekontaminationen durchgeführt und Sie ggf. über Funk vorinformiert, dass noch weitere äußerliche Dekontaminations-Maßnahmen erforderlich sind, bevor der Patient in die ZNA gelangen darf. Für solche Fälle sollte die Notaufnahme einen fertigen Plan haben, wo, wie und durch wen das geschieht.

**Bevor Sie die Giftinformationszentrale anrufen,** sammeln Sie die Informationen, nach denen Sie der Kollege am Telefon unweigerlich fragen wird:
- genaue Bezeichnung der Noxen, Produktname einschließlich Hersteller,
- Menge des aufgenommenen Produkts,
- Aufnahmeweg: oral, i. v., inhalativ, dermal usw.,
- Zeitpunkt der Aufnahme,
- jetzige Symptomatik,
- Alter, Geschlecht und Gewicht des Patienten,
- Vormedikation und Vorerkrankungen,
- bereits erfolgte Therapie.

Sie werden nicht nach den Personalien des Patienten, wohl aber nach Ihrem eigenen Namen und der Telefonnummer gefragt, unter der die Giftinformationszentrale Sie erreichen kann. Nicht selten gibt der Kollege Ihnen nämlich zunächst Ratschläge für Ihre diagnostischen und therapeutischen Sofortmaßnahmen und den kurz- und mittelfristig zu erwartenden Verlauf, ruft Sie aber später noch einmal an, um Ihnen weitere wichtige Informationen mitzuteilen, z. B. dass Sie bei dieser Betablocker-Dosis doch besser prophylaktisch einen passageren Herzschrittmacher legen sollten. Es kommt auch vor, dass er für Sie mit der Herstellerfirma telefoniert und noch ein zweites oder drittes Mal zurückruft. Da Sie nicht die ganze Zeit an einem bestimmten Telefon sitzen können, sollten Sie immer die Nummer Ihrer Telefon-Zentrale angeben, über die Sie jederzeit über Pieper oder Handy erreichbar sind. Protokollieren Sie die Hinweise der Giftinformationszentrale mit Uhrzeit in der Krankenakte oder auf dem Überwachungsbogen.

Es gibt 3 Ressourcen, die jede ZNA speziell für Intoxikationen vorhalten muss:
- die Möglichkeit einer suffizienten Magenspülung,
- ein Drogen- und Medikamenten-Screening aus Serum und Urin und
- ein definiertes Antidot-Depot.

Bei anderen wie Hämoperfusion und Dialyse arbeiten kleinere Häuser mit Schwerpunktversorgern regelmäßig zusammen.

**Magenspülung.** Ist vom zeitlichen Ablauf her nach Aussage der Giftinformationszentrale eine Magenspülung noch sinnvoll, sollte man diese unter endoskopischer Sicht in Linksseitenlage durchführen. Der Endoskopierende kann bei einer Tablettenintoxikation sehen, ob und wie viele Tabletten im Magen sind und Konglomerate ggf. mit der Zange zerkleinern, um sie absaugen zu können. Er sieht in Linksseitenlage außerdem, wann die Spülflüssigkeit in Fundus und Corpus ventriculi so weit angestiegen ist, dass sie im Antrum durch den Pylorus zu strömen droht. Dann wird er den Zustrom stoppen und erst absaugen, bevor er erneut spült. Bei blinden Spülungen hat man darüber keine Kontrolle und läuft Gefahr, das Gift in den Dünndarm zu spülen, was ja eigentlich mit der Prozedur verhindert werden soll.

**Laboruntersuchungen** haben bei identifizierter Noxe eine quantitative Fragestellung und bei unbekannter eine Screening-Funktion. Im Serum können Sie Barbiturate, Benzodiazepine, Paracetamol, Salycilat und trizyklische Antidepressiva in jedem größeren Labor bestimmen. Im Urin werden Barbiturate, Benzodiazepine, Methadon, Opiate, Cannabinoide, Kokainmetabolite, Amphetamin und Methamphetamin qualitativ nachgewiesen. Wie viel davon Ihr eigenes Labor leisten kann und was es wegschicken muss, sollte in Ihrem Ringbuch stehen. Bei Fremduntersuchungen müssen Sie gelegentlich abwägen, ob die Ergebnisse bei Ihnen so zeitgerecht eintreffen, dass sie noch Konsequenzen haben.

**Antidot-Depot.** Welche Antidota soll ein Klinikum vorhalten? Das muss jedes selbst entscheiden. Größe, geographische Lage, Nachbarschaft von Industrien, Atomanlagen und pilzreichen Wäldern oder das Vorkommen bestimmter Giftschlangen sowie die Entfernung zum überregionalen Spezial-Depot spielen dabei eine Rolle.

Für ein überall vorzuhaltendes Mindest-Depot schlagen wir mehr oder weniger willkürlich folgende Antidota vor: Atropin-Antidot, 4-Dimethylaminophenol (4-DMAP), Kohle, Na-Thiosulfat, Physostigmin-Sulfat, Toluidinblau, Biperiden, Narcanti, Flumazenil, Toxogonin, Acetylcystein (ACC) und Digitalis-Antidot.

Wenn Sie einmal Gelegenheit haben, eine Giftinformationszentrale zu besuchen, werden Sie beeindruckt sein, was für leistungsfähige Datenbanken heute zur Verfügung stehen. Auch über seltene Intoxikationen mit unerwarteten Verläufen findet man Informationen innerhalb von Minuten. Das kommt aber nicht von ungefähr! Entscheidend für die Fortschritte toxikologischer Forschung sind Rückmeldungen der Kliniker. Dass man nach erfolgter Beratung in der Regel nichts vom weiteren Ergehen der Patienten erfährt, gehört zum alltäglichen Frust eines Giftinformanten. Es wird nicht erwartet, dass Sie sich spontan nach jedem Patienten auf der Intensiv- oder Intermediate-Care-Station erkundigen, wohin er verlegt wurde, und dort dann erfragen, was aus ihm geworden ist, und schon gar nicht, dass Sie dann einen Bericht an die Giftinformationszentrale schreiben. Stattdessen wird diese Ihnen einen Brief schreiben. Darin erinnert sie mit Angabe des Datums an Ihre Anfrage und bittet Sie um einen anonymisierten Entlassungsbericht. Diesen Wunsch zu erfüllen, kostet Sie einen Anruf bei der zuständigen Chefsekretärin und ein wenig Charme.

## 14.6 Endokrinologische Ursachen

Ins Gewicht fällt hier nur das Insulin mit den typischen Stoffwechselentgleisungen beim Diabetes mellitus. Alle anderen endokrinologisch bedingten Bewusstseinsstörungen sind „Kolibris" (vgl. Tab. 14.**3**).

### ■ Hypoglykämie bei Diabetes mellitus

Sie ist so häufig, dass die Blutzuckerbestimmung schon im Rettungsdienst auch bei ansprechbaren Patienten zur Basisdiagnostik gehört. 40 % der hypoglykämischen Patienten sind komatös, 14 % somnolent, 28 % verwirrt, 9 % erleiden einen Krampfanfall und 9 % haben keine Symptome oder es gibt keine Angaben dazu. Dabei haben 78 % einen Blutzucker zwischen nicht messbar und 3 mmol/l und 20 % über 3 mmol/l. Bei 2 % ist es nicht bekannt.

Ursachen der Hypoglykämie sind Diätfehler, Alkohol, erhöhte körperliche Aktivität, Begleiterkrankungen, Dosissteigerungen und schwer einstellbarer (labiler) Diabetes mellitus. Achten Sie schon vor dem Auskleiden des Patienten auf Insulinpumpen!

Erkennung und Behandlung der Hypoglykämie sind einfach. Schwieriger ist manchmal die Indikationsstellung zur stationären Aufnahme. Muss eine Neueinstellung unter stationären Bedingungen erfolgen? Oder reicht eine Beratung z. B. über die Einhaltung der Diät, Dosisminderungen bei geplantem Alkoholgenuss und körperlichen Belastungen oder die Reduzierung der antidiabetischen Medikation mit nachfolgender Kontrolle durch den Hausarzt? Das sind Individualentscheidungen, die Sie von Fall zu Fall treffen müssen. Bei Typ-1-Diabetikern, die ihren Blutzucker selbst kontrollieren und die Insulindosis je nach Messwert variieren, macht eine stationäre Neueinstellung wenig Sinn. Diese Patienten können in der Klinik wie zu Hause gelegentlich Pech haben. Einen schlecht geschulten Typ-2-Diabetiker, der von seinem Hausarzt zu stramm eingestellt ist, sollten Sie im Zweifel lieber zur Beobachtung und Schulung stationär aufnehmen. Das sind aber nur Beispiele. Suchen Sie nach Begleiterkrankungen, die evtl. schon alleine oder in Kombination mit dem Diabetes mellitus eine Aufnahmeindikation sind. Informieren Sie sich auch über das soziale Umfeld, die Sicherung der Betreuung und das Fachwissen Ihres Patienten.

### ■ Hypoglykämie ohne Diabetes mellitus

Sie gehört zur Familie der „Kolibris", aber es gibt sie. Tritt sie beim nüchternen Patienten auf, kommen als Ursachen Insulinome, schwere Lebererkrankungen, endokrine Insuffizienzen (s. u.), die Sepsis, Autoimmunerkrankungen und maligne Tumoren (Lymphome) infrage, die den Insulin-like Growth Factor II produzieren.

Postprandiale Hypoglykämien können durch Chinin, Sulfonamide, hoch dosierte Salicylate, Betablocker und Alkohol begünstigt werden. Denken Sie auch bei entsprechender Vorgeschichte an das Spritzen von Insulin in suizidaler Absicht. Morde sind auch vorgekommen.

### ■ Diabetische Ketoazidose und Coma diabeticum

Der typische Azeton-Geruch der Atemluft, die Bewusstseinsstörung, Vorliegen eines Typ-1-Diabetes mellitus und evtl. von Begleiterkrankungen erwecken den Verdacht, Blutzucker und Blutgasanalyse sichern die Diagnose.

Halten Sie diesen Patienten nicht lange fest. Er gehört auf eine Intensivstation. Lebensgefährliche Komplikationen sind häufig. Wenn Sie mit der Therapie schon beginnen müssen, geben Sie reichlich Flüssigkeit (NaCl), kleine Insulinmengen und gleichen Sie die Azidose nur zurückhaltend aus (ab pH < 7,2). Überwachen Sie dabei engmaschig das Kalium!

## Hypophysenvorderlappen-Insuffizienz

Ursächlich ist meistens eine postpartale Hämorrhagie. Die Symptomatik entwickelt sich schleichend über Jahre: Verschlechterung des Allgemeinzustands, Abgeschlagenheit, Konzentrationsschwierigkeiten, Frigidität, Amenorrhö, Blässe, auffallend zarte Haut, Ausfallen der Sekundärbehaarung (pluriglanduläre Insuffizienz). Die Dekompensation mit Somnolenz und Koma kann sich innerhalb weniger Tage nach irgendeinem Stress entwickeln (Zahnarzt, Bagatelltrauma).

Andere Ursachen hypothalamisch-hypohysärer Funktionsausfälle sind Raumforderungen, entzündliche und Autoimmunprozesse. Die Laborbefunde spiegeln die pluriglanduläre Insuffizienz wider. Die Patienten gehören umgehend auf die Intensivstation!

## Thyreotoxische Krise

**Stadium 1:** Bei Tachykardie > 150/min, Rhythmusstörungen, Fieber, Schwäche, Durchfällen, Tremor, Unruhe, Exsikkose und bekannter Hyperthyreose liegt die Diagnose auf der Hand. In jedem Fall wird sie durch Bestimmung des TSH und der peripheren Schilddrüsenhormone gesichert.

**Stadium 2:** zusätzlich Desorientiertheit, Stupor, psychotische Symptome, Somnolenz.

**Stadium 3:** Koma.

Auslösende Ursachen sind besondere Belastungen, Infektionen, schwere Erkrankungen, Operationen, Manipulationen an der Schilddrüse, Jodexposition, Absetzen von Thyreostatika. Die thyreostatische Therapie sollte auf der Intensivstation erfolgen.

## Myxödem-Koma

Das Myxödem-Koma betrifft meistens alte Patienten mit lange vorbestehender nicht erkannter Hypothyreose. Auslöser können Kälte, Sedativa, Alkohol, Operationen/Narkose, Infektionen, Stress und Absetzen einer Substitutionstherapie sein. Klinisch finden Sie Untertemperatur, eine Sinusbradykardie, unzureichende Atmung und verlängerte Reflexzeiten. Das Röntgenbild zeigt ein viel zu großes Herz, die Blutgasanalyse eine Hyperkapnie. Die Hormondiagnostik beweist die Diagnose. Die Substitutionstherapie erfolgt wiederum auf der Intensivstation.

### ■ Nebennierenrinden-Insuffizienz (Morbus Addison)

Dass eine Nebenniereninsuffizienz vorliegt, steht meistens schon im Notfallpass des Patienten. Schwäche, schnelle Ermüdbarkeit, typische Hautpigmentierung, Gewichtsverlust, abdominelle Beschwerden, Appetitlosigkeit, aber Salzhunger, Muskelschmerzen, Hypogonadismus, Kollapsneigung und Schwindel sind die häufigsten Symptome. Ursache ist die Schädigung der Nebennierenrinde durch Autoimmun-, entzündliche, hämorrhagische, metabolische oder raumfordernde Prozesse in der Vergangenheit.

Auslöser einer Addison-Krise mit Zunahme der Symptomatik und Hypovolämie bis zum Schock sind meist akute oder chronische Belastungen, z. B. Infekte. Die Diagnose sichert die Bestimmung des basalen Cortisolspiegels und des ACTHs. Die Therapie besteht in der Substitution mit Hydrocortison.

## 14.7 Metabolische und respiratorische Ursachen

### ■ Hepatische Enzephalopathie

Beim klinischen Bild einer dekompensierten Leberzirrhose drängt sich die Diagnose einer hepatischen Enzephalopathie auf, wenn der Patient somnolent ist. Die Bestimmung des Ammoniaks gehört bei der Differenzialdiagnose der Somnolenz zur Basisdiagnostik.

### ■ Niereninsuffizienz

Bei unklarer Bewusstseinsstörung denken Sie auch immer an eine dekompensierte oder bisher nicht bekannte Niereninsuffizienz mit urämischer Stoffwechsellage. Dabei müssen Sie wegen der unterschiedlichen therapeutischen Konsequenzen schon in der ZNA klären, ob es sich um eine prärenale, renale oder postrenale Niereninsuffizienz handelt.

- Bei prärenalem Nierenversagen geht es z. B. um Volumenmangel, Blutverlust, Schock und kardiale Insuffizienz.
- Bei renalem Nierenversagen z. B. um toxische Schädigungen durch Medikamente (NSAR, ACE-Hemmer, Antibiotika, Kontrastmittel), Hämolyse, Myolyse (Crush-Syndrom), Nephritiden, Vaskulitiden, Amyloidose, Diabetes mellitus, Nierenarterienstenosen und -embolien.
- Postrenal spielen Abflussbehinderungen mit und ohne Infektionen eine Rolle.

Besonderes Augenmerk gilt bei der Niereninsuffizienz der Hyperkaliämie. Nimmt sie bedrohliche Ausmaße an, die Sie kurzfristig mit Ionenaustauschern oder Glukose-Insulin-Infusionen nicht in den Griff bekommen, müssen Sie eine notfallmäßige Dialyse veranlassen.

### Hyperkalzämie

Die Hyperkalzämie geht mit gastrointestinalen Beschwerden, Polyurie und Polydipsie, Niereninsuffizienz, Adynamie, Verwirrtheit und Somnolenz einher. Ihre häufigsten Ursachen sind Malignome mit Knochenbeteiligung, Hyperparathyreoidismus, Vitamin-D-Intoxikation, hämatologische Erkrankungen und Immobilisation. Die Therapie bleibt der Intensivstation vorbehalten.

### Wasserintoxikation

Die übermäßige Zufuhr reinen Leitungswassers, wie es selten bei Alkoholkranken, Verwahrlosten oder psychiatrisch Kranken vorkommt, kann auf die Dauer zu einer Wasserintoxikation mit extremer Natriumverarmung und der Entwicklung eines Hirnödems führen. Zerebrale Krampfanfälle sind dann oft die Indikation zur Notaufnahme. Die Elektrolyt-Substitution muss in solchen Fällen außerordentlich behutsam erfolgen (s. S. 270).

### Respiratorische Insuffizienz

Jede respiratorische Insuffizienz kann über die Hypoxämie, die Azidose und Hyperkapnie zur Bewusstseinsstörung führen. Die Azidose, egal ob respiratorischer oder metabolischer Genese, zieht sich übrigens wie ein roter Faden durch die Differenzialdiagnostik des somnolenten Patienten.

### Posthypoxische Enzephalopathie

Eine hypoxische Hirnschädigung ist möglich im Rahmen einer kardiopulmonalen Reanimation und anderen Notfällen, die zu einer akuten respiratorischen oder kardialen Depression führen, z. B. schwere Lungenembolie oder Status asthmaticus, bzw. zu einer Hypoxämie (CO-, Zyanvergiftungen). In der Regel bereitet die Diagnose keine Probleme. Bereits nach 3 Minuten eines kompletten Kreislaufstillstands bzw. einer globalen Anoxie setzen irreversible Hirnschäden ein, die nach 10 Minuten weitgehend abgeschlossen sind.

Klinisch kommt es in der Perakutphase zu einem Verlust der Pupillenreaktion bei erhaltenem Kornealreflex, zur Areflexie und schlaffer Muskulatur sowie vegetativen Störungen (Bradykardie, Blutdruckschwankungen). Bei Stabilisierung in der Sekundärphase lassen sich die Hirnstammreflexe wieder auslösen, es können Beuge- oder Strecksynergien auftreten, ebenso Myoklonien, die häufig mit epileptischen Anfällen verwechselt werden.

Eine prognostische Beurteilung ist meist innerhalb der ersten 3 Tage möglich durch die klinische Untersuchung (ungünstig: lichtstarre Pupillen nach 3 Tagen), die sensibel evozierten Potenziale nach Stimulation des N. medianus (beidseits fehlende kortikale Potenziale), ein diffuses Hirnödem mit fehlender Abgrenzbarkeit der Mark-Rinden-Grenze in den bildgebenden Verfahren sowie Erhöhung der Serum-NSE (Neuron-spezifischen Enolase) auf über 120 ng/ml.

Als spezifische Behandlungsoption bei globaler zerebraler Ischämie gilt die milde Hypothermie (32–34 °C) frühzeitig nach dem Ereignis für 12–24 Stunden. Die Anwendung dieser Methode beim Schädel-Hirn-Trauma und anderen Indikationen ist weniger gut gesichert.

## 14.8 Iatrogene Ursachen

### $CO_2$-Narkose

Die iatrogene $CO_2$-Narkose bei der übermäßigen Verabreichung von Sauerstoff an einen COPD-Patienten ist ein Beispiel für eine iatrogene respiratorische Insuffizienz.

### Sedierung

Als Aufnahmearzt sind Sie es gewohnt, dass die von der Pflegekraft kopierte Medikamentenliste eine zweistellige Anzahl enthält. Wenn der Patient u. a. wegen der Verschlechterung seiner Vigilanz eingewiesen wurde, finden Sie möglicherweise individuell toxische Dosierungen und/oder Doppelverordnungen sedierender Medikamente oder auch Wechselwirkungen. Besonders psychiatrische Patienten haben darunter zu leiden. Kommen dann noch Diuretika hinzu, ist die Intoxikation komplett.

## Blutdrucksenkende Medikamente

Die arterielle Hypertonie ist die deutsche Volkskrankheit Nr. 1. Besonders bei älteren Hypertonikern sind 3- und 4-fach-Kombinationen von Antihypertensiva eher die Regel als die Ausnahme. Überbehandelte alte Menschen leiden dann gelegentlich an einer Hypotonie, die nicht selten zu Bewusstseinstörungen führt.

## Dehydratation

Die Dehydratation alter Patienten ist fast immer Hinweis auf eine ungenügende medizinische und pflegerische Betreuung. Alte haben gegenüber Jungen ein Durstdefizit. Trinken Junge spontan 600 ml, genügen den Alten 250. Das hängt mit der schwächeren Vasopressin-Wirkung bei geringerer Nierendurchblutung zusammen. Hinzu kommen Wasserverluste durch Schwitzen, Hitze, Fieber Erbrechen und Durchfall. Folgen der Dehydratation sind Verwirrtheit, Hypotonie, Stürze und Somnolenz.

In der ZNA genügt meist ein Blick auf die Zunge, um zu sehen, dass die Exsikkose zumindest ihren Teil zur aktuellen Problematik beiträgt. Ist es das einzige Problem und Ihre ZNA nicht gerade überlastet, können Sie versuchen, in 1–2 Stunden das Flüssigkeitsdefizit aufzufüllen und den Patienten in sein Heim zurückzuverlegen.

## 14.9 Psychogenes Koma

Zur Begriffsbestimmung: Psychogen komatöse Patienten sind in den seltensten Fällen Simulanten. Vielmehr führt eine psychische Funktionsstörung zu einem somatischen Symptom, in diesem Fall zur Bewusstlosigkeit. Sie zeichnen sich häufig dadurch aus, dass sie (primär) nicht ansprechbar sind und häufig auch auf starke Schmerzreize nicht reagieren. Anderseits kommt es bei passivem Augenöffnen (Lidheben durch den Untersucher) nicht selten zu einem Zusammenkneifen der Lider. Werden die Lider losgelassen, folgt ein rascher Augenschluss. Das langsame Absinken der Lider über die Bulbi, wie bei einem zerebral Geschädigten, ist psychogen nicht möglich. Auch ein Bulbuswandern ist nicht zu beobachten; in der Regel sind die Bulbi starr in Mittelstellung. Als weiteres Indiz wird der Armdroptest angewendet: Man hebt den Arm passiv über das Gesicht und lässt ihn abrupt fallen. Der Arm fällt trotzdem nicht auf die Nase, sondern seitlich neben dem Kopf hinunter.

Einfühlsame, gelegentlich auch nachdrückliche und beharrliche Ansprache lässt den Patienten doch gelegentlich „erwachen" bzw. reagieren. Im Zweifelsfall zeigt das EEG die normale Hirnrindenaktivität und keine Veränderungen wie bei einer Hirnfunktionsstörung.

## 14.10 Fälle und Fallstricke

### Beispiel 1:

Ein schwer betrunkener 44-jähriger Mann hatte spät abends versucht, noch in einen vollbesetzten Bus zu gelangen, kurz bevor der Fahrer die Tür schloss. Ein Fahrgast stieß ihn zurück, so dass er vom Trittbrett des anfahrenden Busses auf die Straße stürzte. Dort blieb er liegen und lallte unverständlichen Wortsalat. In der Notaufnahme fand man keine nennenswerten äußeren Verletzungen, zog aber wegen fraglich positiver Pyramidenbahnzeichen den Neurologen hinzu. Dieser sah sich den Patienten kurz an, versuchte eine Anamnese zu erheben und schrieb dann auf den Konsiliarschein: „Patient ist volltrunken. Wiedervorstellung nach Ausnüchterung." Nachdem diese über Nacht erfolgt war, blieb der voll orientierte Patient bewegungsunfähig in seinem Bett liegen. Er hatte eine hohe Querschnittslähmung.

### Beispiel 2:

Eine als tablettenabhängig und depressiv einschlägig bekannte 40-jährige Apothekerin wurde somnolent eingeliefert. Im Blut konnten Benzodiazepine nachgewiesen werden. Eine Anamnese war nicht zu erheben. Die Röntgen-MTRA sagte, die Patientin habe wegen „Kopfschmerzen bei Analgetika-Missbrauch" am selben Tag einen ambulanten CCT-Termin. Der Notarzt berichtete, der Ehemann habe gesagt: „Hat wohl mal wieder Tabletten nötig gehabt. Langsam reicht es mir! Immer legt sie es darauf an, rechtzeitig gefunden zu werden." Im Routine-EKG fielen terminal negative T-Wellen auf, die sie bei Voraufenthalten noch nicht gehabt hatte. Die myokardspezifischen Laborparameter waren normal, das Echokardiogramm unauffällig. Der Neurologe veranlasste ein CCT. Es handelte sich um eine Subarachnoidalblutung. Solche T-Negativierungen kommen bei intrakraniellen Erkrankungen (und der akuten Pankreatitis) übrigens häufiger vor. Schwere Subarachnoidalblutungen können durch eine dienzephale Affektion zur massiven Ausschüttung von Katecholaminen mit konsekutiver subendokardialer Schädigung führen.

### Beispiel 3:

Ein 72-jähriger adipöser Mann wurde von der Feuerwehr aus seiner Wohnung geholt, weil Nachbarn ihn seit mehreren Tagen nicht mehr gesehen hatten. Er lebte, war aber somnolent und konnte nur unzureichende Angaben machen. Er hatte eingekotet, aber nicht eingenässt. Das CCT war unauffällig. Ein urologischer Arztbrief vor 2 Monaten nannte eine benigne Prostatahypertrophie ohne nennenswerten Restharn. Bei der Sonographie sah man eine Harnblase bis zum Nabel, die ihm offenbar keinerlei Schmerzen bereitete. Sie wurde fraktioniert entleert. Das Labor zeigte eine urämische Stoffwechsellage. Diese besserte sich auch in den nächsten Tagen nicht. Der Mann musste längere Zeit dialysiert werden.

### Beispiel 4:

Eine 22-jährige Frau wurde von ihrem Freund somnolent aufgefunden. Am Vortag sei sie völlig unauffällig gewesen. Der Blutdruck war kaum messbar, Herzfrequenz 150/min. Sie hatte Fieber von 41,5 °C. Die Sauerstoffsättigung betrug 98 %, der Blutzucker 70 mg/dl. Der Notarzt intubierte die junge Frau und brachte sie in den Schockraum. Die gesamte Diagnostik einschließlich CCT, Liquor, Drogen- und Medikamenten-Screening blieb ergebnislos. Obwohl keine Narkose vorausgegangen war, wurde unter der Vorstellung einer malignen Hyperthermie gekühlt und schließlich dialysiert. Trotzdem verstarb die Patientin an einem Multiorganversagen. Postmortal fand sich bei der toxikologischen Untersuchung der Körperflüssigkeiten 2,4-Dinitrophenol, das die oxidative Phosphorylierung entkoppelt. Die Substanz ist Bestandteil frei verkäuflicher „Fatburner" (Martens 2007).

## ■ Literatur

Bitsch H. Differenzialdiagnostische Leitlinien bei neurologischen Syndromen. In: Prange H, Bitsch H, Hrsg. Neurologische Intensivmedizin. Stuttgart: Thieme; 2004: 51–66

Haupt WF, Rudolf J, Firsching R et al. Akutversorgung bewusstloser Patienten in einer interdisziplinären Notaufnahme. Intensivmed 2005; 42: 457–467

Martens F. Heiße Entwicklungen. Notarzt 2007; 23: 98–100

Plum F, Posner JP. The diagnosis of stupor and coma. 3$^{rd}$ edition. Philadelphia: F.A. Davis; 1980

Prange H. Therapie des intrakranial erhöhten Druckes. In: Prange H, Bitsch H, Hrsg. Neurologische Intensivmedizin. Stuttgart: Thieme; 2004: 255–264

Teasdale G, Jennett B. Assessment of coma and impaired consciousness. Lancet 1974; I: 81–84

# 15 Alkohol und Drogen
*Albrecht Francke*

▶ **Alkohol:** Intoxikation – Begleiterkrankungen – Entgiftung – Entzug – Delir – Rezidivierende zerebrale Krampfanfälle bei Alkoholkranken ▶ **Drogen:** Benzodiazepine – Opiate – Kokain – Cannabis – Designerdrogen – KO-Tropfen – Schnüffelstoffe

## 15.1 Alkohol

Alkoholkranke kommen nach verschiedenen Ereignissen und mit unterschiedlicher Motivation in die Notaufnahme. Der Anlass kann eine direkte Komplikation der Alkoholkrankheit sein wie zerebrale Krampfanfälle, Entzugserscheinungen, Intoxikationen oder Stürze. Der Patient kann aber auch wegen ganz anderer akuter Erkrankungen eingeliefert werden und seine Intoxikation oder Entzugsbedürftigkeit stellt sich in der ZNA erst heraus.

Alkohol ist die häufigste Droge hierzulande und notfallmedizinisch relevant. Ihm gelten über 20 % der präklinischen Notarzteinsätze. Mehr oder weniger somnolente alkoholisierte Patienten gehören zum Alltag einer ZNA. Sie sind wenigstens nicht aggressiv und lassen sich untersuchen, überwachen und behandeln. Das ist ein großer Vorteil. Riskant wird es allerdings, wenn Sie sich voreilig mit der Alkoholintoxikation als hinreichender Ursache für die Somnolenz zufrieden geben und es bei der Untersuchung einschließlich Labor und ggf. Röntgen oder bei der Überwachung an Sorgfalt fehlen lassen. Das passiert schneller, als Sie glauben! Besonders bei Alkoholkranken, die regelmäßig „Gäste" der ZNA sind und phasenweise nahezu täglich vom Rettungsdienst abgeliefert werden, sollten Sie besonders aufpassen. Da wird man leicht gleichgültig, winkt resigniert ab, schiebt den Betrunkenen in eine Flur-Ecke und überlässt ihn sich selbst. Überwachung der Vitalfunktionen, Blutzuckerbestimmung und Volumengabe sind aber auch dann obligatorisch.

> **Achtung!**
> Betrunkene sind Risikopatienten! Genervte Aufnahmeärzte sind Risikoärzte! Die beiden Risiken potenzieren sich! Betrunkene können genauso schwer erkrankt sein wie andere. Jede Einlieferung eines noch so bekannten Alkoholkranken ist ein völlig neuer Notfall und erfordert Aufmerksamkeit und Sorgfalt. Legen Sie für diese Patienten besondere Überwachungs- und Dokumentationsbögen mit Checklisten an! Komplikationen während der Ausnüchterung sind immer tragisch und erwecken bei den Medien großes Interesse.

### ■ Blutalkoholgehalt

Die Notwendigkeit, Betrunkene besonders sorgfältig zu überwachen, ergibt sich aus der Schwierigkeit, den für die Gefährdung des Patienten relevanten Grad der Intoxikation abzuschätzen. Die Alkoholkonzentration im Blut erreicht 30–60 Minuten nach dem Trinken ihren Höhepunkt und ist einerseits abhängig vom Alkoholgehalt der Getränke, von der Schnelligkeit des Trinkens und getrunkenen Menge, andererseits von individuellen Bedingungen wie Körpergewicht, Geschlecht, Alter und Trinkgewohnheiten. Der Promillegehalt im Blut oder in der Exspirationsluft sagt wegen der erheblichen interindividuellen Unterschiede bei der Toleranzentwicklung nur grob etwas über die tatsächliche Gefährdung aus.

> **Achtung!**
> Wollen Sie den Blutalkohol eines Patienten bestimmen, müssen Sie sein Einverständnis einholen. Das beinhaltet das Recht auf informelle Selbstbestimmung. Unterlassen Sie das, erfüllt die Blutentnahme auch dann den Tatbestand der Körperverletzung, wenn sie für Routineuntersuchungen bestimmt ist, mit denen der Patient einverstanden ist. Juristisch würde es sich um eine unzulässige Teilaufklärung handeln. Das kann für Sie strafrechtliche Folgen haben.

Ein Blutalkoholgehalt von 4,2 Promille ist für 50 % der Menschen letal. 1–2 Promille verursachen das Exzitationsstadium, 2–2,5 Promille Hypnose, 2,5–4 Promille Narkose und mehr als 4 Promille Asphyxie. Das bleiben aber alles statistische Angaben, die Ihnen im Einzelfall wenig weiterhelfen. Ich habe mich schon mit Alkoholikern, bei denen wir 6 Promille gemessen hatten, humorvoll über komplexe Vorgänge unterhalten. Andererseits musste ich einmal einen jungen Mann mit 2,8 Promille wegen Ateminsuffizienz intubieren. Es bleibt Ihnen also nichts anderes übrig, als sich nach klinischen Gesichtspunkten zu richten und engmaschig einschließlich Pulsoxymetrie zu überwachen.

### Komplikationen durch Intoxikationen und Begleiterkrankungen

Schwieriger wird die Interpretation der Somnolenz beim Alkoholkranken noch durch weitere Faktoren:
- Der häufige Thiamin-Mangel ist verantwortlich für die Wernicke-Enzephalopathie, die ihrerseits das Bewusstsein beeinträchtigt.
- Kommt der Patient nicht an ausreichende Mengen Äthylalkohols, können sich hinter der Symptomatik auch Intoxikationen mit Ersatzmitteln wie Frostschutzmittel (Äthylenglykol), Holzgeist (Methanol), Lösungsmittel (Isopropanol) und Paraldehyd verbergen. Dies ist in Ländern mit restriktivem Alkoholverkauf häufiger und spielt in Deutschland derzeit keine nennenswerte Rolle.
- Bei Leberzirrhose werden sich Alkoholintoxikation und hepatische Enzephalopathie oft gleichzeitig auf den Bewusstseinsstand auswirken.
- Durch die Lebensumstände mit vermehrt Schädel-Hirn-Traumen können bei Betrunkenen die Symptome eines subduralen Hämatoms, einer Kontusions- oder intrazerebralen Blutung leicht einmal übersehen werden.
- Alkoholinduzierte Hypoglykämie: Alkoholtrinken nach Fasten supprimiert die Glukoneogenese.
- Lebensgefährlich ist das Übersehen einer alkoholischen Ketoazidose. Sie entsteht durch Fasten, Volumenmangel und Alkohol, bewirkt eine Glykogen-Verarmung und führt zu Somnolenz, Koma, Kussmaul-Atmung und unbehandelt zum Tod. Die Azidose ist nur in der Blutgasanalyse zu erkennen. Das verantwortliche β-OH-Butyrat wird im Urin-Stix nicht erfasst. Die Therapie besteht in tagelangen Glukose-Infusionen.

### Überwachung und Therapie

Wenn Sie einen Alkoholkranken durch zahlreiche Aufenthalte gut kennen und bei einer erneuten Alkoholintoxikation davon ausgehen können, dass er in 2–3 Stunden wieder gehfähig ist, ohne Gefahr zu laufen, ins nächste Auto zu torkeln, dann kann man ihn auch einmal kurzfristig auf der ZNA überwachen und wie nach einer ambulanten Notfallbehandlung von dort entlassen. Wenn Ihre ZNA die räumlichen und personellen Voraussetzungen dafür erfüllt, halte ich das für verantwortbar. Die Überwachung muss aber sicherstellen, dass der Patient nicht in einem unbewachten Augenblick wegläuft, ohne den Gefahren des Straßenverkehrs gewachsen zu sein. Vergewissern Sie sich anhand der Checkliste „Entlassung" des Überwachungsprotokolls, dass der Patient tatsächlich so weit ist, und dokumentieren Sie das!

Nach den Leitlinien der Fachgesellschaften (Schmidt et al. 2003) bedarf das Exzitationsstadium keiner Therapie. Der Patient im hypnotischen Stadium muss kurzeitig überwacht werden. Narkotisierte gehören an den Monitor und asphyktische auf die Intensivstation. Ich empfehle Ihnen aber, sich nicht nach dem Blutalkoholgehalt alleine, sondern vor allem nach klinischen Gesichtspunkten zu richten.

**Entgiftung.** Bieten Sie Alkoholkranken eine stationäre Entgiftung an, werden manche mehr oder weniger spontan darauf eingehen, andere es ablehnen. Schließlich kommen noch jene, die aus eigenem Antrieb oder von Familie, Freunden und Hausarzt gedrängt, den dezidierten Wunsch nach Entzugsbehandlung äußern oder direkt dazu eingewiesen wurden. Hier braucht es Absprachen zwischen ZNA und Psychiatrie, ob z. B. zur Entgiftung eingewiesene Patienten nüchtern sein müssen oder einen Alkoholpegel haben dürfen und ob Patienten mit Entzugserscheinungen auf den verschiedenen Fachabteilungen diesbezüglich von den Stationsärzten oder dem psychiatrischen Konsiliar-Arzt behandelt werden.

### ■ Alkohol-Entzugssyndrom

Klinisch stehen Tachykardie, Hypertonus, Schwitzen, Unruhe, Reizbarkeit, Schlaflosigkeit, Kopfschmerzen, Pruritus, Tremor und Hyperreflexie im Vordergrund. Die Therapie erfolgt meistens in psychiatrischen Abteilungen.

Die Verstärkung der Symptomatik mit Agitiertheit, Angst und beginnenden optischen Verkennungen kennzeichnet den Übergang zum **Alkohol-Entzugsdelir** mit generalisierten Krampfanfällen, Ganzkörpertremor, Nesteln, ausgeprägter vegetativer Symptomatik, Halluzinationen, ständiger Abgelenktheit und emotionaler Instabilität. Die Therapie erfolgt auf einer Intermediate-Care- oder Intensivstation. Ärzte der ZNA müssen die medikamentöse Therapie des Alkoholentzugs (Tab. 15.1) bereits beginnen und sie deshalb beherrschen (Schuchardt et al. 2005).

### ■ Wiederholte zerebrale Krampfanfälle bei Alkoholkranken

Wie geht die ZNA mit Alkoholkranken um, die immer wieder nach generalisierten Krampfanfällen eingeliefert werden?

Das ist ein häufiges, risikoreiches und konfliktträchtiges Problem. Epileptische Anfälle treten meist im relativen Alkoholentzug auf. Das Risiko besteht darin, dass auch ein seit Jahren bekannter Alkoholkranker einmal etwas anderes haben kann (z. B. intrakranielle Blutung, Hypoglykämie, Herzrhythmusstö-

Tabelle 15.1  Medikamentöse Therapie des Alkoholentzugs.

| Wirksubstanz | Dosierung | Vorteile | Nachteile |
|---|---|---|---|
| Clomethiazol | 4 × 2 Kapseln à 192 mg | Sedierung antikonvulsiv wenig lebertoxisch | Verschleimung Atemdepression hohes Suchtpotenzial |
| Diazepam | 4–6 × 10 mg p. o. oder 3 × 20 mg im Abstand von 2 Stunden „loading dose" | Sedierung antikonvulsiv | Atemdepression lebertoxisch |
| Haloperidol | 3–6 × 5–10 mg p. o. | antipsychotisch Sedierung geringe Atemdepression | senkt Krampfschwelle lebertoxisch Dyskinesien |
| Clonidin | Initial 0,025 mg i. v./h | vegetativ dämpfend wenig lebertoxisch | Blutdruckabfall wenig Sedierung |

rungen). Der Konflikt über die Zuständigkeit ist immer dann vorprogrammiert, wenn es keine feste Regelung gibt. Der aufnehmende Arzt sagt „generalisierter Krampfanfall" und ruft den Neurologen. Der meint „Entzugsanfall im Rahmen der Alkoholkrankheit" und empfiehlt den Psychiater. Dieser sieht eine Überwachungsindikation und nimmt den Patienten nicht auf. Damit ist der aufnehmende Arzt wieder am Ball.

Damit u. a. solche Spielchen aufhören, ist die ZNA eigentlich geschaffen worden. Da diese Patienten aber unbeliebt sind, wird immer wieder aufs Neue damit begonnen. Wir haben z. B. im Klinikum Wismar mit folgender Regelung gute Erfahrungen gemacht:

- Erster Krampfanfall: Auch bei klinischem Verdacht auf generalisierten Entzugsanfall erfolgt die Diagnostik wie bei jedem ersten Ereignis.
- Auch fokale oder fokal eingeleitete epileptische Anfälle sollten Anlass zur neurologischen Diagnostik geben, es sei denn, es liegt zusätzlich eine bekannte herdförmige Hirnschädigung vor (z. B. nach Trauma, Schlaganfall o. ä.).
- Rezidivierende Krampfanfälle, die bisher als Entzugsanfälle identifiziert wurden und mindestens einmal zur Diagnostik geführt haben: Der Neurologe sieht den Patienten grundsätzlich *jedes Mal* an und entscheidet von Fall zu Fall über eine Bildgebung.
- Überwachungspflichtige Patienten kommen auf die mit der ZNA kooperierende IMC-Station.
- Nicht oder nicht mehr überwachungspflichtigen Patienten wird eine Entgiftung und/oder eine langfristige Entzugstherapie angeboten und der Psychiater hinzugezogen.

## 15.2 Drogen

Die Anzahl der Drogentoten in Deutschland liegt bei 2000 /Jahr. Schätzungen zufolge gibt es bis zu einer halben Million Abhängige „harter Drogen" in der Bundesrepublik. Die meisten beschränken sich nicht auf eine wie der typische Alkoholiker, sondern konsumieren harte und weiche Drogen durcheinander oder auch gemischt. Am häufigsten sind Kombinationen von Kokain, Benzodiazepinen, Alkohol, Opiaten und „Designerdrogen" wie „Ecstasy" und Opioiden.

### Benzodiazepine

Benzodiazepine sind nach Alkohol die am zweithäufigsten konsumierten Substanzen. Als Monosubstanz sind sie notfallmedizinisch weniger relevant, weil ihre therapeutische Breite groß ist. Nur wenn in suizidaler Absicht große Mengen eingenommen wurden, können Sie es auf der ZNA mit reinen Benzodiazepin-Intoxikationen zu tun haben. Die eigentliche Gefahr geht von der häufigen Kombination mit Alkohol aus: Reaktionsfähigkeit und Bewusstsein werden eingeschränkt und die Atmung gehemmt.

**Antagonisierung.** Bei Verdacht ist Flumazenil Diagnostikum und Therapeutikum zugleich. Hilft es, war die Vermutung richtig. Bleibt es wirkungslos, müssen Sie nach einer anderen Ursache der Somnolenz suchen. Den durch die Antagonisierung erweckten Patienten sollten Sie sorgfältig überwachen. Flumazenil hat eine Halbwertszeit von nur 1 Stunde und – Vorsicht! – es kann Krampfanfälle auslösen.

Benzodiazepine haben ein hohes Suchtpotenzial und Abhängige können ein Entzugssyndrom entwickeln (Herberlein et al. 2009) . Wenn Sie solche Patienten aus irgendeinem Grund stationär aufnehmen und den Abusus identifiziert haben, müssen Sie die weiterbehandelnde Station gesondert auf die Gefahr eines Entzugs hinweisen.

### Opiate

Einerseits gibt es die z. T. pharmazeutisch hergestellten Morphin-Derivate wie Analgetika, Codein und Methadon, andererseits das nur für den Drogenmarkt hergestellte Heroin, ein essigsaures Morphin, das mit allerlei Kohlenhydraten, Strychnin oder simplem Backpulver gestreckt wird. Diese venenunverträglichen Substanzen führen zu den desolaten Verhältnissen, mit denen Sie es bei der Suche nach einer halbwegs intakten Vene am ganzen Körper solcher

Patienten zu tun haben. Oft sind auch die V. jugularis externa und die Femoralvenen thrombosiert.

Der Gehalt am eigentlichen Wirkstoff liegt bei 2–20 % und ist den Kunden der Dealer oft nicht bekannt. Das birgt die große Gefahr unbeabsichtigter Überdosierungen. Ursprünglich wegen der euphorisierenden Wirkung konsumiert, kommt es dann zur Atemdepression und -lähmung.

**Antagonisierung.** Naloxon ist wie Flumazenil Diagnostikum und Therapeutikum zugleich. Die Diagnose dürfte aber angesichts von stecknadelkopfgroßen Pupillen und zahlreichen Einstichstellen ohnehin klar sein. Sie können bis zu 0,8 mg Naloxon spritzen; das sind 2 Ampullen. Ich rate Ihnen aber, das fraktioniert und sehr zurückhaltend zu tun, nur gerade so viel, dass Sie nicht intubieren müssen. Wenn Sie zu gründlich antagonisieren, kommt Ihr Patient innerhalb weniger Minuten vom Regen in die Traufe, aus der Atemlähmung in den Entzug. Und ein Opiat-Entzug ist nicht nur für den Patienten, sondern für alle Beteiligten eine extreme Belastung. Tun Sie sich und Ihren Mitarbeitern das nicht ohne Not an! Meistens sind die Süchtigen auch schon so wesensverändert, dass ihre Frustrationstoleranz gegen Null geht und sie mit erheblichen Aggressionen reagieren. Nach der Antagonisierung müssen Sie den Patienten wiederum engmaschig überwachen.

**Opiat-Entzug.** Einen Opiat-Entzug kann man streng genommen „kalt" durchführen, d. h. ohne flankierende medikamentöse Therapie. Der Leidensdruck ist dabei aber so groß, dass die meisten es als grausam ablehnen.
- Je nach benutzter Droge beginnt der Opiathunger nach 4 (Heroin) bis 12 Stunden (Methadon),
- gefolgt von Schweißausbrüchen, häufigem Gähnen, Augentränen (1–2 Tage),
- Gliederschmerzen, Frieren, Sträuben der Haare, weite Pupillen (1–3 Tage),
- Unruhezuständen, Schlaflosigkeit, Hyperventilation, Fieber, Hypertonus (1 bis mehrere Tage),
- Erbrechen, Durchfall, Spontanejakulationen, Muskelkrämpfen (1–2 Tage).

Aus eigener Kraft steht das kaum jemand durch. Bei Aggressivität empfehlen sich in der ZNA Diazepam und Haloperidol i. v. Hypertensive Spitzen muss man ggf. mit Urapidil senken. Eine stationäre Betreuung ist bei motivierten Patienten durchaus gerechtfertigt. Dabei wird die Ausgangsdosis täglich um 10 % reduziert. Die Motivation ist der springende Punkt, denn Opiatabhängige haben eine extrem hohe Rückfallquote (Backmund et al. 2008). Aus diesem Grund hat sich die dauerhafte Substitution mit Polamidon oder Methadon durchgesetzt. In der ZNA werden Sie es immer wieder mit Abhängigen zu tun haben, die Ihnen die wildesten Geschichten auftischen, um zu einer Portion

„Pola" zu kommen. Sie haben ihre Tagesration verschüttet, die Flasche ist zerbrochen, sie sind auf der Durchreise und haben es zu Hause vergessen, nahmen am Vortag versehentlich 2 Portionen und nun fehlt die Sonntagsdosis oder ihr Arzt ist krank und hat keine Vertretung. Auch wenn Sie eine vergleichsweise liberale Einstellung Drogenabhängigen gegenüber haben, sollten Sie bei diesem Spiel grundsätzlich nicht mitmachen. Im Milieu kennt man sich und so etwas spricht sich wie ein Lauffeuer herum. Auch der Dienstplan Ihres Klinikums ist bekannter, als Sie ahnen. Lassen Sie sich einmal erweichen, können Sie für Ihren übernächsten Dienst gleich einen professionellen Drogenberater engagieren.

## Kokain

Kokain ist die bedeutsamste „harte" unter den Modedrogen und auch in „gut bürgerlichen" Kreisen längst nicht mehr tabu. Es wird in pulverisierter Form geschnupft („gekokst"), mit Backpulver aufgekocht als „Crack" geraucht und als „Free base" intravenös injiziert. Die erwünschten Wirkungen sind Euphorie und das subjektive Gefühl, kräftig zu sein. Es besteht die Gefahr der Selbstüberschätzung. Die unerwünschten Nebenwirkungen beruhen überwiegend auf Vasokonstriktion und toxischer Schädigung:
- Tachykardien, Blutdruckanstieg, akutes Koronarsyndrom und Myokardinfarkt auch bei jungen Patienten und ohne Koronarstenosen,
- Kopfschmerzen, generalisierte Krampfanfälle, Status epilepticus, ischämische Insulte, Massenblutungen, maligne Hyperthermie, Atemdepression, Koma,
- Angina abdominalis, Rhabdomyolyse mit Nierenversagen,
- toxisches Lungenödem, Asthma-Anfälle, Pneumothorax, Lungenblutungen,
- psychotische Symptome wie bei paranoider Schizophrenie.

Die absolut letale Dosis ist bei oraler Aufnahme 1200 mg. Todesfälle wurden schon nach 30 mg intranasal und 20 mg i. v. beschrieben. Wenn der Patient den Drogenkonsum nicht spontan angibt, führt Sie die Mydriasis schnell auf die richtige Spur.

Neben symptomatischen Maßnahmen besteht die Therapie in hohen Dosen Midazolam und bei psychotischen Reaktionen Haloperidol. Ein Kokain-Entzugssyndrom mit überwiegend psychiatrischer Symptomatik und einer Dauer von einigen Tagen bis mehreren Jahren wird in der Literatur beschrieben (Garwin u. Kleber 1986).

## Cannabis

Cannabis ist die am weitesten verbreitete „weiche" Droge. Es wird in gepressten Platten (Haschisch) oder als getrocknete Blätter (Marihuana) geraucht. Der Wirkstoff ist Tetrahydrocannabiol (THC). Die Beimengung zu Speisen ist ebenfalls üblich. Seit 2007 wurde unter dem Namen „Spice" eine angeblich harmlose Kräuter-Gewürzmischung für 5–15 Euro pro Gramm ganz legal gehandelt. Sie enthält ein synthetisches Cannabinoid, das bis zu 20-mal stärker wirksam ist als THC. Seit dem 22. Januar 2009 fällt sie unter das Betäubungsmittelgesetz. Handel und Besitz sind verboten.

Von klinischer Bedeutung sind der sog. „Trittbretteffekt" zu harten Drogen und in der ZNA gelegentlich Tachykardien und psychotische Reaktionen, meistens Angstzustände („bad trips"). Die Therapie der Wahl ist Diazepam.

## Designerdrogen

Unter Designerdrogen versteht man die synthetisch hergestellten Opioide (Fentanylderivate wie „china white" und Phenylcyclidin) sowie Amphetamin-Derivate („Ecstasy") vom Typ des Methyldioxymethamphetamins (MDMA). „Ecstasy" und seine Variationen „EVE", „DOM" und „ADAM" werden als Pillen, Kapseln oder Pulver zum Rauchen und Schnupfen in Portionen für 15–25 Euro angeboten, die zwischen 1 und 700 mg Wirkstoff enthalten, meistens etwa 100 mg. Die Händler mischen MDMA mit allen nur denkbaren Strecksubstanzen. Die Dosierung ist unberechenbar. In Getränken löst es sich schnell. Intravenöse Verabreichung kommt vor. Die erwünschten Wirkungen sind eine innere und äußere Harmonisierung. MDMA hat eine Gruppenwirkung und führt zu kollektiver Euphorie. Es ist die klassische Diskotheken-Droge.

Von klinischer Bedeutung sind die lange Wirkungsdauer (bis zu 2 Tage), die Unberechenbarkeit wegen des unbekannten Wirkstoffgehalts und der willkürlichen Mischung mit anderen Drogen. Da es sich um Katecholamin-Agonisten handelt, kann es zu lebensbedrohlichen Tachykardien und Blutdruckkrisen kommen. Weitere Nebenwirkungen sind Rhabdomyolyse, Hyperthermien, intravasale Gerinnungsstörungen, Leber- und Nierenversagen, Pneumomediastinum, quälende Kater-Zustände, Psychosen, Bewusstseinstrübungen und Koma (Kinn et al. 2008/2009). Achten Sie besonders auf Depressionen! Die Suizidgefahr ist nicht unerheblich. Vieles spricht dafür, dass bereits eine einmalige Dosis MDMA die Serotonin-Rezeptoren dauerhaft schädigen und für alle Antidepressiva unempfindlich machen kann. Eine kaum beeinflussbare Depression ist die Folge (Kardels et al. 2008).

## Liquid-Ecstasy

Liquid-Ecstasy besteht aus Gamma-Hydroxy-Butansäure (GHB). Es ist ein Medikament, das bei Narkolepsien indiziert ist und in niedrigen Dosen als Droge missbraucht wird. Kriminelle benutzen es in hoher Konzentration gerne im Zusammenhang mit sexuellem Missbrauch (**KO-Tropfen**). Sie mischen es in die Getränke der ahnungslosen Opfer. Diese fallen ohne Alkoholeinwirkung durch rauschähnliche Zustände und Bewusstseinsstörungen auf, erbrechen häufig und können komatös werden. Bei Verdacht müssen Sie die Polizei hinzuziehen.

GHB ist sehr instabil. Sie sollten daher schnell Urin und Erbrochenes für die Diagnostik asservieren. Als Antidot kann Physostigmin versucht werden (Kinn et al. 2008 /2009).

## Schnüffelstoffe

Schnüffelstoffe (Kleber, Kraftstoffe, Treib- und Lösungsmittel, Aerosole, aliphatische Nitrite usw.) werden oft von Kindern und Mittellosen benutzt. Die Symptomatik ist vielfältig. Auf der ZNA müssen Sie vor allem auf die Aspirationsgefahr und Ateminsuffizienz achten und ggf. frühzeitig intubieren.

## Literatur

Backmund M, Meyer K, Holzke D et al. Suchtverlauf nach Entlassung aus der qualifizierten Entzugsbehandlung am Klinikum Schwabing (2005–2007). Suchtmed 2008; 10 (4): 215–221

Garwin SH, Kleber HD. Abstinence symptomatology and psychiatric diagnoses in cocain abusers. Arch Gen Psychiatry 1986; 43: 107–113

Herberlein A, Bleich S, Kornhuber J, et al. Benzodiazepin-Abhängigkeit: Ursachen und Behandlungsmöglichkeiten. Fortschr Neurol Psychiat 2009; 77: 7–15

Kardels B, Kinn M, Pajonk FB. Akute psychiatrische Notfälle. Stuttgart: Thieme, 2008

Kinn M, Holzbach R, Pajonk FGB. Psychosozialer Notfall. Substanzinduzierte Störungen durch illegale Drogen. Anästhesiol Intensivmed Notfallmed Schmerzther Teil 1: 2008; 11 /12: 746–753, Teil 2: 2009; 1: 14–20

Schmidt LG et al. Akutbehandlung alkoholbezogener Störungen. Sucht 2003; 49 (3): 147–167

Schuchardt V et al. Leitlinien für Diagnostik und Therapie in der Neurologie. 3. Aufl. Stuttgart: Thieme; 2005

# 16 Kleine Psychiatrie für Aufnahmeärzte
*Albrecht Francke*

> ▶ **Über die Zusammenarbeit von ZNA und Psychiatrie** ▶ **Ersteinschätzung:** Psychiatrische Basisuntersuchung – Erregungszustände – Selbstschutz hat Vorrang – Depression und Suizidalität – Verwirrtheitszustände – Delirien – Angststörungen und Panikattacken – affektive Störungen ▶ **Die Zwangseinweisung** ▶ **Fälle und Fallstricke**

## 16.1 Über die Zusammenarbeit von ZNA und Psychiatrie

Im Rahmen der Einrichtung interdisziplinärer Zentraler Notfallaufnahmen in Kliniken, die vorher mit allen ihren Fachabteilungen an der Notfallversorgung teilgenommen hatten, kam es zwangsläufig zur Zusammenlegung fachspezifischer Notaufnahmen, deren eigene langjährige Traditionen sich für das jeweilige Patientengut als optimal erwiesen hatten. Die neue ZNA hatte es zunächst schwer, sich gegen das traditionelle System durchzusetzen und zu beweisen, dass interdisziplinäre Zusammenarbeit für alle Patienten besser ist. Inzwischen wird das allgemein anerkannt, nur 2 Notfall-Patientengruppen haben auch im Zeitalter der ZNA ihre fachspezifischen Anlaufstellen behalten: Kinder und Schwangere. Warum aber nicht psychiatrische Patienten? Läge das nicht noch näher? Dagegen spricht die Erfahrung, dass bei vielen Patienten mit neu aufgetretener psychiatrischer Symptomatik diese sekundär und Folge einer akuten internistischen oder neurologischen Erkrankung ist. Das gilt ganz besonders für ältere Menschen und deren Anteil an unserem Patientengut wird immer größer (Abb. 16.**1**).

Daher ist es sinnvoll, dass Notfallpatienten mit vordergründig psychiatrischer Symptomatik ebenfalls zunächst in die interdisziplinäre ZNA gebracht werden, wo außer der psychiatrischen Ersteinschätzung eine somatische Basisuntersuchung einschließlich Labor, EKG und je nach Alter einer Röntgenaufnahme des Thorax in 2 Ebenen erfolgen kann.

**Welche somatischen Erkrankungen sind vor einer rein psychiatrischen Betreuung auszuschließen?**
- Schlaganfall und chronisch subdurales Hämatom, entzündliche Erkrankungen des ZNS,

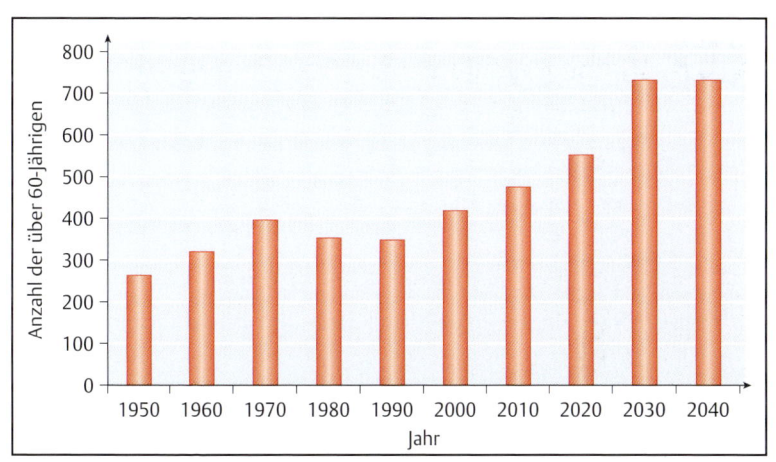

Abb. 16.1 Absolute Zahl der über 60-jährigen Deutschen pro 1000 Einwohner im Alter zwischen 20 und 60 Jahren, hochgerechnet bis zum Jahr 2040 (Quelle: Statistisches Bundesamt 2006).

- Drogeneinwirkungen, Medikamentennebenwirkungen und -überdosierungen sowie Intoxikationen,
- Stoffwechsel- und Elektrolytentgleisungen, Hypo- und Hyperglykämie, Urämie,
- Hyper- und Hypothyreose,
- Hypoxämie, Fieber, Dehydratation.

Die Aufzählung könnte viel länger sein, wenn nicht selbstverständlich wäre, dass Patienten mit klinisch manifesten somatischen Erkrankungen, die ohnehin eine stationäre Indikation darstellen, zunächst der entsprechenden Fachabteilung zugeführt und erst nach Rekompensation dem Psychiater vorgestellt werden, falls das dann überhaupt noch notwendig ist.

Nicht immer liegen psychiatrische Abteilungen in räumlicher Nähe zu den anderen Kliniken und damit auch zur ZNA. Das hat verschiedene Gründe. In manchen Ballungsgebieten haben nicht einmal alle Krankenhäuser der Maximalversorgung psychiatrische Abteilungen, weil diese in Landeskrankenhäusern, Universitätskliniken oder sonstigen größeren psychiatrischen Zentren zusammengefasst und überregional zuständig sind. Das erfordert exakte Absprachen über die Aufgabenverteilung zwischen ZNA und Psychiatrie (Bartels et al. 2009).

Der Aufnahmearzt muss psychiatrische Erkrankungen nicht nur erkennen, sondern auch eine Ersteinschätzung vornehmen sowie Dringlichkeit und Gefährdung beurteilen können. Darüber hinaus sollte er zu einer qualifizierten Krisenintervention in der Lage sein und sich mit der notfallmäßigen Psychopharmaka-Therapie auskennen. Dann aber ergeben sich einige organisatorische Konsequenzen, die man gar nicht genau genug absprechen kann:

- Wird die Indikation zur psychiatrischen stationären Aufnahme von der ZNA nach telefonischem Kontakt mit der Psychiatrie gestellt?
- Oder soll vorher eine direkte Vorstellung beim Psychiater erfolgen?
- Wenn ja, wird der Patient zum Psychiater gebracht oder kommt der Psychiater zum Konsil in die ZNA?
- Wenn ja, geschieht dies sofort oder zu einem späteren Termin, z. B. am nächsten Morgen, wenn sich mehrere Konsile angesammelt haben?
- Wo wird der Patient in der Zwischenzeit überwacht?

Vernünftige Lösungen werden alle diese Varianten einschließen und in jedem Fall die beste für den individuellen Patienten ermöglichen. Das relativiert aber keineswegs die Notwendigkeit, exakte und für alle verbindliche Absprachen zu treffen und die dafür notwendigen Ressourcen zu schaffen. Soll die Intermediate-Care-Einheit oder Kurzlieger-Station, mit denen die ZNA zusammenarbeitet, z. B. Entzugsbehandlungen beginnen? Was ist mit suizidalen und anderen Patienten, die in eine geschlossene Station gehören? Wie soll es gehandhabt werden, wenn diese auch somatisch überwachungspflichtig sind? Hat die Psychiatrie eine eigene Intermediate-Care-Station? Ist die Interdisziplinäre Überwachungsstation für psychiatrische Patienten gerüstet? Welche Sicherheitsvorkehrungen hält sie für Suizidgefährdete und aggressive Patienten vor? Jedes Klinikum hat andere Bedingungen und wird diese Fragen unterschiedlich beantworten. Es tut aber gut daran, seine Regelung schriftlich zu fixieren und ihr den Charakter einer Dienstanweisung zu geben. Dabei sollte auch der Rettungsdienst berücksichtigt werden, damit Rettungsassistenten und Notärzte wissen, welchen Patienten sie in die ZNA bringen und welchen sie der Psychiatrie direkt zuführen sollten. Krankenhäuser, deren Psychiatrie räumlich integriert ist, haben es da leichter.

## 16.2 Ersteinschätzung

Zur Ersteinschätzung sollten Sie eine gewisse Differenzialdiagnostik auch beim psychiatrischen Patienten betreiben, denn er präsentiert Ihnen ja Symptome und nur selten eine bereits fertige Diagnose. Dazu müssen Sie irgendwie mit ihm ins Gespräch kommen. Versuchen Sie es auch bei verwirrten, aggressiven und psychotischen Patienten möglichst natürlich, wie Sie es sonst auch tun. Die meisten stehen unter einem erheblichen Leidensdruck und gehen erleichtert auf Ihr Gesprächsangebot ein. Akute psychiatrische Symptome sind fast immer der Ausdruck von Angst. Manchmal können Sie den Patienten durch die körperliche Untersuchung ablenken und die Rede irgendwie unauffällig auf das eigentliche Problem bringen. Hier ist Ihre empathische Begabung gefragt. Wenn Ihnen nur fremdanamnestische Informationen zur Verfügung stehen, ist sie doppelt gefordert. Denn die Bezugspersonen, die Ihnen berichten, verfolgen dabei auch immer eigene Zwecke und Sie müssen aufpassen, dass Sie sich nicht vor einen Karren spannen lassen, der Ihren Patienten nur weiter ins Elend zieht.

### ■ Psychiatrische Basisuntersuchung

Gewöhnen Sie sich als ZNA-Arzt ein rationelles Explorationsschema an, das die wesentlichen psychopathologischen Befunde ausreichend, aber in angemessen kurzer Zeit erfasst. Es soll der Ersteinschätzung dienen und die Frage beantworten, ob Sie den Psychiater hinzuziehen müssen. Haben Sie sich einmal dazu entschlossen, können Sie sich wieder anderen Patienten zuwenden. Solche Schemata wird jeder seinem individuellen Stil anpassen, damit das Gespräch nicht den gekünstelten Charakter eines psychologischen Tests annimmt. Das in Tab. 16.1 gezeigte Beispiel ist für präklinische Notärzte gedacht, erfüllt seinen Zweck aber genauso gut in der ZNA. Tab. 16.2 hilft dabei, die erfragten Symptome einem psychiatrischen Syndrom zuzuordnen.

### ■ Erregungszustände

Erregungszustände kommen bei Gesunden, Psychosen, zerebralen Erkrankungen, Stoffwechselentgleisungen (Hypoglykämie!), Suchtkrankheiten, Intoxikationen und Persönlichkeitsstörungen vor. Außer Ersteinschätzung und Notfallbehandlung stellt sich in der ZNA leider oft das Problem aggressiven Verhaltens. Die Patienten fallen durch Antriebssteigerung, Gespanntheit und motorische Unruhe auf. Aggressionen kündigen sich dem aufmerksamen Beobachter rechtzeitig an. Der Patient wirkt misstrauisch, ist wortkarg und seine Stimme gibt die Spannung wieder, unter der er steht. Er schaut Ihnen bei Ansprache nicht in die Augen, stößt Drohungen aus und ist vernünftigem Zureden kaum zugänglich. Gelegentlich versucht er, durch gezielte Provokationen die Mitarbeiter der ZNA ihrerseits zu Aggressionen zu reizen. Gewalt gegen Sachen geht der gegen Menschen häufig voraus.

Es ist schwer, aber unbedingt notwendig, in solchen Situationen über Deeskalationstechniken zu verfügen. Ruhiges, selbstsicheres Auftreten, freundliches aber konsequentes Lenken des Patienten unter möglichst lückenloser verbaler

Tabelle 16.1 Checkliste wichtiger Fragen zur orientierenden psychopathologischen Befunderhebung (Quelle: Koch u. Raschka 2002, S. 256).

| | |
|---|---|
| Orientierung | Wie heißen Sie und wann sind Sie geboren? Wo befinden Sie sich? Welches Datum haben wir? Was ist mein Beruf? |
| Gedächtnis, Konzentration | Wann war der 2. Weltkrieg? Wie heißt der Bundeskanzler? Wie heißen die 3 Worte, die ich Ihnen gerade gesagt habe? Rechnen? Gespräch möglich? |
| Stimmung | Wie fühlen Sie sich im Moment? |
| Angst | Haben Sie Ängste? Wovor? |
| Unruhe | Sind Sie innerlich unruhig, nervös oder angespannt? |
| Antrieb | Haben Sie noch Lust und Interesse, etwas zu unternehmen? |
| Zwänge | Haben Sie einen inneren Drang, Dinge zu tun oder zu denken? |
| Denken | Fühlen Sie einen Widerstand beim Denken oder drängen sich Ihnen immer wieder neue Gedanken auf? Erklären Sie mir bitte den Unterschied zwischen einem Kind und einem Zwerg? Sind in letzter Zeit merkwürdige Dinge passiert? Fühlen Sie sich bedroht oder verfolgt? |
| Ich-Erleben | Wissen andere, was Sie denken? Werden Ihre Gedanken gesteuert? |
| Wahrnehmung | Hat sich Ihre Umgebung seltsam verändert? Spricht Sie jemand an, den Sie nicht sehen? Sehen Sie Personen/Dinge, die andere nicht sehen? |
| Aggressivität | Sind Sie auf jemanden wütend? Fühlen Sie sich ungerecht behandelt? |
| Suizidalität | Denken Sie manchmal daran, sich das Leben zu nehmen? Fühlen Sie sich schuldig oder hoffnungslos? |
| Tagesschwankung | Geht es Ihnen morgens besser als abends? |
| Beobachtungen | Sprache, (Psycho-)Motorik, Dyskinesien, Gang, Einsichts-/Kritikfähigkeit, Kooperativität, Vegetativum, Fluktuation der Symptome? Verkennungen (Personen, Umgebung) |

Tabelle 16.2 Wichtige Syndrome mit psychopathologischen Kernbefunden und mögliche Verdachtsdiagnosen bei Notfällen (Quelle: Koch u. Raschka 2002, S. 256).

| Syndrom | Kernbefund | Verdachtsdiagnosen |
| --- | --- | --- |
| Suizidalität | depressiv, hoffnungslos, ausweglos, Suizidgedanken, Schuldgefühle, Rückzug | depressive Störung, Schizophrenie, Abhängigkeit, Belastungsreaktion |
| Erregungszustand | psychomotorische Unruhe, Anspannung, Gereiztheit, Dysphorie, Aggressivität | Manie, Schizophrenie, Demenz, Belastungsreaktion, Intoxikation, internistische/neurologische Erkrankung |
| Verwirrtheit, Dämmerzustand | Desorientierung, Umtriebigkeit, Verkennungen, Merkstörung, Inkohärenz, automatenhaft verlangsamt, gelegentlich Aggressivität | Demenz, Intoxikation, internistische/neurologische Erkrankungen, Epilepsie, transitorische Amnesie, pathologischer Rausch |
| Delir | psychomotorische Unruhe, Fluktuation, Desorientierung, optische Halluzinationen, Suggestibilität, Verkennungen, vegetative Symptome | organische Schädigung des Gehirns im Rahmen von degenerativen, metabolischen, entzündlichen, kardiovaskulären Erkrankungen, Intoxikationen, Entzug |
| Angst | anfallsartige Angst (z. B. mit Hyperventilation), Angst bei bestimmtem Stimulus | Angsterkrankung, Panikattacke, Phobie |
| Stupor | Mutismus/Negativismus, Akinese, Katatonie (wächserne Biegsamkeit, Katalepsie, Fieber?, Vitalfunktionen?) | Depression, metabolische Entgleisung, neurologische Erkrankung (Epilepsie, Enzephalitis), Schizophrenie, Neuroleptika? |
| (Früh-)Dyskinesien | Zungen-/Schlundkrämpfe, Rumpfdystonien | Neuroleptika, Antiemetika |

Kommunikation sind ebenso wichtig wie die Fähigkeit, eigene Emotionen auszuschalten und den Eindruck angstfreier Entschlossenheit zu vermitteln. Hinter jeder pathologischen Aggression steckt Angst. Zeigen Sie nicht die eigene Angst und vermeiden Sie, die des Kranken zu schüren.

### ■ Selbstschutz hat Vorrang!

Gegenüber potenziell aggressiven Patienten mit Erregungszuständen und ganz besonders bei solchen mit Persönlichkeitsstörungen müssen Sie sorgfältig auf Ihren eigenen und den Schutz Ihrer Mitarbeiter achten.

- Bleiben Sie mit dem Patienten nie alleine!
- Halten Sie Abstand!
- Stellen Sie Waffen und Wurfgeschosse sicher (Infusionsflaschen)!
- Wählen Sie einen Raum ohne gefährliche Einrichtung mit gesichertem Fluchtweg!
- Setzen Sie sich hinter einen Schreibtisch und bieten Sie dem Patienten einen Stuhl an!
- Alle Chancen einer Deeskalation bestehen nun in einem sachlichen und beruhigenden Gespräch, in dem der Patient sich ernst- und angenommen fühlt.

Sollte es ohne Gewalt nicht gehen, ist das Sache der Polizei. Bei akuter Gefahr für den Patienten oder andere können Sie manchmal nicht warten und müssen selbst handeln. Dann packt eben jeder mit an, der verfügbar ist. Notwendig sind 6–8 Personen, die vorher genau verabreden, wer wo festhält. Sie müssen dann eine Zwangsmedikation vornehmen. Dieses Vorgehen ist durch den juristischen Begriff des „rechtfertigenden Notstandes" gedeckt und stellt eine unaufschiebbare ärztliche Maßnahme dar.

**Zwangsmedikation – was spritzt man?** In der Literatur wird Diazepam empfohlen, ich habe gute Erfahrungen mit Midazolam gemacht. Die notwendige Dosis richtet sich nach dem klinischen Erfolg. Bedenken Sie die Situation und dass Sie nicht viel Zeit haben, wenn Sie bei einem von 6 Mitarbeitern festgehaltenen Patienten endlich die Vene getroffen haben!

Ohne solche Zuspitzungen kommen bei Erregungszuständen neben Sedativa Neuroleptika zur Anwendung. Bei im Vordergrund stehender Angst oder akuter Überforderung hat sich Lorazepam bewährt (1–2,5 mg als schnell resorbierbares Präparat p. o.). Solche Patienten erkennen Sie an Selbstanklagen, Suiziddrohungen und Weinen. Bei Erregungszuständen im Zusammenhang mit Psychosen wird Haloperidol 10–15 mg i. v., i. m., p. o., bei Drogenkonsum (Amphetamine, Kokain und LSD) Lorazepam 2 mg i. v. und bei Alkoholikern Haloperidol 5–10 mg i. v. empfohlen.

## Depression und Suizidalität

Bei 90 % aller Suizide spielen psychiatrische Vorerkrankungen eine Rolle, in 40–70 % der Fälle eine Depression. Suchterkrankungen und vorangegangene Suizide sollten Sie ebenfalls aufhorchen lassen, insbesondere bei Menschen, die gerade aus der Geborgenheit einer psychiatrischen Klinik entlassen wurden. Auch Suizide in der Familie sind ein Risikofaktor.

Die Mortalität durch Suizid lag in Deutschland 2001 bei 11 000 (Verkehrstote 7100). Ältere alleinstehende Männer begehen eher ernst gemeinten Suizide (Abb. 16.**2**), jüngere Frauen mehr Suizidversuche.

**Akute Suizidalität** geht meistens mit direkten oder indirekten Ankündigungen einher. Das reicht von passiven Todeswünschen mit zunehmender Gefährdung über Selbstmordgedanken und -pläne bis zu suizidalen Handlungen. Sie müssen direkt danach fragen! Für Ihr Vorgehen ist wichtig, ob der Patient sich im Laufe des Gesprächs von dem Vorhaben distanzieren kann oder nicht. Alkoholkranke und Drogenabhängige, die Selbstmordabsichten äußern, sollten Sie auch dann ernst nehmen, wenn sie viel und ungeordnet daherreden. Ihre Suizidrate ist hoch! Lebenskrisen, insbesondere Partnerschaftskonflikte, so plausibel sie auch scheinen mögen, müssen immer hinterfragt werden, ob sie als alleinige Ursache der Suizidalität ausreichen und nicht doch bereits vorher eine psychiatrische Problematik bestand.

**Wann müssen Sie von einer akuten Suizid-Gefährdung Ihres Patienten ausgehen?** (D'Amelio et al. 2006)

- Wenn er bereits den Versuch unternommen hat und sich davon nicht distanziert.

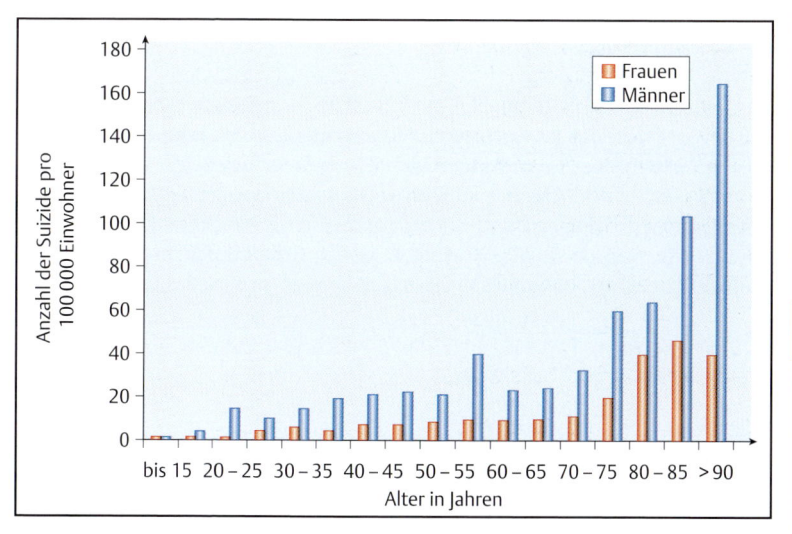

Abb. 16.**2** Suizidraten nach Lebensalter und Geschlecht, Hamburg 1998 bis 2003 (Quelle: Statistisches Amt für Hamburg und Schleswig-Holstein, Hamburger Suizidbericht 2005).

- Wenn er von Selbstmord spricht bzw. häufig und/oder zwanghaft an ihn denken muss.
- Wenn er eine negative Lebensbilanz gezogen hat und den Tod vorzieht.
- Wenn der Entschluss ihm nach heftigen emotionalen Konflikten Ruhe und Gelassenheit vermittelt und er affektlos sachlich darüber spricht wie bei einer alltäglichen Entscheidung.
- Wenn er bereits konkret weiß, wie er sich umbringen wird und/oder das vorbereitet hat.
- Wenn seine soziale Einbindung gering ist und es wenig wahrscheinlich ist, dass andere ihn am Selbstmord hindern.
- Achten Sie neben autoaggressiven auch auf aggressive Tendenzen, z. B. Wutausbrüche und Vorwürfe (Gefahr des erweiterten Suizids)!

Depressive Patienten ohne akute Gefährdung kommen selten nur wegen der Depression in die Notaufnahme. In der Regel geht es vordergründig um körperliche Beschwerden, deren psychosomatischer Hintergrund zwar vermutet werden kann, aber noch exploriert werden muss. Immer sollten Sie vor der Anbahnung einer wie auch immer gearteten Psychotherapie prüfen, ob eine ausreichende und vertretbare somatische Ausschlussdiagnostik erfolgt ist. Ob diese stationär oder ambulant erfolgen kann, ist eine andere Frage.

### Verwirrtheitszustände

Im Unterschied zum Delir fehlen bei Verwirrtheitszuständen Halluzinationen. Die Bewusstseinslage ist wechselnd. Aufmerksamkeit, Orientierung und Affekte sind unkontrolliert. Als Ursache kommen neben akuten Erkrankungen, besonders wenn sie mit Fieber und Stoffwechselentgleisungen einhergehen, Medikamenteneinwirkungen und Veränderungen der gewohnten Lebensumwelt infrage. Die kausale Therapie besteht in der Behandlung der auslösenden Krankheit, die symptomatische Therapie erfolgt mit Neuroleptika in einschleichender Dosierung. Jüngere Patienten müssen stationär diagnostiziert werden. Alte Menschen mit längeren Verläufen brauchen Sie nicht unbedingt aufzunehmen.

### Delirien

Delirien sind immer eine Aufnahmeindikation. Sie beginnen akut, gehen mit neurologischen und vegetativen Störungen, Halluzinationen, Nestelbewegungen und Agitiertheit einher und haben häufig eine psychotische Symptomatik.

Wie Verwirrtheitszustände können sie durch schwere internistische und neurologische Erkrankungen oder Operationen ausgelöst werden. Auch das sog. „Durchgangssyndrom" gehört dazu. Psychiatrische Ursachen können Altersdemenzen und der schizophrene Formenkreis sein. Neben Alkohol spielen Sedativa wie Barbiturate und Benzodiazepine, Halluzinogene, Amphetamine und Kokain eine Rolle, und zwar sowohl bei Intoxikationen als auch im Entzug. Delirien kommen auch im Zusammenhang mit anticholinergen Substanzen, Antikonvulsiva, Antibiotika, Digitalis, Betablockern, $H_2$-Antagonisten, Neuroleptika, Kortikosteroiden, Virostatika und Lithium vor. Die Therapie erfolgt je nach Schwere des Krankheitsbildes auf einer psychiatrischen, einer Intermediate-Care- oder Intensivstation.

### ▪ Angststörungen und Panikattacken

Angststörungen und Panikattacken machen im Allgemeinen keine differenzialdiagnostischen Schwierigkeiten. Wie bei Depressionen führt den Patienten meistens die somatische Begleitsymptomatik in die Notaufnahme (Tachykardie, Palpitationen, Hyperventilation, Parästhesien, Tremor, Schwäche, Beklemmungsgefühl in der Brust).

### ▪ Affektive Störungen

Affektive Störungen im Rahmen eines manischen oder depressiven Syndroms sowie bei Psychosen des schizophrenen Formenkreises werden Sie nach der Ersteinschätzung nur bei großem Leidensdruck oder Eigen- bzw. Fremdgefährdung notfallmäßig behandeln. Diese Patienten gehören umgehend in die Obhut eines Psychiaters.

## 16.3 Die Zwangseinweisung

Idealerweise erlangt der ZNA-Arzt auch bei psychiatrischen Patienten nach eingehender Aufklärung das Einverständnis zu allen diagnostischen und therapeutischen Maßnahmen im Sinne eines Behandlungsvertrags. Gelingt das nicht, muss er gelegentlich, um Gefahren abzuwehren, auch ohne Behandlungsvertrag im Sinne der „Geschäftsführung ohne Auftrag" (§ 677 BGB) handeln. Danach kann der Arzt von einer „mutmaßlichen Einwilligung" des Patienten ausgehen, wenn dieser im Vollbesitz seiner geistigen Fähigkeiten wäre. Ähnliches gilt für den „rechtfertigenden Notstand" (§ 34 Strafgesetzbuch). In jedem Fall muss der Arzt aber die verschiedenen Rechtsgüter sorgfältig gegeneinander abwägen und das dokumentieren (Laufs u. Uhlenbruck 2002).

Das Gesetz für psychisch kranke Personen (Psych-KG) regelt bei Selbst- oder Fremdgefährdung die Unterbringung des Patienten in einer geschlossenen Station auch ohne seine Zustimmung. Die einzelnen Landesunterbringungsgesetze sind unterschiedlich. Den Antrag auf Unterbringung kann jeder Arzt stellen. Er hat die Form eines Ärztlichen Zeugnisses und muss die vollständigen Personalien des Kranken, Datum und Ort der Untersuchung, die aktuelle Problematik, den pychopathologischen Befund, eine nachvollziehbare Begründung der Unterbringung sowie die klinische Verdachtsdiagnose und die sich daraus ergebende Gefährdung enthalten. Das dafür entworfene Formblatt sollte in der ZNA zur Verfügung stehen. Die Anordnung der Unterbringung erfolgt dann je nach Bundesland durch das Ordnungsamt, die Berufsfeuerwehr oder einen behördlich eingesetzten psychiatrisch erfahrenen Arzt. Für den nächsten Tag ist eine richterliche Anhörung vorgeschrieben.

Bei Minderjährigen muss in jedem Fall eine richterliche Genehmigung der Unterbringung erfolgen (§ 1631 BGB). Ist das bei Eigen- oder Fremdgefährdung nicht ausreichend schnell möglich, muss sie umgehend nachgeholt werden. Im Familienrecht ist dabei das Kindeswohl ausschlaggebend (Kardels et al. 2008).

Hat der Patient bereits einen Betreuer, ist dieser über alle Maßnahmen zu informieren. Es ist aber zu beachten, dass im Betreuungsrecht unterschiedliche Geschäftsbereiche vorgesehen sind. So kann ein Betreuer für die Entscheidung über medizinische Belange sich nicht ohne weiteres über das Recht auf freie Wahl des Aufenthaltsorts hinwegsetzen, wenn dieses nicht eingeschränkt ist.

Immer gilt der Grundsatz der Verhältnismäßigkeit. Maßnahmen mit Freiheitsentzug müssen angemessen, zumutbar und sowohl geeignet als auch erforderlich sein, einen Missstand zu beheben. Es sind nur solche Maßnahmen zu treffen, die den Betroffenen am wenigsten beeinträchtigen und doch zum Ziel führen. Dabei muss die persönliche Einschränkung zum angestrebten Erfolg in einem angemessenen Verhältnis stehen.

## 16.4 Fälle und Fallstricke

**Beispiel 1:**

Eine junge Frau mit paranoid-halluzinatorischer Psychose kam abends in die ZNA. Im Aufnahmegespräch fragte der Arzt u. a. auch nach Selbstmordgedanken. Diese wurden bejaht, sie stünden aber nicht im Vordergrund. Daraus leitete der Kollege eine gewisse Distanziertheit ab und verlegte die Patientin auf eine offene psychiatrische Station. In den Krankenzimmern waren aus Sicherheitsgründen die Fenstergriffe abgeschraubt. Nachts kam die Patientin ins Stationszimmer und fragte nach einer Schlaftablette. Während die Nachtschwester an den verschlossenen Medikamentenschrank ging, gelangte die junge Frau mit wenigen Schritten durch die Balkontür ins Freie und sprang über das Gitter in die Tiefe (Rieger 2000).

**Beispiel 2:**

Eine 28-jährige Krankenschwester kam wegen heftigster Kopfschmerzen unter dem Verdacht einer Subarachnoidalblutung. Diese lag nicht vor. Der Neurologe vermutete eine schwere Depression. Die Patientin verblieb nach der Lumbalpunktion auf einer neurologischen Station, wo die Nachtwache sie früh morgens leblos auf dem Boden des Stationszimmers fand. Im Rahmen der Notfallversorgung stellte sich eine schwere Hypoglykämie heraus. Die junge Frau hatte sich alles Insulin gespritzt, das sie im Schrank hatte finden können.

**Beispiel 3:**

Ein 41-jähriger frisch geschiedener Mann war nach einer Mischintoxikation in der ZNA behandelt und zur Überwachung auf die IMC-Station verlegt worden. Er schlief die ganze Nacht, die Vitalparameter blieben stabil. Während die Pflegekräfte morgens die Patienten wuschen, war er plötzlich verschwunden. Eine Suchaktion blieb erfolglos. Nach Stunden fanden ihn Besucher ertrunken im Teich des Krankenhaus-Parks.

## ■ Literatur

Bartels P, Burian R, Diefenbacher A et al. Konsiliar- und Liaisonpsychiatrie im Allgemeinkrankenhaus. Psychiatrie 2009; 1: 23–30

D'Amelio R, Archonti C, Falkai P et al. Psychologische Konzepte und Möglichkeiten der Krisenintervention in der Notfallmedizin. Notfall Rettungsmed 2006; 9: 194–204

Kardels B, Kinn M, Pajonk FGB. Akute psychiatrische Notfälle. Stuttgart: Thieme; 2008

Koch HJ, Raschka C. Praktische Fragen und Beobachtungen zur schnellen Einschätzung psychiatrischer Syndrome. Notarzt 2002; 18: 254–257

Laufs A, Uhlenbruck W. Handbuch des Arztrechts. 3. Aufl. München: Beck; 2002

Rieger H-J. Haftung für Suizid während stationärer Krankenhausbehandlung. Dtsch Med Wschr 2000; 125: 1344–1345

Statistisches Amt für Hamburg und Schleswig-Holstein, Hamburger Suizidbericht 2005

Statistisches Bundesamt, Wiesbaden: „Bevölkerung Deutschlands bis 2050 – 11. koordinierte Bevölkerungsvorausberechnung", 2006-15-1304

# 17 Über den Umgang mit sozialmedizinischen Problemen

*Albrecht Francke*

> ▶ **Die ZNA, ein Spiegel der Gesellschaft?** ▶ **Versorgungsprobleme** ▶ **Obdachlose** ▶ **Aggressivität** ▶ **Kriminalität und Zusammenarbeit mit der Polizei**: Alkohol am Steuer – Gewahrsamstauglichkeit und Haftfähigkeit – Drogenkriminalität – Misshandlungen – Vergewaltigungen – Prostituierte ▶ **Migranten** ▶ **Asylanten** ▶ **Illegale** ▶ **Touristen** ▶ **Pflegeheime** ▶ **Fälle und Fallstricke**

## 17.1 Die ZNA, ein Spiegel der Gesellschaft?

Dass sich in den Notaufnahmen die Gesellschaft widerspiegelt, kann ich so nicht sehen. Allenfalls die Emergency Rooms gängiger Fernsehserien mögen ein Spiegel der Erwartungshaltung ihres Publikums sein. Die ZNA ist eher ein Zerrspiegel der Bevölkerung, weil soziale Problemgruppen die Atmosphäre in der ZNA überproportional beeinflussen. Notfallmedizinische lassen sich von sozialen Problemen nicht immer trennen. Womit haben Sie zu rechnen?

## 17.2 Versorgungsprobleme

Täglich haben Sie es in der ZNA mit Patienten zu tun, die Sie nach Überzeugung der Krankenkassen und des Bundesgerichtshofs abweisen müssten. Es handelt sich um Menschen, die zu Hause nicht zurechtkommen, weil sie sich selbst nicht mehr versorgen, nicht einkaufen, saubermachen, heizen, waschen, kochen und Ordnung halten können, die Treppen nicht mehr schaffen, mit den Finanzen nicht klarkommen und andere ihnen nicht ausreichend helfen. Ursache sind meistens normale Alterungsprozesse, Demenzen und chronische Erkrankungen, die nicht mehr besserungsfähig sind. Für solche Menschen hält unsere Gesellschaft Hilfestellungen wie Pflegedienste, Tagesstätten, betreutes Wohnen, Alters- und Pflegeheime bereit. Viele Hausärzte beobachten die sich anbahnende Dekompensation ihrer alten Patienten sorgfältig und leiten eine Unterstützung rechtzeitig in die Wege. Oft ist es sinnvoll, vor der endgültigen Heimunterbringung eine stationäre geriatrische Diagnostik und Rehabilitation zu versuchen. Weniger vernünftig sind Einweisungen unter irgendwelchen vorgeschützten Diagnosen wie „Pneumonie, Gewichtsabnahme, Exsikkose, sklerotisches Herz- und Gefäßleiden" usw. Ich halte es für ein Gebot der Kollegialität, dass der einweisende Kollege vorher in der ZNA anruft und sagt, was tatsächlich los ist. Manchmal weisen aber auch Ärzte des kassenärztlichen Notdienstes ein, die unvorbereitet auf eine untragbare soziale Situation gestoßen sind, oder der Rettungsdienst wurde von Nachbarn alarmiert. Wie kommt es zu solchen Akutsituationen bei chronischen Entwicklungsprozessen, dass es keine Alternative zur Krankenhauseinweisung gibt?

- Die Versorgung erfolgte durch Bezugspersonen, die selbst akut erkrankt oder unerwartet verstorben sind. Manchmal bringt der Rettungsdienst außer der gestürzten alten Dame den dementen Ehemann gleich mit.
- Die Angehörigen oder Nachbarn, die sich bisher gekümmert haben, können oder wollen es nicht mehr, weil sie unerwartet einen Arbeitsplatz bekommen haben, Urlaub machen, umziehen oder einfach nicht mehr motiviert sind.
- Im sozialen Umfeld der Alten hat man die Augen vor den Tatsachen so lange verschlossen, bis die Dekompensation das nicht mehr zuließ.
- Der zufällige Besuch eines verantwortungsbewussten Bekannten offenbart das soziale Defizit.
- Der Medizinische Dienst der Krankenkassen hat dem Patienten eine ausreichende Pflegestufe verweigert.

Damit Sie die für den Betroffenen beste Strategie wählen, sollten Sie bei der Übergabe die Mitarbeiter des Rettungsdienstes ausführlich über die Verhältnisse in der Wohnung befragen und so viele fremdanamnestische Informationen wie möglich sammeln. Bundesgerichtshof hin, Krankenkassen her, Sie können diese hilflosen Menschen natürlich nicht abweisen, wenn ihre Versorgung mit dem Nötigsten nicht sichergestellt ist. Tagsüber und in der Woche mag da vieles möglich sein, wenn Sie über engagierte Sozialarbeiter verfügen. Aber an Feiertagen, am Wochenende und nachts werden Sie mitspielen müssen und eine halbwegs sinnvolle, durch DRG-Ziffern abgesicherte Diagnose stellen. Sonst ist der Ärger mit dem Medizinischen Dienst der Krankenkassen und Ihrem Klinikträger vorprogrammiert.

## 17.3 Obdachlose

Die Zahl der Obdachlosen in der Bundesrepublik ist statistisch nicht zu erfassen. Grob geschätzt geht man von mehr als 1 Million aus (Stille 1997). Nimmt man die Angaben von Hilfseinrichtungen mit Notunterkünften, bleiben diejenigen unberücksichtigt, die ganz oder überwiegend auf der Straße leben. 1997 wurde der Anteil in Münster/Westfalen auf 0,14–0,21 % der Bevölkerung geschätzt, Tendenz steigend (Reker u. Eikelmann 1997). Davon sind 15–20 % Frauen, deren Obdachlosigkeit häufiger als bei Männern „verdeckt" ist. Auch Kinder sind zunehmend betroffen. Viele dieser Menschen sind nicht nur aus wirtschaftlicher Not wohnungslos geworden, sondern leiden an Psychosen oder Suchtkrankheiten. In Ballungsgebieten mit ihrer menschlichen Anonymität sind die Zahlen sicher deutlich höher und Obdachlose im Stadtbild auch präsenter als im dörflichen und ländlichen Milieu. Als Notarzt habe ich allerdings viele Wohnungen sowohl in der Millionenstadt Hamburg als auch in den Dörfern Nordwestmecklenburgs gesehen, die diesen Namen kaum verdienen und eher die Bedingungen von Obdachlosigkeit erfüllen. Je nach Witterungsverhältnissen und Jahreszeit ist auch diese Randgruppe mehr oder weniger in der ZNA „überrepräsentiert", obwohl psychiatrisch kranke Obdachlose ärztliche Hilfe größtenteils nie oder nur widerstrebend akzeptieren. Diese „Berührungsängste" hindern sie auch daran, die Hilfe von Notunterkünften, Essensausgaben oder Bekleidungsstellen in Anspruch zu nehmen (Trabert 1997). Das Elend, das Sie in der ZNA dann in kalten Wintern zu sehen bekommen, wenn diese Patienten nicht mehr in der Lage waren, sich gegen die Mitarbeiter des Rettungsdienstes zu wehren, ist unbeschreiblich. Zwangseinweisungen wegen der Gefahr des Erfrierens sind vorgekommen. Demgegenüber hält sich bei Mitarbeitern der ZNA hartnäckig das Vorurteil, Obdachlose schützten häufig mit raffiniertem Kalkül „unabweisbare" Beschwerden vor wie Hämatemesis oder thorakale Schmerzen, nur um einmal eine Nacht in einem sauberen Bett zu schlafen. Was sind die Gründe für die gegenseitig mangelnde Akzeptanz von Obdachlosen und medizinischen Hilfseinrichtungen?

- Der Patient hat Angst, seinen Bettel- und/oder Schlafplatz zu verlieren.
- Die Therapie dauert zu lange. Zeit zum Betteln geht verloren.
- Die Ausdrucksweise der Ärzte ist kaum zu verstehen.
- Obdachlose fühlen sich weniger ernst genommen als andere Patienten.
- Die Compliance ist gering.
- Der Patient glaubt, die Kostenübernahme sei nicht gesichert.
- Suchterkrankungen der Patienten.
- Geruchsbelästigung wegen der mangelnden Körperhygiene.

Die Morbidität Wohnungsloser ist vermutlich größer und die Lebenserwartung geringer als bei „Normalbürgern". Exakte Zahlen gibt es nicht. Womit Sie besonders rechnen müssen, sind Hauterkrankungen wie Ulzera und Parasitosen sowie Unfälle. Zur Infrastruktur einer ZNA gehört ein geräumiges Badezimmer mit von allen Seiten zugänglicher Wanne. Eine Kleiderkammer oder wenigstens ein größerer Schrank, wo Mitarbeiter des Klinikums abgetragene

Kleidungsstücke und Schuhe loswerden können, hat sich in vielen Notaufnahmen bewährt. Entlassungen von Patienten, deren Kleidung einfach nicht mehr benutzbar ist oder die ohne Schuhe eingeliefert wurden, sind dann einfacher abzuwickeln.

## 17.4 Aggressivität

Auf die wachsende Problematik von Aggressivität bin ich schon eingegangen (s. S. 295 ff). Weil auch bei Unfällen mit Bagatellverletzungen in ca. 30 % Alkohol eine Rolle spielt, prägen diese Patienten und ihre betrunkenen Begleitpersonen vor allem an Wochenenden und nachts überproportional die Stimmung in der ZNA. Zu welchen Folgen die daraus entstehenden Konflikte mit den Pflegekräften und Ärzten führen, hängt ganz entscheidend von deren Interaktionen mit den Patienten und deren Begleitern ab. Dabei beeinträchtigen die meist geringe Intelligenz, die zusätzliche Einschränkung durch Schmerzen, Alkohol und Wut, die verminderte Frustrationstoleranz und Ängste des Patienten seine Kommunikationsfähigkeit. Das macht den Umgang mit ihnen auch für geschulte ZNA-Mitarbeiter so schwierig. Was können Sie tun?

- **Im Gespräch:** Versuchen Sie ruhig und bestimmt zu bleiben. Zeigen Sie Verständnis, ohne Ihre Autorität infrage zu stellen. Benutzen Sie einfache Ausdrücke, reden Sie in kurzen, überschaubaren Sätzen und geben Sie eindeutige Anweisungen.
- **Körperlich:** Vermeiden Sie provozierende Gebärden und halten Sie einen ausreichenden Individualabstand. Bieten Sie dem Patienten einen Stuhl an und setzen sich selbst!
- **Baulich:** Je nach Häufigkeit können Sie schon bei der Planung einer ZNA die Infrastruktur entsprechend gestalten: spezieller Untersuchungsraum mit Bett und vorbereiteten Fixierungsgurten, ohne gefährliche Einrichtung, mit Schutzbarrieren wie Schreibtisch in der Nähe der Tür, Sicherheitsglas, Nähe zum Stützpunkt, Notklingel, Fluchtmöglichkeit, Einschnappschlösser für alle Türen der ZNA.

  Sicherheitszellen mit gepolsterten Wänden und Video-Überwachung sind medizinisch und rechtlich problematisch.
- **Organisatorisch:** Not-Team für gewalttätige Patienten oder Begleiter, Deeskalations- und Selbstverteidigungs-Training, Sicherheitsdienst, „heißer Draht" zur Polizei, Dokumentation.

## 17.5 Kriminalität und Zusammenarbeit mit der Polizei

Wenn Patienten im Zusammenhang mit kriminellen Handlungen verletzt wurden oder erkrankt sind, müssen Sie sich besonders sorgfältig mit der ärztlichen Schweigepflicht auseinandersetzen. Als zusätzliche Partner kommen Polizei und Staatsanwalt ins Spiel. Prinzipiell tut eine ZNA gut daran, freundschaftliche Beziehungen zur Polizei zu unterhalten, denn diese verfügt über das Gewaltmonopol. Das Prinzip „hilfst du mir, dann helf ich dir" stößt aber da an seine Grenzen, wo Sie über Ihre Patienten Dinge erfahren haben, die straf- oder zivilrechtlich zwar von Interesse sind, aber der ärztlichen Schweigepflicht unterliegen. In Extremfällen und bei Gefährdung weiterer Menschen werden Sie natürlich abwägen, was das höhere Rechtsgut ist, und sich ggf. über das Gebot der Schweigepflicht hinwegsetzen (Parzeller et al. 2005). Die Einzelheiten sind durch § 203 StPO geregelt. Danach werden wir Ärzte keineswegs zu kritiklosen Erfüllungsgehilfen der Staatsanwaltschaft degradiert.

### ■ Alkohol am Steuer

Der Fahrer eines verunfallten Autos ist selbst verletzt und kommt als Patient in die ZNA oder unverletzte, mutmaßlich nicht nüchterne Fahrer waren beteiligt bzw. sind in eine Routine-Kontrolle der Polizei geraten. Nicht überall steht dann zeitnah ein Amtsarzt zur Verfügung und Sie werden von den Polizeibeamten, den Vertretern der Staatsanwaltschaft, gebeten, die Blutentnahme vorzunehmen. Das ist bei Verkehrsunfällen mit mehreren Verletzten lästig, weil Sie jetzt anderes zu tun haben und es nicht nur um die Blutentnahme geht, sondern auch um die gesetzlich vorgeschriebene klinische Beurteilung der Fahrtüchtigkeit, was eine weitere Viertelstunde kostet. Der Weisung des Staatsanwalts bzw. dessen Vertreters müssen Sie aber nachkommen.

> **§ 81a StPO: Körperliche Untersuchung des Beschuldigten** (1) Eine körperliche Untersuchung des Beschuldigten darf zur Feststellung von Tatsachen angeordnet werden, die für das Verfahren von Bedeutung sind. Zu diesem Zweck sind Entnahmen von Blutproben und andere körperliche Eingriffe, die von einem Arzt nach den Regeln der ärztlichen Kunst zu Untersuchungszwecken vorgenommen werden, ohne Einwilligung des Beschuldigten zulässig, wenn kein Nachteil für seine Gesundheit zu befürchten ist.(2) Die Anordnung steht dem Richter, bei Gefährdung des Untersuchungserfolgs durch Verzögerung auch der Staatsanwaltschaft und ihren Hilfsbeamten zu.

## Gewahrsamstauglichkeit und Haftfähigkeit

Ähnliche Probleme hat die Polizei oft, wenn es darum geht, dass Menschen, die festgenommen wurden, möglicherweise unter Haftbedingungen gesundheitlich gefährdet sind. Da Notaufnahmen nicht selten die einzigen Einrichtungen sind, die rund um die Uhr ärztlich besetzt und immer erreichbar sind, werden Ihnen gelegentlich solche Patienten mit der Bitte gebracht, ihnen Gewahrsamstauglichkeit zu attestieren. Dazu steht Ihnen in der ZNA nur eine begrenzte Zeit unter erschwerten Bedingungen zur Verfügung. Sie müssen gewissermaßen aufgrund einer „Momentaufnahme" des Zustands des Probanden eine Prognose abgeben, die nur eine extreme „Kurzzeitprognose" sein und nicht mehr als die nächsten 24 Stunden abdecken kann (Heide et al. 2003). Dabei werden auch von Polizisten oft die Begriffe nicht scharf genug voneinander getrennt.

Haftfähigkeit ist in § 455 SPO geregelt. Dabei geht es um Gründe, die eine Unterbrechung oder den Nichtantritt einer richterlich verhängten Freiheitsstrafe rechtfertigen. Das ist eine gutachterliche Aufgabe, die nicht so mal eben in der ZNA bewältigt werden kann. Damit verglichen ist die Gewahrsamstauglichkeit rechtlich praktisch undefiniert. In den Bundesländern gibt es lediglich einige Hinweise in den Gewahrsamsordnungen. Dabei muss eine ärztliche Stellungnahme erfolgen, wenn

- die Person erkennbar krank ist,
- der Proband angibt, krank zu sein,
- sich in einer hilflosen Lage befindet oder
- erhebliche Auffälligkeiten im Verhalten zeigt.

Sie müssen dann sehen, was unter den gegebenen Bedingungen möglich ist. Bei mangelnder Mitarbeit des Patienten erfahren Sie keine Anamnese und werden nicht so gründlich untersuchen können, wie Sie es gewohnt sind. Wenn Polizisten ihn dabei festhalten müssen, ergeben sich zusätzliche Probleme mit der ärztlichen Schweigepflicht. Dasselbe gilt für die Weitergabe von Befunden an die Polizei. Wieder einmal müssen Sie von Fall zu Fall das höhere Rechtsgut abwägen.

Bedenken Sie auch, dass kein Behandlungsvertrag mit dem Probanden besteht und Sie nur bei unmittelbarer Gefahr eine Therapie anschließen dürfen. Erfahrungsgemäß handelt es sich um eine überschaubare Anzahl von Diagnosen, die Anlass zur Vorstellung geben: Alkoholintoxikationen, Entzugssyndrome, Eigen- oder Fremdgefährdung, Traumata, Anfallsleiden, Diabetes mellitus und Klaustrophobie. Achten Sie besonders auf psychotische Symptome, Suizidalität, Schädel-Hirn-Traumata und Herzinsuffizienz! Bei etwa 10 % der Vorgestellten haben Sie ausreichend Befunde zu erwarten, dass Sie die Gewahrsamstauglichkeit nicht attestieren können.

## Drogen

Strafrechtlich relevant ist weniger der Eigenkonsum als der Handel mit illegalen Drogen. Klinisch relevant werden Fälle, wie Drogentransporteure, die verpackte Rauschgiftmengen verschluckt haben („Body packer"), wenn es zu Undichtigkeiten oder Diffusion und damit zur Intoxikation kommt. Betroffen sind meist junge Männer in der Nähe von Flughäfen, „Knastbesucher" oder Dealer, die bei einer unverhofften Razzia ihre Ware schnell verschluckt haben. Die so entstandenen Intoxikationen verlaufen oft tödlich. Wird Ihnen ein als „Body packer" Verdächtigter von der Polizei zugeführt, manchmal mit der Forderung nach Endoskopie oder gar Laparotomie, müssen Sie folgendes wissen:

> Eine somatische Untersuchung einschließlich einer vaginalen und rektalen Palpation, eine Blutentnahme und eine Abdomenübersichtsaufnahme gehören zu den duldungsfähigen Untersuchungen. Die Entnahme von Urin mittels Katheter, endoskopische Untersuchungstechniken und die Einnahme von Kontrastmitteln sind nicht duldungsfähig. Ein Richter kann nach § 81a StPO eine Untersuchung in einem Krankenhaus für eine Dauer von bis zu 5 Tagen anordnen.

Den oft völlig unwissenden Drogenkurier werden Sie in einem vernünftigen Gespräch von den Vorteilen einer Kooperation überzeugen, röntgen (70 KV) und sonographieren. Nach der Gabe von Laxanzien und einer 24-stündigen Beobachtung sowie 2 fremdkörperfreien Stühlen ist die Prozedur dann beendet. Emetika sind kontraindiziert und Endoskopien riskant. Bei mechanischem Ileus muss operiert werden. Bei Frauen sollten Sie noch etwas beachten:

> **§ 81d StPO: Untersuchung einer Frau** (1) Kann die körperliche Untersuchung einer Frau das Schamgefühl verletzen, so wird sie einer Frau oder einem Arzt übertragen. Auf Verlangen der zu untersuchenden Frau soll eine andere Frau oder ein Angehöriger zugelassen werden. (2) Diese Vorschrift gilt auch dann, wenn die zu untersuchende Frau in die Untersuchung einwilligt.

## Misshandlungen

Misshandlungen werden nur dann zum Problem, wenn das Opfer keine Anzeige erstatten will und Sie nicht von der ärztlichen Schweigepflicht entbindet. Das betrifft vor allem Gewalt zwischen Ehepartnern, nach denen Ihnen das Opfer eine Menge mehr oder weniger glaubwürdiger Schutzbehauptungen auftischt. Können Sie es nicht umstimmen, sind Ihnen rechtlich die Hände gebunden. Sie sollten aber alle Befunde so genau dokumentieren, dass Sie auch nach längerer Zeit vor Gericht als Zeuge fundiert aussagen können, wenn das Opfer zwischenzeitlich seine Meinung ändert. In manchen Fällen von ehelicher Gewalt bricht nach vielfachen Wiederholungen irgendwann der Damm, das Opfer klagt und verlangt nachträglich, alle vorausgegangenen Misshandlungen wieder aufzurollen.

### ■ Vergewaltigungen

Bei einer Vergewaltigung liegen die Dinge ähnlich. Es gibt eine festgelegte diagnostische und forensische Kaskade einschließlich Fotodokumentation, die von den dafür zuständigen Frauenärzten nur in Gang gesetzt wird, wenn das Opfer Anzeige erstattet.

### ■ Prostituierte

Prostituierte stellen Sie in diesem Zusammenhang gelegentlich vor besondere Probleme, besonders wenn sie Ausländerinnen sind und illegal in Deutschland arbeiten. Wie sie von Schlepper-Konzernen und Zuhältern ausgenutzt und bedroht werden, dürfte allgemein bekannt sein. Ihre Pässe haben die Erpresser unter Verschluss. Solche Patientinnen sitzen nach Misshandlungen oder bei akuten Erkrankungen buchstäblich zwischen allen Stühlen. Die Zuhälter begleichen die Krankenhauskosten gerne in bar und nehmen die Opfer so schnell wie möglich wieder mit. Wenn Sie aus ärztlicher Sicht dagegen ernsthafte Bedenken haben, müssen Sie sich etwas einfallen lassen. In Ballungsgebieten, in denen diese Problematik häufiger entsteht, hat die Kriminalpolizei Mitarbeiterinnen, die darauf spezialisiert sind und sich mit unkonventioneller Hilfestellung auskennen. Die Telefonnummer dieser Dienststelle gehört in Ihr Ringbuch.

## 17.6 Migranten, Asylanten, Illegale und Touristen

Es gibt so viele kulturell unterschiedliche Einstellungen zu Krankheit, Leiden und Tod wie es Kulturen gibt. In der globalisierten Welt wirkt sich das auf jede ZNA irgendwie aus. Sprachbarrieren sind dabei besonders hinderlich, wenn es sich um psychische oder psychiatrische Probleme handelt (Behrens u. Calliess 2008). Ich unterstelle Ihnen eine klare Weltanschauung bezüglich dieser Tatsache und dass Sie sich immer bemühen, Ihre eigenen Vorurteile im Griff zu behalten. Dass Sie manchmal dennoch Mühe haben, nicht ungeduldig zu werden und die gebotene Sorgfalt walten zu lassen, ist menschlich, werden Sie sich aber nicht erlauben. Denn Sprachbarrieren schaffen Risiko. Und genau wie bei Alkoholkranken kann dieses sich mit dem Risikofaktor Vorurteil potenzieren. Eine große Hilfe sind Listen aller Klinikmitarbeiter mit Fremdsprachenkenntnissen. Ein solcher Ordner gehört auf die ZNA und muss mindestens einmal im Jahr aktualisiert werden.

Neben diesen medizinisch-psychologischen Herausforderungen stellen sich bei Notfallpatienten, die keine gültige Aufenthaltserlaubnis haben, auch rechtliche und Abrechnungsprobleme, denn sie sind illegal in Deutschland und nicht krankenversichert. Die Zahl der Ausweislosen kann nur geschätzt werden. In Hamburg sind es ca. 100 000, von denen etwa 1000 z. B. HIV-positiv sind. In Notfällen werden Sie diese Menschen ohne Rücksicht auf die ungesicherte Kostenerstattung natürlich behandeln, ohne dass sie eine Abschiebung befürchten müssen. Die Weitergabe ihrer Daten an Polizei oder Ausländerbehörde würde die ärztliche Schweigepflicht verletzen. Sind darüber hinaus komplexere Therapien indiziert, wird das ohne eine zumindest vorübergehende Legalisierung ihres Aufenthalts in Deutschland nicht gehen. Einige Ärztekammern haben für solche Fälle Informationsblätter zusammengestellt, die Ihnen helfen, gemeinsam mit dem Patienten den besten Weg zu finden (Ludwig 2008). Ihr ärztliches Handeln ist dabei durch das Bundesinnenministerium rechtlich abgesichert. In einem Bericht zum Prüfantrag „Illegalität" aus der Koalitionsvereinbarung vom 11. 11. 2005, Kap. VIII 1.2; 2007 heißt es:

> Medizinische Hilfe zugunsten von Illegalen wird nicht vom Tatbestand des § 96 Abs. 1 Nr. 2 Aufenthaltsgesetz erfasst. Ärzte und sonstiges medizinisches Personal, das medizinische Hilfe leistet, machen sich nicht strafbar.

## 17.7 Pflegeheime

Manchmal häufen sich überzufällig vor Feiertagen, besonders wenn mehrere aufeinander folgen, Einweisungen oder notfallmäßige Einlieferungen von Pflegefällen. Man spürt die Absicht und ist verstimmt. Es bleibt Ihnen aber nichts anderes übrig, als diese Patienten einer genauso sorgfältigen Triage zu unterziehen wie alle Notfallpatienten. Wenn nämlich Ihr berechtigter Ärger Sie dazu verführt, vorschnell Patienten zurückzuschicken, die eben doch etwas haben, ist das besonders peinlich. Diese gehäuften Einweisungen provozieren Vorurteile und Vorurteile sind ein Risikofaktor.

## 17.8 Fälle und Fallstricke

**Beispiel 1:**

Ein 55-jähriger Mann war bei starkem Frost von der Polizei in einer Grünanlage aufgesammelt und mit sanfter Gewalt in der ZNA abgeliefert worden. Die Triage-Schwester stufte ihn als psychotisch ein, weil er ein Erdbeerkörbchen wie einen Maulkorb um das Kinn trug und jeden Gesprächskontakt verweigerte. Bei der Untersuchung fand man einen riesigen Mundboden-Tumor. Der Mann hielt mit dem Körbchen seine untere Gesichtshälfte zusammen (Trabert 1997).

**Beispiel 2:**

Ein 40-jähriger Mann wurde in der Weihnachtszeit mit hohem Fieber und einem Exanthem in die Notaufnahme einer Universitätsklinik eingeliefert. Anspruchsvolle serologische Untersuchungen führten zu einer Diagnose, die seit Kriegsende nicht mehr gestellt worden war: Fleckfieber! Nachforschungen ergaben, dass der Patient vor einer Woche in einer Kirche übernachtet hatte, in der man obdachlosen Gottesdienstbesuchern im Winter Unterkunft gab. Dort war er wohl mit dem Kot infektiöser Filzläuse in Kontakt gekommen (Stille 1997).

**Beispiel 3:**

Ein jüngerer Mann wurde vom Notarzt im hämorrhagischen Schock in die ZNA gebracht. Er trug einen Ledergürtel um den Hals, mit dem er ein riesiges Hodensarkom stabilisierte, damit er überhaupt laufen konnte. Das harte Leder hat den Tumor aufgescheuert und zum Bluten gebracht (Trabert 1997).

### ■ Literatur

Behrens K, Calliess IT. Gleichbehandlung ohne gleiche Behandlung: Zur Notwendigkeit der Modifikation therapeutischer Strategien für die Arbeit mit Migranten. Fortschr Neurol Psychiat 2008; 76: 725–733

Heide S, Stiller D, Kleiber M. Problematik der Gewahrsamstauglichkeit. Dtsch Ärztebl 2003; 100 (12): A791–A794

Ludwig M. Versorgung Illegaler, Wege aus der Einzelfalllösung. Dtsch Ärztebl 2008; 105 (49): C 2162–C 2164

Parzeller M, Wenk M, Rothschild MA. Die ärztliche Schweigepflicht. Dtsch Ärztebl 2005; 102 (5): B237–B246

Reker T, Eikelmann B. Wohnungslosigkeit, psychische Erkrankungen und psychiatrischer Versorgungsbedarf. Dtsch Ärztebl 1997; 21: A1439–A1441

Stille W. Gesundheitsprobleme bei Obdachlosen: Nur eine kurze Anekdote am Rande der Medizin? Medical Tribune 1997; Suppl. 34

Trabert G. Wohnungslose Menschen sind schlechte Patienten. Medical Tribune 1997; Suppl. 34

# 18 Medizin und Ökonomie: der rationelle Umgang mit Ressourcen

*Albrecht Francke*

> ▶ **Das Primat der Medizin** ▶ **Ressource Patient** ▶ **Ressource Mitarbeiter** ▶ **Ressource Bett** ▶ **Labor** ▶ **Röntgenstrahlen** ▶ **Medikamente**

In diesem Kapitel möchte ich Ihnen keineswegs das Klagelied eines konservativen Arztes über den Paradigmenwechsel in der Gesundheitspolitik der letzten Jahrzehnte singen: weg vom Primat einer patientenzentrierten und an neuesten wissenschaftlichen Erkenntnissen orientierten Behandlung und Pflege über den zunehmenden Einfluss von Gesundheitspolitikern und Verwaltungsdirektoren bis hin zum heutigen Primat einer „Wirtschaftlichkeit", die nur den Mangel verwaltet und zum konsekutiven Existenzkampf vieler kleiner und mittelgroßer Krankenhäuser führt. Ich möchte Ihnen im Gegenteil Strategien an die Hand geben, die Ihnen helfen, den schwierigen ökonomischen Rahmenbedingungen zum Trotz das Primat der Medizin bei der Notfallversorgung aufrechtzuerhalten. Mit dem Tag, an dem mir das nicht mehr gelänge, würde mein ärztliches Selbstverständnis in eine Krise geraten. Es liegt an uns, ob wir durch den rationellen Umgang mit teuren Ressourcen dennoch eine optimale Versorgung unserer Patienten in der ZNA erreichen. Welche Ressourcen sind das?

## 18.1 Über den Umgang mit der Ressource Patient

Primat der Medizin bedeutet hier Vorrang für das Wohl des Patienten. Das impliziert bei einer ökonomischen Betrachtungsweise eine ganze Reihe von Paradoxien. Auch Ihr Klinikum wird ein Leitbild für seine Mitarbeiter entwickelt haben, das – strikt angewandt – Ihrem Geschäftsführer manche schlaflose Nacht bereiten würde. Danach wäre uns der mit Abstand liebste Patient derjenige, der gar nicht kommt, weil er gesund ist. Im Zuge fortschreitender Privatisierung von Notfallkrankenhäusern wird von deren Trägern diese eigentlich selbstverständliche und humane Weltanschauung immer stärker relativiert. Anstatt sich für die Menschen zu freuen, wenn die ZNA wie in einem Traum einmal leer ist, macht der Geschäftsführer sich darüber Gedanken, ob der Rettungsdienst aus irgendwelchen Gründen andere Krankenhäuser bevorzugt. Nun ist die ZNA aber selten leer. Patienten sind auch keine Fälle, sondern Menschen. Dass ich entsprechend menschlich mit ihnen umgehe, passt zum Leitbild, gehört sich für die „Visitenkarte des Klinikums" und bewirkt, dass der Patient wiederkommt und uns weiterempfiehlt. Vergessen wir dabei aber nicht, dass er dennoch unfreiwillig da ist und lieber zu Hause wäre. Mir würde es als Patient genauso gehen. Wer liegt schon gerne im Krankenhaus? Ich bemühe mich also, so viel wie möglich ambulant oder vorstationär abzuwickeln und schon wird die Ressource Patient wieder zum Fall, der auf diese Weise ungünstiger abgerechnet werden kann. Andererseits würde die stationäre Verweildauer bei solchen Grenzindikationen so kurz sein, dass Abschläge bei der Vergütung erfolgen. Trotzdem verdient Ihr Klinikum mehr, wenn Sie einen Patienten kurz aufnehmen, den Sie genauso gut ambulant behandeln könnten. Verfährt man in solchen Fällen je nach Bettenauslastung von Tag zu Tag unterschiedlich, käme es zum Primat der Ökonomie. Sprechen Sie einen Geschäftsführer darauf an, wird er das weit von sich weisen und Sie lediglich bitten, bei Grenzfällen auch die ökonomische Seite der Problematik zu berücksichtigen. Das DRG-System bestraft Ihr menschenwürdiges Regime und die schnell wirksame Therapie. Aber wir haben uns das DRG-System in der gültigen Form auch nicht ausgedacht. Erhalten Sie sich Ihre Menschlichkeit und der Medizin das Primat!

## 18.2 Über den Umgang mit der Ressource Mitarbeiter

In allen deutschen Krankenhäusern herrscht Kostendruck. Die teuersten Ressourcen sind Personal, Medizintechnik und Medikamente. Deshalb sind sie die Lieblingsopfer des Rotstifts. Das kann auf der Notaufnahme besonders verhängnisvoll sein. Nicht nur der akut erkrankte Patient hat Anspruch auf schnelle und qualifizierte Versorgung. Auch die Mitarbeiter und ihre Arbeitszufriedenheit dekompensieren, wenn Personalstärke und Weiterbildung nicht ausreichen. Dann nehmen die Ausfallzeiten zu und der Teufelskreis falscher Sparpolitik beginnt. Es ist nur noch eine Frage der Zeit, bis verhängnisvolle Fehler sich häufen und die „Visitenkarte" des Krankenhauses hässliche Eselsohren bekommt.

Es gibt auch andere Möglichkeiten zu sparen. Element 9 der Vernetzungsanalyse aus Kapitel 1 (s. S. 11) betrifft die Entlastung von berufsfremden Tätigkeiten. Viele Arbeiten können von Hilfskräften erledigt werden. Ausreichend viele und qualifizierte Mitarbeiter sind eine unabdingbare Voraussetzung für Sicherheit und menschenwürdige Behandlung der Patienten. Sowohl bei Ärzten als auch im Pflegebereich werden spezifische Qualifikationen für die ZNA vorbereitet. Die „Deutsche Gesellschaft Interdisziplinäre Notfallaufnahme: DGINA e. V." hat ein fünfjähriges Curriculum für den „Facharzt für Notfallmedizin" entwickelt, für die „Fach-Pflegekraft Notaufnahme" gibt es ebenfalls Weiterbildungs-Programme, die allerdings noch sehr uneinheitlich sind. Wegen der besonderen Leistungen, die der Pflege in einer ZNA abverlangt werden, ist die tarifliche Einstufung wie Intensiv- und OP-Pflegepersonal angemessen. Mitarbeiter sind knapp, weil sie teuer sind. Bei Ärzten macht sich zwar ein bundesweiter Mangel bemerkbar, betrifft aber hauptsächlich noch den Niedergelassenen-Sektor und das auch nur in ländlichen Gebieten. Pflegekräfte gibt es genug, sie sind den Krankenhausträgern nur zu teuer. Nicht weil sie angemessen bezahlt würden, sondern weil Personalkosten überhaupt nur zu bewältigen sind, wenn man die Zahl der Mitarbeiter bis hart an die Schmerzgrenze herunterfährt. Das ist nach meiner Erfahrung zurzeit der traurigste Aspekt der deutschen Krankenhauslandschaft. Der Mangel an qualifizierten Pflegekräften kann durch billige Hilfskräfte nicht behoben werden. So ist in den meisten Kliniken eine menschenwürdige stationäre Behandlung nicht mehr gewährleistet und der Tatbestand der „gefährlichen Pflege" immer häufiger erfüllt.

Seit es interdisziplinäre Zentrale Notaufnahmen gibt, haben alle die Erfahrung gemacht, dass die Motivation von Pflegekräften und Ärzten durch eine Arbeitsteilung gestiegen ist, die gekennzeichnet ist von der Delegation bislang ärztlicher Aufgaben an die Pflege (Triage, venöse Zugänge legen, Blutentnahme, Infusionen anhängen, i. v. Spritzen geben, EKG-Schreiben und Monitoring) und organisatorischer Aufgaben an Sekretärinnen, Sprechstundenhilfen und Verwaltungsangestellte (Aufnahme, Datenpflege im PC, Codierung, Abrechnung, Rezepte, Entlassungen, Briefe, Bettenmanagement, Terminplanung, Protokollführung, Dokumentation, Betreuung des Rettungsdienstes). Besonders erfrischend sind gemeinsame Weiterbildungen mit dem gesamten Team.

Auf die Notwendigkeit, für Spitzenbelastungen qualifizierte zusätzliche Mitarbeiter aus anderen notfallmedizinischen Bereichen (IMC-Einheit, Kurzlieger-Station, Rettungsdienst) abrufen zu können, habe ich schon hingewiesen.

Eine besondere Ressource sind Konsiliar-Ärzte. Ein Konsil ist dann sinnvoll, wenn es vernünftige Fragen an den richtigen Fachmann stellt, deren Beantwortung auch Konsequenzen hat. Solche Konsile macht der Kollege gerne und sie heben seine Motivation besonders dann, wenn Ihre klinische Voruntersuchung gründlich war und alle für das Konsil notwendigen Befunde fertig sind (Labor, Ultraschall, Röntgen usw.). Gute Notaufnahmen pflegen ihre Konsiliar-Ärzte! Die Häufung von vorhersehbar konsequenzlosen Konsilen bei einem Patienten ist unangebrachte Beschäftigungstherapie, kontraproduktive „Konsilitis".

## 18.3 Über den Umgang mit der Ressource Bett

In Zeiten mit hoher Auslastung des Klinikums gibt es immer wieder Tage, an denen Aufnahmeärzte bei jedem neuen Patienten nach dem Lesen der Einweisungsdiagnose und Ausstoßen eines Stoßseufzers sinngemäß etwas sagen wie: „Was soll das denn nun wieder? Ich habe doch kein Bett!" Hier wird aus rein logistischer Not heraus die Einweisungsindikation infrage gestellt, bevor eine qualifizierte Triage erfolgt ist. Das ist *kein* Primat der Medizin! Das ist eine Kapitulation des Mediziners vor den Verhältnissen. Tun Sie das nie! Lassen Sie den Patienten nicht Ihre Probleme ausbaden! Er hat gerade andere Sorgen. Machen Sie Ihre Arbeit qualitativ so wie gewohnt. Sehen Sie dann eine stationäre Indikation, muss der Patient – wie auch immer – aufgenommen werden. Sehen Sie keine, wird er einer angemessenen ambulanten Betreuung zugeführt, und zwar auch dann, wenn das Klinikum halb leer steht.

Primat der Medizin heißt, dass die medizinischen Fakten geklärt sind und die Indikation steht. Danach erst kommen die organisatorischen Probleme bei überfülltem Haus. Die müssen dann eben gelöst werden und können nicht schon Bestandteil der Triage selbst sein. Sonst wird Überbelegung schon in der Notaufnahme zum medizinischen Risikofaktor.

Die Instrumente zum Lösen der organisatorischen Probleme sind ein abteilungsübergreifendes Bettenmanagement, geregelte interdisziplinäre Betreuung, klare Kriterien und Pläne zum Aufstellen von Notbetten, abteilungsinterne Regelungen von Notentlassungen und abgesprochene Kooperationen mit anderen Kliniken. Eine Abweisung von Notfallpatienten ist gesetzlich nicht zulässig. Sie müssen versorgt werden und können höchstens danach, wenn es nicht anders geht, in andere Krankenhäuser weiterverlegt werden. In Mecklenburg-Vorpommern gibt es für bestimmte Bereiche bereits ein überregionales Belegungsmanagement.

## 18.4 Über den Umgang mit der Ressource Labor

Fachabteilungen wie Innere Medizin, Neurologie und Psychiatrie wünschen sich von der ZNA bei Notfallpatienten, die sie weiterbehandeln sollen, in der Regel ein sog. „Routine-Labor", das eine fachspezifische Basisinformation liefert. Das ist zwar schon Gieskannen-Diagnostik, hat aber bei stationären Patienten eine gewisse Berechtigung. Bevor die Stationsärzte im Labor später alle möglichen Werte nachbestellen müssen, weil ihre Vorgesetzten das so wollen, wird die ZNA das tun. Bei Patienten, deren Aufnahme-Indikation noch geprüft wird, kann man sich aber konsequent auf die Laborparameter beschränken, die zur Triage wirklich notwendig sind. Nichts spricht dagegen, gleich die drei Röhrchen Blut abzunehmen, die für eine evtl. nachzumeldende „Routine" erforderlich sind, damit der Patient nicht wiederholt punktiert werden muss. Gelegentlich braucht man für die Triage aber auch gar kein Blut.

Es ist psychologisch verständlich, wenn ein noch unerfahrener Arzt vor der Entscheidung über eine stationäre Aufnahme mehr Diagnostik anordnet als ein Facharzt. Rationeller ist es, wenn er diesen frühzeitig hinzieht und mit ihm die notwenigen Laboruntersuchungen abspricht. Nun kosten diese im Allgemeinen nicht viel. Eine ganze Reihe spuckt der Autoanalyser auch dann aus, wenn sie nicht angestrichen wurden. Im AK Hamburg-Altona konnten wir im Jahr 2000 zeigen, dass man bei gezielter Diagnostik gegenüber Routine-Labor/Röntgen jährlich 500 000 DM einsparen kann. Ich empfehle Ihnen anzuordnen, was Sie wirklich brauchen, auch dann, wenn es teuer ist. Was aber keine Frage bei der Triage beantwortet, lassen Sie zunächst weg.

## 18.5 Über den Umgang mit Röntgenstrahlen

Bei Röntgenuntersuchungen wird es noch komplexer, weil nicht nur Indikation und Kosten zur Debatte stehen, sondern auch eine z. T. nicht unerhebliche Strahlenbelastung. Das gilt insbesondere für die Computertomographie. Auch Abdomen-Röntgenaufnahmen bei jungen Patienten bedürfen einer strengen Indikationsstellung und müssen nicht bei jedem abdominellen Schmerz angefertigt werden. Hier kann Unnötiges auch schaden und da hört die Routine auf. Ich muss nicht betonen, dass reine Routine wie z. B. der „Aufnahme-Thorax" daher keine Indikation für Röntgenstrahlen darstellt. Dennoch wird er fast überall gemacht. Bevor Sie selbst Röntgen-Untersuchungen anordnen dürfen, müssen Sie einen Strahlenschutzkurs absolvieren, in dem Sie mehr darüber lernen. Eine rationelle Strategie bei der radiologischen Diagnostik sollten Sie sich aber angewöhnen:

**Welche Frage soll die Untersuchung beantworten?** Das ist bei verunfallten Patienten trivial, beim Thorax einfach, aber beim Abdomen müssen Sie schon etwas nachdenken. Hat der Patient nur Schmerzen oder vermute ich einen Befund, der sich radiologisch auch darstellt? Frage ich nach freier Luft, gibt das nur Sinn, wenn der Bauch auch bretthart oder peritonitisch ist. Geht es um einen Ileus, muss es auch Anhaltspunkte dafür geben wie hochgestellte oder fehlende Darmgeräusche, sonographisch Pendelperistaltik und/oder eine entsprechende Anamnese und Klinik.

**Ist die Untersuchung geeignet, die Frage zu beantworten?** Das ist z. B. ein Problem bei Rückenschmerzen und ewig wiederholten Röntgenaufnahmen der Wirbelsäule. Manchmal ist ein CT (Diskusprolaps) oder ein MRT (Spondylodiszitis) besser geeignet. Aber auch beim Verdacht auf Lungenembolie sollten Sie nicht einfach eine Thoraxaufnahme anordnen, sondern die D-Dimere abwarten und ggf. gleich ein CT machen. Die Nativaufnahme können Sie sich dann sparen. Dasselbe gilt für die akute Pankreatitis und die Abdomen-Leeraufnahme. Beim klinischen Verdacht auf Nierenkoliken wird auch häufig eine Leeraufnahme angeordnet und selbst wenn man kalkdichte Fleckschatten sieht, läuft es doch fast immer auf ein CT hinaus. Auch beim Aortenaneurysma beantwortet die Abdomenübersicht häufig gar nichts.

**Hat die Beantwortung der Frage auch Konsequenzen?** Diese Frage sollte sich der Arzt vor jeder diagnostischen Maßnahme stellen, die mit einem gewissen Aufwand, Kosten und Belästigung des Patienten verbunden ist. Das gilt umso mehr, wenn man ihm damit auch schaden kann. Und Röntgenstrahlen tun das! Manchmal ist eben weniger mehr.

## 18.6 Über den Umgang mit Medikamenten

Wenn Sie bereit sind, über den Tellerrand Ihres Klinikums hinaus die Kosten im Gesundheitssystem und ihre Sinnhaftigkeit ins Auge zu fassen, dann dürfen Sie als Aufnahmearzt sich der Pflicht nicht verweigern, die in einer Plastiktüte oder auf einer langen Liste mitgebrachte Dauermedikation des Notfallpatienten zu dezimieren. Dazu bietet sich Ihnen in der ZNA eine unwiederbringliche Chance! Sie haben eine gründliche Anamnese erhoben, den Patienten vollständig untersucht, kennen das aktuelle EKG, Labor und Röntgenbild sowie einige weitere Befunde und müssen ohnehin einen neuen Behandlungsplan erstellen. Von den 14 Medikamenten der Liste können Sie getrost die Hälfte weglassen und die verbliebenen durch modernere und der eingeschränkten Nierenfunktion angepasste ersetzen. Sie sparen dadurch nicht nur Kosten, sondern helfen dem Patienten. Sie haben dann auch mehr Freiraum, neue und Ihrer Ansicht nach aktuell indizierte Pharmaka zu verordnen. Ihr Klinikum erwartet von Ihnen, dass Sie sich dabei weitgehend an die Liste der sog. „eingeführten" Medikamente halten, ein weiterer Grund, die Dauermedikation umzustellen. Es versteht sich von selbst, dass Sie dem Patienten das im Einzelnen erklären. Seine Bedenken können Sie mit dem Hinweis auf das Zeitgemäße Ihrer Therapie meistens ausreichend zerstreuen.

Die ZNA selbst verfügt nur über wenige ausgesuchte Medikamente. Sie dienen der Notfall-Therapie und der vorübergehenden Versorgung ambulanter Patienten.

> Primat der Medizin und Wirtschaftlichkeit sind keine Widersprüche. Wenn Sie nur das tun, was medizinisch notwendig ist und Konsequenzen hat, arbeiten Sie so wirtschaftlich, dass Sie bei dem, *was* Sie tun, nicht sparen müssen.

# 19 Super-GAU – der Massenanfall von Verletzten oder Erkrankten (MANV)

*Albrecht Francke*

> ▶ **Ein Plan für den MANV** ▶ **Die einzelnen Schritte:** Meldung des MANV – Bildung einer Einsatzleitung – Kommunikation – Vorbereitung der Behandlungsplätze – Lenkung der Patientenströme – Kontrolle des Behandlungsablaufs – Abschluss und Manöverkritik

Jedes Krankenhaus ist gesetzlich verpflichtet, sich auf bestimmte Schadenslagen vorzubereiten. Man unterscheidet interne Gefahrenlagen (Brände, Strom-, Wasser, Telefonausfall, Bombendrohung, Geiselnahme usw.) von externen, dem Massenanfall von Verletzten bzw. Erkrankten (MANV). Dieser betrifft in vorderster Front sowohl den Rettungsdienst als auch die ZNA und jedes Klinikum tut gut daran, sich bis ins letzte Detail darauf vorzubereiten.

Gesetzt den Fall, Sie sind der Katastrophen-Verantwortliche Ihrer ZNA, haben in Zusammenarbeit mit dem Ärztlichen Leiter Rettungsdienst einen MANV-Plan erarbeitet und stellen ihn der Klinikleitung vor. Im ganz normalen Alltag werden Sie häufig nur ein müdes Lächeln und Reaktionen ernten, frei nach einer Arie aus der Dreigroschenoper „Ja mach nur einen Plan! Sei nur ein großes Licht!" Noch ein Plan? Es gebe doch schon Brand-, ABC-Alarm- und Katastrophen-Einsatzpläne! Ob das denn nicht genug sei? Im Ernstfall komme sowieso alles ganz anders. Außerdem müsse das Klinikum die anfallenden Kosten selbst aufbringen und die sind nicht unerheblich. Auch die Grundregel des Rettungsdienstes

> Besser man hat ein Konzept, das man nicht braucht, als man hat kein Konzept, *wenn* man es braucht!

kann Ihre Gesprächspartner, die in permanenter finanzieller Not sind, nicht umstimmen. Am Ende wird der schöne Plan in einer Schublade verschwinden. Vergessen Sie aber nicht, in welcher! Werfen nämlich politische, sportliche oder kulturelle Großveranstaltungen ihre Schatten voraus, erwachen wie aus einem Dornröschenschlaf bei den Verantwortlichen regelmäßig kollektive Absicherungsbedürfnisse gegen alle nur denkbaren Katastrophen. Das ist der Augenblick, der Ihnen Ohren, Türen und Geldbörsen öffnet. Die Medien fragen, die Polizei bildet einen Einsatzstab, das zuständige Ministerium möchte einen Bericht usw. Kurz, man ist froh, etwas vorweisen zu können, das geeignet ist, eine suffiziente Vorbereitung auf alle Eventualitäten zu gewährleisten. Sie aber haben einen Plan entwickelt, der nicht nur für die Fußball-Weltmeisterschaft oder den G8-Gipfel gedacht ist, sondern alles abdeckt, was im Zusammenhang mit einem MANV im Bereich des Möglichen liegt. Wie sieht so etwas aus? Das wird in jedem Krankenhaus anders sein, weil viel davon abhängt,

- ob es z. B. das einzige Krankenhaus weit und breit ist oder sich die Patienten auf mehrere Häuser verteilen,
- ob und welche Industrien in der Region angesiedelt sind,
- ob Wasser oder Gebirge bestimmte Akzente setzen und
- ob politische Institutionen am Ort und/oder gewaltbereite Demonstranten zu erwarten sind.

Die folgenden Vorschläge entstammen dem MANV-Plan, den das Hanse-Klinikum Wismar, unterstützt von Karsten Krohn und Raik Schäfer vom Universitäts-Klinikum Jena (Krohn et al. 2009), für sich erstellt hat. Sie möchten nur als grobe Orientierungshilfe verstanden werden. Das für Ihre Klinik gültige Konzept sollte mit allen Telefon- und Checklisten ständig in einem Ordner am Empfangstresen der ZNA präsent sein.

> Formulieren Sie die Anweisungen in den Checklisten didaktisch einfach und unmissverständlich! Auch unkomplizierte Menschen müssen sie sofort verstehen. Denken Sie daran, dass alle in dem Moment, wo es auf ihren richtigen Einsatz ankommt, aufgeregt sind!

### 1. Schritt: Meldung des Großschadensfalls

- Die Meldung kommt von der Rettungsleitstelle.
- Es muss geregelt sein, ob sie über Telefon oder per Fax kommt. Gibt es ein „rotes Telefon" mit Direktschaltung zur Leitstelle? Sonst ist im Katastrophenfall ein Fax sicherer. Die Nummern von Telefon und Fax müssen allen bekannt sein.
- Der diensthabende ZNA-Arzt ruft in der Leitstelle zurück, um einen Fehlalarm auszuschließen. Er lässt sich den Alarm bestätigen und erfragt erste Einzelheiten. Er ermittelt die freien Kapazitäten des Klinikums und meldet sie der Leitstelle.

- Er informiert die Krankenhausleitung, den Chefarzt der ZNA und/oder den diensthabenden Oberarzt, der für die ZNA zuständig ist.
- Die hausinterne Leitstelle beim MANV ist der Empfangstresen der ZNA.

## 2. Schritt: Bildung der Einsatzleitung

- Das Direktorium und die Geschäftsführung des Klinikums beauftragen beim MANV generell den Chefarzt der ZNA, den Chefarzt Anästhesie und Intensivmedizin und die Pflegeleitung der ZNA oder deren Vertreter im Amt mit der Einsatzleitung.
- Die Einsatzleitung nimmt eine Lageanalyse vor und legt die Einsatzstufe fest (z. B. Stufe I: bis zu 5 Schwerst- und/oder 15 Mittel- bis Leichtverletzte; Stufe II: mehr als 5 Schwerst- und/oder 15 Mittel- bis Leichtverletzte).
- Sie sorgt dafür, dass Ärzte, Pflege und Verwaltungsmitarbeiter ihre Checklisten abarbeiten.
- Sie beginnt mit der Führung eines Einsatztagebuches.

## 3. Schritt: Bildung einer Kommunikationszentrale am Empfang der ZNA

- Die Checklisten legen fest, wer welche Alarmierungen vornimmt. Günstig sind bei Diensthandys Sammelrufe oder Sammel-SMS. Telefonlisten der Stationen und Abteilungsleiter befinden sich im Ordner. Die Alarmierung erfolgt mit einem festgelegten Schneeballsystem.
- Stufe I: Alarmiert werden die im Haus befindlichen Mitarbeiter und notwendige Rufbereitschaften: alle Ärzte, Labor, Transfusionsmedizin, Röntgen, CT, OP, Anästhesie, Funktionsabteilung, abteilungsübergreifende Bettendisposition, Sicherheitskräfte, Transportdienst, Techniker.
- Stufe II: Alarmiert werden auch Apotheke, Materiallager, Küche und Pressesprecher. Alle Stationen und Abteilungen haben im Dienstzimmer eine Telefonliste ihrer Mitarbeiter und alarmieren von dort aus diejenigen, die nicht im Hause sind.
- Die nachrückenden Mitarbeiter melden sich am Haupteingang des Klinikums und tragen sich an der Rezeption in Listen ein, die laufend an die ZNA weitergegeben werden.
- Ein „Dispatcher" der ZNA ermittelt nach eigener Checkliste laufend die Kapazitäten auf den Stationen, ITS-Betten, im OP, Aufstellplätze für Notbetten, Möglichkeiten von Notentlassungen.

## 4. Schritt: Vorbereitung der Behandlungsplätze

Die Patienten wurden am Schadensort vom Rettungsdienst bereits gesichtet und primär versorgt. Sie kommen also mit ausgefüllten Sichtungskarten in die ZNA. Die ZNA geht bei der erneuten Sichtung deshalb nach dem System des Rettungsdienstes vor und setzt dessen Dokumentation fort:

- Behandlungsplatz rot: sofortige Behandlungsindikation. Schockräume, Not-OP, Eingriffsraum. Verantwortliche: Anästhesisten und Anästhesie-Schwestern.
- Behandlungsplatz gelb: dringende (verzögerte) Behandlungsindikation. Bei Einsatzstufe I Räume der ZNA. Einsatzstufe II: zusätzliche Patientenablage, z. B. in der Fahrzeughalle. Verantwortliche: Chirurgen/Internisten, ZNA-Schwestern.
- Behandlungsplatz grün: Leichtverletzte. Funktionsabteilung, Räume der Physiotherapie. Verantwortliche: nachgerückte Ärzte und Pflegekräfte, Sicherheitsdienst, Psychologe, Seelsorger.
- Triageplatz: Einsatzstufe I: Eingang ZNA, Einsatzstufe II: z. B. Fahrzeughalle. Hier ist ein abgeschlossener „MANV-Raum" mit gestapelten Tragen, Medikamentenkisten, Sauerstoffgeräten, Einwegwäsche, Infusionsständern, Monitoren, Verbandmaterial, Schiebern, Enten, Klapptisch und -stuhl, Mobiltelefon usw. Im MANV-Raum steht auch ein ABC-Wagen u. a. mit Schutzanzügen für die Dekontamination. Verantwortlich: Chirurgen/Internisten, ZNA-Pflege, Verwaltungsangestellte (Dokumentation), Sicherheitsdienst.
- Zur Dokumentation liegen vorbereitete Patientenmappen mit Identifikationsarmband, fortlaufend nummerierten Aufklebern, Anordnungsbogen ZNA, Aufnahmebogen, Blutröhrchen, Anforderungsscheinen für Röntgen/Sonographie und Funktionen sowie eine Tüte für Wertsachen am Triage-Platz bereit.
- Räumung des Parkplatzes vor der ZNA durch die Polizei. Absperrmaterialien und Hinweisschilder stehen im MANV-Raum bereit.
- Ggf. Schutz der Einsatzleitung durch die Polizei.

## 5. Schritt: Eintreffen der Patienten und Behandlung

- Getrennte Zugänge für Behandlungsplatz rot/gelb und grün (Liegende und Gehfähige getrennt).
- Jeder Patient erhält eine Mappe und wird zusätzlich bei Aufnahme und Verlassen der ZNA mit Zeitangabe vom Dispatcher an der Kommunikationszentrale erfasst.
- Triage von Selbsteinweisern und Kommunikation mit Angehörigen und der Polizei an der Rezeption am Haupteingang durch eine Pflegekraft der ZNA.

- Nutzung der Eingangshalle für wartende Angehörige.
- Räumlich getrennt von der ZNA ist ein Presseraum festgelegt, wo der Pressesprecher die Journalisten informiert.

Die Checklisten müssen Sie für Ihr Krankenhaus selbst entwickeln. Bedenken Sie, dass es sich um eine Ausnahmesituation handelt, und führen Sie jede Einzelheit genau auf. Minimalbedarf sind Checklisten für den diensthabenden ZNA-Arzt, Anästhesisten, ZNA-Pflege, Dispatcher, Sicherheitsdienst, Technik, Rezeption am Haupteingang. Alarmierungslisten für die hausinterne Leitstelle ZNA befinden sich im MANV-Ordner, es empfiehlt sich, die abteilungsinternen Nachalarmierungslisten in geschlossenen Umschlägen als Doppel ebenfalls dort abzuheften. Checklisten für Ressourcen betreffen den MANV-Raum, die Medikamentenkisten und Gerätelisten von Monitoren und Sauerstoffgeräten, die aus dem Klinikum im MANV-Fall in die ZNA gebracht werden müssen. Formulare für Patientenlisten der 3 Behandlungsplätze, Einsatztagebücher und Listen für nachrückende Mitarbeiter stehen dort als Vorlagen zur Verfügung und können unbegrenzt vervielfältigt werden. Für ungeübte Ärzte sollten die Sichtungskriterien rot, gelb, grün einschließlich blau (infauste Prognose) und schwarz (Tote) schriftlich formuliert vorhanden sein. Denken Sie auch an einen zentralen Schlüsselschrank in der ZNA, wo z. B. auch Schlüssel für den MANV-Raum, die Kühlzellen für Tote und den Presseraum hängen.

### 6. Schritt: Kontrolle des Behandlungsablaufs

Die 3 Mitglieder der Einsatzleitung verteilen bedarfsgerecht alle Mitarbeiter auf die Behandlungsplätze, den OP, die ITS, kontrollieren immer wieder die Zweckmäßigkeit ihrer Maßnahmen und achten auf das Einhalten von Ruhepausen. Der Dispatcher informiert sie laufend über die Kapazitäten des Klinikums. Reichen diese nicht aus, nimmt der Einsatzleiter (Chefarzt ZNA oder sein Vertreter) Kontakt mit der Leitstelle auf und beauftragt einen Arzt und eine Pflegekraft mit der Organisation von Verlegungen.

### 7. Schritt: Abschluss

Ist der letzte Patient versorgt und verlegt, wird die Dokumentation vervollständigt, ein Bericht über den Ablauf verfasst, der Pressesprecher informiert, eine interne Manöverkritik vorgenommen und protokollarisch festgehalten. Änderungen am Konzept müssen sich daraus entwickeln dürfen. Sie werden feststellen, dass sich das Klima der Zusammenarbeit verschiedener Abteilungen verbessert und die Grenzen ihrer Kernkompetenzen durchlässiger werden. Solche Nachbesprechungen sind auch nach den allfälligen Übungen nützlich, die Sie mindestens einmal im Jahr abhalten. Setzen Sie für ein sinnvolles Training nicht weniger als 8 Stunden an.

### Literatur

Krohn K, Thieme K, Schäfer R. Aufgaben der Zentralen Notaufnahme beim Massenanfall von Geschädigten. Am Beispiel der Zentralen Notaufnahme im Universitätsklinikum Jena. Klinikarzt 2009; 38 (1): 40–44

# 20 Kollegiales und Unkollegiales

*Albrecht Francke*

> ▶ **Anliegen:** Auseinandersetzungen vermeiden ▶ **Mitarbeiter:** 4 goldene Regeln für einen Neuling ▶ **Stille Post:** Bekennen Sie Ihren Unglauben! ▶ **Ärzte unter sich:** Kollegialität ist Kommunikation ▶ **Notärzte und Rettungsassistenten:** Nutzen Sie die Informationen! ▶ **Vorgesetzte** sind auch nur Menschen ▶ **Du oder Sie?** Wie halten Sie es mit Pflegekräften? ▶ **Dienstpläne sind fragile Wunderwerke** ▶ **Berufsimmanenter Fluch: Überstunden** ▶ **Hinterher ist man immer klüger:** Die 3 Stunden der Wahrheit ▶ **Burnout-Syndrom und posttraumatische Belastungsstörung**

## ■ Anliegen

Mit dem ersten Tag in der Notaufnahme betreten Sie ein Spannungsfeld, das man an manchen Tagen getrost einem Kriegsschauplatz vergleichen darf. Nirgendwo in Ihrem Klinikum treffen die Erwartungen der Anspruchsgruppen (Patienten, Angehörige, einweisende Ärzte, Notärzte und Rettungsdienst) mit den Leistungserbringern (Ärzte, Pflege, technisches Personal und administrative Mitarbeiter) so unmittelbar und kritisch aufeinander. In jedem Krieg gibt es Fronten und erfahrene Militärs wissen, wie verhängnisvoll ein Kampf an mehreren zugleich ist. In einer überlasteten ZNA ist die Gefahr groß, dass jeder gegen jeden kämpft. Im Krieg trachten die Kombattanten sich gegenseitig nach dem Leben. Das Ziel auf der ZNA ist es stattdessen, Leben zu bewahren und Lebensqualität zu verbessern. Aus dem Irrsinn des Krieges führen nur Waffenstillstands- und Friedensverhandlungen. So weit darf es in der Notaufnahme nie kommen. Beschwerden und unangenehme Folgeauseinandersetzungen, die fast nie zu einem befriedigenden Ergebnis oder gar zu einer gerechten Lösung führen, sind sonst die Folge. Diese Gefahr ist auf der ZNA eine permanente und größer als Sie glauben. Das liegt in der Natur der Sache. Die Patienten sind durch ein akutes Ereignis aus ihrem geordneten Leben herausgerissen, leiden und haben ihre Selbstbestimmung verloren. Niedergelassene Ärzte sind am Ende ihres Lateins und reagieren bei der Abweisung der Patienten extrem empfindlich. Rettungsdienst und Notärzte fühlen sich nicht ausreichend ernst genommen und schlecht angesehen, weil sie ständig neue Arbeit bringen. Die Pflegekräfte, Laborantinnen, Röntgenassistenten, Sekretärinnen, Transportpfleger und Reinemachfrauen sind mindestens so gestresst und überfordert wie Sie selbst, auch wenn Sie sich das ungern eingestehen. Beobachten Sie sich dabei! Sie können den Stress in der Notaufnahme nicht dadurch abbauen, dass Sie die Tür abschließen. Sie können sich nur eine gewisse Technik der persönlichen Deeskalation aneignen, die Ihnen und Ihren Mitarbeitern hilft, Solidarität zu bewahren und dem Patienten das Gefühl vermittelt, in kompetenten Händen zu sein.

### Mitarbeiter

Nach meinem Eindruck werden von unerfahrenen Ärzten gegenüber Mitarbeitern immer dieselben Fehler gemacht. Daraus habe ich 4 Regeln abgeleitet:

1. **Selbstkontrolle:** Behalten Sie Ihre Emotionen im Griff! Lassen Sie niemanden Ihre Antipathie spüren. Vermeiden Sie Ironie und Werturteile! Überschlafen Sie einen Ärger, bevor Sie sich bei Vorgesetzten beschweren! Seien Sie niemals nachtragend!
2. **Selbsteinschätzung:** Suchen Sie lieber einmal mehr als weniger den Rat von Erfahrenen! Nehmen Sie ihn an, auch wenn diese in der Hierarchie unter Ihnen stehen!
3. **Kritik:** Kritisieren Sie einen Mitarbeiter nur, wenn Sie sich Ihrer Sache sicher sind. Tun Sie das niemals vor Zeugen! Geben Sie Ihrer Kritik einen konstruktiven Charakter! Kritisieren Sie niemanden, der nicht anwesend ist! Stellen Sie sich selbst jeder berechtigten Kritik und lernen Sie, Fehler zuzugeben!
4. **Kommunikation:** Suchen Sie, wann immer möglich, das direkte Gespräch! Verlassen Sie sich nicht auf Schriftliches oder Informationen vom Hörensagen!

Dadurch verlieren Sie nicht an ärztlicher Autorität. Das Gegenteil ist der Fall. Versuchen Sie, mit dem eskalierenden Stress Schritt zu halten, und geben Sie sich desto gelassener, je angespannter Sie sich fühlen. Ruhe und sachbezogene Konzentration auszustrahlen, ist eine der wichtigsten Anforderungen an einen ZNA-Arzt. Dabei müssen Ihre Anordnungen exakt, verständlich und gezielt sein, z. B.: „Schwester Ute, ziehen Sie bitte 40 mg Furosemid auf und spritzen Sie es langsam in den Dreiwegehahn!" Und nicht etwa: „Kann mal jemand ein Diuretikum spritzen!"

## ■ Stille Post

Aus falsch verstandener Kollegialität können verhängnisvolle Fehleinschätzungen entstehen. Am häufigsten und gefährlichsten ist das kritiklose Übernehmen von Informationen und Befunden aus zweiter oder dritter Hand. Manchmal ist die Kette der Informanten noch länger und jeder weiß um die nicht immer witzigen Verdrehungen, die beim Spiel „Stille Post" entstehen.

- Geben Sie keine Anordnungen zu einem Patienten, den Sie nicht selbst untersucht haben.
- Geben Sie keine Anweisungen auf der Basis telefonischer Informationen (keine Telefon-Konsile!).
- Sehen Sie sich alle Befunde, die Sie beurteilen können, selbst an! Glauben Sie nichts von dem, was andere Ihnen sagen! Natürlich geht das bei einem Röntgenbefund nur dann, wenn Sie sich damit auskennen. Aber irgendwann werden Sie so weit sein. Bis dahin müssen und dürfen Sie dem Radiologen eben glauben.

## ■ Ärzte unter sich – die standesrechtliche Kollegialität

Unter Ärzten wird Kollegialität traditionell so hoch bewertet, dass die Ärztekammern ihr fast Gesetzes-Charakter verliehen haben. Ihre Verletzung ist einer der häufigsten Gegenstände standesrechtlicher Auseinandersetzungen. Junge und unerfahrene Krankenhausärzte treten mit vielleicht gar nicht einmal so ungerechtfertigter Kritik an Kollegen und niedergelassenen Ärzten in folgenreiche Fettnäpfchen.

- Wir alle machen Fehler. Wie man damit umgeht, entscheidet die „Fehlerkultur" einer ZNA. Ist diese positiv, dann geht es weniger um die aktuelle Fehlleistung als um die grundsätzliche Haltung der Mitarbeiter.
- Kritisieren Sie einen Kollegen nur, wenn Sie Blickkontakt zu ihm haben. Jede Nachrede „hinten herum" ist ein Stück Rufmord, gegen den der Betroffene sich nicht wehren kann. Wenn Sie nicht den Mut zur Kritik direkt ins Gesicht haben, verzichten Sie ganz darauf!
- Vermeiden Sie jede Kritik an Kollegen im Beisein anderer Mitarbeiter oder gar Patienten und deren Angehörigen!
- Auch Ärzte sollten nur dann dabei sein, wenn sie einen engen und unproblematischen Bezug zu der Angelegenheit haben.
- Unterlassen Sie bei der Anamnese oder in anderen Gesprächen mit Patienten grundsätzlich jede Äußerung, die ein Werturteil, eine Kritik oder Herabsetzung eines Kollegen beinhalten könnte. Dies ist besonders gegenüber den einweisenden Ärzten zu beachten.

Junge Krankenhausärzte und erfahrene Niedergelassene haben ganz unterschiedliche Weltbilder. Während dem unerfahrenen Kliniker noch das Hörsaalwissen der modernen Medizin als Richtschnur dient, neigt der sozialmedizinisch engagierte Landarzt zu einer viel ganzheitlicheren Betrachtungsweise, ohne dass der eine von beiden im Recht oder der andere im Irrtum ist. Es handelt sich hier um ein Kommunikationsproblem! Kommunizieren Sie! Lernen Sie voneinander! Freunden Sie sich an!

Häufigster Konfliktpunkt mit Einweisern ist die unterschiedliche Einschätzung der Indikation zur stationären Aufnahme. Sie stehen unter dem Druck des überfüllten Klinikums, des Medizinischen Dienstes der Krankenkassen oder eines strengen Oberarztes. Der Hausarzt hat seinerseits gute Gründe gehabt, eine Einweisung zu schreiben: „Herr Kollege, wenn ich mich schon einmal entschließe einzuweisen, dann habe ich mir auch etwas dabei gedacht!"

So weit kommen Sie allerdings nur, *wenn* Sie kommunizieren.

- Weisen Sie niemals Patienten ab, ohne vorher mit dem einweisenden Arzt telefoniert zu haben!
- Hören Sie sich unvoreingenommen alles an, was der Kollege Ihnen vermitteln will!
- Vermeiden Sie jede Kritik oder Konfrontation! Versuchen Sie, ihn zur Kooperation zu bewegen.
- Seien Sie ebenfalls kompromissbereit! Bieten Sie z. B. ambulante vorstationäre Mitbetreuung an oder verabreden Sie eine Verlaufskontrolle und kommunizieren Sie erneut.
- Schildern Sie die Situation, wenn die Klinik schon 12 Flurbetten aufgestellt hat oder Sie gerade wieder 18 Anfragen des Medizinischen Dienstes zu schlecht eingestellten Hypertonikern zu bearbeiten hatten.
- Bieten Sie eine Liste der niedergelassenen Kollegen an, die ambulant Endoskopien, Ergometrien, Echokardiographien, 24-Stunden-EKGs und Langzeit-Blutdruckmessungen durchführen.
- Bitten Sie auf dem Anrufbeantworter um Rückruf, wenn Sie in die Mittagspause oder den Mittwoch-Nachmittag geraten sind und in der Praxis niemanden mehr erreicht haben. Der Versuch der Kommunikation stimmt den Kollegen schon kooperationsbereit!

### Notärzte und Rettungsassistenten

Die Bedingungen des Rettungsdienstes sind der ZNA nur bedingt vergleichbar. Der Kollege ist völlig auf sich selbst gestellt und seine Entscheidungsfreudigkeit ist schneller gefragt als die Ihre. Seine fachlichen Kompetenzen sind auf den präklinischen Bereich ausgerichtet und deshalb sehr viel breiter angelegt.

Dieses Wissen umfasst alle notfallmedizinisch relevanten Fachgebiete und kann daher nicht in jedem einzelnen Gebiet so in die Tiefe gehen wie bei einem Facharzt. Erschwerend kommt hinzu, dass er seine Entscheidungen fast nur auf der Basis klinischer Befunde treffen muss, und das auch noch viel schneller als Sie, der Sie Laborwerte, Röntgen- und Ultraschallbilder heranziehen können. So besteht die Gefahr, dass Sie gegenüber den präklinisch tätigen Kollegen, die Ihnen ihre Patienten mit noch unfertigen oder gar falschen Diagnosen in der ZNA übergeben, eine gewisse Überheblichkeit entwickeln und sie bestenfalls belächeln. Als Kehrseite der Medaille fühlen sich Notärzte und Rettungsassistenten in der ZNA oft nicht ernst genommen und haben das Gefühl, dass sich niemand so recht für die Informationen interessiert, die sie bei der Einlieferung des Patienten weitergeben möchten. Dass diese Überheblichkeit absolut fehl am Platz ist, werden Sie spätestens dann merken, wenn Sie nach bestandener Prüfung Ihre ersten Notarzteinsätze ohne Praxisanleiter absolviert haben und Sie in der ZNA kein Heimspiel mehr haben, sondern sich in der Rolle des Belächelten wiederfinden.

Notärzte und Rettungssanitäter wurden in ihrer Ausbildung mit Recht dazu erzogen, sich neben der präklinischen Diagnostik und Therapie um eine umfassende Informationsübermittlung zu kümmern. Sie erfragen von Angehörigen und zufällig Anwesenden wichtige fremdanamnestische Daten, akute Beobachtungen und nach Möglichkeit die laufende medikamentöse Behandlung. Sie notieren Namen und Telefonnummern von Bezugspersonen und Hausärzten, vertiefen die Anamnese während des Transports und beobachten den Erfolg ihrer Primärmaßnahmen. Alles dieses sind wichtige Informationen für Sie, kann Ihnen mühsames Telefonieren und Nachfragen ersparen und dazu beitragen, dass Ihnen Spekulationen bei der Rekonstruktion der Ereignisse erspart bleiben. Sie brauchen Notarzt und Rettungsassistenten nur als wichtige Partner zu akzeptieren, sie das ganz selbstverständlich spüren zu lassen und ihnen zuzuhören.

### Vorgesetzte

Mit Vorgesetzten kann man bekanntlich Glück und auch Pech haben. Beides können Sie im Allgemeinen wenig beeinflussen. Hier herrscht blind das Schicksal. Umgekehrt ist die Beziehung weniger determiniert, ist es doch eine wesentliche Aufgabe Ihrer Vorgesetzten, Sie fachlich und als ärztliche Persönlichkeit weiterzubringen. Anders ausgedrückt: Ihr Vorgesetzter hat bezüglich seiner fachlichen und menschlichen Kompetenz deutlich geringere Entwicklungsmöglichkeiten als Sie. Nehmen Sie das auch dann als Chance, wenn die Begleitumstände eher unerfreulich sind. Ich will das keineswegs als Trostpflaster für Augenblicke des Verzagens verstanden wissen, sondern Sie dazu bringen, auch aus einem angespannten Verhältnis zu einem Vorgesetzten für sich und andere Nutzen zu ziehen. Dazu ein Beispiel, das Ihnen in vielen Variationen geläufig sein dürfte: Ich machte meinen dritten Bereitschaftsdienst in einer Inneren Abteilung eines kleineren Krankenhauses, das nachts über eine radiologische Rufbereitschaft verfügte. Mein Patient war akut erkrankt und hatte einen bretthaten Bauch. Ratlos stand ich vor der Abdomenafnahme, hatte ich doch noch nie freie Luft gesehen und vermochte sie nicht von der Magenblase zu unterscheiden. Rufdienst hatte ein älterer Radiologe. Er kam, blickte kurz auf das Bild, drehte sich wieder zur Tür und mit den Worten: „Das sieht doch ein Blinder mit 'nem Krückstock!" ließ er mich stehen. Ich habe den Kollegen nur noch sehr selten geholt, was bei vielen Patienten mehr als problematisch war.

Die Moral von der Geschicht liegt auf der Hand. Der kollegiale Umgang Vorgesetzter mit ihren Auszubildenden beeinflusst ganz wesentlich das Verantwortungsbewusstsein Unerfahrener bei Fragestellungen, bei denen sie sich unsicher fühlen. Dies kann sich bei wiederholt unkollegialem Verhalten negativ und bei freundlichem, geduldigem Eingehen auf die Problematik, indem der Vorgesetzte die Situation zu einer wertvollen Weiterbildung nutzt, entsprechend positiv auswirken, und zwar vor allem auf den Patienten. Je geringer die Hemmschwelle ist, einen bestimmten Kollegen zu Hilfe zu rufen, desto sicherer ist der Patient vor Fehlern des Unerfahrenen. Je größer sie aufgrund unkollegialen Benehmens ist, desto gefährlicher wird es. Es hätte den Radiologen vielleicht 2 Minuten gekostet, mir die freie Luft zu zeigen und die Unterschiede zur Magenblase zu erklären. Hätte er noch eine dritte erübrigt und mir ein Bild demonstriert, wo freie Luft in Linksseitenlage zu sehen war, hätte ich ihn glatt in mein junges Herz geschlossen und mich noch Jahre später in geeigneten Situationen revanchiert. Sie haben so etwas selbst schon erlebt und wenn nicht, wird es nicht lange auf sich warten lassen. Vergessen Sie diese Erlebnisse nie und machen Sie sich Folgendes zur Richtschnur des eigenen Verhaltens:

- Behandeln Sie jüngere Kollegen, Untergebene, Pflegekräfte, Laborantinnen und MTRAs immer genau so, wie Sie selbst von Vorgesetzten behandelt werden wollen!
- Und wenn Sie es mit einem Untergebenen zu tun haben, der sogar Ihre überdurchschnittliche Geduld auf eine harte Probe stellt, bedenken Sie, dass *gerade er* die geringste Hemmschwelle haben sollte, Sie zu rufen.

## ■ Du oder Sie?

Kollegialität hat sehr viel mit Respekt zu tun. Es gibt dabei auch einen Respektabstand, der sich von Sie zu Sie leichter einhalten lässt als zwischen Du und

Du. Die Asymmetrie der Kollegialität zwischen Vorgesetzten und Untergebenen treibt auch in diesem Zusammenhang gelegentlich typische Blüten. Ich habe es immer als Krampf empfunden, wenn Vorgesetzte mir das Du anboten. Mein Respekt sagte nein, die taktische Vernunft dessen, der weiterkommen möchte, ja. Es gibt Vorgesetzte, die alle ihre Untergebenen duzen, von diesen aber ganz selbstverständlich gesiezt werden. Hier ist eine Aufspaltung in fachlichen und menschlichen Respekt erfolgt. Der Chef duzt die Untergeben wegen ihrer geringen fachlichen Kompetenz. Der Mensch interessiert ihn nicht. Umgekehrt gilt der Respekt des Siezens der Gesamtpersönlichkeit des Vorgesetzten. Ich finde das problematisch, denn dass der Chef fachlich kompetenter ist als der Anfänger, ist eine Binsenweisheit. In dieser asymmetrischen Beziehung ist der menschliche Respekt des Erfahrenen dem Untergebenen gegenüber besonders wichtig und sollte in der Anrede erhalten bleiben.

Unter Gleichgestellten ist diese Problematik geringer, gewinnt aber sofort wieder an Bedeutung, wenn es sich um unterschiedlich erfahrene Kollegen handelt. Bei Pflegekräften ist es dasselbe. Ob das allgemeine Du in Notaufnahmen oder Intensivstationen in Belastungssituationen der Solidarität dient und deeskalierend wirkt, ist nicht erforscht. Ich glaube das Gegenteil. Aber auch das kann ich nicht beweisen. Natürlich können Sie als Neuling im Team sich nicht längere Zeit diesem Kollektiv-Du verweigern, glauben Sie aber nicht etwa, dass es dazu beiträgt, Ihnen fachliche und menschliche Akzeptanz zu verschaffen und Sie leichter in das Team zu integrieren. Ob Sie oder Du, was in der Notaufnahme zählt, sind

- Belastbarkeit und Schnelligkeit,
- fachliche Kompetenz und Entscheidungsfreudigkeit,
- Höflichkeit, Klarheit, Vollständigkeit und Unmissverständlichkeit der Anordnungen,
- Respekt und Kollegialität den Mitarbeitern, Freundlichkeit, Bestimmtheit und Verständnis den Patienten gegenüber,
- Fähigkeit, konstruktive Kritik zuzulassen, und ein klarer Blick für die eigenen Grenzen.

### ■ Dienstpläne sind fragile Wunderwerke

Auch wenn es lächerlich klingt, eine häufige Belastung ärztlicher Kollegialität geht von gewohnheitsmäßigen „Dienst-Tauschern" aus. Dabei handelt es sich um Kollegen, die nicht gelegentlich einmal wegen einer unvorhergesehenen Termin-Kollision, sondern mit zuverlässiger Regelmäßigkeit auf Sie zukommen und einen Bereitschaftsdienst tauschen möchten. Anfangs haben Sie das nicht ohne eigene Opfer noch gemacht. Inzwischen bringt der Dienst-Tauscher aber

Ihren Kalender so häufig durcheinander, dass Sie ihn abblitzen lassen, und dann wirft er Ihnen Unkollegialität vor. Sie bleiben aber hart, schließlich haben Sie sich Ihre Dienstwünsche schon im Vormonat gut überlegt und für die Freizeitausgleichstage etwas vorgenommen. Haben Sie sich dann doch einmal erweichen lassen und getauscht, tritt plötzlich jemand auf den Plan, der sich auch etwas gut überlegt hat, nämlich der Kollege, der den Dienstplan macht. Meistens ist das ein Oberarzt. Der achtet nämlich darauf, dass nicht nur Anfänger in einer Schicht arbeiten, dass durch Freizeitausgleich nicht gleichzeitig mehrere Löcher in einer Abteilung gerissen werden, dass Urlaube und Weiterbildungen gesichert sind usw. Informieren Sie sich als Neuling über Anforderungen an den Dienstplan und fragen Sie beim ersten Tauschgeschäft erst Ihren Oberarzt!

### ■ Berufsimmanenter Fluch: Überstunden

Kollegialität drückt sich auch in Pünktlichkeit aus, besonders wenn es um die Ablösung eines Kollegen geht. Dabei gibt es einen Wartenden und einen Kommenden. Die Pünktlichkeit des Kommenden ist eine kollegiale Selbstverständlichkeit. Die Psychodynamik des Wartenden verdient etwas mehr Aufmerksamkeit. Ich möchte Sie auf einen Konflikt hinweisen, in den Sie immer wieder geraten werden, weil Sie ein zwar idealistischer, aber auch ganz normaler Mensch mit Stärken und Schwächen sind. Wenn Sie diesen Konflikt intellektuell antizipieren und in Ihrem Bewusstsein einem bestimmten permanenten Verarbeitungsmechanismus unterwerfen, können Sie sich viel Ärger und Kummer ersparen. Das klingt fast schon zu aufgeblasen, der Konflikt ist nämlich ein ganz simpler und alltäglicher: Sie haben nach Dienstschluss etwas vor. Der Nachtdiensthabende verspätet sich und Sie warten ungeduldig auf die Übergabe. Der Kollege steht vielleicht bei einem Notfall fest, Sie wissen es nicht. Immer wieder schauen Sie unruhig auf die Uhr. Oder: 10 Minuten vor Dienstschluss wird ein Schwerkranker eingeliefert. Gerade heute haben Sie eine Verabredung. Sie resignieren und ob Sie es wollen oder nicht, der Patient, die Rettungsassistenten und Mitarbeiter spüren deutlich Ihre schlechte Stimmung, weil Sie sonst anders sind.

Manche Dinge würde ich junge Kollegen gerne schon vor Beginn des Medizinstudiums gefragt haben, unter anderen dies: Haben Sie eine ausreichende Frustationstoleranz? Ärztliche Ethik und die Selbstverständlichkeit, dass die Behandlung des Schwerkranken absoluten Vorrang hat, ist das eine. Das andere ist ein ausnahmsweise einmal geplantes Privatleben. Ich kenne zwei sehr unterschiedliche Reaktionsweisen von Kollegen in dieser Konfliktsituation.

1. Ambivalente Reaktion, d. h. ungeduldiges, unfreundliches zähneknirschendes Abarbeiten der Pflicht mit wiederholtem Blick auf die Uhr.
2. Ergebung in das Schicksal, wissend, dass so etwas vorkommt und zum erwählten Beruf dazugehört.

Die ambivalente Reaktion führt zu einer schlechten Behandlung von Patienten und Mitarbeitern. Die Ergebung in das Schicksal ist kein rein emotionaler, sondern ein mentaler Akt und verhindert, dass negative Emotionen Sie unter Spannung setzen und Ihre Arbeit beeinträchtigen. So ist es eben im Arztberuf. Nun hat es Sie halt mal wieder getroffen. Das wussten Sie schon *vor* dem Studium. Übrigens findet sich bei ganz wichtigen Terminen immer ein Kollege, der einspringt und bei dem Sie sich gelegentlich revanchieren.

### ■ Hinterher ist man immer klüger

Es gibt im Klinik-Alltag 3 institutionalisierte „Stunden der Wahrheit", die zur Kollegen-Kritik geradezu einladen: die Röntgen-Visite, das Arztbrief-Diktat und die Obduktion. Gemeinsam haben diese 3 Situationen, dass man etwas im Ganzen überblickt, was andere zuvor nur vermuten konnten und das manchmal falsch. Anamnese und klinische Untersuchung haben zu einer Verdachtsdiagnose geführt, die der Kliniker bei der Röntgenbesprechung referiert. Wenn die Bilder dann eine andere Sprache sprechen, entsteht nicht selten eine Atmosphäre der Schadenfreude. Sie ist im Alltagsleben schon unfreundlich genug und unter Ärzten obsolet. Bei Sektionen ist es ganz genau so. In beiden Fällen besteht das Verführerische darin, dass so viele sachkundige Lacher anwesend sind und Sie beim Mitlachen in der Anonymität der Gruppe untergehen. Ich versichere Ihnen, Sie fühlen sich besser, wenn Sie *nicht* gelacht haben!

Ganz anders beim Diktat: Sie sind alleine und haben einen anonymen Partner, den Sie möglicherweise persönlich gar nicht kennen. Eine Stunde der Wahrheit ist es deshalb, weil Sie die Wege und Irrwege des „Falls" von der Anamnese bis zur Epikrise überblicken und die Schadenfreude entsteht, wenn z. B. andere die Anamnese erhoben oder Diagnostik durchgeführt haben und sich später herausstellt, dass etwas falsch war. Sie fühlen sich dann versucht, in die Rolle des Richters darüber zu schlüpfen, wie schwer dieser Fehler wiegt, ob er nicht vermeidbar war, und werden das bewusst oder unbewusst in den Brief einfließen lassen. Warum geschieht das so häufig? Weil Schadenfreude eben eine Freude ist, und *was* für eine! Ich muss Sie nicht auf die Möglichkeit hinweisen, dass Sie das nächste Opfer sein könnten.

## Burnout-Syndrom und posttraumatische Belastungsstörung

Gelegentlich beobachten Sie bei menschlich wie fachlich kompetenten Kollegen Veränderungen, die Ihnen auf den ersten Blick unverständlich vorkommen. Wenn freundliche und kollegiale Ärzte, die sich deshalb großer Beliebtheit erfreuen, eines Tages anfangen, immer häufiger aus der Rolle zu fallen, ihre Wertschätzung in Antipathie umschlägt, die Kommunikationsfreudigkeit Einsilbigkeit weicht, der Umgang mit Kollegen und Patienten von Ironie trieft, Respekt vor anderen ein Fremdwort und durch Häme ersetzt wird, dann kann es sich um eine Dekompensation im Sinne des **„Burnout-Syndroms"** handeln (Hillert 2008). Seine Kardinalsymptome sind emotionale Erschöpfung, Depersonalisation und abnehmende Leistungsfähigkeit. Bei krankheitsbedingten Fehltagen hat es inzwischen den chronischen Rückenschmerz überrundet (Möller 2008). Wenn Sie diesem Kollegen näher stehen oder sogar mit ihm befreundet sind, sollten Sie ihn behutsam darauf ansprechen, qualifizierte Diagnostik veranlassen (Jaggi 2008) und eine kausale Therapie anstreben. Worum geht es?

- **Stress:** Man hat nie Zeit genug für das, was man tut. Von allen Seiten wirkt Ungeduld auf einen ein. Gerade wenn es jemandem besonders schlecht geht, kommen gleichzeitig fünf andere. Man würde ja geduldiger zuhören und das eine oder andere therapeutische Gespräch führen, aber…
- **Übermüdung:** Ärztliche Tätigkeit in der Notfallmedizin schließt jede eigenverantwortliche Zeitplanung aus. Man reagiert nur und die Arbeit diktiert mir den Rhythmus, nicht umgekehrt. Das ermüdet körperlich und seelisch. Diese Form der seelischen Ermüdung ist Resignation.
- **Sättigung:** Es ist ein freundlicheres Wort für Abstumpfung. Der ständige Umgang mit Krankheit, Sterben und Tod übersättigt den Arzt, weil Seltenheit und Dramatik verloren gehen, die dem Ereignis seine besondere Bedeutung erhalten.
- **Frustration:** Allen diesen negativen Einflüssen ausgeliefert, darf man als Arzt die empfundene Gegenaggression nicht ausleben. Schon sie zu empfinden, erweckt Schuldgefühle. Das macht depressiv.
- **Monotonie:** Die Tätigkeit in der Notaufnahme führt dazu, dass man bei den meisten Patienten immer nur den Beginn der therapeutischen Kette sieht und die Ergebnisse und Erfolgserlebnisse anderen überlässt. Das kann man zwar durch Nachfragen etwas relativieren, aber dazu muss man sich als gestresster Notfallmediziner schon aufraffen. Diese monotone Fließbandarbeit am akut erkrankten Patienten führt zu Gleichgültigkeit und irrationaler Hoffnungslosigkeit.

Eine wirklich kausale Therapie wäre die Entfernung des Betroffenen aus der ZNA. Das wird man aus verschiedenen Gründen nur in Extremfällen tun. Halbwegs kausal ist aber auch jede individuelle Aufarbeitung der Problematik, z. B. eine befristete Gesprächspsychotherapie. Viele kann man schon durch die Teilnahme an Workshops oder einer Balint-Gruppe stabilisieren. Rein symptomatisch sind Gruppentherapien mit Stressbewältigungsprogrammen ausgerichtet, wie sie in psychologischen und pädagogischen Bereichen schon üblich, meines Wissens aber noch nicht auf medizinisch Tätige übertragen worden sind (Reschke u. Schröder 2000).

Wenn ganz bestimmte, besonders belastende Vorkommnisse im Rettungsdienst oder in der ZNA nach einer gewissen individuellen Latenzzeit zu psychosozialen Veränderungen wie Kontaktmangel, Ungeduld, Entmutigung, Motivationsverlust, Konzentrationsschwierigkeiten, Zwangsgedanken, Depressionen, Verlust der Entschlusskraft und Vereinsamung führen, spricht man von einer **posttraumatischen Belastungsstörung**. Sie soll in Notaufnahmen bei 20 % der Ärzte und auf Intensivstationen bei 41 % des Pflegepersonals beobachtet werden und birgt die Gefahr der Chronifizierung (Liedl u. Knaevelsrud 2008). Das Wichtigste bei ihrer Bewältigung scheint ein gesundes soziales Umfeld zu sein. Es wurden inzwischen dafür spezifische Betreuungsprogramme entwickelt (Bengel 2004).

### Literatur

Bengel J. Psychologie in Notfallmedizin und Rettungsdienst. 2. Aufl. Berlin – Heidelberg: Springer; 2004

Hillert A. Burnout – eine neue Krankheit? Versicherungsmed 2008; 60 (4): 163–169

Jaggi F. Burnout – praxisnah. Stuttgart: Thieme; 2008

Liedl A, Knaevelsrud C. PTBS und chronische Schmerzen: Entstehung, Aufrechterhaltung und Zusammenhang. Schmerz 2008; 22: 644–651

Möller C. Burnout – Das betrifft die anderen? Suchtmed 2008; 10 (4): 235–244

Reschke K, Schröder H. Optimistisch den Stress meistern. Tübingen: DGVT-Verlag; 2000

# 21 Bemerkungen über den Tod
*Albrecht Francke*

▶ **Unsere Beziehung zum Tod** ▶ **Gesprächsführung mit Sterbenden und ihren Angehörigen**: Patientenverfügungen ▶ **Obduktion und Organspende** ▶ **Der Totenschein**: Bedeutung – Sicherung der Identität – Unsichere und sichere Zeichen des Todes – Todeszeit – Todesart – Meldepflichten

## 21.1 Normalisieren Sie Ihre Beziehungen zum Tod!

In den Kulturen auf unserem Planeten gibt es sehr unterschiedliche Beziehungen zum Tod. Im sogenannten westlichen Kulturkreis sind sie an Tabuisierung und Verkrampftheit kaum zu überbieten. Wenn Menschen in Gesprächen darüber versichern: „Aber der Tod ist doch etwas ganz Natürliches!", dann stimmt das zwar, kommt mir aber immer wie eine Beschwörungsformel vor. Die Beziehungen zum Tod bei den Menschen, mit denen Sie es hierzulande im Krankenhaus und in der Notaufnahme zu tun haben, sind nämlich alles andere als natürlich. Das gilt für den betroffenen Patienten, sehr viel mehr aber für dessen Angehörige und nicht zuletzt auch für Ihre Mitarbeiter und Sie selbst.

Mit der modernen Medizin wurden die Konzepte Leben, Sterben und Verlust einer rein naturwissenschaftlichen Betrachtungsweise unterworfen, was Streckeisen den „Tod des Todes" nennt (Streckeisen 1993). Der Arzt ist das doppelte Opfer der anerzogenen eigenen Tabuisierung und der Erwartungshaltung von anderen. Georg Kreisler bringt es in dem Duett mit Topsy Küppers „Anders als die andern" auf den Punkt: Auf ihren Einwand: „Aber irgendwann müssen wir doch sterben!" weist er sie barsch zurecht „Nein, da gibt's doch Medizin!" Damit haben Sie den Ball und stehen als Ihr eigener Schiedsrichter im Abseits eines Spielfeldes ungelöster sozialethischer Probleme. Zwar haben Sie schon lange erkannt, dass die Bekämpfung des Todes als Selbstzweck menschenunwürdig sein kann und es keinen Sinn gibt, die Lebenserwartung mittels moderner Medizin ins Unermessliche zu steigern (Eibach 2008). Sie werden aber sehen, dass es verschiedene Dinge sind, Ihr Weltbild zu finden und auch danach zu handeln.

Wie viel schwieriger haben es Angehörige und Patienten, die oft weniger intellektuell und dazu noch in einer Ausnahmesituation sind? Dass das so ist, erkennen Sie an den Ritualen, die sich regelmäßig um den Tod eines Patienten abspielen und manchmal vernünftigen Argumenten nicht zugänglich sind.

- Auch der chronisch Kranke mit infauster Prognose wird nicht selten kurz vor seinem Tod ins Krankenhaus eingewiesen. Manchmal wird dazu wegen der terminalen Verschlechterung ein Notarzt alarmiert. Dieser nimmt den Sterbenden in der Regel widerspruchslos mit und wenn er dieses Vorgehen vorsichtig hinterfragt, stößt er bei den Angehörigen auf Ablehnung.
- Oft wurden diese von Haus- und Stationsärzten schon über den Ernst der Lage informiert. Trotzdem werden Sie in der Notaufnahme immer wieder mit unrealistischen Erwartungshaltungen konfrontiert.
- Das Unterlassen von sinnlosen therapeutischen Maßnahmen einschließlich der kardiopulmonalen Reanimation müssen Sie dann durch hochdiplomatische Gesprächsführung flankieren.
- Angehörige am Telefon oder, wenn sie erst nach dem Tod des Patienten in der Notaufnahme eintreffen, im Nachhinein zu informieren, ist allen ein Angang. Die Schwester schiebt es auf den Arzt, der Arzt auf den Oberarzt und derjenige, der es schließlich macht, betreibt dabei ein weiteres Ritual vermeintlicher Schonung.
- Noch unangenehmer ist es dem Arzt, über eine Sektion oder gar Organspende zu sprechen. Manchmal unterbleibt dann beides, obwohl es durchaus sinnvoll und möglich gewesen wäre.
- Trauerreaktionen wie Klagen und Weinen sind ihrerseits tabuisiert und werden mit Sedativa wie Diazepam bekämpft.
- Will ein Angehöriger den Verstorbenen noch einmal sehen und von ihm Abschied nehmen, entsteht bei Ihnen und Ihren Mitarbeitern eine gewisse Unsicherheit. Sollen Sie dabei bleiben? Sollen Sie die beiden alleine lassen? Sollen Sie reden? Und wenn ja, was? Jedenfalls fühlen Sie sich unbehaglich.

Der Umgang mit dem Tod eines Patienten ist Teil Ihrer Aufgabe und sollte ebenso professionell sein, wie das beim Erheben der Anamnese, während der Untersuchung und in der Therapie selbstverständlich ist. Der Tod gehört zur Krankheit und muss in die Kommunikation mit dem Patienten und seinen Angehörigen einbezogen werden. Sie haben als Arzt nicht nur das Recht, sondern geradezu die Pflicht, sich über Tabus hinwegzusetzen, die Sie an der Professionalität Ihres Handelns hindern möchten. Sie haben längst gelernt, nicht aus falscher Rücksichtnahme auf die Scham eines Patienten die rektale Untersuchung oder die Inspektion und Palpation des Genitale zu unterlassen. Sie haben die Bedeutung von Ehrlichkeit und Zuverlässigkeit für Ihre Glaubwürdigkeit erkannt und wissen, dass Sie auch dem unheilbar Kranken die Wahrheit schuldig sind. Sie kommunizieren mit dem Krebspatienten nicht schwammig, beschränken sich nicht auf Allgemeinplätze oder belügen ihn gar, sondern haben längst begriffen, dass hier sachliche Offenheit in verständlicher Sprache unter gleichzeitiger Kommunikation menschlicher Solidarität angebracht ist. Machen Sie es mit dem Tod genauso!

## 21.2 Gesprächsführung mit Sterbenden und ihren Angehörigen

Ich habe es mir bei der Neuaufnahme eines Patienten angewöhnt, die Erreichbarkeit von Angehörigen erst im Anschluss an Anamnese und Untersuchung zu erfragen, wenn ich mir einen gewissen Eindruck von der Prognose verschafft habe. An die übliche Frage, wen wir denn anrufen sollen, wenn etwas Besonderes ist oder eine Verschlechterung eintritt, schließt sich meist von selbst ein sachliches Gespräch über die Besserungsaussichten und die Prognose an. Dabei sollten Sie immer auch nach einer etwaigen Patientenverfügung fragen und unabhängig davon, ob eine vorliegt, die Meinung des Patienten zu denkbaren Eskalationen der Diagnostik und Therapie einholen und dokumentieren. Bei Schwerkranken, deren Zustand ein solches Gespräch nicht zulässt, führen Sie es mit dem nächsten Angehörigen. Machen Sie sich dabei einen Grundsatz zu eigen, der Mitarbeitern von Intensivstationen längst zur zweiten Natur geworden ist: Gehen Sie davon aus, dass der Kranke auch dann alles hört und versteht, was gesprochen wird, wenn er nicht ansprechbar ist. Führen Sie ein Gespräch mit Angehörigen, in das Sie den Patienten einbezogen hätten, wenn er dazu in der Lage wäre, dann tun Sie das gerne an seinem Bett. Möchten Sie aber Dinge ansprechen, die aus humanitären Gründen nicht für sein Ohr bestimmt sind, gehen Sie in einen anderen Raum.

Die Pflicht zur Ehrlichkeit bedeutet für den Arzt in Extremsituationen nicht gleichzeitig, dass seine Informationen unbedingt vollständig sein müssen. So wie das wohlüberlegte Unterlassen sinnloser therapeutischer Maßnahmen ärztlich geboten sein kann, gibt es meistens keinen Sinn, einen Sterbenden von seinem unmittelbar bevorstehenden Tod in Kenntnis zu setzen, auch wenn das im Einzelfall ganz anders sein kann. Deshalb gibt es nur wenige allgemeingültige Regeln für den Umgang mit Sterbenden:

- **Empathie**: Lassen Sie sich weitgehend von den Bedürfnissen des Patienten leiten.
- **Solidarität**: Wenden Sie sich ihm so oft und intensiv zu, wie er es wünscht. Nutzen Sie die Möglichkeiten der nonverbalen Kommunikation mittels Augen- und Körperkontakt sowie der Mimik.
- **Respekt**: Drängen Sie ihm die Realität der Unausweichlichkeit seines Todes nicht auf. Psychodynamische Abwehrmechanismen dienen der emotionalen

Stabilität und sind nur dann pathogen, wenn sie wie bei Autoimmunkrankheiten überschießend reagieren.
- **Offenheit:** Beantworten Sie seine Fragen wahrheitsgemäß, aber mit Augenmaß. Geben Sie ihm das Gefühl, dass alles in Ihrer Macht Stehende getan wird. Lassen Sie ihn nicht spüren, dass Sie ihn aufgegeben haben.

Diese Grundsätze gelten auch für das Gespräch mit Angehörigen, wobei diese allerdings auf den bevorstehenden Tod des Patienten vorbereitet werden sollten. Lassen Sie sich niemals verleiten, dafür eine zeitliche Vorgabe zu machen. Auch der Erfahrene kann sich erheblich irren und das Vertrauen in Sie wird unnötig infrage gestellt. Ich empfehle Ihnen, das Gespräch anschließend stichwortartig in der Akte zu dokumentieren. Rechtliche Komplikationen im Zusammenhang mit dem Tod von Menschen sind immer brisant.

Die Bundesärztekammer hat mit ihren Richtlinien zur Sterbebegleitung und den Grenzen zumutbarer Behandlung von 1998 gegenüber 1993 einen Paradigmenwechsel ermöglicht. Das sichert Sie gegenüber dem früheren rechtsfreien Raum bei der Sterbebegleitung ab und verpflichtet Sie, das Recht des Patienten auf Selbstbestimmung zu respektieren. Sie stellt aber zugleich klar, dass eine Behandlungsbegrenzung ebenso zustimmungspflichtig ist wie eine das Leben gefährdende Therapie. Ist ein Patient dazu nicht mehr in der Lage und will der Arzt sich nach dessen „mutmaßlichen" Willen richten, bedarf das der Zustimmung des Vormundschaftsgerichts (§ 1904 BGB). Gibt es noch keinen Betreuer, sollte der Arzt anregen, dass einer bestellt wird. In der Notaufnahme wird die Zeit dafür allerdings nicht immer ausreichen.

Die Vorbereitung von Angehörigen erleichtert die Gesprächführung mit ihnen nach dem Tod des Patienten. Wenn die Ereignisse Sie überholen und der Patient stirbt, bevor Sie mit jemandem sprechen konnten, wird Ihre Aufgabe wesentlich heikler. Sie müssen Ihnen völlig unbekannte Menschen am Telefon informieren oder mit Besuchern sprechen, die nach dem Tod ihres Angehörigen noch ahnungslos in der Notaufnahme eintreffen. Sie wissen nicht, wie belastbar Ihre Gesprächspartner sind und wie sie reagieren werden. Auch Angehörige versuchen sich in dieser Situation, mit Abwehrmechanismen zu stabilisieren. Es gehört zu Ihrer Professionalität, das zu respektieren.
- **Emotionslähmung:** Ein adäquater Affekt ist nicht möglich. Der Tod wird ohne Schreckreaktion oder Trauer als Information hingenommen. Ich habe es erlebt, dass Angehörige in Gelächter ausbrachen.
- **Angstlähmung:** Der Betroffene steht nach der Information wie angewurzelt und kann sich eine Zeit lang nicht bewegen.
- **Fluchtreaktion:** Bedecken der Augen mit beiden Händen, Abwenden des Kopfes, Zurückweichen, Umdrehen und Weglaufen sind unwillkürliche Fluchtreaktionen und rational gesehen völlig sinnlos.

- **Komplexverselbstständigung:** Manche Menschen stabilisieren sich dadurch, dass sie ein Teilproblem aus der Gesamtsituation abspalten und sich ausschließlich damit beschäftigen, z. B. mit der Beerdigung oder wer jetzt die Steuererklärung macht. Solche Abspaltungen können über Jahre wirksam bleiben und den Charakter fixer Ideen annehmen. Mindestens zwei- bis dreimal jährlich kommen Angehörige von Verstorbenen zu mir in die Notaufnahme und fragen nach Einzelheiten über z. T. jahrelang zurückliegende Ereignisse, wobei sie von dem Verdacht getrieben werden, nicht richtig oder nicht vollständig informiert worden zu sein. „Ich begreife das nicht! Das kann doch so nicht sein! Hat er denn nicht noch etwas gesagt?" usw.

Bei nicht natürlichem Tod, z. B. durch Verkehrsunfälle, Gewalt oder Selbstmord, ist die Polizei dabei und übernimmt es in der Regel, Angehörige zu Hause aufzusuchen und zu informieren. Das macht die Sache für Sie einfacher. Wenn Ihre Notaufnahme bei allen gemeinsamen Problemen gut mit der Polizei kooperiert, wird sie diese Aufgabe auch dann übernehmen, wenn ein Patient unerwartet eines natürlichen Todes gestorben und die psychische Belastbarkeit der Angehörigen problematisch ist. Viele Rettungsleitstellen arbeiten mit Seelsorgern oder Sozialarbeitern zusammen, die eine Kriseninterventionsausbildung absolviert haben und ehrenamtlich an einem Rufbereitschaftsdienst teilnehmen. Auch von dieser Möglichkeit können Sie Gebrauch machen.

Manche Angehörige wollen den Toten nicht sehen. Meistens sagen sie dann: „Ich möchte ihn so in Erinnerung behalten, wie er war." Das müssen Sie natürlich akzeptieren. Den anderen ermöglicht jede Notaufnahme das Abschiednehmen in ihren Räumlichkeiten auf angemessene Weise. Folgen Sie dabei Ihrer Empathie und bleiben Sie ein Zeitlang dabei, bitten Sie eine Pflegekraft das zu tun oder, wenn das nicht gewünscht wird, lassen Sie die Betroffenen so lange alleine, wie sie möchten. Trauerreaktionen wie Klagen, Weinen und Verzweiflungsausbrüche helfen der emotionalen Verarbeitung weit besser als alle Abwehrmechanismen zusammen. Sie durch Sedativa einzudämmen, dient nur der Abwehr des Arztes. Kommen Angehörige erst nach längerem Zeitintervall und der Tote ist bereits im Kühlraum, obliegt es dem Beerdigungsunternehmer, einen angemessenen Abschied zu ermöglichen.

## 21.3 Obduktion und Organtransplantation

Nach dem Abschiednehmen kommen die Angehörigen meist von selbst auf Sie zu und fragen, was jetzt alles zu erledigen sei. Häufig wissen sie nicht, dass der Beerdigungsunternehmer ihnen sämtliche Formalitäten abnimmt. Sie wissen auch nicht unbedingt, dass sie jetzt umgehend einen beauftragen müssen. Dieses Informationsgespräch bietet Ihnen eine Gelegenheit, etwas zu tun, was Sie meistens ungern machen, nämlich die Obduktion und mögliche Organtransplantationen anzusprechen.

Auch wenn eine Obduktion von großem wissenschaftlichem Interesse ist, wird man davon absehen, wenn die Angehörigen nicht damit einverstanden sind. Gelegentlich ist die Obduktion aber in deren Interesse, wenn z. B. der Anfang der Kausalkette, die letztendlich zum Tod des Patienten geführt hat, ein Ereignis sein könnte, das als „nicht natürlich" gilt. Folgendes Beispiel soll das verdeutlichen: Ein 44-jähriger Mann hat unverschuldet einen Verkehrsunfall erlitten und sich dabei eine Trümmerfraktur des linken Oberschenkels zugezogen. Über Monate schwillt das Bein immer wieder an. Eine Diagnostik erfolgt nicht. Fast ein Jahr nach dem Unfall bringt ihn der Rettungsdienst ateminsuffizient in den Schockraum der Notaufnahme. Der Mann ist intubiert, sein Blutdruck nicht messbar. Das Schockraum-Team beginnt sofort mit Herzdruckmassage und Sie untersuchen den Patienten. Angesichts des geschwollenen linken Beins vermuten Sie eine fulminante Lungenembolie und entschließen sich zu einer sofortigen Lyse. Die anschließend eine Stunde lang fortgesetzte kardiopulmonale Reanimation bleibt erfolglos. Wenn sich durch eine Obduktion dann beweisen lässt, dass Sie Recht hatten und es eine tiefe Beinvenenthrombose mit nachfolgender Lungenembolie gewesen ist, handelt es sich nämlich um einen nicht natürlichen Tod, denn am Anfang der Kausalkette steht der Unfall. Das hat rechtliche Konsequenzen und kann für die Hinterbliebenen erheblich höhere Renten bedeuten.

Wenn Sie nicht wissen, was die unmittelbare Todesursache war und sich gezwungen sehen, auf dem Totenschein „Todesart ungeklärt" anzukreuzen, müssen Sie ohnehin die Polizei einschalten. Der Staatsanwalt entscheidet dann, ob er eine Obduktion anordnet.

Noch schwerer fällt es Ihnen, Angehörige zu motivieren, einer Organtransplantation zuzustimmen. Nur wenige Menschen tragen einen Organspenderausweis ständig bei sich. In der Notaufnahme geht es fast nie um Organspenden, die eine Hirntod-Bestimmung und die befristete Aufrechterhaltung der Vitalfunktionen voraussetzen. Es geht um Hornhäute und Knochen. An diesen Transplantaten herrscht in der Bundesrepublik Mangel und ich empfinde es als selbstverständliche ärztliche Pflicht, regelmäßig den Versuch zu machen, Angehörige zu überzeugen, dass der Tote anderen Patienten, die unter großem Leidensdruck stehen, helfen kann. Mehr müssen Sie nicht. Alles andere übernimmt das Team des zuständigen Transplantationszentrums. Einiges sollten Sie aber wissen:

- Die Bulbi für die Kornea-Transplantation müssen innerhalb von 48 Stunden entnommen werden.
- Kontraindikationen für eine Organspende sind Todesart unbekannt, HIV-Infektion, i. v. Drogensucht, floride Tbc, Sepsis bei nachgewiesenen multiresis-

tenten Keimen (unkomplizierte Keime sind keine Kontraindikation), nicht kurativ behandelte Malignome (außer primäre Hirntumoren, Basaliome, Spinaliome), Leukosen und Lymphome.
- Kontraindikationen für eine Kornea-Spende sind zusätzlich alle Hornhautkrankheiten, unklare neuronale Erkrankungen, Infektionen unbekannter Ursache, zentralnervöse Erkrankungen unklarer Genese (ALS, Morbus Alzheimer, retrovirale ZNS-Erkrankungen, übertragbare spongiforme Enzephalopathie), familiäres Vorkommen der Creutzfeldt-Jakob-Krankheit, Risikogruppen für HBV-, HCV-, HIV-Infektionen, Behandlungen mit Hypophysenhormonen, Transplantationen von Dura mater und Kornea, Tollwutimpfung in den letzten 12 Wochen, Impfungen gegen Polio, Gelbfieber, Röteln, Masern, Mumps, Pocken und andere mit Lebendimpfstoffen in den letzten 4 Wochen, Alter unter 3 Jahre.
- Voroperierte Augen eignen sich nur bedingt für eine Kornea-Transplantation. Katarakt-Operationen und Laser-Therapie der Netzhaut sind unerheblich. Bei allen anderen Eingriffen sollten Sie mit dem Transplantationszentrum Rücksprache halten.
- Liegt ein Spenderausweis vor, werden die Angehörigen nur informiert. Ohne Spenderausweis werden sie nach dem mündlich geäußerten oder dem mutmaßlichen Willen des Verstorbenen befragt. Ist der nicht hinreichend sicher festzustellen, entscheiden die Angehörigen selbst.

## 21.4 Der Totenschein

Das korrekte Ausfüllen eines Totenscheins ist keineswegs schwierig und muss nicht länger dauern als 10 Minuten. Voraussetzung dafür ist eine sorgfältig durchgeführte Leichenschau. Sie hat folgende Aufgaben (Madea 1999):
- Sicherstellung der Identität,
- sichere Feststellung des Todes,
- Feststellung der Todeszeit,
- Feststellung der Todesursache,
- Qualifikation der Todesart,
- Dokumentation übertragbarer Erkrankungen,
- Beachtung von Meldepflichten.

In der Notaufnahme genießen Sie gegenüber Haus- und Notärzten große Vorteile. Sie haben den Patienten in der Regel anamnestiziert, in entkleidetem Zustand untersucht und kennen seine Identität. Sie haben den Verlauf dokumentiert und einige Diagnostik durchgeführt. Sie haben eine Verdachtsdiagnose gestellt und wissen um die Grundkrankheit. Nur selten stirbt ein Patient unmittelbar bei oder nach der Einlieferung, so dass Sie eine komplette Leichenschau durchführen müssen. Deshalb gehe ich auf die zahlreichen medizinischen, forensischen, rechtlichen und menschlichen Probleme, mit denen es nur die Kollegen vor Ort, in den Wohnungen und im Freien zu tun haben, nicht ein. Wenn Sie als ZNA-Arzt regelmäßig als Notarzt im Rettungsdienst tätig sind, was ich für außerordentlich sinnvoll halte, werden Sie sich intensiver mit der Materie befassen müssen.

Ob als Haus-, Not- oder Klinikarzt, alle haben in der Vergangenheit durch mangelnde Sorgfalt dazu beigetragen, das Ansehen der ärztlichen Leichenschau herabzusetzen. Allzu großzügige Interpretation der sicheren Zeichen des Todes, Phantasie statt Wissen bei der Erstellung der Kausalkette und mangelnde Courage, von der Möglichkeit Gebrauch zu machen, das Kreuz hinter „Todesart ungeklärt" zu setzen, sind nur einige Beispiele. Da ist vom „Leichenschau-Unwesen", von „Hellseherei" und dem „leichtfertigen Umgang mit ernsten Dingen" die Rede. Extreme Kritiker haben den Totenschein schon als „Analphabetenformular" bezeichnet (Madea u. Dettmeyer 2003). Vor dem Hintergrund, dass er Grundlage wichtiger Medizinal- und Todesursachen-Statistiken ist, muss einen das bedenklich stimmen. Ich glaube, es wird Ihnen nicht schwer fallen, dieser Entwicklung entgegenzuwirken.

Auf ein Problem, das ich didaktisch nicht meistern kann, muss ich Sie noch hinweisen: Die rechtlichen Vorgaben zur Leichenschau und Todesbescheinigung sind in Ländergesetzen festgelegt. Ich kann hier nicht alle Unterschiede zwischen den Bundesländern herausstellen und empfehle Ihnen, die einschlägigen Paragraphen Ihres Landesgesetzes einmal zu lesen.

### ■ Sicherstellung der Identität

Die Identität des Patienten ist in der Notaufnahme durch die Chipkarte, persönliche Kenntnis, Ausweispapiere oder Angehörige fast immer gegeben. Bei Unfallopfern und akut in der Rettungskette Verstorbenen ist es Sache der Polizei, die Identität der Toten zu ermitteln. Das ist sie auch bei Menschen, die im Rahmen eines Massenanfalls von Verletzten oder Erkrankten verstorbenen sind, wenn deren Identität nicht gesichert ist.

### ■ Sichere Feststellung des Todes

Die Betonung liegt hier auf sicher. Scheintot begraben zu werden, ist ein uralter Albtraum der Menschheit. Der deutsche „Sicherheitssarg" von 1829 hatte Ventilationsröhren und eine Alarmanlage. In Frankreich legte man im Bedarfsfall Sauerstoffflaschen in die Särge und baute Sirenen und Blinklichter auf die Grabsteine. In den USA konnte man in den sechziger Jahren Sargtelefone kaufen und anschließen lassen. Noch in der alten GOÄ gab es mit der Ziffer 46 die Möglichkeit, die probeweise Eröffnung einer Schlagader zur Sicherung der Todesfeststellung abzurechnen. Es ist der Albtraum jedes Arztes, einen Totenschein bei einem Menschen ausgestellt zu haben, der später von der Bahre springt oder sich im Beerdigungsinstitut aus dem Sarg befreit. Dieses „Lazarus-Phänomen" ereignet sich gleichwohl selten, aber immer wieder, und wenn Sie die Eile und Leichtfertigkeit vieler Kollegen bei der Leichenschau rekapitulieren könnten, würde Sie das auch nicht wundern. Auf Beispiele möchte ich hier verzichten. Sie füllen die Literatur auf jedem Niveau. Die Gesellschaft hat großes Interesse an einer sicheren Todesfeststellung. Mit ihr endet der normative Lebensschutz und auf ihr basiert das Personenstandsregister.

**Unsichere Zeichen des Todes sind:**
- Bewusstlosigkeit,
- fehlende Spontanatmung,
- Pulslosigkeit,
- fehlende Herztöne bei der Auskultation,
- Areflexie,
- lichtstarre weite Pupillen,
- Tonusverlust der Muskulatur.

**Sichere Zeichen des Todes sind:**
- Totenflecken (Livores),
- Totenstarre (Rigor mortis),
- fortgeschrittene Verwesung.

**Den sicheren Zeichen des Todes gleichwertig sind:**
- eine adäquat durchgeführte, aber erfolglose Reanimation, dokumentiert durch ein Null-Linien-EKG von 30 Minuten Dauer, wenn eine Unterkühlung und eine Intoxikation mit zentral dämpfenden Pharmaka ausgeschlossen sind;
- der Hirntod, wenn er nach den Vorgaben der Bundesärztekammer unter intensivmedizinischen Bedingungen einschließlich Beatmung festgestellt worden ist;
- mit dem Leben nicht zu vereinbarende Verletzungen.

Dass Sie in der Notaufnahme mit einem leblosen Menschen konfrontiert werden, dessen Sterben Sie nicht wenigstens kurze Zeit begleitet haben, ist extrem selten, kann aber vorkommen. Sichere Zeichen des Todes können Sie kaum erwarten. Leichenflecke entwickeln sich erst nach 15–20 Minuten, die Totenstarre tritt nach 2–4 Stunden ein. Außerdem kann man sich sowohl bei vermeintlichen Leichenflecken als auch bezüglich eines Rigor mortis irren. Verschiedene Bedingungen können Ihnen beides vorgaukeln, obwohl eine kardiopulmonale Reanimation noch möglich und sinnvoll ist, z. B. Intoxikationen, längere unnatürliche Körperhaltung und -lagerung, Unterkühlung (Heller et al. 2006).

- Suchen Sie immer nach einem Minimal-Kreislauf! Schließen Sie den Monitor mit Defibrillator an!
- Sehen Sie Kammerflimmern, defibrillieren Sie! Sehen Sie einen Rhythmus, reanimieren Sie!
- Sehen Sie eine Asystolie, entscheiden Sie blitzschnell, ob eine kardiopulmonale Reanimation sinnvoll ist!

> Im Zweifel tun Sie es! Aufhören können Sie immer noch!

Wenn die anamnestischen Informationen und/oder die klinischen Befunde gegen eine Reanimation sprechen, ist es sinnvoll, den Monitor angeschlossen zu lassen, bis ca. 30 Minuten lang eine sichere Asystolie besteht. Sehen Sie dann sichere Zeichen des Todes, können Sie die Leichenschau durchführen. Bestehen diese Zeichen noch nicht, müssen Sie sich nach einigen Stunden davon überzeugen, dass sie inzwischen eingetreten sind. Entkleiden Sie den Verstorbenen vollständig, inspizieren Sie ihn von allen Seiten einschließlich der Körperöffnungen und der behaarten Haut!

### Feststellung der Todeszeit

In der Notaufnahme macht es fast nie Probleme, die Todeszeit anhand der Dokumentation so exakt anzugeben, dass keine standesamtlichen oder gar erbrechtlichen Probleme entstehen. Werden Sie mit einem bereits Verstorbenen konfrontiert, sind die wichtigsten Kriterien folgende:

- Totenflecken beginnen nach 15–20 Minuten meistens am Hals, konfluieren nach 1–2 Stunden und sind nach 6–8 Stunden voll ausgebildet. Sie sind 10–20 Stunden manuell wegdrückbar.
- Die Totenstarre beginnt nach 2–4 Stunden am Kiefergelenk, ist nach 6–8 Stunden voll ausgeprägt und löst sich nach 2–3 Tagen, bei Kälte dauert sie bis zu 1 Woche.
- Die Körperkerntemperatur (gemessen mittels eines elektronischen Thermometers 8 cm oberhalb des Anus) bleibt 2–3 Stunden erhalten und sinkt dann um 0,5–1,5 °C pro Stunde.

Wenn Sie als Ungeübter Angaben zur Todeszeit machen, relativieren Sie die Zeiten durch den Zusatz „etwa". Besonders bei erbrechtlichen Auseinandersetzungen sind Sie damit bezüglich aller Fragen außen vor, die nur ein Rechtsmediziner beantworten kann.

### ■ Feststellung der Todesursache

Die auf dem Totenschein zu dokumentierende Kausalkette muss plausibel sein. Sie dient nicht nur der sachlichen Überprüfbarkeit, sondern auch epidemiologischen Forschungen und der Todesursachen-Statistik mit Konsequenzen für das Gesundheitssystem. Auf die Folgen, die eine unkorrekte Kausalkette für Hinterbliebene haben kann, wurde schon hingewiesen.

- Nehmen Sie Ihre Verantwortung beim Formulieren der Kausalkette ernst und geben Sie sich Mühe!
- Niemand erwartet von Ihnen, dass Sie die Ergebnisse der Obduktion hellseherisch vorwegnehmen. Es soll die klinisch wahrscheinlichste Kausalität formuliert werden. Sie können gerne Ausdrücke wie „Verdacht auf" benutzen.
- In der Notaufnahme werden Sie immer klinische Hinweise auf die unmittelbare Todesursache finden. Wenn Sie wirklich nicht vermuten können, welche Krankheitsprozesse dazu geführt haben, brauchen Sie darüber auch nichts auf den Totenschein zu schreiben. Setzen Sie einfach ein „?" in die betreffende Zeile.
- Die in der Kausalkette auf Totenscheine eingetragenen Diagnosen stimmen nur in ca. 30% vollständig mit den Sektionsdiagnosen überein. Etwa 20% tun das teilweise und etwa 50% stimmen überhaupt nicht überein (Modelmog 1993).

Sie brauchen nicht unbedingt alle 3 Zeilen Ia bis Ic der Kausalkette auszufüllen, wenn mit einer einzigen Diagnose alles schon klar ist. Ein typischer Dreizeiler ist z.B.: Ia: Bronchopneumonie, Ib: als Folge von Bettlägerigkeit, Ic: Grundleiden: Subarachnoidalblutung. Ein ausreichender Zweizeiler wäre: Ia: Verblutung, Ib: rupturiertes Bauchaortenaneurysma. Und bei einem tödlich verlaufenen Herzinfarkt genügt vollkommen: Ia: Myokardinfarkt.

> Kammerflimmern, Herzstillstand, Herzversagen, Kreislaufstillstand, Herz-Kreislauf-Versagen, Atemstillstand oder gar Altersschwäche sind keine Diagnosen im Sinne der Kausalkette und gehören nicht auf den Totenschein.

## Qualifikation der Todesart

Die Qualifikation der Todesart hat erhebliche forensische, straf-, zivil-, versorgungs- und versicherungsrechtliche Konsequenzen. Ein falsch ausgefüllter Totenschein kann Angehörige um nicht unerhebliche Versorgungsbezüge z. B. durch die Unfallversicherung bringen, in den meisten Fällen, ohne dass sie das ahnen. Schließlich sind sie medizinische *und* juristische Laien. Hier tragen Sie ein besonders Maß an Verantwortung. Durchsuchen Sie sorgfältig die Anamnese nach Hinweisen auf einen Kausalzusammenhang der unmittelbaren Todesursache mit „nicht natürlichen" Ereignissen wie Unfällen, Operationen und anderen ärztlichen Behandlungsmaßnahmen, Gewalteinwirkung, Berufskrankheiten u. ä. Dabei spielt der zeitliche Abstand zum Tod keine Rolle. Jeder auch noch so vage Verdacht verdient es, als solcher in die Kausalkette aufgenommen zu werden. Erst dann entscheiden Sie, ob Sie das Kreuz hinter nicht natürlichen oder natürlichen Tod setzen. Nehmen Sie sich dafür ruhig ein paar Minuten Zeit. Mancher Angehörige wird es Ihnen jahrelang danken.

Nicht natürliche Todesursachen sind: Gewalteinwirkungen, Unfälle, Suizide, Vergiftungen, Behandlungsfehler *und ihre tödlich verlaufenden Folgezustände*. Auch der Tod an einer Pneumonie 4 Jahre nach einem Narkosezwischenfall, bei dem der Patient einen hypoxischen Hirnschaden erlitten hatte, ist ein nicht natürlicher Tod (Madea u. Dettmeyer 2003).

> Es gibt kein ungeschriebenes Gesetz, dass Sie Ihre ganze Phantasie darauf konzentrieren müssen, die Kausalkette im Hinblick auf einen natürlichen Tod auszurichten! Viele Kollegen handeln aber danach. Das nützt niemandem und schadet oft.

Noch etwas wird beim Ankreuzen im Abschnitt „Todesart" oft missverstanden. Neben „nicht natürlich" und „natürlich" lautet die dritte Kategorie „Todesart ungeklärt". Viele verwechseln Todes*art* mit Todes*ursache*. Wenn Sie die Todesursache nicht wissen, aber sicher sind, dass es sich um einen natürlichen Tod handelt, dann gehört das Kreuz nicht hinter „Todesart ungeklärt", sondern hinter „natürlicher Tod". Wenn Sie einen nicht natürlichen Tod vermuten oder auch nur den Verdacht haben, kreuzen Sie das entsprechend an. Nur wenn Sie so wenig wissen, dass Sie weder einen natürlichen Tod vermuten noch einen nicht natürlichen ausschließen können, gehört das Kreuz hinter „Todesart ungeklärt".

> „Todesart ungeklärt" bedeutet *nur*, dass unklar ist, ob es sich um einen natürlichen oder nicht natürlichen Tod handelt. Es bedeutet *nicht*, dass nur die Todesursache unklar ist.

## 21.4 Der Totenschein

### ■ Dokumentation übertragbarer Erkrankungen

Dass Sie bei jeder übertragbaren Erkrankung, die beim Umgang mit der Leiche besondere Vorkehrungen erforderlich macht, dies auf dem Totenschein vermerken, muss nicht besonders erklärt werden.

Darüber hinaus ist die **Beachtung von Meldepflichten** bei einer Reihe von Infektionskrankheiten im Infektionsschutz-Gesetz vorgeschrieben. Diese Meldungen erfolgen fernmündlich oder schriftlich an das zuständige Gesundheitsamt. Ein Vermerk auf dem Totenschein genügt nicht. Weitere Meldepflichten bestehen gegenüber der Polizei bei nicht natürlichem Tod, Todesart ungeklärt und fehlender Identifikation des Verstorbenen. Meldepflichtig ist auch der Verdacht, dass ein Mensch an einer Berufskrankheit gestorben ist oder eine Berufskrankheit als Teilursache des Todes infrage kommt. Denken Sie daran, dass in solchen Fällen allein von Ihrer pflichtgemäßen Meldung sich erhebliche finanzielle Konsequenzen für Witwen und Waisen ergeben können.

**Zum Abschluss ein paar praktische Hinweise:** Die Leichenschau und das Ausfüllen des Totenscheins sind Amtshandlungen. Akzeptieren Sie das und berücksichtigen Sie dabei die deutsche Gründlichkeit. Sie ersparen sich erheblichen und oft lange anhaltenden Ärger, zahlreiche unerfreuliche Telefonate, Auseinandersetzungen mit Ihrem Chef, mehrfaches Ausschreiben von Dokumenten und zivil- oder sogar strafrechtliche Konsequenzen.

- Stellen Sie den Totenschein sofort nach der Leichenschau aus, nicht erst am nächsten Tag!
- Schreiben Sie leserlich!
- Benutzen Sie einen Stempel mit Angabe Ihrer Telefonnummer.
- Wenn Sie nur den Tod eines Patienten festgestellt und ihn vorher nicht selbst behandelt haben, tragen Sie im vertraulichen Teil in den dafür vorgesehenen Kasten den Namen des zuletzt behandelnden Arztes ein, nach Möglichkeit mit Anschrift und Telefonnummer.
- Stecken Sie den vertraulichen und den nicht vertraulichen Teil des Totenscheins getrennt in die dafür vorgesehenen Umschläge.
- Sorgen Sie dafür, dass der nicht vertrauliche Teil spätestens am nächsten auf den Todeszeitpunkt folgenden Werktag dem Standesbeamten vorliegt.

Ganz schwierig wird es für Sie, wenn Sie vermuten müssen, dass ein eigener Behandlungsfehler maßgeblich für den Tod eines Patienten mitverantwortlich ist. Das Prinzip, dass sich niemand selbst zu belasten braucht, entbindet Sie nicht von der Pflicht, den Totenschein nach bestem Wissen auszufüllen und durch das Ankreuzen des nicht natürlichen Todes Ermittlungen in Gang zu setzen. Dies Problem können Sie sauber nur dadurch lösen, dass Sie Leichenschau und Totenschein dann einem anderen Kollegen überlassen.

## ■ Literatur

Eibach U. Medizinischer Fortschritt und die Krise der Ziele der Medizin. Z Med Ethik 2008; 54: 347–362

Heller A, Müller MP, Frank MD et al. Rigor mortis, ein sicheres Todeszeichen? Notarzt 2006; 22: 193–197

Madea B, Dettmeyer R. Ärztliche Leichenschau und Todesbescheinigung. Dtsch Ärztebl 2003; 100 (48): A3161–A3179

Madea B. Die Ärztliche Leichenschau, Rechtsgrundlagen, praktische Durchführung, Problemlösungen. Berlin – Heidelberg – New York: Springer; 1999

Modelmog D. Todesursache sowie Häufigkeit pathologisch anatomischer Befundkomplexe und Diagnosen. Dtsch Hochschulschriften 1993; 491

Streckeisen U. Berufliches Handeln rund um den Tod – Aspekte aus kulturwissenschaftlicher Sicht. Schweiz Med Wschr 1993; 123: 1400–1408

# Register

## A

ABCDE-Regel 94
ABCD-Score 224
Abbreviated Injury Scale (AIS) 91
abdominelle Beschwerden siehe akuter Bauch
Absence 248
Abwehrspannung 154
Achillessehnenruptur 87f
Adenosin 144
Adnexitis 166f
Adrenalin 41, 147
Advanced Trauma Live Support (ATLS) 93
affektive Störungen 301
aggressive Patienten 288, 295, 297, 307
Ajmalin 144
Akromioklavikulargelenkluxation 52
akuter Bauch 149ff
- Laboruntersuchungen 153
- Röntgenuntersuchung 153
- Triage 150f
Alkohol 282ff
- am Steuer 308
- Blutalkoholbestimmung 283
- Entzug 285, 286
- Intoxikation 282, 284
- stationäre Entgiftung 285
- zerebrale Krampfanfälle 285
alkoholische Ketoazidose 284
Alpha-1-Antitrypsin 121
Alteplase (rt-PA) 212
- Dosierung 217
Amaurosis fugax 195, 210, 222
Amiodaron 41, 145
anale Schmerzen 168f

Aneurysmablutungen 227, 269
Anfälle 245ff
- Grand Mal (generalisierter tonisch-klonischer) 247f, 250ff
- komplex-fokaler 248, 253
- Therapie 252ff
Angehörige 36
Angina pectoris 107ff
Angst 26ff
- des Arztes 26
- des Patienten 31, 129f, 297
Angststörungen 301
Anisokorie 263
Antiarrhythmika 137f
Antidota 272f
Antihypertensiva 279
Antikoagulation 141, 180, 223
- bei Vorhofflimmern 141f
- bei Venenthrombose 180f
Antikonvulsiva 252f
Aortenaneurysma 153
Aortendissektion 105, 123ff, 183
Aortenstenose 106, 125
Apley-Distraktionstest 75
Apley-Kompressionstest 75
Apoplex 209ff
Appendizitis 153, 165f
Arbeitsteilung 316
Armvenenthrombose 178, 185
Arterienverschluss 178
arterielle Ischämie 182f
Arthritiden, reaktive 240
Asthma bronchiale 103, 120ff
- Asthmaanfall 121f
- Notfalldiagnostik 121
Asthma cardiale 113, 121
Asylanten 311

Asystolie 41, 146
Ataxie 199
Atemfunktionsstörung, Ursachen 97
Atemmuster 261
Atemnot 102 ff
– Differenzialdiagnose 103 f
Atemwegsmanagement 114
Augenposition, spontane 263
AV-Block 136, 137, 145 ff

## B

Babinski-Phänomen 192, 232
Bandscheibenvorfall 234 ff
Bankart-Läsionen 52
Barbecue-Befreiungsmanöver 204
Basilaristhrombose 218, 271
Bauchaortenaneurysma 169 ff
Bauchtrauma, stumpfes 172 f
Beatmung 40, 96, 114
Beckenverletzungen 99
Beinvenenthrombose 178 ff
Belastungsstörung, posttraumatische 335
Bennett-Faktur 66
Benzodiazepinabusus 287
– Antagonisierung mit Flumazenil 287
Betrunkene 283
Beugesynergien 265
Bewusstlosigkeit
– infratentorielle Ursachen 271
– supratentorielle Ursachen 269
Bewusstseinsstörungen 259 ff
– endokrinologische Ursachen 274
– iatrogene Ursachen 279
– metabolische und respiratorische Ursachen 277
– neurologische Ursachen 269
Bizepssehnenruptur 55 f
Blitzschlag 129
Blutalkoholbestimmung 283, 308
Bluttransfusion 159
Blutung, gastrointestinale 158 ff
– untere 160 f
– obere 158 ff
Böhler-Zeichen 75
Borreliose 237
Bradyarrhythmie bei Vorhofflimmern 146
Bradykardie 145 f
Brudzinski-Zeichen 194

Bulbusfehlstellungen 264
Bulbuswandern 264
Burnout-Syndrom 335

## C

Cannabis 290
CHADS2-Score 141
Chest Pain-Unit 2
Cholestase 163
Cholezystitis 163
Claudicatio spinalis 237
Clinical Decision-Unit 2
Cluster-Kopfschmerz 187, 196
$CO_2$-Narkose 114, 122, 279
Codman-Handgriff 54
Colles-Frakturen 64
Coma diabeticum 275
Commotio cordis 126
Contusio cordis 126
COPD 120 ff
– Blutgasanalyse 121
Crack 289
CT-Polytraumaspirale 95
Curriculum für den Facharzt für Notfallmedizin 315

## D

D-Dimere 118, 171, 179
Defibrillation 41
Dehydratation 280
Delir 297, 301
Depression 298 f
Designerdrogen 290
Diabetes mellitus 274
diabetische Ketoazidose 275
Diskusprolaps 107, 234 ff
Diszitis 106
Divertikulitis 166
Doppelbilder 210
Douglas-Druckschmerz 165
Drehschwindel 202
Drogen 282, 286 ff, 310
Drogenkuriere (Body packer) 310
Durchfall 161
Durchgangssyndrom 301
Dyskinesien 297

## E

Echokardiographie 112
Ecstasy 290
Einwilligung des Patienten 302
EKG 111, 135 ff
Ellenbogengelenkluxation 59
Embolie
- kardiale 222
- periphere arterielle 182
Engpasssyndrom 54
Enterokolitis 161
Enzephalopathie
- hepatische 277
- posthypoxische 278
epileptischer Anfall 250 f
Epley-Manöver 203
Erbrechen 161
Erregungszustand 295 f
Erstickungsgefühl 104
Essex-Lopresti-Verletzung 61 f
Extrasystolen 135

## F

Fahrtüchtigkeit 308
Fallarm-Test 54
Fallhand 58
Fallneigung 200
Fehlermeldesystem 18
Femur 69 ff
Femurfraktur, distale 72
Femurkopffraktur 69
Femurschaftfrakturen 72
Fibulafraktur 81
Fingerfrakturen 67
Fingerkuppendefekt 68
Floating Shoulder 50
Flumazenil 287

## G

Galeazzi-Fraktur 65
Gallensteine 163
Gangunsicherheit 200
Gastroenteritis 161
gastrointestinale Blutung 157 ff
- obere 158 ff
- untere 160 f

Gesetz für psychisch kranke Personen 302
Gesichtsfeldausfall 190, 210
Gesprächsführung 32
Gewahrsamstauglichkeit 309
gewalttätige Patienten 307
GHB (Gamma-Hydroxy-Butansäure) 291
Giftinformationszentrale 272
Glasgow Coma Scale (GCS) 265 f
Grand-Mal-Anfall 247, 250
Großhirnschädigung
- bilaterale 270
- einseitige 269
Großschadensfall, Meldung 321

## H

Haftfähigkeit 309
Hämatemesis 158
Hämatome, intrakranielle 192
Hämoptoe 104
Handphlegmonen 67
Handverletzungen 65 ff
Handwurzelknochenfraktur 66
Harnwegsinfekt 168
Haschisch 290
Hawkins-Zeichen 55
Heparin 119
Heparinisierung 180
Heroin 287
Herpes zoster 237
Herpes-simplex-Enzephalitis 194
Herzdruckmassage 40
Herzinfarkt siehe Myokardinfarkt
Herzjagen 136
Herz-Kreislauf-Stillstand 38 ff
- 4 H und HITS 43
- kausale Therapie 42
- Reanimation 39 ff
Herzneurose 107, 129
Herzphobie 107, 129 ff
Herzrhythmusstörungen 135 ff, 145
Hiatushernie 107
Hill-Sachs-Läsion 52
Hirnbasisaneurysma 191
Hirnblutung 191, 210, 225 ff
Hirninfarkt 189, 212 ff
- progredienter 222
- radiologische Befunde 221
- raumfordernder 223

Hirninfarkt, Symptome 220
- systemische Thrombolysetherapie 212 f
- Therapie vor der Lyse 216
Hirntod 345
Hirnvenenthrombose 193, 210
Hodenerkrankungen 167
Hodentorsion 167
Hörstörung 202
Hüftgelenkluxation 68 f
Humerusfraktur, distale 59
Humeruskopffraktur 56 f
Humerusschaftfraktur 58
Hyperkalzämie 239, 278
hypertensive Krise 125
Hyperthyreose 107
Hypertonus 125
Hyperventilation 129
Hypoglykämie 268
- bei Diabetes mellitus 274
- ohne Diabetes mellitus 275
Hyponatriämie 271
Hypophysenvorderlappen-Insuffizienz 275

I

Ikterus 163
Ileus, mechanischer 155
Illegale Einwanderer 311
Impingementsyndrom 54 f
Injury Severity Score (ISS) 91
Intoxikationen 271 ff
- Laboruntersuchungen 273
- mit Alkoholersatzmitteln 284
Intubation 40, 96
Ischämie
- periphere akute 182 f
- zerebrale 219 ff

J

Jerk-Zeichen 76
Jobe-Test 54

K

Kalkaneusfraktur 86
Kammerflimmern 41, 145

Kammertachykardien 145
Kanalolithiasis 203
Kapsel-Band-Verletzungen 68
Kardioversion 139 f, 144
- elektrische 140
- medikamentöse 140
Karotisdissektion 190, 223
Karotisdruckversuch 142, 145
Karotissinus, hypersensitiver 147, 249, 254
Karzinophobie 35
Ketoazidose
- alkoholische 284
- diabetische 275
Klavikulafraktur 49
Kleinhirninfarkt 190, 205
Kniegelenk 74 ff
- Bewegungsumfang 75
- Funktionstests 75
- Verletzungen 74 ff
Knochenmetastasen 239
Kokain 289
Koma 259 ff
- klinische Parameter 261 f
- Laboruntersuchungen 267 f
- psychogenes 280
- Ursachen 268 ff
Kombitubus 37
Kompartmentsyndrom 82 f
Konsiliar-Ärzte 316
Kopfschmerzen 187 ff
- akute 187
- akut exazerbierte chronische 196
- Anamnese 188
- bei entzündlichen bzw. infektiösen Erkrankungen 193
- bei Hirnblutungen 191
- bei Hirninfarkten 189
- bei intrakraniellen Hämatomen und Thrombosen 192
- bei stark erhöhtem Blutdruck 195
- klinische Untersuchung 188
- primäre 195
Kornealreflex 264
Kornea-Spende 343
koronare Herzkrankheit 107 ff, 129 ff
- Belastungstests 110
- Intermediate-Care-Überwachung 109
- Herzkatheter 109
- invasive Diagnostik 110

- psychische Risikofaktoren 129
- Risikostratifizierung 108

Koronarsyndrom, akutes 108
Koronoidfrakturen 60
KO-Tropfen 291
Krampfanfälle bei Alkoholkranken 285
Krankenhauseinweisung bei sozialen Problemen 305
Krebskranke 34
Kreuzbandruptur 77f

## L

Lachmann-Test 76
Lagerungsproben 203
Lagerungsschwindel, benigner paroxysmaler (BPLS) 202ff
Lähmungen 235
Lakunen 220
Larynxmaske 37
Larynxtubus 37, 40
Lasègue-Zeichen 235
Leberruptur 172
Leichenschau 343
Leistenhernie 153, 167f
Leistenschmerzen 167f
Linksherzinsuffizienz 113ff
- medikamentöse Therapie 113
- Symptome 113

Lipödem 184
Liquid-Ecstasy 291
Lumbago 234
Lungenembolie 41, 106, 117ff, 249
- Ausschlussdiagnose mittels D-Dimere 118
- fulminante 119
- Notfallbehandlung 118
- Wells-Score 117

Lungenödem 113ff
- Atemwegsmanagement 114
- medikamentöse Therapie 113

Lymphödem 184
Lyse
- bei Herzinfarkt 41, 109
- bei Lungenembolie 41, 119

## M

Magenspülung 273
Maisonneuve-Fraktur 84
Malleolarfraktur 84f
MANV (Massenanfall von Verletzten) 320ff
Marihuana 290
Marschfraktur 86
Maskenbeatmung 40
Massenblutung 97
Max-Alarm 38
McMurray-Zeichen 75
MDMA (Methyldioxyamethamphetamin) 290
Meldepflicht 349
Meningitis, spinale 237f
Meningoenzephalitis 194
Meningoradikulitis 237
Meniskusläsion 76f
Meniskuszeichen 75
Mesenterialinfarkt 153, 171
Metatarsalefraktur 86f
Methadon 288
Migräne 195
- basiläre 204

Migräneattacke 187
Migranten 311
Milzinfarkt 107
Milzruptur 173
Misshandlungen 310
Mitralklappenprolaps 106, 125
Mittelhandknochenfraktur 66
Monteggia-Fraktur 60
Morbus Addison 276
Morbus Bechterew 239f
Morbus Menière 202
Morbus Paget 239
Muskelfaserriss 74
Muskeltriggerpunkte 233
Muskelverspannungen 233f
Myokardinfarkt 41, 102, 109
- Katheter-Intervention 109
- systemische Lyse 109

Myxödem-Koma 276

## N

Nagelschmerzprobe 261
Naloxon 288

Nebennierenrinden-Insuffizienz 276
Neer-Zeichen 55
Neuroborreliose 194
Neuropathia vestibularis 201
Niereninsuffizienz 277
Notfallbehandlungsabläufe 12
Null-Linien-EKG 345
Nystagmus 190, 199, 203

## O

Obdachlose 305
Obduktion 341
Oberarmverletzungen 56ff
Oberbauchschmerzen 162
Oberschenkelhalsfrakturen 69
Obstipation, chronische 156f
OCR (okulozephaler Reflex) 264
Ödeme 178, 184
– generalisierte 184
– periphere und lokale 184
Olekranonfraktur 62
Opiatabusus 287ff
– Antagonisierung mit Naloxon 288
– Entzug 288
Organspende, Kontraindikationen 342
Organspenderausweis 343
Organtransplantation 341
Osteomalazie 239
Osteoporose 239

## P

Panikattacken 301
Pankreatitis 164
Parästhesien 235
Paresen 210
Patellaluxation 78
Patellafraktur 78
Patienten
– aggressive 288, 295, 297, 307
– gewalttätige 307
Payr-Zeichen 75
Perikarderguss 115
Perikarditis 115f
periphere arterielle Verschluss-
  krankheit 182
periprothetische Frakturen 73

Peritonitis 154f
Pflegefälle 312
Phlebödem 184
Pivot-shift-Test 76
Pleuraerguss 115
Pleuritis 106
Pneumonie 106
Pneumothorax 106
Polamidon 288
Polizei 307
Polytrauma 90ff
– Diagnostik 94
– Primärcheck 94
– Therapie 95
– Zweiteinschätzung 99
posttraumatische Belastungsstörung 335
Prostituierte 311
Pseudoobstruktion 157
psychiatrische Erkrankungen 292ff
– Basisuntersuchung 295
– Checkliste wichtiger Fragen 296
psychogenes Koma 280
pulmonale Hypertonie 104, 125f
Pupillen, Größe und Reagibilität 262
Puppenkopfmanöver 264
Pyelonephritis 168

## Q

Quadriceps-Reflex 232
Querschnittsyndrom 240

## R

Radiusfraktur, distale 64
Radiuskopffraktur 61
Radiusschaftfraktur 63
Raynaud-Syndrom 183
Reanimation 36, 38ff
– Alarmsysteme 38
– Algorithmus 41
– Hilfsmittel 39
– internationale Richtlinien 39
– Kühlung 42
– Medikamente 41
rechtfertigender Notstand 302
Rechtsherzinsuffizienz 115
Refluxkrankheit 162

rektale Schmerzen 168f
Rettungsassistenten 329
Rettungsdienst 14, 246, 329f
Riesenzellarteriitis 194
Rolando-Fraktur 66
Röntgenuntersuchungen 318
Rotatorenmanschette, Funktionstests 54
- Ruptur 53
Routine-Diagnostik 29ff
Rückenschmerzen 230ff
- bewegungsabhängige 231
- lokale 231
- myogene 233f
- neurologische Reiz- oder Ausfallerscheinungen 231
- psychosomatische Aspekte 240
- übertragene 231
- Untersuchung 232

## S

Sakroileitis 240
Schädel-Hirn-Trauma 47, 98
Schenkelhalsfrakturen 69f
Schlaganfall 209ff
- Diagnostik 211f
- Sekundärprävention 225
- Symptome 210f
Schnüffelstoffe 291
Schockraum 16ff, 91, 93ff, 159f, 169ff
Schrittmacher 145ff
- Indikationen 145f
- Komplikationen 137, 147f
- Störfaktoren 148
Schultergürtel 48ff
- Bewegungsausmaß 48
Schulterluxation 51
Schwankschwindel, phobischer 201
Schweigepflicht 308, 312
Schwerkranke 36
Schwerverletzte 90ff
- CT 95
- körperliche Untersuchung 94
- Röntgenuntersuchung 95
- Sonographie 95
Schwindel 187ff
- Anamnese 197ff
- Formen 199f
- infolge von Gefäßerkrankungen 205f

- klinische Untersuchung 199
- Mechanismen 198
- Ursachen 199
Sehnenverletzungen 67
Sehstörung 195, 210
Sensibilitätsstörungen 210, 235
Sinusthrombose 193
Sinusvenenthrombose 210
Skaphoidfraktur 65
Skapulafraktur 49f
Smith-Frakturen 64
Somnolenz 259ff
- klinische Parameter 260ff
- Ursachen 268ff
Sopor 259
Spannungskopfschmerz 187, 195
Spannungspneumothorax 43, 96f
Spice 290
Spinalstenose 237
Spondylitis 106, 239
Spondylodiszitis 237f
Spontannystagmus 264
Spontan-Pneumothorax 122
Sprachstörung 210
Sprunggelenk 84ff
Sprunggelenkdistorsion 84
Starter-Test 54
Status epilepticus, Therapie 252
Steinmann-Zeichen 75
Sterbende 36, 337ff
- Behandlungsbegrenzung 340
- Gesprächsführung 339
- Richtlinien der Bundesärztekammer für die Sterbebegleitung 340
Störungen, affektive 301
Strahlenbelastung 318
Strecksynergien 265
Stressbewältigung 29
Stroke Unit 218
Stromunfall 128
ST-Strecken-Hebung 112
ST-Strecken-Senkung 111
Stupor 297
Subarachnoidalblutung (SAB) 191, 210
Subileus 156
Suizidalität 294, 298ff, 300
Syndrom des kranken Sinusknotens 146
Synkope 245ff
- arrhythmogene 255
- Aufnahmeindikation 247

Synkope, Differenzialdiagnostik 247
- kardiale 249, 255
- neurokardiogene 254
- neurologisch bedingte 249 ff
- orthostatische 248, 254
- psychogene 249, 256
- Situationssynkope 248, 254
- vagovasale 248, 254
- kardiovaskuläre 253 ff

## T

Tachyarrhythmia absoluta 136
Tachykardie
- paroxysmale supraventrikuläre 144
- ventrikuläre 136, 145
Talusfraktur 85 f
Teerstuhl 158
Territorialinfarkte 221
Thoracic-Inlet-Syndrom 180
Thoraxdrainage 97
Thoraxschmerz 102 ff
- Differenzialdiagnose 102
- Akut-Diagnostik 106
- Notfalltherapie 106
- Triage 105
Thoraxtrauma, stumpfes 126 f
Thrombolysetherapie, systemische 212 ff
- Durchführung 217
- Indikationen 214
- Kontraindikationen 214
- Risiken 216
- Vorbereitung auf der ZNA 216
Thrombophilie 181
Thrombosen, intrakranielle 192
thyreotoxische Krise 276
Tibiafraktur 81
Tibiakopffraktur 80 f
tiefe Venenthrombose 178 ff
T-Negativierungen 111
Tod 337 ff
- Informieren der Angehörigen 339
- sichere Feststellung 344
Todesart 348
Todesursache 347
Todeszeit 346
Totenflecken 345
Totenschein 343
Totenstarre 345

transitorisch ischämische Attacke (TIA) 210, 223 ff
Triage 2
Triceps-surae-Reflex 232
trochantere Frakturen 71
Troponin 113
Troponin-Test 107

## U

Ulkuskrankheit 162
Ulnafraktur 60
Ulnaschaftfraktur 63
Unfallchirurgie 46 ff
Unterarmverletzungen 59 ff
Unterbauchschmerzen 165 ff
Unterbringung in einer geschlossenen Station 302
Unterschenkel 79 ff
Unterschenkelfrakturen, distale 81 f
Unterschenkelschaftfrakturen 81
Untersuchung, körperliche
- einer Frau 310
- von Beschuldigten 308
Ureterkolik 171 f
Urosepsis 172
Uteruserkrankungen 166

## V

Venenthrombose 178 ff
Venenverschluss 178
Verapamil 144
Vergewaltigungen 311
Versorgungsprobleme 304
Vertebralisdissektion 190, 223
Vertigo 199
Verwachsungsbauch 156
Verwirrtheitszustände 297, 300
Vestibularisausfall 201
Vestibularisparoxysmie 204
Vestibulopathie, bilaterale 204
Virtuelle Patientenakte 10
Volumenmangel 97
Vorhofflattern 142 ff
Vorhofflimmern 139 ff
- Ablation 142
- Antikoagulation 141

- Kardioversion 139
- medikamentöse Rhythmuskontrolle 141
- Schlaganfallrisiko 141

## W

Wallenberg-Syndrom 205
Weiterbildung 315
Wells-Score 117
Wernicke-Enzephalopathie 284
Winterstein-Fraktur 66
Wirbelkörperfrakturen 239
Wohnungslose 306
WPW-Syndrom 144
Wurzelkompression 234
Wurzelreizsyndrome 234 ff

## Z

Zehenfraktur 87
zerebrale Ischämie,
  Pathomechanismen 219 ff
ZNA 1 ff
- Aufgabenverteilung 4
- bauliche Gesichtspunkte 21
- Bettenführung 20
- Bettenmanagement 11 f, 317
- Delegation ärztlicher Aufgaben an Pflegekräfte 4
- Dokumentation 9
- EDV 10
- Leitbild 24
- Leitungsstruktur 12
- Logistik 19
- ökonomische Aspekte 18, 314
- Patientenaufkommen 6
- Pflegekräfte 17, 28
- Risikomanagement 21
- Risikosituationen 23
- Sperrung 19 f
- Transportdienst 20
- Wartezeiten 9
- Weisungsbefugnis 12
- Überbelegung 317
- Vorgesetzte 330
Zohlen-Zeichen 76
Zoster 107
Zwangseinweisung 301 f
Zwangsmedikation 298
Zystitis 168
Zystopyelitis 168

# Psychiatrischer Notfall – **Was tun?**

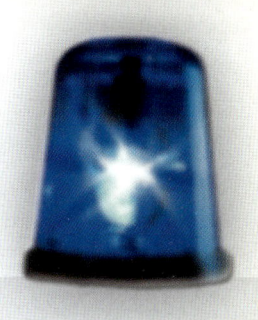

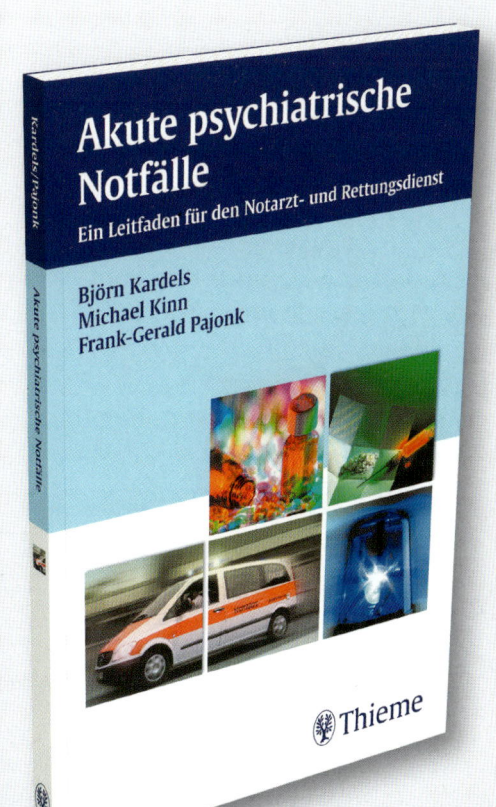

**Akute psychiatrische Notfälle**
Kardels/Kinn/Pajonk
2007. 208 S., 25 Abb., kart.
ISBN 978 3 13 141691 9
**34,95 € [D]**
36,– € [A]/59,40 CHF

**Die wichtigsten psychiatrischen Notfälle – kurz, prägnant und übersichtlich:**
- Beschreibung, Definition und Darstellung der Symptome
- Ätiologie, Diagnostik und Therapieempfehlungen

Telefonbestellung: 07 11/89 31-900
Faxbestellung: 07 11/89 31-901
Kundenservice: @thieme.de
www.thieme.de

**Thieme**

# Kleine Kinder – große Herausforderung

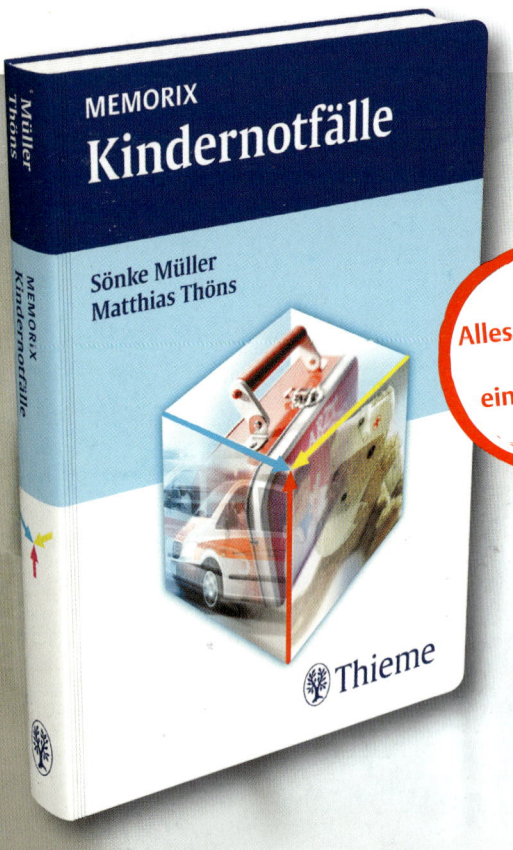

**Alles Wichtige auf einen Blick!**

**MEMORIX Kindernotfälle**
Müller
2009. ca. 244 S., ca. 210 Abb., geb.
ISBN 978 3 13 139938 0
**24,95 € [D]**
25,70 € [A]/42,40 CHF

- übersichtliche Darstellung der **häufigsten Notfälle im Säuglings- und Kindesalter**

- konkrete Handlungsanweisungen - **präzise, kompakt und übersichtlich**

- **ideal für Rettungsdienstjacke** und Kitteltasche

Telefonbestellung: 0711/8931-900
Faxbestellung: 0711/8931-901
Kundenservice @thieme.de
www.thieme.de

**Thieme**